AF231577

DU

## TRAITEMENT HOMŒOPATHIQUE

### DES MALADIES

# DES ORGANES DE LA DIGESTION

# DU
## TRAITEMENT HOMŒOPATHIQUE
### DES MALADIES
#### DES
# ORGANES DE LA DIGESTION

COMPRENANT UN

## PRÉCIS D'HYGIÈNE GÉNÉRALE

et suivi d'un

## RÉPERTOIRE DIÉTÉTIQUE

A L'USAGE DE TOUTES LES PERSONNES QUI VEULENT SUIVRE LE RÉGIME RATIONNEL DE LA MÉTHODE DE HAHNEMANN,

PAR LE DOCTEUR

## G.-H.-G. JAHR



---

# PARIS

## J.-B. BAILLIÈRE ET FILS,

LIBRAIRES DE L'ACADÉMIE IMPÉRIALE DE MÉDECINE,

rue Hautefeuille, 19.

| LONDRES, | NEW-YORK, |
|---|---|
| H. BAILLIÈRE, 219, REGENT-STREET, | H. BAILLIÈRE, 290, BROADWAY. |

MADRID, C. BAILLY-BAILLIÈRE, CALLE DEL PRINCIPE, 11.

### 1859.

# AVANT-PROPOS.

Comme on le verra, nous avons composé cet ouvrage d'après le même plan que nos traités sur les *affections nerveuses* et les *maladies des femmes*, en nous enquérant non-seulement de tous les progrès qu'a faits la pratique de l'homœopathie, mais encore de tout ce que la pathologie et le diagnostic présentent en découvertes nouvelles relatives aux maladies des organes digestifs. Notre ouvrage est divisé en trois parties, présentant autant de divisions que de maladies dont l'appareil digestif peut être atteint. La *première partie* est consacrée aux Règles préventives et thérapeutiques générales. Nous avons saisi cette occasion pour présenter, tant aux jeunes élèves en homœopathie qu'aux gens du monde qui désirent s'instruire, un précis d'HYGIÈNE GÉNÉRALE conçu d'après les vues de la méthode médicale de Hahnemann, et une revue critique des médications plus ou moins irrationnelles qu'on a l'habitude de suivre ordinairement, au plus grand détriment de sa santé. La *deuxième partie*, la plus étendue, traite de la thérapeutique spéciale des affections de l'appareil digestif. La *troisième partie* est consacrée au RÉPERTOIRE NIÉTÉTIQUE, question d'une haute importance, celle d'indiquer les aliments qui sont utiles et ceux qui sont nuisibles. Les soins que nous avons eu d'introduire dans cet ouvrage toutes les nouvelles expériences que nous ont fournies notre propre pratique et l'étude des observations de nos confrères, nous font espérer qu'il pourra être consulté avec fruit.

Pour faciliter la recherche du médicament le plus approprié à chaque cas donné, nous avons essayé de suivre, dans cet ouvrage, une autre méthode que celle généralement adoptée pour la nomenclature des médicaments à la suite de chaque *indication*. Dans tous nos ouvrages précédents nous les avions fait suivre par ordre alphabétique, en commençant par *A* (*Aconit*) et en finissant par *Z* (*Zincum*). Cette méthode, bien qu'elle n'eût présenté aucun inconvénient pour les hommes sensés et qui aiment à approfondir les questions, avait cependant celui de ne pas prévenir les erreurs que devaient naturellement commettre ceux qui, sans réflexion ni aucune étude préliminaire des principes de notre art, employaient, dans chaque cas, le premier médicament qui tombait sous leurs yeux, en parcourant tout l'alphabet jusqu'à ce que le hasard les fît arriver à celui qui méritait la préférence. Nous avons donc essayé d'indiquer chaque fois, *autant que possible*, les médicaments selon l'ordre de leur importance, en commençant par celui qui, *dans la plupart des circonstances les plus diverses*, semblerait toujours mériter la préférence, et en finissant par celui qui ne sera indiqué que d'une manière plus exceptionnelle. Cependant, nous sentons en même temps la nécessité de prévenir que cette préférence accordée à certains médicaments n'est toujours que très *relative*, et qu'il peut y avoir des cas où précisément le médicament indiqué en dernier lieu mériterait la préférence, à cause des circonstances exceptionnelles dans lesquelles se présenterait un cas donné. Ce n'est guère que dans les cas dépourvus d'indications précises que cette échelle de prédominance pourra quelquefois servir de guide au commençant, mais alors elle pourra aussi lui être très utile.

Quant au *Répertoire diététique* qui forme la troisième partie de cet ouvrage, c'est un premier essai que nous avons fait dans ce genre, et nous attendons les remarques que nos lecteurs pourront nous faire parvenir à ce sujet, pour le perfectionner de plus en plus dans les éditions suivantes. Nous espérons néanmoins que, tel qu'il est, il répondra à un véritable besoin pratique. Bien qu'il soit vrai que nous sommes, à tort ou à raison, beaucoup moins-sévères qu'autrefois dans l'observation du régime tracé en principe par le fondateur de notre école; toujours est-il que ces principes sont aussi invariables que ceux de sa méthode curative et que ceux qui les suivent, non pas précisément à la lettre, mais avec jugement, ne s'en trouveront que d'autant mieux dans leur pratique. Et s'il est un genre de maladies, aiguës ou chroniques, où l'observation d'un régime rationnel et prévoyant sera pour beaucoup dans la promptitude et la facilité des guérisons, ce seront certainement les maladies des organes de la digestion. Une grande partie de ces affections ne sont dues qu'à un régime vicieux ; savoir réformer le régime du malade, c'est savoir obtenir au moins la moitié de la guérison.

En terminant cet ouvrage, nous voulons encore répéter que tous les médecins qui voudront suivre les préceptes que nous avons donnés, pour le choix des médicaments les plus spécifiques, ne peuvent prétendre obtenir de succès qu'autant qu'ils emploieront des médicaments provenant des *pharmacies homœopathiques spéciales;* de ces officines dont la réputation est établie par une longue pratique dans la préparation toute *spéciale* des médicaments employés par les praticiens de l'école hahnemanienne.

Paris, octobre 1858.

G.-H.-G. JAHR.

# TABLE DES MATIÈRES.



## PREMIÈRE PARTIE.

### Règles thérapeutiques générales applicables aux maladies des organes digestifs.

# DEUXIÈME PARTIE.

## Thérapeutique spéciale des affections de l'appareil digestif.

# TROISIÈME PARTIE.



FIN DE LA TABLE DES MATIÈRES.

# DU

## TRAITEMENT HOMŒOPATHIQUE

### DES MALADIES

# DES ORGANES DE LA DIGESTION

---

## INTRODUCTION.

### § 1.

L'estomac et tout l'appareil digestif étant les principaux organes par lesquels l'organisme maintient son existence individuelle aux dépens de la nature qui l'entoure et dont il fait lui-même partie, mais qui tend continuellement à le ramener à ses lois générales en anéantissant son individualité, il est tout naturel que les organes où s'accomplit cette lutte soient exposés plus qu'aucun autre à s'en ressentir et à être affectés de toutes sortes de maladies. Et en effet, parmi tous les maux qui affligent l'espèce humaine, il n'y a presque pas d'affections plus importantes que les maladies gastriques, tant par la fréquence avec laquelle elles se présentent que par l'influence qu'elles exercent sur l'économie vitale entière. C'est dans les organes de la digestion que l'enfant, à peine sorti du sein de sa mère, trouve la première cause de ses cris, de ses pleurs, de ses insomnies ; et à peine a-t-il vaincu ces premiers obstacles à la vie et acquis, par la dentition, de nouvelles armes pour lutter plus avantageusement contre toutes les difficultés, que de nouvelles causes morbides surgissent souvent dans les aliments mêmes qui flattent ses désirs, mais que son estomac est incapable d'accepter sans murmures. Et quel est l'individu le plus robuste, le mieux portant, qui, dans la fleur de l'âge même, et dans toute la vigueur de ses organes, puisse toujours satisfaire impunément, nous ne disons pas ses goûts désordonnés, mais son appétit et ses désirs les plus sages, les plus légitimes? Quel est celui, jeune ou vieux, fort ou faible, qui ne soit souvent forcé de faire un grand choix parmi les substances les plus usitées, parce que les unes ou les autres ne lui conviennent point, comme elles le devraient si les fonctions digestives étaient constamment en parfaite harmonie avec les goûts et les désirs de l'estomac et du palais? Ce ne sont là cependant que de très petits inconvénients, que la plupart des individus, d'ailleurs bien portants, ne trouvent pas même toujours dignes de leur attention; quoique souvent les premiers germes des dyspepsies chroniques les plus opiniâtres, ou des gastrites les plus graves, ne se trahissent que par ces petites anomalies de digestion dont la plupart des médecins ne feraient que rire, si l'on allait les consulter pour cela. Mais en faisant même abstraction de ces légères incommodités, n'est-il pas vrai encore que plus des neuf dixièmes des malades qui viennent consulter le médecin ou qui se droguent eux-mêmes, le font presque toujours pour des affections plus ou moins importantes des organes de l'appareil digestif, telles que des gastralgies, des coliques, des constipations opiniâtres, des aigreurs, une surabondance de bile, des douleurs ou des inflammations du foie, de l'estomac, de la rate ou des intestins, sans compter les affections plus graves de ces organes, les cancers, les engorgements chroniques, les ramollissements, les ulcérations? Il est cependant vrai de dire aussi que le grand nombre de malades qui se traitent ou se font traiter pour ces maladies ne prouve rien en faveur de la prédominance de ces affections sur toutes les autres, puisqu'il est certain qu'il y a une grande quantité de maux infiniment plus graves, mais que les malades supportent souvent avec une patience extrême et sans avoir recours à l'art. Ceci est exact, mais c'est précisément dans ce fait que nous trouvons la preuve la plus irrécusable de ce que les maladies de l'appareil digestif sont celles qui affectent le plus l'économie vitale entière. Les névralgies, les douleurs rhumatismales aiguës ou chroniques, la goutte et d'autres affections douloureuses, font certainement beaucoup souffrir ceux qu'elles affligent; mais que ces douleurs viennent à cesser pour un instant, aussitôt le malade reprend son courage et redevient gai et fort comme si rien ne l'avait accablé. Dans les maladies de l'appareil digestif au contraire, il suffit quelquefois de la plus légère affection, de la plus insignifiante, en apparence, pour abattre entièrement le moral de l'homme le plus courageux, pour le rendre lâche, incapable au travail et même entièrement dégoûté de la vie. Qui sait si un grand nombre de mélancolies noires, de graves hypochondries, de misanthropies déclarées et de suicides inexplicables, n'ont pas, sinon leur seule et unique, du moins leur principale cause dans une de ces affections plus ou moins cachée ou méconnue? Et ce qu'il y a de sûr encore, c'est que toutes les fois qu'un individu se sentira ou se dira réellement malade, ce sera constamment l'appareil digestif qui y sera plus ou moins intéressé. Qui n'a vu des poitrinaires même, approchant à pas de géant de l'issue fatale de leur mal, mais ayant les fonctions digestives en bon état, se croire parfaitement bien, par ce seul fait qu'ils buvaient et mangeaient de bon appétit, et que leurs repas ne les faisaient nullement souffrir? Et qui ne sait que, dans toute maladie aiguë, légère ou grave, le malade peut être avec certitude regardé comme étant entré en pleine convalescence, dès que son appétit revient fran-

chement, et que toutes ses fonctions digestives finissent par
se rétablir l'une après l'autre?

## § 2.

Il ne saurait donc y avoir aucun doute sur l'attention que
méritent, par-dessus toutes les autres affections, celles de
l'appareil digestif. Mais ce qui malheureusement n'est pas
moins constaté, c'est qu'il n'existe peut-être aucun autre
genre d'affections, que l'homme s'attire ou aggrave plus facilement, tant par le peu de précautions qu'il prend pour
les éviter, que par les traitements erronés et contraires qu'il
emploie, dans la plupart des cas, pour s'en délivrer. Pour
prouver la vérité de cette assertion, nous n'avons même pas
besoin de citer les tristes exemples de ces bons vivants et de
ces insensés qui, par leur vie déréglée et leurs débauches
continuelles, mettent chaque jour au défi la santé la plus
robuste, les organes les mieux constitués ; non, l'homme le
plus sage, menant la vie la plus sobre, fait-il toujours,
comme il le faudrait, attention à ce qui lui convient réellement pour conserver la santé, et pour la recouvrer, lorsqu'il
l'a perdue? On sait avec quelle facilité les hommes bien portants se laissent aller à traiter d'*hypochondriaque* tout individu qui a seulement l'air de soigner sa santé un peu plus
que ne le font la plupart de ses semblables; mais encore
celui-ci, malgré les soins qu'il prend, tombe-t-il toujours
juste sur les moyens véritablement capables d'atteindre le
but qu'il se propose? Nous sommes loin de le penser. Car
ce qu'il y a de plus à regretter, c'est que, non-seulement
la plupart des gens du monde, mais un grand nombre de
médecins même, n'ont souvent aucune conviction arrêtée,
aucune notion juste et sûre de ce qui conviendrait positi-

vement, tant pour conserver la santé que pour la rétablir. Cela va si loin, qu'en lisant les divers traités scientifiques et populaires qui s'occupent de l'hygiène et du traitement de ces maladies, on est souvent péniblement frappé du manque d'accord qui règne parmi les auteurs les plus célèbres, tant sur les points secondaires que sur les choses les plus essentielles, ce qui fait qu'il n'est pas rare de voir rejeter d'une manière absolue par l'un les prescriptions hygiéniques et les moyens curatifs que tel autre recommande comme indispensables et infaillibles. Il ne saurait même en être autrement dans l'état actuel des sciences médicales pratiques; car toute cette confusion qui y règne au point de frapper même les yeux du lecteur le moins instruit, vient uniquement de ce que, de tout temps, la plupart des médecins célèbres ont toujours cherché beaucoup plus à briller par leur esprit et par leur habilité dans la construction de nouvelles théories et de nouveaux systèmes, que par leur talent d'observation. C'est pourquoi, au lieu d'observer attentivement les effets que produisent en réalité sur l'homme et ses organes les diverses substances alimentaires et médicinales, ainsi que les autres influences auxquelles il est exposé, ils ont construit des théories dans lesquelles ils ne faisaient que *supposer* ces effets, d'après les éléments *chimiques* des substances et les effets que la chimie attribuait à ces éléments. Il est vrai que cette théorie doit paraître au premier abord la plus rationnelle pour arriver à la connaissance de la vérité ; mais pour se convaincre combien elle est faite pour induire en erreur, on n'a qu'à se rappeler l'audace avec laquelle, il y a quelques années, le célèbre chimiste Berzelius déclara l'égalité absolue du *café* et du *cacao* par rapport à leurs effets physiologiques; erreur dont la profondeur pourra être appréciée par le plus grand ignorant qui voudra seulement

constater par des essais les effets que produiront sur lui-
même l'une et l'autre de ces deux substances. C'est de semblables erreurs que fourmillent la plupart des écrits des
théoriciens, puisque les opérations par lesquelles s'accom-
plissent, dans l'organisme *vivant*, les combinaisons et les
décompositions chimiques sont presque encore entièrement
ignorées. Ce qu'on en sait suffit pour nous dire qu'elles ne
ressemblent quelquefois en rien à celles de la chimie *anor-
ganique*. De là naturellement aussi ces déceptions qu'éprouvent souvent les praticiens, en appliquant les moyens thérapeutiques et les règles hygiéniques que proposent les théoriciens, et ces contradictions déplorables qui existent entre les
auteurs les plus célèbres. Enfin, la dernière conséquence de
tout cela, c'est que ni les gens du monde, ni la plupart des
médecins, ne connaissent, aujourd'hui encore, les moyens
les plus sûrs de se préserver autant que possible des maladies dont nous parlons, et de les guérir radicalement, et
qu'ils doivent se borner, dans la plupart des cas chroniques,
à soulager momentanément quelques symptômes, ou à
mettre leurs malades aux régimes les plus sévères.

§ 3.

Il n'en est cependant pas tout à fait de même des praticiens qui peuvent se décider à étudier et à suivre les *nouveaux principes* que Samuel Hahnemann, le fondateur de
l'homœopathie, dans son *Organon de la médecine rationnelle* (titre de la première édition de cet ouvrage), a essayé
de poser pour la détermination du vrai moyen curatif dans
chaque cas donné, ainsi que pour l'établissement d'une véritable *hygiène de l'expérience*. Sans vouloir prétendre (ce qui
serait aussi ridicule que contraire à la vérité) que ces

principes fassent trouver des moyens infaillibles pour éviter et pour guérir tous les cas sans exception, les maladies absolument incurables aussi bien que les autres, nous pouvons cependant, par expérience, dire hardiment que, s'il est une doctrine capable d'enseigner la manière la plus sûre, la plus prompte et la plus douce de guérir tous les cas qui n'échappent pas complétement au secours de tout art, et de guider dans l'observation d'une hygiène vraiment rationnelle, c'est certainement celle basée sur les principes qui firent découvrir à Hahnemann la loi de sa méthode curative. Car ces principes, loin d'être déduits, comme les théories des autres, d'un ensemble d'hypothèses chimiques ou physiques, sont, au contraire, le résultat d'observations positives et d'expérimentations pratiques, faites dans l'intention formelle de connaître les effets précis que chaque substance alimentaire ou médicinale est capable de produire sur l'organisme vivant. Ce que nous pouvons confirmer encore, c'est que de tous ceux qui ont pu se décider à examiner ces principes et à les mettre en pratique, il n'en est aucun qui ne se soit convaincu que, loin de rester en arrière sur les méthodes suivies jusqu'ici, ils sont parfaitement capables, non-seulement d'indiquer au praticien les moyens de guérir mieux qu'on ne le pouvait auparavant tous les cas guéris jusqu'ici, mais encore de lui apprendre à soulager d'une manière plus douce et plus durable, sinon même à guérir radicalement bien des cas qui échappaient autrefois entièrement aux ressources de l'art. Et il y a plus. On sait que les principales recherches des modernes se sont surtout portées sur les phénomènes de la digestion, ainsi que sur la construction et la fonction précise de chaque organe et de chaque suc qui contribue à la digestion, afin d'arriver, par là, à découvrir, dans chaque cas morbide, la vraie cause des fonctionnements anomaux des organes et les moyens d'y re-

médier rationnellement. Mais ce qu'on a ainsi découvert jusqu'ici, ce n'ont encore été que des *phénomènes* ou des *résultats* morbides. Ce qui n'a point été découvert encore, et ne
le sera jamais, c'est précisément ce qu'on cherche, savoir la
vraie cause fondamentale de ces anomalies dans les fonctions
des organes ou dans la composition des sucs en cas de maladie.
Car cette vraie cause fondamentale, qui préside en premier
lieu à tous les changements matériels, n'est point elle-même
un fait *matériel* et palpable ; elle n'est qu'une *action* comme
toutes les causes agissantes, et, par là même, absolument incapable de se dévoiler autrement que par ses effets, c'est-à-
dire par les résultats seuls qu'elle produit. Pour pouvoir
proposer un traitement qui ait pour effet, non-seulement de
combattre les résultats produits par cette cause inconnue et
impossible à reconnaître en elle-même, mais de la faire
cesser, il faudrait donc trouver une méthode qui nous en-
seignât à déterminer, par la seule étude de tous les *phénomènes* morbides, une ou plusieurs substances dont les effets
curatifs dussent nécessairement s'adresser chaque fois à la
cause, quelque inconnue que puisse être celle-ci. Or, c'est
là précisément ce que les principes et les règles de la méthode curative de Hahnemann nous enseignent et ce qui
fait la vraie supériorité de cette méthode sur toutes celles
qui ont été proposées jusqu'ici pour le traitement rationnel
et radical des maladies accessibles à la puissance des médicaments. Car cette méthode n'est, après tout, que la doctrine
qui donne les règles pour trouver un vrai spécifique contre
chaque cas morbide, fût-ce même le plus obscur.

## § 4.

Lors même que les faits pratiques ne seraient point là en
si grand nombre pour parler en faveur de cette méthode, le
raisonnement seul devrait donc porter ceux qui aiment avant

tout le *rationalisme* en médecine, à examiner de plus près cette méthode et à essayer l'application de ses règles dans une classe de maladies aussi importantes et aussi rebelles à l'art ordinaire que le sont les affections graves ou chroniques de l'appareil digestif. L'expérience montre, en outre, ce fait remarquable qu'aucun médicament déterminé de cette manière rationnelle dont nous venons de parler, n'a besoin, pour produire la guérison radicale d'une maladie curable en elle-même, d'être employé à des doses aussi fortes, aussi réitérées et d'un usage aussi prolongé qu'il le faut pour les médicaments choisis selon les principes ordinaires ; mais qu'il est capable de produire, chaque fois qu'il est bien choisi, tout le bien qu'il peut opérer, à la plus petite dose possible, et même à des doses tellement minimes, que leur effet s'épuise entièrement dans l'action curative sur le point où siége la maladie, sans se faire apercevoir dans le reste de l'organisme. Tous les inconvénients résultant des fortes doses que le praticien, selon les autres méthodes, est presque toujours obligé d'employer, disparaissent dans la pratique de la doctrine de Hahnemann, d'autant plus que cette doctrine nous enseigne aussi le moyen de reconnaître, dès l'ingestion des premières deux ou trois doses, si la substance employée est réellement capable de produire l'effet curatif désiré, ou s'il faut la remplacer par une autre mieux indiquée. Quelle que puisse être, à l'heure encore, l'insuffisance des moyens homœopathiques connus, contre quelques maladies absolument rebelles à tout traitement, nous croyons donc ne point faire une chose inutile, mais au contraire remplir une des lacunes les plus tristes de la pratique ordinaire, en exposant dans cet ouvrage le *traitement homœopathique des affections de l'appareil digestif.* Nous avons traité à fond, dans un ouvrage à part, des *Principes et des règles qui*

4.

*doivent, en général, guider dans la pratique rationnelle de la doctrine médicale de Hahnemann.* En renvoyant nos lecteurs à ce livre, il ne nous resterait donc ici qu'à montrer l'application pratique de ces règles au traitement des divers cas morbides qui doivent entrer dans notre cadre. Mais pour mieux faire comprendre ces détails, nous sentons le besoin de les faire précéder de quelques *remarques générales* sur plusieurs points au sujet desquels la doctrine de Hahnemann diffère plus ou moins d'avec les opinions généralement reçues, telles, par exemple, que les *causes* des maladies gastriques et intestinales, l'*hygiène* de la digestion, le *régime* que doivent suivre les malades, les *traitements qu'on emploie ordinairement* dans ces maladies, et les particularités qui en distinguent le *traitement homœopathique.* En outre, comme cette différence porte aussi d'une manière très marquée sur plusieurs substances dont les traités d'hygiène ordinaires admettent ou rejettent l'usage habituel, il nous a paru indispensable d'apporter une attention toute particulière à cette partie de notre travail, et de faire en sorte qu'il ne puisse rester aucun doute dans l'esprit de nos lecteurs. C'est à cet effet que nous avons ajouté, à la fin de cet ouvrage, un petit *Répertoire alphabétique* contenant des remarques pratiques sur les effets et la plus ou moins grande convenance de toutes les substances alimentaires, cosmétiques et médicinales, généralement usitées dans la vie domestique. Notre ouvrage se trouve donc, d'après cela, divisé en *trois parties*, savoir : 1° *Remarques générales sur les maladies de l'appareil digestif et sur la manière de les traiter;* 2° *Thérapeutique homœopathique spéciale de ces maladies;* 3° *Répertoire hygiénique des substances alimentaires, cosmétiques et médicinales, usitées d'une manière plus ou moins générale dans la vie domestique.* — Nous aborderons successivement ces trois parties dans l'ordre indiqué.

# PREMIÈRE PARTIE.

## Règles thérapeutiques générales, applicables aux maladies des organes digestifs.

## CHAPITRE PREMIER.

### PATHOLOGIE ET DIAGNOSTIC DES MALADIES DE L'APPAREIL DIGESTIF.

### § 5.

Il fut un temps, qui n'est pas très loin de nous, où l'on était presque sur le point de n'admettre qu'un seul genre de maladies gastriques et intestinales, sous le rapport de leur nature pathologique : l'*inflammation*. C'était sous les dénominations de *gastrite* et de *gastro-entérite* que l'école physiologique tendait à confondre la plupart des diverses affections dont les organes de la digestion peuvent être atteints, depuis le plus simple embarras gastrique jusqu'au cancer de l'estomac ou des intestins. C'était là non-seulement un abus de mot des plus déplorables, mais encore une erreur pathologique des plus graves, dont les pathologistes modernes ont eu hautement raison de revenir le plus tôt possible. Car, en effet, comme tous les autres organes du corps humain peuvent être atteints des lésions pathologiques les plus diverses, pourquoi ceux de l'appareil digestif feraient-ils exception? Si nous examinons sans préjugé toutes les formes de ces maladies qui se présentent tous les jours dans la pratique, nous y trouvons, comme partout ailleurs, tantôt de simples lésions de *sensation*, telles que les gastralgies, les entéralgies, etc., tantôt des lésions qui ne portent que sur les *fonctions* des organes, telles que les indispositions légères, certaines dyspepsies, diarrhées et blennorrhagies ; et parmi les lésions *organiques* même, il y a, outre l'inflammation proprement dite, une telle diversité d'autres formes, qu'il serait absolument impossible de les comprendre toutes sous une seule dénomination. En outre, dans la plupart de ces lésions organiques, l'*inflammation* proprement dite n'est pas même toujours un élément nécessaire du travail pathologique qui s'y fait. Il peut y avoir des engorgements, des tuméfactions, des indurations même, sans que les parties lésées offrent la moindre trace d'une véritable inflammation ; et si la *rougeur* et la *chaleur* d'une partie malade sont indispensables pour porter le diagnostic dans le sens d'une *inflammation* de cette partie, on pourra même trouver les désordres organiques les plus graves, sans jamais avoir le droit de les ranger dans la catégorie des inflammations. Il est vrai que plusieurs de ces désordres peuvent être accidentellement accompagnés ou compliqués d'inflammation ; il en est d'autres auxquels ce phénomène pathologique peut se joindre, et qu'il accompagne même ordinairement lorsqu'ils sont arrivés à une certaine période de leur développement ; mais ni dans l'un, ni dans l'autre de ces cas, l'inflammation n'est un élément indispensable pour constituer la forme pathologique particulière de ces lésions. Il en est de même de l'inflammation qui précède souvent ces désordres. Dans beaucoup de cas, les lésions organiques graves sont, en effet, la suite d'une inflammation méconnue ou mal soignée, mais ceci prouve tout au plus que toute inflammation plus ou moins intense ou persistante est capable de donner lieu à ces autres lésions, mais non que l'inflammation soit nécessaire pour les faire naître et qu'elles ne puissent se produire d'une autre manière. Mais lors même qu'il en serait autrement et qu'il fût prouvé mieux qu'il ne l'est encore, que toute lésion organique grave dût être néces-sairement la suite d'une inflammation, ne serait-ce pas encore un abus de mot, que de conserver à cette nouvelle forme le nom d'inflammation, surtout lorsqu'elle ne porte presque plus aucun caractère de cette dernière affection? On sait que toutes les maladies aiguës peuvent laisser après elles des lésions organiques plus ou moins graves, comme suites de leur passage, sans que jamais aucun pathologiste ait songé à confondre ces suites avec la forme pathologique primitive : exemple, entre autres, les *paralysies* des enfants qui ont ordinairement leur cause unique dans ces convulsions qui les ont précédées, et que personne, certainement, n'oserait, pour cela, appeler aussi des *convulsions*. Eh bien, aussi vrai qu'une paralysie est toujours une paralysie et jamais une convulsion, tout aussi vrai, une induration, par exemple, est toujours une induration et non une inflammation, lors même qu'elle serait la suite immédiate de cette dernière, comme la paralysie l'est des convulsions ; et ainsi de suite pour toutes les autres formes pathologiques qui peuvent naître d'une inflammation.

## § 6.

Bien que cette distinction que nous venons de faire puisse paraître, au premier abord, une simple et mauvaise *querelle de mots*, elle est pourtant, pour l'établissement d'une thé-rapeutique vraiment rationnelle, beaucoup plus importante que bien des personnes ne le croient. Toutes ces fautes énormes que l'école physiologique de Broussais a commise dans le traitement des maladies gastro-intestinales, et que les partisans de son système commettent aujourd'hui encore, ne doivent être attribuées qu'à ces erreurs de dénomination. Tous ces praticiens ayant vu que les émissions sanguines et une diète sévère produisaient quelquefois l'effet le plus heureux dans ces formes que les pathologistes anciens qualifiaient seules d'*inflammation*, et rangeant ensuite, selon la terminologie de Broussais, toutes les affections dans cette classe, ils appliquaient aussi, à toutes sans exception, le même traitement; manière de procéder dont les conséquences désastreuses sont trop connues pour que nous ayons besoin de nous y arrêter plus longtemps. C'est donc nonseulement la science en elle-même, mais encore sa mise en pratique qui demande impérieusement de bien distinguer dans la doctrine ce qui est distinct dans la nature, et surtout de ne partir, dans l'établissement des diverses formes, d'aucune supposition gratuite. Nous venons de dire, dans le paragraphe précédent, que le raisonnement et l'observation pratique nous portent l'un et l'autre à admettre, dans les diverses maladies gastro-entériques, les mêmes formes fondamentales de lésions que dans toutes les autres classes d'affections. Or, ces formes fondamentales sont : 1° lésions de *sensation;* 2° lésions de *fonctions;* 3° lésions *organiques.* C'est des lésions de *sensation* que résultent les diverses algésies, douleurs et autres sensations nerveuses, dans les organes de la digestion ; les lésions de *fonctions* produisent les spasmes et les convulsions, les sécrétions trop abondantes, trop rares ou matériellement altérées, ainsi que, en général, la surexcitation ou la trop grande inertie dans les phénomènes physiologiques de ces organes. Aux lésions *organiques,* enfin, appartiennent toutes les altérations et changements matériels qui peuvent s'observer dans les organes. Ces trois ordres de lésions peuvent exister, soit séparément, soit compliqués avec un autre ordre. Mais ce qu'il convient de faire observer avant tout, c'est que les lésions *organiques* existent rarement sans entraîner nécessairement, à leur suite, des lésions de fonction et de sensation, sans que cependant ceci donne le moindre droit de conclure à l'existence d'une de ces lésions toutes les fois qu'il y a des douleurs ou un dérangement de fonctions. Chaque lésion de fonction ou de sensation peut dépendre tout autant d'un simple défaut d'innervation ou d'une pure surexcitation nerveuse dans l'organe qui en est le siége, sans que, pour cela, il soit besoin du moindre changement dans la texture de cet organe. C'est ainsi qu'on peut observer les gastralgies ou les entéralgies les plus violentes, sans devoir y attribuer d'autre origine qu'une cause purement nerveuse; certaines diarrhées même, quelques espèces de vomissement, un grand nombre de dyspepsies ou autres dérangements des fonctions digestives, n'ont certainement d'autres causes, et rien n'est plus faux encore que cette confusion que l'école anatomo-pathologiste commet ici comme ailleurs, lorsqu'elle attribue tous ces dérangements à des inflammations, et qu'elle appelle, entre autres, toutes les diarrhées, les plus simples même, des entérites, et ainsi de suite. Ce qu'il y a de vrai, c'est que, comme nous venons de le dire, toutes les lésions sensorielles et fonctionnelles peuvent être la suite et les symptômes d'une inflammation aussi bien que de toute autre cause; mais, pour avoir le droit de les regarder comme telles, il faut, avant tout, que ce fait soit prouvé dans chaque cas particulier. On peut, au contraire, admettre presque avec certitude que, dans aucun simple dérangement de fonctions, sans douleur, fièvre, ni tuméfaction, il n'y a trace d'inflammation ni d'autre lésion organique grave; pas plus que dans les algésies ou les crampes les plus violentes même, dans lesquelles ces deux symptômes accessoires, la fièvre et toute tuméfaction, manqueraient également, et où il n'y aurait aucun dérangement fonctionnel dans les intervalles des accès. Mais, par contre, il peut y avoir aussi des lésions organiques gastro-intestinales très graves qui soient exemptes de toute douleur, mais alors il sera rare qu'il n'y ait en même temps, ni tuméfaction, ni désordre dans les fonctions, ni aucune trace de fièvre.

§ 7.

Quant aux divers *organes* de l'appareil digestif, qui peuvent être le siége de l'une ou de l'autre de ces trois lésions pathologiques, il n'y en a absolument aucun qui ne puisse devenir le siége d'une affection que la nature de ses fonctions ou les parties anatomiques de sa texture comportent. Or, comme il y a de ces lésions qui peuvent atteindre, sans exception, tous les tissus et tous les systèmes anatomiques, tandis que d'autres ne peuvent avoir pour siége que des organes ou des tissus particuliers, il en résulte que nous trouverons ici des maladies susceptibles d'affecter aussi bien l'un que l'autre de ces organes, tandis que d'autres ne se manifesteront que dans un seul. Parmi ces maladies qui peuvent atteindre tous les organes de la digestion, nous devons citer en première ligne toutes les lésions *organiques* depuis l'inflammation, l'engorgement ou la tuméfaction les plus simples jusqu'au ramollissement, la gangrène ou le cancer de ces parties. Il est vrai que dans la pratique plusieurs de ces lésions s'observent souvent plutôt dans tel ou tel organe que dans tel autre : par exemple, le cancer ou le squirrhe atteignent beaucoup plus souvent l'estomac que tout autre organe gastro-abdominal; les inflammations affectent bien plus rarement le parenchyme de ces organes que leurs muqueuses, etc. Mais ceci ne vient point de ce qu'aucun autre organe ne puisse être affecté avec la même facilité par ces mêmes lésions, mais uniquement de ce que ces organes sont, par leurs fonctions, plus exposés que les autres à être immédiatement atteints par les influences nuisibles qui peuvent les rendre malades. Quant aux diverses lésions de *fonctions*, il est clair qu'elles pourront également se manifester dans chaque organe qui en a une, et qu'elles revêtiront constamment une forme différente selon la fonction particulière de l'organe qui en est atteint. C'est ainsi que l'augmentation des fonctions sécrétoires des divers organes de l'estomac peut donner lieu, tantôt aux aigreurs, tantôt aux pituites, ou même à des vomissements de glaires; celle des organes du foie à une surabondance de bile, à des évacuations ou à des vomissements bilieux; celle des membranes muqueuses des intestins à des diarrhées muqueuses ou aqueuses, etc. Enfin, cette différence qui existe entre les structures des divers organes fait encore que les algésies, les crampes et les névroses, ainsi que toutes les lésions de sensation, dont le siége principal est dans les organes riches en ramifications nerveuses, se manifestent de préférence dans l'estomac et dans les intestins, ainsi que dans le plexus cœliaque, tandis que le foie, la rate, le péritoine et d'autres organes n'en sont guère affectés que dans le cas d'inflammation ou du moins de vive irritation ou d'autres lésions organiques de ces organes. Mais ce qu'il importe à bien distinguer tout autant que l'organe malade et la lésion dont il est atteint, c'est la *partie anatomique* de cet organe qui est le siége de cette affection; car ces différences sont bien loin d'être sans valeur dans la pratique. Comme il y a, pour le pronostic et pour le traitoment rationnel, une différence énorme entre une simple irritation et une véritable inflammation, il n'y en a pas moins entre l'affection seule de la muqueuse d'un organe et son parenchyme même. Donner, comme le fait l'école physiologiste, à toutes les inflammations qui se manifestent dans l'estomac ou les intestins, le nom de *gastrites*, de *gastro-entérites*, d'*entérites* et de *colites*, sans distinguer si c'est seulement la muqueuse ou le parenchyme, la texture même de ces organes, qui sont atteints, c'est donc encore introduire une des confusions les plus déplorables dans la nomenclature pathologique. Nous savons bien que les modernes, en tâchant de revenir de cette confusion, ont introduit la distinction entre les inflammations *superficielles* et *profondes* de ces organes, en désignant, par exemple, l'inflammation des membranes muqueuses sous le nom de gastrite, entérite *superficielles*, et l'inflammation de la texture même, sous le nom de gastrite, entérite *profondes*. Mais malgré cette distinction, l'extension donnée à la dénomination que les anciens réservaient à la seule inflammation de la texture même de l'organe est encore capable d'induire en erreur, parce qu'elle fait supposer qu'il n'y ait d'autre différence entre ces diverses inflammations que l'étendue ou la profondeur plus ou moins grandes qu'elles occupent accidentellement. Qui nous assure que ces deux affections, celle de la muqueuse et celle de la texture des organes soient d'une seule et même nature pathologique, et qu'il n'y ait pas de différences beaucoup plus essentielles entre elles que les divers degrés de leur extension ? Le fait est que les mêmes influences qui produisent ordinairement les unes produisent rarement les autres ; et tandis que l'inflammation parenchymateuse est très rarement produite par d'autres causes que des poisons ou des lésions traumatiques violentes, les irritations et les inflammations des muqueuses se manifestent souvent à la suite de la moindre influence nuisible, et peuvent souvent persister pendant toute la vie, sans jamais s'étendre sur la texture des organes, quelle que soit l'extension qu'elles prennent en surface.

## § 8.

Quoi qu'il en soit des diverses opinions que nous venons d'émettre, toujours est-il que le **diagnostic** des maladies gastro-entériques ne saurait jamais être établi avec assez de soin, tant pour la partie de l'organe souffrant que pour la lésion particulière dont il est atteint. *Qui bene distinguit, bene docet*, dit un ancien proverbe, et c'est à plus forte raison qu'on peut dire : *Qui bene distinguit, bene curat*. Loin de nous donc cette tendance funeste à la *généralisation* des formes morbides, qui voudrait, sous la dénomination de *gastrites* et de *gastro-entérites*, ramener tous les purs embarras gastriques, les simples dyspepsies, les plus légères indigestions et diarrhées même, en une seule et même classe avec les lésions les plus graves, le cancer, les ulcérations et la gangrène de ces organes ! Autant il peut y avoir de lésions diverses selon leur nature, et d'organes ou de systèmes organiques atteints, autant il peut y avoir de maladies essentiellement différentes ; et il est de la plus haute importance pour la pratique de ne jamais confondre les unes avec les autres. Dans toute maladie gastro-intestinale, la première attention de tout bon diagnosticien devra donc se porter à distinguer s'il y a vraiment ou non lésion organique, ou si toute l'affection ne consiste peut-être qu'en une simple lésion fonctionnelle ou sensorielle. Dans ce dernier cas, le diagnostic ultérieur n'offre ordinairement plus beaucoup de difficulté pour la distinction de la forme particulière, ni pour le siége qu'affecte le mal, attendu que, d'une part, le siége des douleurs et leur nature, d'autre part, la manière dont les fonctions se trouvent altérées, peuvent décider toute la question. Mais il n'en est point de même pour les diverses lésions organiques. Là il est très difficile, non-seulement de reconnaître avec certitude le véritable siége du mal, mais encore d'en distinguer la vraie nature et de savoir au juste si l'on a affaire à une simple inflammation ou à des lésions d'une nature plus grave, difficultés qui augmentent encore de beaucoup dans les affections chroniques de ce genre. Lorsque nous arriverons, dans la seconde partie de cet ouvrage, à l'exposition du traitement des diverses formes morbides que peuvent présenter les affections des organes digestifs, nous verrons par quels moyens on pourra éviter autant que possible ces difficultés dans chaque cas particulier, et par quels signes on pourra distinguer entre elles ces diverses lésions. En attendant, nous pouvons dire dès à présent, en thèse générale, que dans toutes les affections aiguës de ces organes, la lésion organique qu'on y trouvera, sera presque toujours l'*inflammation simple*, *franche*, lorsque cette affection se présentera sur un individu d'ailleurs bien constitué et qui, auparavant, n'aura jamais souffert de cet organe. Mais il n'en est point de même chez les individus d'une constitution plus ou moins délabrée, et dont l'organe souffrant est atteint depuis longtemps, ou qui auront eu des inflammations réitérées dans cette partie. Là il y aura toujours des raisons de soupçonner que l'affection aiguë n'est qu'une inflammation secondaire, produite par l'irritation accidentelle d'anciennes lésions organiques plus profondes, et ce soupçon devra encore augmenter beaucoup, lorsque cette affection aiguë sera survenue sans cause occasionnelle apparente, et, pour ainsi dire, spontanément. Nous verrons également plus loin, lorsque nous parlerons des *causes* qui peuvent donner lieu à ces diverses affections, jusqu'à quel point les signes anamnestiques, ainsi que la recherche des influences nuisibles auxquelles le malade pourra s'être exposé, seront capables d'aider au diagnostic ; selon notre propre expérience, c'est là quelquefois la seule voie pour arriver à la connaissance de la vérité. C'est surtout dans les cas où la question reste indécise entre l'existence réelle d'une lésion organique quelconque et une simple lésion de fonction ou de sensation, que ces renseignements pourront répandre une grande lumière. Dans tous ces cas, la lésion organique est toujours à soupçonner, lorsque l'individu affecté s'est exposé à des influences capables de la produire, ou qu'il présente une plus ou moins grande prédisposition héréditaire à cette affection ; tandis que si ces mêmes affections obscures se montrent sur des individus dont la constitution générale et le régime tendent plutôt à leur faire contracter des maladies purement nerveuses ou fonctionnelles, la balance du diagnostic devra nécessairement pencher en faveur d'une de ces dernières lésions.

### § 9.

Quant au **pronostic** des maladies gastro-intestinales, il va sans dire qu'il dépendra constamment, comme celui de toutes les autres affections : 1° de l'*âge* et de la *constitution générale* du malade ; 2° du *caractère* et de la *nature de la maladie en elle-même* ; 3° des *causes* et des *circonstances* qui l'auront produite. Mais ce qu'il convient d'ajouter, c'est que les maladies des organes de la digestion appartiennent, sans contredit, à la catégorie des plus rebelles qu'on puisse rencontrer, et qu'elles ne le cèdent en rien aux maladies de poitrine même, tant pour leur gravité extrême, lorsqu'elles

sont aiguës, que pour leur opiniâtreté désespérante, lorsqu'elles sont chroniques. Abandonnées à elles-mêmes ou
soumises à l'influence d'un régime ou d'un traitement peu
convenable, leurs formes aiguës présentent toujours un
danger extrême, lorsqu'elles se manifestent avec une certaine
violence, et leurs formes chroniques, placées dans les mêmes
conditions, ne font ordinairement que s'aggraver d'année en
année, sans nul espoir de guérison. Cependant, on peut,
heureusement, dire aussi que toutes les conditions d'un
régime convenable et d'un traitement vraiment rationnel
bien observées, il n'y a peut-être pas non plus de maladies
qui, toutes proportions gardées, cèdent plus facilement au
secours de l'art. Plusieurs formes chroniques, qui doivent
leur existence à la seule influence d'un régime vicieux ou
d'autres conditions vitales plus ou moins défavorables,
s'améliorent quelquefois, à un point considérable, si l'on
peut placer le malade dans de meilleures conditions pour sa
santé ; et lors même qu'elles ne le font pas immédiatement,
elles s'affaiblissent du moins au point que, souvent, le traitement le plus superficiel suffit alors pour les faire cesser
complétement. Il en est de même de celles qu'une cause
accidentelle aura produites sur une constitution d'ailleurs
irréprochable. Quelque grave que soit la maladie qui ait pu
en résulter et quelque violents qu'en soient les symptômes,
il n'y en a presque aucune qui doive nécessairement échapper
aux ressources de l'art, pour peu que le praticien sache
combattre rationnellement l'effet de cette cause et les lésions
qui en sont résultées. Il est vrai qu'il n'en est pas tout à fait
de même lorsque ces mêmes affections produites par les
mêmes causes se présentent sur des individus d'une constitution plus ou moins vicieuse ou particulièrement prédisposée
à ces sortes d'affections, et surtout lorsqu'elles ne sont, pour

ainsi dire, que le développement naturel d'un germe héréditaire. Mais là encore, le praticien instruit, qui sait opposer un traitement vraiment rationnel à ces obstacles, pourra, dans bien des cas qui paraîtraient désespérés, émettre un pronostic beaucoup plus favorable et le voir complétement justifié par les résultats. Ce n'est que dans les lésions organiques matériellement incapables d'aucun rétablissement, que tout espoir de guérison pourra être regardé comme absolument perdu ; mais ces cas mêmes se présenteront beaucoup moins fréquemment au praticien qui saura les prévenir à temps ou éloigner de son malade tout ce qui pourrait les amener. Mais pour que tout se passe en réalité, dans la pratique, ainsi que nous venons de le dire, il ne suffit point que le médecin sache toujours trouver, pour chaque cas morbide, le vrai spécifique qui existe dans la nature ; non, il est encore indispensable qu'il soit bien au fait de toutes les causes, tant pathologiques qu'extérieures, qui pourront donner naissance à ces maladies, afin de pouvoir soustraire ses malades à toute influence nuisible et combattre l'effet de celles qui continueraient à se faire sentir. Car, dans aucun genre de maladie, une bonne hygiène et une étude approfondie de toutes leurs causes possibles ne jouent un rôle aussi important que dans les affections de l'appareil digestif, tant pour la connaissance des moyens les plus sûrs de les éviter que pour celle des vrais remèdes à leur opposer. C'est pourquoi nous croyons de toute nécessité de donner à ces deux points autant d'attention qu'au traitement proprement dit de ces maladies, et nous les exposerons donc ci-après avec tous les développements que la pratique paraît exiger.

# CHAPITRE II.

## DES CAUSES DES MALADIES DE L'APPAREIL DIGESTIF.

### § 10.

Les maladies des organes de la digestion peuvent, selon les causes capables de les produire, être ou *héréditaires* ou *acquises*, et il est difficile de dire pour laquelle de ces deux catégories doit pencher la balance, par rapport à leur fréquence. Rigoureusement parlant, il n'y a peut-être pas un seul individu qui ne porte, dans un de ses organes digestifs, sinon le germe d'une maladie, du moins une certaine prédisposition qui lui fait contracter, plus facilement que tout autre, telle ou telle maladie ou indisposition plus ou moins légère, ou qui le force à observer sur tel ou tel point, dans l'usage de ses aliments, une certaine sévérité. Il n'est pas même jusqu'aux personnes d'une faculté digestive des plus irréprochables et capables de manger impunément presque tout ce qui plaît à leur goût, qui ne se ressentent quelquefois également de cette prédisposition de tel ou tel organe, soit au moindre refroidissement, soit à l'occasion de toute forte émotion morale ou à la suite de toute autre influence accidentelle. Il est cependant vrai que toutes ces faiblesses innées ne constituent point encore en elles-mêmes des maladies, mais elles peuvent le devenir à la moindre occasion qui favorise leur développement, et pour peu que les causes occasionnelles agissent avec une certaine violence ou qu'elles deviennent plus ou moins habituelles, rien n'est plus fréquent que de voir changer ces prédispositions, en apparence insignifiantes, en maladies aiguës ou en affections chroniques dont la gravité et l'opiniâtreté ne sont souvent dans aucun rapport proportionnel avec la légère cause occasionnelle qui les a fait éclater. Mais l'hérédité des prédispositions est bien loin de borner toujours ses manifestations à des signes si légers et si peu perceptibles dans l'état ordinaire des individus. Très souvent, surtout dans la classe peu aisée, mal nourrie, ainsi que dans les familles où le père et la mère mènent une vie de débauche et de désordres, on trouve des enfants qui, dès l'âge le plus tendre, ont les organes de la digestion dans le plus mauvais état, ne pouvant presque rien digérer sans souffrances, étant presque toujours affectés de coliques, de diarrhées, quelquefois même de vomissement des aliments les plus sains qu'ils ont ingérés. Nous ne parlons pas de lésions organiques plus graves que d'autres apportent presque en naissant, telles que le carreau chez les enfants scrofuleux, l'hypertrophie anormale et même l'engorgement du foie ou de la rate, l'inflammation chronique et même le ramollissement de la muqueuse de l'estomac ou des intestins, etc. Outre cela, il y a plusieurs de ces maladies qui, bien qu'elles ne se déclarent souvent que dans l'âge viril et qu'elles puissent aussi être acquises, doivent cependant, dans la plupart des cas où elles sont chroniques, être regardées comme évidemment héréditaires quant à leur germe. Tels sont notamment toutes les lésions organiques chroniques de l'estomac et des intestins, les engorgements, les squirrhes, les cancers, les calculs biliaires, les enchoppements sanguins dans le système de la veine porte, les diverses tumeurs chroniques qui se développent dans la cavité abdominale, le ver solitaire et les autres affections vermineuses, etc. Ce ne serait peut-être même pas aller trop loin que de prétendre que sur cent maladies *chroniques* des organes de la digestion, on aura, comme pour toutes les autres maladies, bien souvent de la peine à en trouver une qui soit évidemment et franchement acquise et non le développement d'un germe exclusivement héréditaire ; car, ce qu'il y a de sûr, c'est que, parmi toutes les maladies chroniques *constitutionnelles,* il n'y en a absolument aucune dont le germe ne vienne des parents, ni ne doive forcément venir de là, faute de toute autre source capable de la produire. Et pour peu qu'on puisse s'informer comme il faut, on trouvera certainement aussi, dans tous ces cas, que, lors même que ni le père ni la mère du malade n'auraient jamais souffert d'une affection pareille, elle sera pourtant dans la famille de l'un ou de l'autre, ne dût-elle se manifester, avec plus ou moins d'évidence, que sur l'un ou l'autre des cousins ou des cousines de l'individu qui en est atteint. C'est du moins ainsi que nous n'avons jamais tardé à le trouver toutes les fois que nous avons bien fait nos recherches à cet égard.

## § 11.

Il n'y a qu'un seul genre de ces maladies *chroniques* qu'on doive exclure des affections héréditaires : ce sont celles qui ont été **acquises par l'influence d'une maladie antérieure**, par l'action d'une cause *mécanique* ou *traumatique*, ou encore par le contact de certaines *substances corrosives*, dont le passage aura produit, ou laissé après lui des lésions fonctionnelles ou organiques plus ou moins graves. Telles sont notamment les affections quelquefois très opiniâtres, sinon même incurables, qui restent souvent à la suite d'une fièvre typhoïde, du choléra, de la fièvre jaune, d'une forte dysentérie, d'un empoisonnement aigu, etc., ou qui se déclarent après des coups ou des blessures qui ont atteint l'estomac ou les organes du ventre. Mais une des causes les plus fréquentes des maladies acquises les plus opiniâtres de ce genre, c'est sans contredit la *répercussion extérieure d'une foule de dartres et d'éruptions chroniques*, répercussion que non-seulement bien des malades, mais encore bien des médecins entreprennent tous les jours, comme si ce moyen ne pouvait avoir aucune suite fâcheuse. Nous savons bien par quels sophismes les partisans de la méthode *dermatique* soutiennent leur système; mais ce que nous savons aussi, c'est qu'ils changeraient bientôt d'opinion si, au lieu de baser leur raisonnement sur les faits observés chez les malades qu'ils ne revoient presque jamais plus après leur sortie des hôpitaux, ils se mettaient à les suivre exactement pendant un an et plus, et à comparer attentivement toutes les affections internes qui leur arrivent après ces répercussions, avec celles dont ces malades étaient atteints auparavant. De cette manière, ils verraient bientôt combien est fondé, sur l'expérience journalière, tout ce que les praticiens sensés et les profonds observateurs de tous les temps ont dit du danger que présente toute répercussion extérieure pour la santé des organes internes. Il n'est pas même rare de voir alterner spontanément, chez quelques malades, ces deux sortes d'affections, de voir cesser complétement le mal intérieur, dès que l'affection extérieure reparaît sur la peau et qu'elle s'y maintient. C'est là ce qui pourrait même parler en faveur de l'opinion de ceux qui pensent que beaucoup d'affections gastriques n'ont pour cause que quelque affection éruptive de la muqueuse, semblable à celles qui les remplacent; en sorte que, dans ces cas, plusieurs dyspepsies, embarras gastriques et même des gastro-entérites, ne seraient pour ainsi dire que *symptomatiques*, dépendant, comme des suites immédiates, d'une cause pathologique ultérieure. Sans nous arrêter à cette opinion, qui n'est jusqu'ici qu'une pure hypothèse, nous devons cependant faire observer qu'il y a en effet beaucoup d'affections gastriques et intestinales acquises qui ne sont dues qu'à d'*autres états pathologiques* préexistants, avec l'apparition, l'aggravation ou la cessation desquels elles apparaissent, s'aggravent ou disparaissent elles-mêmes. Tels sont, entre autres, les dyspepsies, les gastralgies, les coliques et autres affections qui accompagnent les hémorrhoïdes, les affections vermineuses, les diverses tumeurs développées dans le ventre ou dans l'estomac, les calculs rénaux ou biliaires, l'état de la grossesse, la dysménie et les diverses affections de la matrice chez les femmes, etc. Il en est de même des affections gastriques qui se montrent comme symptômes accessoires de la migraine, de la goutte, d'un rhumatisme, d'une sciatique, d'une pneumonie, d'une pleurésie, etc. Dans tous ces cas, ces affections ne sont que purement *accessoires* ou *symptomatiques*, n'ayant d'autre cause de leur existence que l'état pathologique *antérieur* dont elles dépendent, et elles se distinguent de celles dont nous avons parlé au commencement de ce paragraphe, en ce que ces premières, bien qu'elles soient également *acquises par l'influence d'une maladie antérieure*, continuent d'exister même après la disparition de la cause qui les a produites, tandis que ces dernières disparaissent toujours complétement avec la cessation de cette cause, si toutefois elles ne sont pas maintenues par l'intervention d'une cause nouvelle.

§ 12.

Il y a une autre catégorie de ces maladies gastriques *acquises* qui peuvent également devenir très rebelles et très opiniâtres, quoiqu'elles ne tardent ordinairement pas non plus à disparaître avec la cause qui les a produites, ou du moins peu après la cessation de celle-ci. Ce sont celles qui ont pour cause l'influence de **mauvaises conditions vitales**, telles que le *climat*, *l'état de l'atmosphère*, celui des *habitations*, les *intempéries des saisons*, les diverses *professions* plus ou moins malsaines, et d'autres influences de ce genre. La plupart des affections produites par ces causes sont d'abord plus ou moins aiguës ou passagères, depuis les indispositions les plus légères jusqu'aux maladies les plus graves. Tels sont surtout les diverses diarrhées, les dysentéries de toute espèce, quelques espèces de coliques, le choléra sporadique ou indigène, des embarras gastriques ; mais souvent aussi ce sont de véritables gastrites et gastro-entérites assez rebelles et assez violentes, et même des hépatites, des splénites et des affections ictériques, qui se montrent comme les premières suites de ces influences. Mais comme l'homme a été créé pour habiter toutes les zones de la terre et tous les climats, tous les individus d'une constitution seulement un peu résistante finissent ordinairement par s'habituer à ces inconvénients, et les premières atteintes que ces causes ont portées à leur santé étant passées, la résistance de la force vitale prend le dessus et agit avec assez de vigueur pour préserver ces individus de nouvelles atteintes, dans la marche ordinaire de la vie. Ceci va même si loin, que l'homme peut s'accoutumer souvent aux plus mauvaises conditions de la vie, sans en ressentir les moindres suites fâcheuses, surtout lorsqu'il sait prendre les précautions nécessaires qui conviennent dans ces diverses situations. Ce n'est que lorsqu'il néglige ces précautions indispensables, ou qu'il a des prédispositions particulières pour l'une ou l'autre de ces affections, qu'il en est ordinairement atteint de nouveau, et alors il peut en effet, de ces atteintes réitérées, résulter un état habituel de souffrances qui, à l'instar des maladies chroniques, ne finissent par se guérir qu'avec la disparition complète de ces mauvaises conditions vitales, c'est-à-dire par un changement de climat, d'état ou d'habitation, le retour d'une meilleure saison, l'assainissement de la demeure et d'autres remèdes radicaux de ce genre. Dans plusieurs de ces cas, il pourra même arriver que les diverses maladies ainsi acquises restent nonobstant ces changements; mais toutes les fois que l'individu qu'elles auront atteint jouira d'ailleurs d'une bonne constitution et qu'il n'aura point eu une prédisposition antérieure à ces maladies, elles ne persisteront jamais à la manière des véritables affections chroniques constitutionnelles, mais finiront, au contraire, par rendre à l'individu son état de santé antérieur. Ici il faut cependant ajouter que toutes ces maladies ainsi acquises pourront aussi, pour peu qu'elles soient graves, réveiller, pendant leur durée, des germes de maladies chroniques jusqu'alors latentes, ou même en engendrer de nouvelles, comme nous l'avons dit au commencement du paragraphe précédent, et alors un individu ainsi atteint pourra en effet, par l'influence de ces causes, contracter des affections qui ne le quitteront plus jusqu'à la fin de sa vie. Enfin, tout ce que nous venons de dire de ces influences des mauvaises conditions vitales, ne s'applique pas seulement à celles qui sont *habituelles* et *persistantes*, mais encore, dans toute sa rigueur, à celles qui n'agissent que d'une manière purement *accidentelle*, telles, par exemple, que le séjour prolongé dans des endroits humides ou autrement malsains, les refroidissements du corps ou des pieds causés par l'humidité ou par un changement de température, etc. Toutes ces causes peuvent, lorsqu'elles agissent d'une manière assez réitérée, entraîner à leur suite les mêmes accidents et les mêmes conséquences plus ou moins fâcheuses que celles que nous venons d'énumérer.

§ 13.

Une catégorie non moins fréquente d'affections gastro-intestinales *acquises*, ce sont enfin celles qui doivent leur origine aux mauvaises habitudes d'un **régime vicieux**, telles qu'une *vie sédentaire et renfermée*, des *exercices trop violents* et des *travaux trop fatigants*, les *veilles trop prolongées*, les *surexcitations continuelles* ou *trop prolongées de l'esprit;* la *peur*, les *soucis*, le *chagrin*, la *jalousie*, la *colère* et autres *passions de l'âme;* les *abus de l'amour*, et surtout la *masturbation*, ainsi que les *excès de table* et des *boissons alcooliques*, ou bien le *manque d'une nourriture saine et suffisante*. Les maladies qui peuvent résulter de ces causes sont peut-être même les plus fréquentes qu'on rencontre dans la pratique, et quelquefois aussi les plus opiniâtres. Mais ce qu'il convient de dire en même temps, c'est que, malgré l'opiniâtreté désespérante qu'elles peuvent quelquefois affecter, elles ne sont pourtant jamais véritablement graves, en tant qu'elles ne consistent, pour la plupart, que dans des lésions fonctionnelles et sensorielles, sans nulle lésion organique. Ce sont les diverses dyspepsies, les gastralgies, les engorgements du foie ou de la rate, les enchoppements sanguins dans le système de la veine porte, les constipations habituelles ou les diarrhées catarrhales, les pituites de l'estomac et autres affections chroniques que l'on trouve le plus souvent à la suite de ces influences. Et encore ne les voit-on, d'ordinaire, survenir qu'à la suite d'une longue habitude; car les indispositions plus ou moins graves, que les excès accidentels sont capables de réveiller, sont, dans la plupart des cas, essentiellement passagères et se guérissent bientôt par le retour à un régime convenable, notamment chez des individus d'ailleurs bien portants, menant pour l'ordinaire une vie sobre et régulière et ayant les organes de la digestion en bon état. Il y a même des individus dont l'appareil digestif peut résister pendant longtemps à ces influences sans en ressentir la moindre atteinte, surtout lorsque le régime auquel ils sont soumis n'est vicieux que sur quelques points, et que ces points n'ont pas une influence directe sur la digestion; mais pour peu que plusieurs de ces causes agissent à la fois et habituellement, les mauvais effets ne tarderont cependant jamais à se faire sentir, et seront d'autant plus persistants que ces causes auront agi pendant plus longtemps. En outre, les prédispositions de l'individu jouent, ici encore, un grand rôle, et si nous disons qu'aucune de ces causes citées ci-dessus n'est capable de produire des lésions organiques, cette assertion ne peut point s'appliquer aux malades qui auraient déjà, dès le principe, l'un ou l'autre de leurs organes dans un état plus ou moins souffrant, ou qui y porteraient le germe d'une maladie chronique. Chez ces individus, il n'est pas même toujours besoin de longues habitudes d'un régime vicieux, pour produire sur eux des lésions organiques de toute espèce; un seul excès dans ce genre suffit quelquefois pour leur donner la maladie la plus grave et la plus rebelle au traitement. Car bien qu'aucune de ces causes ne puisse produire, *par elle-même*, ces lésions, elles pourront toujours les développer, là où le germe existe. Aussi voit-on, en effet, très souvent, dans la pratique, des cas où la petite cause, l'excès presque insignifiant d'où le malade date ses souffrances, n'est dans aucune proportion avec la gravité ou l'opiniâtreté du mal qui en est résulté, et qui n'aurait certainement pu en résulter si cette cause avait été la seule qui ait contribué à son apparition. Mais ces cas exceptés, on peut dire hardiment que la plupart des affections provenant de ces fautes de régime, chez un individu exempt de toute prédisposition, finissent presque toujours par s'améliorer considérablement, sinon même par faire place à une santé irréprochable, dès que l'individu quitte son régime vicieux et qu'il réforme ses habitudes nuisibles. Ceci s'applique même aux excès les plus dangereux de tous, les excès de table, tant que le malade n'aura fait que trop bonne chère et qu'il n'aura bu ou mangé que des choses plus ou moins indigestes, sans y ajouter en même temps des substances autrement nuisibles, telles que les boissons alcooliques, les fortes épices, le café, le thé et d'autres drogues irritantes de ce genre. Alors il pourrait y avoir une complication de causes qui devrait faire entrer ce cas, en partie, dans celui des empoisonnements lents dont nous allons parler ci-dessous.

§ 14.

Tout le monde est d'accord sur l'influence désastreuse que peuvent avoir, sur l'estomac et les intestins, non-seulement les **poisons** proprement dits, mais encore *toutes les substances plus ou moins irritantes, corrosives, purgatives, excitantes*, etc., si elles sont ingérées en trop grande quantité, ou si l'on en fait un abus prolongé. Dans le premier cas, elles produisent ce qu'on appelle l'*empoisonnement aigu*, qui se caractérise presque toujours par des inflammations, sinon par des lésions organiques plus graves des parties affectées. Dans le second cas, elles produisent ce qu'on appelle les *empoisonnements lents*, qui existent rarement sans

qu'il y ait en même temps, sinon une véritable inflammation des parties atteintes, du moins une irritation chronique,
très voisine de l'inflammation. Malgré la fréquence des cas
d'empoisonnement aigu qui arrivent à la connaissance du
public, ces cas peuvent cependant être considérés comme
très rares par rapport à toutes les autres maladies gastro-
intestinales que le médecin rencontre tous les jours dans la
pratique. Mais ce qui n'est point rare, et ce qui constitue
peut-être, dans les grandes villes, une des principales causes
des affections gastriques et intestinales si fréquentes, ce sont
certainement ces empoisonnements lents auxquels sont exposés leurs habitants, par les *substances absolument nuisi-*
*bles* avec lesquelles les épiciers, les marchands de vin, les
gargotiers, les fabricants de chocolat, les brasseurs, les dis-
tillateurs et autres débitants frelatent leurs marchandises,
malgré la surveillance la plus active, et souvent même à
leur propre insu, ainsi qu'à celui de l'autorité, qui est loin
de connaître exactement l'effet nuisible de plusieurs substances qu'on débite ouvertement, et que le charlatanisme
prône comme les aliments les plus confortables. Ajoutons à
cela l'abus des *drogues médicinales*, des purgatifs, des soi-
disant stomachiques, des diverses sortes de liqueurs, y compris même celle de Raspail , mais toutes préparées avec des
drogues plus ou moins nuisibles à l'estomac, et autres substances de ce genre dont les riches et les pauvres font également un usage habituel. Et non-seulement les falsifications
et les drogues nuisibles doivent y être comptées comme
contribuant à cet empoisonnement général; plusieurs substances mêmes, aux propriétés nuisibles desquelles presque
personne ne croit, parce qu'elles ne donnent pas immédiatement la mort, peuvent devenir, par leur abus, une
cause des affections gastriques les plus opiniâtres, et déve-

lopper même, sur des individus naturellement prédisposés, les lésions organiques les plus graves. Tels sont, entre autres, non-seulement toutes les eaux-de-vie et le vin, ainsi que la bière et toutes les boissons fermentées ou distillées, mais encore le café, le thé de Chine, les fortes épices, tous les acides, surtout le vinaigre de bois, ainsi que plusieurs eaux de toilette, les essences ou poudres dentifrices, etc. Il en est de même de tous les aliments corrompus ou rendus malsains par le peu de soin qu'on apporte à leur préparation, et dont plusieurs, notamment les pâtés gras, les saucisses, etc., peuvent devenir un aliment des plus dangereux par le poison violent qui s'y développe quelquefois, lorsqu'ils sont mal conservés. Dans cette catégorie, il faut ranger aussi les propriétés dangereuses que peuvent communiquer les divers vases de cuivre, de fer, et même de terre, mal garantis par les étamages ou les émaux, ainsi que celles que la malpropreté et la négligence de tout genre peuvent y ajouter. Toutes ces choses sont capables de produire *par elles-mêmes* des irritations organiques et de véritables inflammations chroniques de la muqueuse des intestins, lorsque leur influence devient plus ou moins habituelle, sans compter les désordres beaucoup plus graves qui pourront en résulter lorsqu'elles sont ingérées à doses fortes ou par des individus déjà atteints de maladies gastriques. Il n'y a pas même jusqu'aux aliments reçus dans l'usage général, dont plusieurs ne puissent devenir très nuisibles, non-seulement parce qu'ils seraient trop lourds à digérer, mais encore par les autres propriétés nuisibles qu'ils contiennent, et si l'on examinait de près le régime alimentaire qu'ont suivi habituellement la plupart des riches et des pauvres affectés de maladies gastro-intestinales, on trouverait certainement que le nombre de cas où ces maladies doivent leur naissance aux excès commis dans la *quantité* des aliments n'est dans aucune proportion avec celles qui sont produites par la *qualité nuisible* des substances ingérées. Aussi ne manquerons-nous pas de revenir longuement sur ce point, dans le chapitre suivant, où nous considérons sous toutes ses faces l'*hygiène* de la digestion.

---

# CHAPITRE III.

## DE L'HYGIÈNE DE LA DIGESTION.

### § 15.

L'hygiène a pour but de conserver la santé, comme la médecine a celui de la rétablir lorsqu'elle a été perdue. Or, un des caractères les plus essentiels de ce que nous avons le droit d'appeler une parfaite santé, c'est que le jeu de toutes les fonctions physiologiques qui concourent à son maintien s'y fasse naturellement, sans l'emploi d'aucun autre moyen que ceux que la nature de ces fonctions mêmes indique à l'homme par les divers besoins qu'elles font naître pour la nourriture, les vêtements, l'exercice des facultés, le repos et le mouvement, le sommeil et la vie active. Toutes les fois que ce jeu naturel des fonctions ne se fait point comme il faut, et que, pour le faire naître ou l'activer, on est obligé d'avoir recours à des moyens autres que ceux indiqués par la nature, cet état n'est pas celui d'une parfaite santé, quelque insignifiante que puisse être en elle-même la manière dont telle ou telle fonction se trouve dérangée. Cet état ne

constitue pas toujours, il est vrai, ce qu'on appelle ordinairement une maladie; mais, comme il indique certainement un dérangement de ce qu'on appelle une santé parfaite,
les soins qu'il pourra réclamer consisteront nécessairement,
dans tous les cas, à *rétablir* ce qui aura été perdu, et non à
se borner à la *conservation* de ce qui existe. De là il suit que
tous les moyens, alimentaires ou autres, capables de déranger
en quoi que ce soit le jeu naturel des fonctions physiologiques des organes, ou de le rétablir lorsqu'il est altéré, appartiennent au domaine de la *médecine* et doivent être rangés
dans la catégorie des moyens *thérapeutiques*, et non dans
celle des moyens *hygiéniques*. Ajoutons à cela que tout ce
qui est capable de rétablir une fonction quelconque, prouve,
par ce fait même, qu'il est capable de l'exciter, de la calmer
ou d'en changer la nature, selon les besoins du cas; et s'il
en est ainsi, il doit être clair que toutes les drogues propres
à produire ces effets devront les produire aussi lorsqu'elles
seront ingérées par un individu en état de parfaite santé;
c'est-à-dire que tout excitant, par exemple, qui, chez un
malade, pourra ranimer une fonction affaiblie, devra l'exciter
aussi chez tout individu bien portant. Or, toute fonction
excitée chez les individus en parfaite santé est une fonction surexcitée, et par conséquent en désaccord avec l'état
naturel, c'est-à-dire un état plus ou moins anormal, et qui,
pour peu qu'il se prolonge, aura même besoin d'être rétabli
pour ne pas constituer un état véritablement maladif. C'est là
ce qui fait que tous les moyens *thérapeutiques* ou capables de
changer le jeu de nos fonctions devront même être regardés
comme étant en même temps capables de *déranger la santé;*
de sorte que, loin de pouvoir faire partie de ceux dont l'hygiène devra s'occuper, ils devront, au contraire, en être absolument exclus et renvoyés aux traités de thérapeutique. Il y a

plus. Comme l'*hygiène* est précisément la science qui nous enseigne l'art de *conserver* la santé, c'est-à-dire *l'action normale* de nos organes, elle doit, tout au contraire, s'appliquer à nous faire distinguer, dans les moyens qui sont ordinairement en usage, ceux que leur caractère plus ou moins thérapeutique doit faire exclure du régime habituel de tous les individus qui tiennent à ne jamais déranger en rien cette action normale. C'est d'après ce principe que nous exposerons ci-après l'*hygiène de la digestion*, en indiquant, non-seulement tout ce qui est réellement propre à favoriser cette importante fonction, sans présenter d'inconvénient d'aucune espèce, mais encore tout ce qu'il y a, sous ce rapport, de plus ou moins nuisible dans les divers régimes que suivent très souvent ceux mêmes qui ne voudraient, à aucun prix, commettre la moindre faute pouvant faire tort à leur santé. A cet effet, nous passerons successivement en revue : 1° l'*alimentation en général ;* 2° le *choix qu'il y a à faire* entre les diverses substances alimentaires ; 3° la *préparation* et l'*assaisonnement* des aliments ; 4° les *boissons* généralement usitées ; 5° les diverses *autres substances* dont on se sert pour l'entretien du corps et de la santé ; 6° les diverses *médications* soi-disant hygiéniques ; 7° les diverses *autres habitudes* qui peuvent avoir de l'influence sur l'appareil digestif ; 8° les *influences des choses qui environnent* l'organisme ; 9° l'hygiène particulière que réclament les organes digestifs selon l'*âge*, le *sexe*, les *diverses professions*, etc.

## § 16.

**Alimentation en général.** — L'alimentation a pour but de rendre à l'organisme les éléments morbides qu'il perd sans cesse. C'est le sentiment et le besoin de remplacer cette déperdition des éléments matériels qui doivent régler et la *quantité* des aliments et les intervalles auxquels il convient de les prendre. Ce besoin c'est la *faim*, qui se distingue de l'*appétit* en ce que ce dernier exprime le désir de nos nerfs gustateurs plus ou moins corrompus, tandis que le premier exprime un besoin réel de réparation matérielle. Manger sans ce besoin ou au delà de sa satisfaction, c'est, pour le moins, fatiguer inutilement l'estomac, attendu que ce besoin ne se manifestera jamais chez un individu bien portant, tant que la digestion du dernier repas n'est pas achevée et que l'organisme en reçoit encore les éléments réparateurs. Il est vrai que le mal qui peut résulter d'une surcharge de l'estomac par une *trop grande quantité* d'aliments n'est jamais, comme nous l'avons dit plus haut, en proportion avec celui qui peut résulter de la *mauvaise qualité* de ces derniers, et il est certain que la plupart des indigestions si fréquentes qu'on observe à la suite des grands repas, proviennent plutôt des substances plus ou moins indigestes qui ont été prises, et des diverses boissons dont on les arrose ordinairement, que de la trop grande quantité qu'on en aurait ingérée. Mais il n'en faut pas moins reconnaître que la trop grande quantité d'aliments est très nuisible et que la première règle que l'hygiène doit poser par rapport à l'alimentation, est *de ne jamais manger sans faim, ni au delà de la satisfaction de ce besoin ;* règle tout aussi absolue que celle qui s'entend presque d'elle-même : *de ne jamais non plus laisser passer la faim sans la satisfaire.* Quant à cette dernière règle, elle est peut-être encore plus souvent enfreinte que la première, non-seulement par les pauvres, qui n'ont pas toujours suffisamment à manger, ou par certains religieux qui jeûnent par principe, mais en-

core par beaucoup de gens que leurs affaires absorbent.
Inutile de dire qu'il ne saurait y avoir rien de plus mauvais
qne cette négligence. Elle a pour premier inconvénient de
porter à manger, lorsqu'on se met à table, plus qu'il ne convient; ensuite elle laisse l'estomac beaucoup plus longtemps
à jeun qu'il ne faudrait pour maintenir la régularité de ses
fonctions; et enfin elle produit très souvent des irritations
de la muqueuse quelquefois assez graves chez les individus
qui, pendant longtemps, ont manqué de nourriture suffisante. De là il suit que la *régularité* dans les repas est un
point aussi important que la quantité des aliments. Quant
au *nombre* des repas qu'il convient de prendre par jour, il
est difficile de donner une règle absolue, également applicable à tous, puisque tel individu a réellement besoin de
manger plus souvent que tel autre, et que ce besoin varie
même selon les climats et les professions, ainsi que selon les
divers âges, en un mot, selon la plus ou moins grande
promptitude avec laquelle l'organisme use les éléments que
la nourriture est appelée à lui amener. Aussi l'usage de ne
prendre le matin, pour le premier déjeuner, qu'une tasse
d'un liquide nourrissant avec ou sans pain, de manger un
peu plus vers le milieu du jour, et de remettre le principal
repas pour le soir, est on ne peut plus rationnel. En effet, le
besoin de réparation doit être naturellement beaucoup moins
fort à la suite d'un bon sommeil, que vers la fin d'une
journée de travail et d'exercices. Ce qu'il convient encore de
faire observer, c'est qu'il est toujours préférable de manger
peu de choses nourrissantes que beaucoup de choses dont la
majeure partie devra à la fin passer dans les excréments, sans
profiter en rien à l'organisme, et dont le volume inutile ne
ferait que donner sans nécessité un surcroît de travail à l'estomac. Sous ce point de vue, les aliments fermes sont en

général préférables aux potages et aux autres mets liquides, la viande et les fécules à la plupart des légumes verts et aux fruits. Cependant, l'usage qu'on a, chez presque tous les peuples civilisés, de mêler presque à proportions égales la nourriture animale, les substances végétales et les potages, a aussi son côté très rationnel. Le trop grand volume qu'occupent les potages et les légumes verts, proportionnellement à leurs éléments nourrissants, n'est dû qu'à l'eau qu'ils contiennent et qui est assez promptement absorbée, en sorte que cette espèce de plénitude et de sensation de satisfaction qui suit leur ingestion se dissipe aussi beaucoup plus promptement qu'elle ne le ferait après l'ingestion d'un volume égal d'aliments fermes. Mais, en trompant ainsi l'estomac pendant quelques minutes, cette plénitude factice devient par là même le meilleur moyen d'empêcher qu'on ne surcharge l'estomac d'un trop grand volume d'aliments solides. C'est dans ce sens qu'on peut adopter aussi l'ancien adage : *Pour bien digérer, il faut bien mouiller son repas et son vin.*

## § 17.

**Choix des aliments**. — Le point le plus important à considérer ici, c'est moins le volume des aliments que les divers principes que quelques substances contiennent en dehors de leurs éléments nutritifs, et en vertu desquels elles pourraient déranger plus ou moins l'action normale de nos organes, c'est-à-dire nous rendre plus ou moins malades, si nous en abusions. Les meilleures substances alimentaires seront toujours celles qui ne contiendront absolument que ce qu'il faut à l'organisme pour la réparation de ses pertes, savoir : l'eau, la gélatine, l'albumine et la fibrine. Mais la plupart des substances qui composent les divers menus de nos tables sont bien loin de posséder exclusivement ces principes, et il y en a même qui, par les propriétés médicinales qu'elles renferment, seraient beaucoup mieux placées dans les traités des compositions pharmaceutiques que dans les livres de cuisine. Sous ce rapport, il y a même, parmi les *viandes* généralement usitées, plusieurs sortes qui ne sont point exemptes d'inconvénients, et dont l'abus ou l'usage trop exclusif ne laisserait pas de faire sentir tôt ou tard son influence plus ou moins fâcheuse, même sur les individus les mieux constitués. Telles sont notamment toutes les viandes trop grasses, ou provenant de bêtes trop jeunes ou soumises à une nutrition malsaine. Nous devons signaler, entre autres, les oies, le porc, et toutes les viandes de charcuterie, notamment tous les pâtés de foie gras ; plusieurs espèces de volailles, et jusqu'à un certain point, toutes les viandes blanches, qui, malgré l'opinion contraire de l'école physiologiste, sont toujours beaucoup plus indigestes que les viandes noires ; enfin, plusieurs sortes de poissons et de crustacés, notamment l'anguille, le saumon, le homard et la langouste, ainsi que les écrevisses ordinaires, se rangent également dans cette catégorie. Il en est de même de plusieurs sortes de *légumes* et d'autres *substances végétales :* la plupart des fruits secs à cosse, tels que les haricots, les lentilles, les petits pois, connus pour leurs qualités assez nutritives, ont cependant l'inconvénient de produire facilement la flatulence ; beaucoup de légumes verts et de racines, notamment toutes les sortes de choux, les raves, les carottes, ajoutent encore à ce dernier inconvénient celui de déranger facilement le ventre chez les individus d'un estomac plus ou moins faible ; enfin, les marmelades et les compotes des fruits les plus innocents même, ne sont point de nature à se prêter à un usage trop fréquent ou trop exclusif dans la nourriture de tous les jours. L'usage en

quelque sorte médicinal, que font souvent, de plusieurs de
ces substances, certains individus qui croient avoir besoin de
se procurer des évacuations plus fréquentes, peut déjà suffisamment prouver qu'aucune n'est exempte de propriétés
capables de déranger l'action de nos organes, et de rendre, par
conséquent, malades ceux qui en abuseraient. Outre cela,
il y a même de ces substances qui possèdent manifestement
des propriétés plus ou moins nuisibles : les fraises, entre
autres, ainsi que les écrevisses, les moules et d'autres coquillages, produisent facilement des urticaires, exanthèmes
qui dénotent toujours une certaine irritation des organes
gastro-intestinaux ; les asperges, le céleri et d'autres végétaux affectent facilement les organes urinaires ; la vertu som-
nifère de la laitue est également connue ; enfin, parmi les
*crudités* que nous faisons concourir si fréquemment à
notre alimentation, il n'y en a aucune qui soit dépourvue
de propriétés médicinales et dont l'abus ne puisse faire
plus ou moins de mal ; car c'est surtout la cuisson qui
enlève à beaucoup de ces substances leurs propriétés plus
ou moins nuisibles. En thèse générale, on peut dire que
toutes les substances incapables de nourrir suffisamment
sans incommoder l'estomac par leur volume, sont plus ou
moins impropres à concourir à la composition de la nourriture ordinaire et journalière ; tandis que plus une substance
est capable de remplir les conditions voulues sans incommoder l'estomac, plus elle convient à l'usage journalier. Les
substances qui, plus que toutes les autres, paraissent posséder ces dernières qualités, sont notamment : le bœuf, le
mouton, le gibier de toute espèce, en général *toutes les
viandes noires* provenant des bêtes qui n'ont pas été engraissées contre nature ; ensuite, les œufs, quelques poissons
d'une digestion facile, les laitages ; *toutes les céréales*, et *les*

*substances féculentes*, telles que le pain, le riz, la semoule, le gruau, l'orge, les vermicelles et les macaronis, les marrons, le maïs, et toutes les pâtes ou bouillies faites de ces substances, auxquelles on pourrait encore ajouter toutes les marmelades et gelées de fruits mûrs, pourvu que ces fruits ne soient ni acides ni aromatiques. C'est à ces dernières substances que tout individu bien portant, et même les malades, pourront presque toujours, sans le moindre inconvénient, demander leur nourriture ordinaire et habituelle ; car, pourvu qu'elles ne soient point rendues malsaines par les préparations qu'on leur fait subir, il n'y en a pas qui aient plus de titres à la recommandation générale. Mais la manière dont on a l'habitude de les préparer leur enlève, malheureusement souvent, tous ces titres, comme nous allons le dire tout à l'heure.

§ 18.

**Préparation et assaisonnement des aliments.** — Ces opérations, telles qu'elles se font dans nos cuisines, ont pour but, d'une part, de rendre les aliments, par la cuisson, plus faciles à digérer, plus assimilables et plus sains, et de leur donner, d'autre part, par les substances qu'on y ajoute, un goût plus agréable qui les fasse accepter avec plus de plaisir. C'est à cette dernière fin que servent les diverses *épices*, les fines herbes, les aromates et d'autres assaisonnements, tels que le sucre, le sel, le vinaigre, le beurre, la graisse, le poivre, la cannelle, la vanille, le majoran, le thymian, le cumin, les oignons, l'ail, le gingembre, le persil, le cerfeuil, les poireaux, les citrons, la moutarde, les champignons, les truffes, etc. En ce qui concerne la *cuisson*, il va sans dire que les aliments cuits sont, en général, de beaucoup plus facile digestion que les aliments crus, et que plusieurs substances qui pourraient faire beaucoup de mal à l'estomac si on les mangeait crues, perdent par la cuisson tout principe nuisible. Mais la manière dont la cuisson et la préparation des aliments se font n'est pas sans importance. Les *rôtis* sont beaucoup plus nourrissants que les viandes bouillies, parce que, dans ces dernières, une grande partie des principes nourrissants ont passé dans le bouillon. Les viandes fumées ou salées ne sont jamais non plus sans inconvénient, tant parce qu'elles sont plus indigestes que les viandes fraîches, que par les principes plus ou moins nuisibles que ce mode de préparation y ajoute, et qui se trouve même au plus haut degré dans les viandes conservées au moyen des nouveaux procédés chimiques qu'on y emploie depuis quelques années. En effet, les ingrédients que ce procédé y ajoute possèdent tous, sans exception, au plus haut degré, la faculté de déranger l'action normale de nos organes, et par là celle de rendre malades les individus qui en font un usage prolongé. Il en est de même de presque tous les procédés nouveaux qu'on a inventés pour *corriger*, comme on dit, les mauvaises qualités des substances alimentaires plus ou moins corrompues, et qui ne font que tromper doublement le consommateur, tant par la mauvaise qualité de la substance en elle-même, que par celle des ingrédients qu'on y a ajoutés, et qui ne corrigent point la première. A tous ces aliments que leur préparation a rendus nuisibles, il faut ajouter les viandes et autres substances plus ou moins altérées ou trop faites, telles que les gibiers de *haut goût*, les fromages trop vieux, etc., ainsi que tous les aliments trop ou trop peu cuits, tels que les œufs durs, les pâtes et le pain d'une cuisson insuffisante, les rôtis et les autres substances à moitié carbonisés, etc. Mais ce qu'il y a souvent de plus nuisible, ce sont les *divers assaisonnements* au moyen desquels on tend à relever le goût des aliments. Parmi toutes les substances

3.

dont on se sert à cet effet, il n'y a guère que l'usage modéré du sel, du sucre et du beurre qui soit sans inconvénient absolu pour la plupart des estomacs. Toutes les autres substances contiennent une plus ou moins grande quantité de vertus médicinales que la cuisson ne leur enlève souvent que d'une manière très imparfaite. Aussi y a-t-il peu de personnes, même les mieux portantes, qui puissent les supporter toutes d'une manière égale, et qui, pour peu qu'elles en abusent, n'en ressentent tôt ou tard des inconvénients plus ou moins graves. Toutes ces substances devraient donc être absolument bannies du régime journalier, ou du moins être restreintes à un usage des plus modérés, et cela d'autant plus que, loin d'améliorer la qualité nutritive des aliments, elles les rendent au contraire plus indigestes, parce que, en trompant le goût et le palais, elles excitent facilement à manger au delà du nécessaire et même plus qu'il ne convient pour ne pas rendre la digestion trop laborieuse. Que les individus, d'ailleurs bien portants et ayant un bon estomac, usent de temps en temps de ces mets, dans des repas exceptionnels, cela n'aura pas de grands inconvénients ; mais les personnes d'un estomac délicat et qui ont besoin de faire un choix parmi les aliments, doivent s'en abstenir autant que possible, et pour les malades, ils ne sont admissibles à aucune condition. A la rigueur, il n'y a pas même jusqu'au sucre, au sel et au beurre dont l'usage immodéré ne puisse faire du mal, non-seulement à l'estomac, mais à l'économie vitale entière ; et le vinaigre, la graisse de porc, les oignons, les truffes, qui, entre toutes ces substances, sont encore les moins nuisibles, ne sont souvent pas supportés du tout par les individus même les mieux portants. Il en est de même pour tous les plats préparés au rhum, au vin de Madère, à la bière, (comme cela se pratique en Allemagne), au café, etc.; attendu que ces substances ont également plus ou moins de vertus médicinales, comme nous allons le démontrer ci-après, en passant en revue les diverses *boissons* dont on se sert ordinairement.

§ 19.

**Des boissons.** — Le but que les boissons sont appelées à remplir dans l'alimentation, c'est de rendre à l'organisme l'eau qu'il perd constamment de diverses manières. La boisson la plus naturelle est donc l'eau fraîche et pure, et rien n'étanche en effet mieux la soif que ce liquide, puisque tout liquide capable de désaltérer ne l'est, en définitive, qu'en vertu de l'eau qu'il renferme. Mais bien des individus ne boivent pas seulement pour se désaltérer : les uns boivent en même temps pour se nourrir; d'autres pour s'animer par la boisson; d'autres encore pour se réchauffer, pour se faire transpirer, ou encore pour se rafraîchir, ou pour produire sur leur organisme un effet quelconque autre que le simple étanchement de leur soif. De là une foule de boissons diverses que nous trouvons en usage, telles que les eaux d'orge, de riz, de gruau, le lait de vache, les laits d'amande ou de coco, le chocolat, les divers cafés au lait et autres boissons plus ou moins *nourrissantes* ; puis, le vin, la bière, l'eau-de-vie, le rhum, les liqueurs et d'autres boissons *excitantes ;* ou bien les diverses limonades, les eaux acidulées ou gazeuses, les sirops étendus d'eau et autres boissons *rafraîchissantes ;* enfin les diverses tisanes, les eaux minérales et autres boissons *médicinales* que tel ou tel croit indispensables pour l'entretien de sa santé ou la correction de son tempérament, selon l'expression vulgaire. D'après ce que nous venons de dire des divers aliments et des assaisonnements qui sont en usage, on pourra facilement se convaincre d'avance qu'il y aura ici encore un choix scrupuleux à faire parmi tous ces liquides que nous venons de citer, et que nous ne saurions point les accepter tous comme réellement convenables à un régime tout à fait rationnel. Les boissons qui ne possèdent absolument aucune propriété nuisible ou médicinale, sont celles qui ont exclusivement celle de désaltérer ou de nourrir. Mais il y en a peu que nous puissions à bon droit ranger dans cette catégorie; ce sont : l'eau pure, l'eau rougie mêlée d'un cinquième de vin, l'eau sucrée ou mélangée de sirops de fruits non acides, l'eau pannée, les eaux de riz, d'orge, de gruau, en général toutes les décoctions purement mucilagineuses; le lait de vache, les laits de coco et d'amandes douces, le chocolat et le cacao; les cafés d'orge, de froment, de châtaignes et de toutes autres céréales ou de fruits secs alibiles; la bière légère et non frelatée. Tous les autres liquides cités plus haut, et auxquels il faut joindre le café des îles et la chicorée, ont trop de vertus médicinales ou nuisibles pour pouvoir servir de boissons habituelles, sans exposer même les individus les mieux portants à ressentir tôt ou tard des suites plus ou moins fâcheuses de leurs abus. Il y a même, parmi les substances dont nous venons de parler, telle ou telle qui, quoique sans propriété médicinale, n'est pas assez facile à digérer pour convenir à tous les estomacs. Tel est le *chocolat*, qui est un peu lourd par cela même qu'il est très nourrissant, et qui est rendu nuisible par la vanille ou les autres substances que les fabricants y ajoutent pour le rendre plus agréable au goût. Mais les substances les plus nuisibles sont, sans contredit le *café des îles* et les *boissons alcooliques*. Le *café des îles* ne contient aucun principe nutritif; il échauffe, excite et agace les nerfs, surtout lorsqu'il est pris à l'eau; le lait en adoucit un peu le mauvais effet, mais il ne saurait les corriger, et les personnes qui font abus de cette boisson ne sont

presque jamais exemptes de diverses souffrances gastriques ou
de maux de tête. Les *boissons alcooliques*, ainsi que tous les
*vins capiteux*, excitent d'abord les organes, mais ensuite ils
laissent après eux une faiblesse marquée, qui se fait toujours
sentir de préférence à l'estomac, dont les fonctions finissent
par être dérangées entièrement, et souvent d'une manière
incurable chez les vieux buveurs. Les vins faibles ne contiennent proportionnellement que peu d'alcool, qui s'y trouve
étendu dans une grande quantité d'eau, ce qui en rend l'action
plus douce. Mais, outre l'alcool, le vin contient encore d'autres principes qui varient selon les lieux, le climat, la qualité
de la vigne et la manière dont on en traite le suc. Les vins nouveaux, qui contiennent toujours beaucoup plus de principes
étrangers, ont toujours une action plus ou moins nuisible sur
l'estomac, et dérangent presque constamment la digestion.
S'il n'est convenablement étendu d'eau, aucun vin n'est donc
propre à constituer la boisson habituelle de l'homme. La
*bière* est sans contredit plus propre à cet usage que le vin
pur, lorsqu'elle est bien brassée, bien fermentée et pure de
toute substance aromatique autre que le houblon ; dans le cas
contraire, et lorsqu'elle est trop nouvelle, elle peut devenir
une des boissons les plus nuisibles. Le *thé de Chine* n'est pas
non plus sans inconvénient pour les personnes qui n'y sont
pas habituées, soit à cause de l'excitation nerveuse qu'il produit, que par la manière dont il affaiblit l'estomac à l'instar de
toutes les boissons chaudes qui ne sont capables ni de nourrir
ni de désaltérer. Quant aux *limonades* et aux diverses *tisanes*
dont quelques personnes font leurs boissons ordinaires,
on peut, sans la moindre crainte, les déclarer toutes absolument inadmissibles, tant pour les individus bien portants que
pour les malades, attendu qu'elles doivent être rangées, sans
exception, dans la catégorie des drogues et des médicaments,

dont personne ne devrait faire usage sans l'avis d'un médecin connaissant parfaitement, par la pratique et non par de
pures conjectures, les effets que chacun de ces liquides est
capable de produire.

§ 20.

Ce que nous venons de dire des diverses limonades et
tisanes peut s'appliquer aussi, dans toute sa rigueur, aux **diverses substances et drogues qui, bien qu'employées
pour la plupart à l'extérieur,** n'en sont pas moins pour
cela capables de réagir sur les organes digestifs, par l'influence plus ou moins prononcée qu'elles peuvent avoir sur
le système nerveux en général. Tels sont notamment les divers savons et toutes les pommades , les teintures pour les
cheveux et la barbe, les fards , les vinaigres et autres essences de toilette, les parfumeries, toutes les substances
dentifrices, les flacons de senteur, le tabac, ainsi que tout le
cortége des onguents, des vulnéraires, des pilules, des pastilles, des pâtes, des élixirs, des sels, des esprits, etc. ; en un
mot, tout ce qui compose le *trousseau de toilette* et le *nécessaire* d'un jeune élégant ou d'une femme à la mode. Pour
peu qu'on ait fait attention à ce que nous avons dit de toutes
les substances capables de déranger tant soit peu l'action normale de nos organes, on devra comprendre facilement que
toutes ces substances devront être exclues d'une manière absolue de l'usage habituel de tous ceux qui tiennent à suivre
une véritable hygiène rationnelle. En effet, il n'en est aucune
qui soit dépourvue de ces propriétés qui tendent toutes à
rendre, à la longue, malades ceux qui en abusent. Il est vrai
que le mal qu'elles peuvent causer, lorsqu'on ne les emploie
qu'à l'extérieur , n'est ni aussi frappant ni d'une invasion

aussi rapide que si on les prenait à l'intérieur, mais l'influence que leur action peut exercer sur tout le système nerveux et jusque sur les organes de la digestion n'en est quelquefois pas moins nuisible. Le mal que nous signalons vient de ce que la plupart de ces drogues se trouvent souvent composées de substances qu'on sait bien appartenir à la classe des substances médicinales et pharmaceutiques, mais dont personne ne connaît les véritables effets sur le système nerveux et les autres organes du corps vivant. A la seule exception du savon de ménage ou de guimauve, de la pommade à la moelle de bœuf et à l'huile d'amandes douces, nous devons donc condamner tout d'abord l'emploi habituel et surtout l'abus de tous les autres *cosmétiques*, quel qu'en soit le nom, ainsi que celui de tous les parfums, comme absolument incompatibles avec un régime entièrement propre à conserver la santé. L'eau pure et fraîche employée à l'extérieur comme cosmétique, et à l'intérieur comme boisson habituelle, est la substance la plus capable de donner et de conserver à tous les individus bien portants des couleurs roses et fraîches ; quant aux parfums, il n'y en a point de plus favorables à la santé, ni de moins offensants pour les nerfs olfactifs des autres, que l'exquise propreté du corps et du linge. Les diverses substances *dentifrices* sont encore plus condamnables, parce que, en entrant en contact direct avec les vaisseaux absorbants de la cavité buccale, elles peuvent avoir une action beaucoup plus directe sur les organes de la digestion, et qu'elles sont, sans exception, composées de substances douées de vertus médicinales assez puissantes. La substance la plus convenable et la plus salutaire pour rincer la bouche, c'est l'eau pure, et pour nettoyer les dents, le *lait aigre* (l'acide lactique affaibli). La plupart des autres substances nuisent même aux gencives et aux dents plus qu'elles ne leur profitent, ce qui mérite d'autant plus d'attention que la *bonne conservation des dents et des gencives est d'une haute importance pour la préparation préalable des aliments à la digestion stomacale.* L'action nuisible du tabac sur les dents est dès lors pour nous une première raison d'en proscrire l'usage ; mais nous devons surtout le condamner à cause de son action directe toujours funeste sur les organes de la digestion, et parce qu'il est une cause assez fréquente de tant de dyspepsies, surtout depuis que l'on a remplacé l'usage des pipes par celui des cigares, usage qui fait qu'on *chique* le tabac en même temps qu'on le fume. Nous ne disons rien de l'usage habituel que beaucoup de gens font, non moins fréquemment et sans nécessité aucune, de toutes sortes de pastilles, de pilules et autres substances semblables prises à l'intérieur, comme si ce n'étaient que des morceaux de sucre ou de chocolat. Car il doit être évident pour tous que toutes ces friandises appartenant, non à la classe des *aliments*, mais à celle des *drogues*, leur usage habituel doit être naturellement exclus d'une manière absolue de tout bon régime hygiénique.

§ 21.

Ces observations nous conduisent naturellement à un autre point non moins important de l'hygiène, savoir les **diverses médications** dont bien des personnes font un fréquent usage sans être précisément malades. Ces personnes croient qu'il est indispensable de se droguer de temps en temps pour prévenir toute maladie, et même pour rendre leur santé plus robuste encore qu'elle ne l'est. Rien n'est cependant plus faux que cette manière de voir. Car, d'abord, toute prétendue *augmentation de santé* chez un individu bien portant ne pourrait consister que dans la continuation de l'action normale de ses organes, dans toute leur intégrité, et alors il ne faudrait rien employer qui, comme les médicaments, fût capable de changer cet état en quoi que ce soit; ou bien, si l'on entend par augmentation de santé une augmentation ou plus grande énergie de ses actions, ce ne serait évidemment plus l'action *normale*, mais une *surexcitation* de ces actions qui en résulterait, et qui, par ce fait même, ne serait plus normale et deviendrait un état évidemment contraire à la santé, c'est-à-dire un état qu'il ne faudrait *conserver* à aucun prix, afin de ne pas tomber malade. Et quant aux moyens qu'on croit devoir employer pour *prévenir* toute maladie, la seule question est de savoir si l'on se porte parfaitement bien ou plus ou moins mal. Dans le premier cas, le meilleur moyen de prévenir toute maladie, ce sera certainement de ne pas ingérer des substances qui puissent déranger la santé, et d'en éviter l'usage autant que l'influence de toute autre cause malfaisante. Et si l'on se trouve plus ou moins mal à son aise, au point de se croire obligé de porter remède à cet état avant que le mal devienne plus grave, cet état n'appartient déjà plus à la santé, puisque c'est un état qu'il faut *changer* au lieu de le *conserver;* or, ce ne pourra être que l'affaire du médecin, d'autant plus que tous les moyens soi-disant hygiéniques qu'on emploie ordinairement dans ces cas ne servent le plus souvent à rien, si tant est qu'ils ne font pas même plus de mal que de bien. Ainsi les *purgations*, cette médication favorite des gens du monde qui se sentent les voies digestives plus ou moins embarrassées, ne purgent ordinairement de rien qui n'eût été évacué aussi bien par l'action normale des intestins; au contraire, elles y amènent des impuretés qui n'existaient point auparavant, parce qu'elles augmentent la sécrétion de la bile dont elles sont censées débarrasser le corps. Outre cela, elles augmentent même à la fin les constipations qu'elles ont paru combattre pour un moment, puisque toute surexcitation artificielle des organes est, quelque temps après, suivie d'une réaction de l'organisme dans le sens opposé, qui est, dans ce cas, une paresse plus prononcée des intestins, et par suite une aggravation de la constipation. Il en est de même, dans un certain sens, des *cures d'herbes, de lait d'ânesse, de petit-lait*, etc., que certaines personnes croient devoir faire au printemps, soit pour purifier le sang ou pour débarrasser les organes gastro-intestinaux des engorgements sanguins qu'il pourrait y avoir, soit même par pure précaution, par habitude ou seulement par un effet de la mode. A cette catégorie de moyens préventifs ou curatifs appartiennent encore les divers bains entiers ou partiels, simples ou médicinaux, ainsi que les diverses eaux minérales et autres liquides de ce genre dont d'autres font ordinairement un usage non moins inconsidéré ni moins irrationnel que de tout le reste. Toutes ces choses peuvent faire du bien là où leur usage est indiqué dans les maladies ; mais, comme nous venons de le dire, elles appartiennent à la *médecine* et non à l'*hygiène*, et leur usage bienfaisant ne saurait, dans aucun cas, être ordonné que par un médecin qui aura bien étudié les effets physiologiques et thérapeutiques que chacune est capable de produire sur les divers organes du corps vivant. Car ce ne sont pas seulement les *drogues violentes*, telles que l'huile de ricin, l'huile de croton, le calomel et autres préparations mercurielles, dont l'usage inconsidéré et mal placé peut détruire à toujours la santé de ceux qui en abusent; non, toutes les substances médicinales, en un mot, tout ce qui est capable de déranger quelque peu que ce soit une action normale quelconque de nos organes, doit être banni de l'usage hygiénique habituel, et il faut se garder toujours de s'abandonner en cela à ses caprices. Il n'y a pas même jusqu'aux substances médicinales réputées les plus innocentes, telles que le tilleul, la camomille, la mauve, la gentiane, le chiendent, les divers *stomachiques*, qui, de même que les diverses injections et lavements (hormis ceux d'eau pure), ne doivent être rangées dans la même classe des choses d'un usage habituel absolument inadmissible. Mais le nombre de toutes substances et préparations soi-disant hygiéniques par l'usage desquelles une foule de personnes s'attirent quelquefois les faiblesses les plus opiniâtres de leurs organes de digestion, est malheureusement si considérable, qu'il est absolument impossible de les énumérer toutes, et qu'il faut se contenter de poser en thèse générale la règle *de ne jamais faire usage d'aucune substance qui ne soit pas capable de nourrir le corps, tant qu'on n'est pas positivement convaincu de sa parfaite innocence.*

§ 22.

A cette catégorie des influences nuisibles dont il est nécessaire de se garantir par une bonne hygiène, appartiennent aussi les diverses *conditions* du **milieu dans lequel nous vivons**, et parmi lesquelles celles de nos **habitations ordinaires** ne sont certainement pas les moins importantes. Un *air* plus ou moins chargé de miasmes ou d'émanations malsaines ne laissera jamais de réagir sur les organes de la digestion, tandis qu'un air pur et frais favorisera et activera ses fonctions de la manière la plus naturelle. Pour se convaincre de l'importance de cette influence, on n'a qu'à comparer l'appétit excellent et le bien-être général qu'on éprouve d'ordinaire en passant son temps au grand air, avec cette lourdeur et cette lenteur de la digestion, qui ne tarde jamais à se manifester pour peu qu'on reste quelques jours renfermé dans sa maison. Les habitants de la campagne et des hautes montagnes jouissent en général d'une santé infiniment plus robuste que les habitants des grandes villes et des vallées profondes où manquent l'air et le soleil ; et tout le monde connaît l'effet déplorable que produit, notamment sur nos ouvriers des fabriques, le manque de ces conditions indispensables dans leurs logements étroits, mal aérés, humides, et surchargés d'habitants. Pour que la *demeure* de l'homme remplisse toutes les conditions d'une bonne hygiène, il est indispensable qu'elle soit élevée, exposée à l'air, loin de toute sorte de marais, d'eaux stagnantes ou d'autres émanations malsaines, et les pièces ou les appartements qui la composent doivent être d'une hauteur et d'une capacité suffisantes pour empêcher l'air de se corrompre trop promptement. Ce sont surtout les *chambres à coucher* dont l'exposition et l'arrangement demandent le plus grand soin, parce que l'organisme humain n'est jamais plus susceptible d'être affecté de toutes sortes d'influences nuisibles que pendant le sommeil, sans compter la manière beaucoup plus prompte avec laquelle l'air le plus pur s'y corrompt par les émanations mêmes des personnes qui y couchent. Aussi est-ce la nuit surtout que les maladies miasmatiques se propagent de préférence parmi les personnes qui occupent une seule et même chambre à coucher. Pour bien faire, toute chambre à coucher devrait être constamment aérée depuis le lever jusqu'au coucher du soleil et se trouver dans l'exposition la plus favorable, pour recevoir l'influence de ses rayons pendant la plus grande partie possible de la journée ; mais dès que le soleil se couche, les fenêtres doivent être fermées pour que les émanations du soir, qui sont toujours plus chargées de miasmes, y entrent le moins possible. Pour les personnes auxquelles. leur condition ne permet pas d'avoir chacune une chambre à coucher, les pièces destinées à recevoir plusieurs lits devraient alors toujours être assez spacieuses pour accorder au moins douze mètres cubes d'air pur par individu. Le mal que peuvent causer les *fleurs* laissées la nuit dans les chambres à coucher, ou le soir dans les appartements, est aussi connu que celui que peuvent produire les vapeurs d'*acide carbonique* qui se dégagent des bassins de charbons incandescents, des chaufferettes et des poêles dont la clef a été fermée trop tôt. C'est un effet semblable que pourront produire quelquefois les émanations méphitiques des *lieux d'aisances* mal construits sous le rapport de l'*hygiène*, ou placés trop près des appartements, ainsi que les *champignons* qui se développent par fois en grande abondance dans les constructions en bois. Une autre condition d'une bonne demeure et d'un bon air, c'est d'être suffisamment *secs*, parce que l'*humidité* ne convient sous aucun rapport à l'organisme humain. C'est pourquoi les rez-de-chaussée, les constructions nouvelles et les appartements fraîchement décorés ne présentent quelquefois pas plus de conditions d'une bonne hygiène que les souterrains et les caves, dont l'habitation devrait même être absolument interdite par la police de la salubrité publique. Les personnes qui sont obligées d'habiter des logements plus ou moins humides, et surtout d'y coucher, devront donc toujours porter une grande attention à cet inconvénient, soit en aérant autant que possible leurs demeures, soit en employant d'autres moyens pour détruire autant que possible les influences de l'humidité, tels que l'entretien constant, dans les pièces trop humides, d'un petit feu de cheminée ou même d'une *cuvette de chaux vive*, qu'on pourra même placer sous le lit, et qu'on devra renouveler toutes les fois

que l'humidité qu'elle aura attirée l'aura fait éteindre complétement. Les appareils les plus propres à absorber promptement l'humidité des appartements, sont sans contredit les
*poêles*, et surtout ceux *de fonte*; cependant ce mode de
chauffage demande beaucoup de précautions à son tour, pour
ne pas présenter d'autres inconvénients dont le moindre est
de donner quelquefois trop de chaleur ou plus de sécheresse
qu'il n'en faudrait aussi pour la santé. Au reste, quelle que
soit la salubrité de la demeure qu'on occupe, elle ne sera
jamais assez grande pour permettre à l'homme d'y faire,
sans de graves inconvénients, son séjour exclusif. Tous les
individus, les plus riches comme les plus pauvres, les mieux
comme les plus mal logés, qui mènent une vie trop renfermée, doivent le payer tôt ou tard de leur santé, et s'exposent
à une foule d'affections chroniques parmi lesquelles celles
des organes de la digestion ne jouent certainement pas le dernier rôle. Ajoutons à cela qu'une telle vie rend en outre aussi
beaucoup plus sensible aux influences atmosphériques du
temps, de la chaleur et du froid, et que les personnes qui
craignent et fuient le plus le contact de l'air libre sont même
ordinairement beaucoup plus exposées à être affectées par
les maladies épidémiques régnantes que celles qui bravent
hardiment toutes les intempéries du temps et des saisons.

§ 23.

Quant aux influences **cosmiques** et **atmosphériques**
auxquelles nous sommes exposés, telles que le *froid*, la *chaleur*, la *pluie* et le *beau temps*, notre organisme est certainement capable de les braver toutes sans le moindre inconvénient, pourvu seulement que nous sachions prendre les
précautions nécessaires pour nous garantir de leurs excès,

Ainsi la chaleur et le froid naturels des saisons, quelque excessifs qu'ils soient, ne feront jamais beaucoup de mal à l'homme qui sait s'y accoutumer peu à peu, et éviter tout ce qui pourrait en rendre l'influence absolument nuisible. La température la plus convenable à l'organisme humain est sans doute celle d'une chaleur modérée de 15 à 20 degrés centigrades ; mais dans la plus forte chaleur de la zone torride et dans le froid le plus intense des zones glaciales, l'homme peut se porter parfaitement bien, s'il conforme ses habitudes aux exigences de ces influences. Car ce qui lui fait le plus de mal, ce ne sont point ces influences en elles-mêmes, mais plutôt la *transition brusque* de l'une à l'autre. Toutes ces transitions, qu'elles aient lieu en hiver ou en été, produisent infailliblement des *refroidissements* qui peuvent entraîner à leur suite, non-seulement des maladies de poitrine, mais encore bien des affections gastro-intestinales des plus graves, telles que les accès de choléra, les dysentéries violentes, etc. Sous ce rapport, les trop fortes chaleurs de l'été sont ordinairement beaucoup plus nuisibles que le froid le plus rigoureux de l'hiver, par ce seul fait que l'incommodité qu'elles font éprouver et le désir de s'en délivrer exposent surtout la légère jeunesse à commettre les imprudences les plus nuisibles. Boire froid, manger des fruits, se faire rafraîchir par un courant d'air aussi perfide que flatteur, se coucher sur la terre humide, en un mot, se donner promptement du frais lorsqu'on est échauffé ou en transpiration, voilà les vraies causes qui rendent quelquefois si funeste l'influence d'une forte chaleur. C'est pourquoi les *appartements trop chauffés par des poêles* n'appartiennent pas non plus à la catégorie des usages hygiéniques les plus recommandables, parce que, outre les inconvénients qu'entraîne toujours, pour la santé, toute chaleur artificielle trop forte, ils présentent encore celui de rendre beaucoup plus sensible au contact du froid de l'air atmosphérique, ce qui fait que les individus qui abusent de cette chaleur se refroidissent toujours beaucoup plus facilement que ceux qui entretiennent dans leurs appartements une chaleur modérée. Le même inconvénient est attaché aux locaux qui, dans un espace proportionnellement étroit, renferment beaucoup de monde, comme les théâtres, les salles de bals et de concerts ; ces endroits peuvent produire également des refroidissements de toute sorte, tant par les courants d'air qu'on y produit, que par la négligence des précautions à prendre, lorsqu'on passe de là dans un milieu plus froid. D'après ces considérations, on comprendra qu'il faut éviter aussi avec le plus grand soin le changement brusque de vêtements, lorsqu'on a chaud ou qu'on est en transpiration, le passage subit d'un milieu chaud à un séjour prolongé dans un milieu plus froid, comme celui des caves et des souterrains en été, l'usage des bains froids lorsqu'on est encore échauffé par une forte course, et toutes les autres imprudences de ce genre. Il ne faudra pas non plus perdre de vue que la transpiration augmentée, à laquelle dispose toute chaleur plus ou moins forte, ne manque jamais de priver l'organisme d'un de ses éléments indispensables, et par conséquent de l'affaiblir jusqu'à un certain degré ; ce qui fait que tous les exercices plus ou moins violents, ou précipités, conviennent mieux dans un endroit froid que dans un endroit chaud, et que, d'autre part, ils exigent plus de précautions dans le premier cas que dans le second, pour ne pas amener un refroidissement trop subit du corps. Nous avons déjà dit que l'organisme est toujours plus disposé la nuit que le jour à la transpiration, parce que nos lits favorisent naturellement cette transpiration. Aussi, aucune chambre à coucher ne devrait être beaucoup chauffée,

même au plus fort de l'hiver, sinon le matin un peu avant
de se lever, et encore mieux vaudrait-il ne pas les chauffer
du tout, à moins que l'humidité qui peut y régner n'exige cette
précaution. Car il est certain qu'aucun individu, d'ailleurs
bien portant, ne se refroidira pour coucher dans une
chambre froide mais suffisamment sèche, pourvu seulement
qu'il ait toujours la précaution de se mettre au lit immédiatement après s'être déshabillé, et de s'habiller immédiatement
après s'être levé, et qu'il ne reste dans cette chambre, hors
du lit, que le temps indispensable pour se défaire de ses vêtements et pour les remettre. Les moyens artificiels de chauffer
les lits, tels que les *bouteilles de grès*, les *bassinoires*, etc.,
sont également incompatibles avec une hygiène sans reproche, de même que les lits de plume et les édredons, parce
qu'ils produisent ordinairement beaucoup trop de chaleur,
et les jeunes gens surtout devraient s'abstenir de ces moyens,
quelque froid qu'il fasse. Car, de même que ceux qui sont
accoutumés à des appartements trop chauds sont beaucoup
plus frileux que les autres, de même il n'y a rien qui rende
plus sensible au froid du matin et de la journée que la nuit
passée dans un milieu propre à exciter la transpiration. Ajoutons, en terminant, que cette transpiration a un autre inconvénient, celui d'occasionner une nouvelle perte à l'organisme,
précisément dans le moment où il devrait réparer celles qu'il
a éprouvées pendant le jour.

§ 24.

Un des principaux moyens de nous garantir des influences
atmosphériques, c'est le **vêtement**. C'est à l'aide de nos ha-
bits que nous pouvons braver toutes les intempéries des saisons, et plus ils seront convenables au but qu'ils sont desti-

nés à remplir, plus ils répondront aux exigences d'une bonne hygiène. Mais ce but ne consiste pas seulement à préserver notre peau du contact de l'humidité et du froid, il consiste aussi à satisfaire les exigences de la décence et de la propreté, ce qui fait que tous les peuples civilisés portent des vêtements même là ou la chaleur et la sécheresse du climat ou de la saison leur permettraient à la rigueur de s'en passer entièrement. Les vêtements doivent donc avant tout être appropriés au temps et à la saison, n'être pas trop chauds pour l'été, ni trop légers pour l'hiver; ils doivent aussi pouvoir répondre aux exigences des températures variables dans les diverses saisons. C'est des vêtements trop légers pour les variations, quelquefois si brusques de l'atmosphère, que proviennent, notamment en été, la plupart des affections gastro-intestinales aiguës et souvent assez graves; tandis que les vêtements trop chauds pour la saison excitent des transpirations qui peuvent devenir facilement une cause de refroidissements nombreux, sans compter que ces transpirations inutiles qu'ils excitent, affaiblissent à la longue les organes de la digestion aussi bien que l'organisme entier. Cependant il faut convenir aussi que le nombre des indispositions qu'on voit survenir par suite de vêtements trop légers est infiniment plus grand que celui qui se présente à la suite d'un habillement trop chaud. Les personnes qui portent des vêtements de drap, en été comme en hiver, se refroidissent en général beaucoup plus rarement que ceux qui ne portent, en été, que des vêtements de toile ou de coton. Il en est de même des personnes qui ne quittent, ni en été, ni en hiver, les gilets de flanelle qu'elles portent sur la peau. Il est vrai que le climat et les divers âges peuvent, sous ce rapport, imposer pour le maintien de la santé, des conditions particulières qu'il serait également imprudent de négliger. C'est ainsi que les gilets de flanelle, dont nous venons de parler, sont presque indispensables, pendant la plus grande partie de l'année, dans tout l'ouest de l'Europe, ainsi que dans tous les pays humides plutôt que très froids, tandis que dans l'est de l'Europe, ainsi que dans tous les pays plus ou moins secs, presque tous les habitants peuvent s'en passer sans le moindre inconvénient, même au fort de l'hiver le plus rigoureux. Il en est de même des enfants et des jeunes gens bien portants qui en ont beaucoup plus rarement besoin que les hommes plus avancés en âge et chez lesquels la chaleur vitale du corps n'est plus celle de la jeunesse. En ce qui concerne l'*étoffe* la plus convenable pour les vêtements de dessus, il n'y a pas de doute que la soie ne mérite la préférence sur la laine, si l'on en avait le choix, attendu que, doublée surtout, elle ne tient pas moins chaud que cette dernière, et qu'elle est en outre plus propre à garantir la peau de l'humidité extérieure ainsi que du contact des miasmes que la peau pourrait absorber et que la laine attire au contraire. C'est pour se préserver de cette absorption que beaucoup de gens portent, pendant un temps de pluie, des pardessus et des socques de caoutchouc, habitude qui remplit en effet parfaitement le but, mais qui n'est pas non plus sans inconvénient, pour peu qu'on néglige les précautions qu'elle réclame. Car, de même que ces étoffes empêchent l'humidité extérieure d'arriver à la peau, de même ils empêchent aussi, plus ou moins, la transpiration continuelle du corps de se faire jour et de s'évaporer à l'air. Les souliers, les bas et les vêtements de corps ainsi pénétrés de sueur, produisent alors, quand la partie ainsi garantie se refroidit, absolument le même effet que produirait l'influence de l'humidité extérieure. De là résulte la nécessité de ne jamais négliger d'ôter tous ces caoutchoucs dès qu'on rentre dans l'appartement. En outre,

ce qu'il y a de non moins important, c'est de ne jamais changer immédiatement de vêtements lorsqu'on rentre, plus ou
moins en transpiration, dans un appartement froid, ni d'y
rester dans un repos absolu. Dans ces cas, il faudrait toujours faire quelques légers exercices ou quelques pas dans
l'appartement jusqu'à ce que la transpiration ait cessé peu à
peu, et qu'on puisse avoir des vêtements de rechange qui
aient la température du corps. L'habitude de porter des
vêtements, surtout des socques de caoutchouc, dans le seul
but d'avoir plus chaud au corps ou aux pieds, est donc la
plus pernicieuse qu'on puisse imaginer. Ce qu'il faut, c'est
qu'on n'ait ni le corps, ni surtout les pieds mouillés; pour
ce qui est du froid, c'est par l'exercice qu'on doit le combattre. Et en ce sens, les paysans allemands qui font porter
à leurs enfants des bonnets de fourrure, tandis qu'ils les
laissent courir pieds nus, n'agissent pas d'une manière si
irrationnelle qu'on pourrait le penser au premier abord. Car
les pieds peuvent se réchauffer par les exercices, ce que la
tête ne peut faire. Quant aux inconvénients que présentent
les vêtements des femmes à la mode, nous en parlerons plus
bas, lorsque nous traiterons des règles hygiéniques particulières aux divers sexes et âges. Disons seulement, dès à présent, que les vêtements doivent être toujours faits de manière
à ne gêner en rien l'action normale des organes de la digestion, ni les exercices indispensables pour la favoriser.

§ 25.

La **propreté du corps** est, dans l'observation d'une hygiène
sagement raisonnée, un point d'autant plus important que
les fonctions de l'appareil digestif sont dans le rapport le
plus étroit avec celles de la peau extérieure, dont les mu-

queuses qui tapissent les cavités de nos organes intérieurs ne
sont, pour ainsi dire, que la continuation. Plus les fonctions
de la peau s'accompliront régulièrement, mieux se feront
aussi celles de l'estomac et des intestins, et plus la peau extérieure sera propre et délivrée des éléments étrangers que la
sueur et la poussière y déposent, mieux elle fonctionnera.
Malgré cela, les *bains chauds* qu'on a l'habitude de prendre
à cet effet ne sont cependant pas ce qu'il y a de plus recom-
mandable, surtout lorsqu'on y reste des heures entières,
comme le font presque tous ceux qui en usent habituellement. Tous les bains chauds affaiblissent l'organisme en général, les organes digestifs en particulier, mais surtout la
peau, par les surexcitations qu'ils y produisent d'abord, et
que la réaction vitale de l'organisme remplace bientôt après
par l'état opposé, c'est-à-dire par le repos de l'organe sur-
excité. De là une plus grande lenteur ou paresse de ses
fonctions. En outre, les bains chauds rendent la peau beaucoup plus impressionnable et plus sensible au froid, ce qui
fait que les individus qui en abusent sont ordinairement
beaucoup plus que d'autres sujets à toutes sortes de refroidissements. Il en est autrement des *bains de rivière*, qui ne
présentent absolument aucun inconvénient pour les individus
d'ailleurs bien portants qui savent nager, ou qui font plus
ou moins d'exercices corporels pendant tout le temps qu'ils
passent dans l'eau. La seule précaution que ces bains exigent, c'est de ne jamais les prendre avant que la digestion
stomacale soit achevée ; pris une heure ou deux avant ce
temps, ils augmentent l'appétit et disposent à une digestion
facile. Pour les individus qui supportent, en hiver même,
des bains froids de la durée de cinq à six minutes au plus, et
pris dans une chambre modérément chauffée, l'usage en serait toujours préférable à celui des bains chauds, surtout

4.

lorsqu'on se fait ensuite frictionner avec du linge sec et qu'on termine cette opération par une petite promenade au grand air. Pour ceux qui ne sauraient supporter ces bains froids, il serait encore préférable et parfaitement suffisant de remplacer les bains chauds par de simples lotions, en nettoyant le corps, dans une température convenable, au moyen d'une éponge. Si, toutefois, on croyait absolument indispensable de se plonger dans l'eau, il faudrait n'y rester jamais plus de dix minutes, ou tout au plus un quart d'heure. Quant aux *bains de pieds*, *de siége*, ce sont là des moyens hygiéniques qu'on doit toujours éviter d'employer, attendu que tous sans exception attirent le sang vers la partie plongée ainsi dans l'eau chaude, d'où résulte ensuite, par l'effet de la réaction vitale de l'organisme, l'état diamétralement opposé, c'est-à-dire des congestions sanguines vers d'autres parties d'où l'on prétendait éloigner le sang, et le manque de sang et de chaleur vitale dans les parties baignées. De là vient que tous les individus qui abusent des bains de pieds surtout, s'exposent non-seulement, beaucoup plus que d'autres, aux refroidissements et par là aux diarrhées, aux coliques, aux crampes d'estomac, et autres maux de ce genre, mais qu'ils rendent aussi leurs digestions plus laborieuses, parce que le sang que le bain chaud avait attiré pour un moment vers les pieds, remonte ensuite avec beaucoup plus de force et de persistance vers les parties supérieures, par l'effet de la réaction vitale dont nous venons de parler. Ajoutons que tous ces bains sont d'autant plus inutiles que de simples lotions peuvent ici encore, comme ailleurs, remplir parfaitement le but proposé. Nous ne dirons rien des autres bains qu'on a l'habitude de prendre, et qui n'ont en rien affaire avec la propreté, tels que les *douches*, les *bains de vapeur* et autres, attendu qu'ils appartiennent tous, sans exception, à la catégorie des moyens curatifs dont l'usage rationnel ne saurait être ordonné que par un médecin compétent, et dont l'abus ou l'usage inconsidéré ne laisse pas que de produire une influence fâcheuse. Nous avons parlé plus haut (§ 20) des moyens plus ou moins nuisibles dont on se sert ordinairement pour entretenir la propreté ou le bon état des cheveux, de la figure, de la bouche et des dents, et nous y avons indiqué aussi les moyens les plus innocents pour obtenir le même but. Mais ce serait peut-être ici la place de parler d'un autre point qui, à la rigueur, n'appartient nullement à la toilette, mais que bien des personnes regardent comme une partie des plus essentielles de celle-ci. Nous voulons parler des *lavements* que quelques-uns croient pouvoir prendre tous les matins aussi régulièrement qu'ils se rincent la bouche ou qu'ils se débarbouillent la figure après s'être levés. C'est là encore une des habitudes les plus irrationnelles, attendu que rien n'est plus propre à empêcher toute fonction *naturelle* des organes, que les excitations artificielles qu'on y applique trop fréquemment et sans nulle nécessité. Les *injections* qui font partie de la toilette de nos dames ont un autre but, et tant qu'elles ne servent qu'à la propreté et qu'on n'emploie à cet effet que l'*eau pure*, il n'y a, dans cette habitude, rien que nous n'ayons à approuver entièrement. Mais, au contraire, toutes les drogues dont on pourrait se servir à cet effet ou qu'on pourrait mêler à l'eau, ne fût-ce même que l'eau de Cologne ou le vinaigre, doivent être rangées dans la catégorie des substances nuisibles pour le régime journalier. Enfin, le changement fréquent *du linge* est encore un moyen indispensable pour bien entretenir l'action normale de la peau ; mais ce qui n'est pas sans importance, ce sont les divers ingrédients dont on se sert pour le blanchir : nous connaissons notamment un fait de crampes d'estomac dont un malade fut atteint tous les jours où il changeait de linge, et dont les accès ne cessèrent que lorsqu'il changea de blanchisseuse.

§ 26.

L'influence marquée que peuvent avoir sur la digestion aussi bien que sur tout le reste de l'économie vitale, les habitudes qui concernent les **exercices corporels et le repos**, n'est contestée par personne, et tout le monde connaît les diverses affections gastro-intestinales qui sont surtout le partage des gens de lettres et de tous ceux qui, assujettis à des occupations plus ou moins sédentaires, négligent ces exercices. D'un autre côté, les travaux trop fatigants et le manque de repos nécessaire pour la restauration des forces ne sont pas non plus des habitudes favorables à la conservation de la santé, et peuvent avoir une influence non moins funeste sur les voies digestives, attendu que, en épuisant les forces de tous les organes, ceux de la digestion doivent nécessairement en souffrir également. Pour bien se porter, sous tous les rapports, rien n'est donc plus indispensable que de bien régler aussi cette partie de l'hygiène générale. Quant à la *durée* qu'on devra accorder aux exercices et aux travaux corporels, la sensation de la fatigue nous en indique naturellement les limites, et l'expérience nous prouve que ceux qui font des exercices ou des travaux corporels pendant dix à douze heures par jour, se portent ordinairement beaucoup mieux que ceux qui ont des habitudes opposées, pourvu seulement que ni ces travaux ni ces exercices ne soient au delà de leurs forces naturelles. Il va sans dire aussi que l'habitude de reprendre son travail immédiatement après le repas doit être comptée parmi les plus mauvaises ; un repos d'une demi-heure, au moins, devrait toujours rigoureusement succéder au repas, et pour peu que ce dernier ait été copieux, le repos devrait être d'une heure au moins et plus, si cela était possible. Les longues promenades, les jeux corporels plus ou moins violents, et tous les exercices trop précipités, devront être également regardés comme peu convenables pendant la première digestion stomacale. Un autre point qui ne doit pas moins arrêter notre attention, c'est le genre des exercices. Pour que ces derniers répondent entièrement au but, il est essentiel qu'ils profitent autant que possible à tous les organes, et non pas à quelques-uns seulement. Les plus convenables sous ce rapport sont : la promenade à pied, les courses, les jeux corporels, la danse, la natation, les exercices gymnastiques, et tous les gens de lettres ainsi que tous ceux qui ont des occupations plus ou moins sédentaires devraient au moins deux heures par jour, surtout avant chaque repas, interrompre leurs travaux ordinaires par de tels exercices. Le jeu de la *balançoire* doit être absolument condamné immédiatement après le repas, à cause de l'influence fâcheuse que son mouvement peut exercer sur la digestion, sans compter en général sa nature peu convenable aux exigences d'un exercice hygiénique. Les promenades *à cheval* produisent un mouvement tout à la fois trop violent et trop peu général, pour convenir à une digestion facile. Quant aux promenades *en voiture* et *en bateau*, nous ne pouvons que plaindre les gens qui y bornent quelquefois tous leurs exercices, il vaudrait presque mieux pour eux n'en pas prendre du tout, parce qu'ils croient, au plus grand détriment de leur santé, avoir fait tout ce qu'il faut, et qu'ils ne comprennent point, dès lors, d'où leur viennent tant de souffrances du côté des organes de la digestion. Il va sans dire, du reste, que les meilleurs exercices mêmes ne sauraient profiter à la santé, que lorsqu'ils alternent avec le *repos nécessaire* pour permettre aux organes de recouvrer les forces que le travail leur a fait dépenser. C'est pourquoi plus on doit persister dans un exercice, plus il faut qu'il soit modéré, et plus l'exercice est violent ou précipité, comme la danse, les courses, etc., plus il convient de l'interrompre et de ne point en abuser. En outre, la transition d'un exercice violent au repos ne doit jamais être brusque, mais graduelle, surtout lorsqu'on s'est plus ou moins échauffé et qu'on ne doit pas immédiatement reprendre l'exercice. Pour les exercices modérés tels que les travaux des artisans, des paysans, des promeneurs, ils peuvent, sauf les interruptions qu'exigent les repas avec le repos qui doit les suivre, être continués sans inconvénient pendant dix à douze heures par jour ; mais ce qui est absolument nuisible, c'est d'y consacrer les heures de la nuit. La nature, en nous enlevant alors la lumière, semble avoir voulu nous apprendre que ce temps doit être consacré exclusivement au sommeil, fonction qui est appelée par excellence à faire recouvrer à l'organisme les forces qu'il a dépensées pendant le jour, et ce n'est jamais impunément que l'homme déroge plus ou moins à cette loi. Les heures de la nuit qui profitent le plus à l'organisme sont, sans contredit, celles qui précèdent minuit. De là vient que tous ceux qui ont l'habitude de se coucher et de se lever de bonne heure, se portent, en général, beaucoup mieux et se sentent le lendemain plus dispos que ceux qui ont l'habitude contraire. Nous ne pouvons terminer ce paragraphe sur les exercices du corps, sans dire un mot des rapports entre les sexes. Tout le monde connaît les influences fâcheuses que leur abus peut produire non-seulement sur les organes digestifs mais encore sur l'organisme tout entier, surtout lorsqu'on y blesse les lois de la nature ; on ne saurait donc y apporter trop de modération. Quant aux inconvénients qui seraient attachés à l'excès contraire, à l'abstinence absolue, nous serions presque porté à les croire au moins fort exagérés ; car bien qu'il soit vrai que toutes les facultés dont la nature a doué l'organisme réclament leur exercice pour le bien-être même du corps et de l'âme, il est vrai aussi que parmi toutes ces facultés il n'en est aucune qui soit autant portée que celle-ci à s'endormir complétement, lorsqu'elle n'est pas exercée.

§ 27.

Ce que nous venons de dire des exercices corporels, s'applique aussi, dans toute sa rigueur, aux *exercices* **des facultés intellectuelles** et au règlement des **passions de l'âme** et des *facultés morales*. En effet, l'esprit et l'âme sont dans un rapport tellement étroit avec les organes de la digestion, que la situation des uns doit nécessairement influer beaucoup sur l'action des autres. Toute impression morale un peu vive dérange immédiatement plus ou moins l'appétit, et lorsqu'on a faim on est ordinairement beaucoup moins gai que lorsqu'on a satisfait les désirs de l'estomac, de même qu'après un repas plus ou moins copieux, le moral et l'esprit se montrent bientôt aussi paresseux que le corps. En outre, tous les travaux intellectuels plus ou moins fatigants, entrepris immédiatement après le repas, portent toujours des entraves à la digestion, et les gens de lettres qui ont la mauvaise habitude de travailler fort avant dans la nuit, et de négliger le jour les exercices corporels indispensables, finissent toujours par s'attirer toutes sortes d'affections gastro-intestinales fort opiniâtres. Ce mal est encore plus grand chez ceux qui, outre les efforts intellectuels qu'ils poussent jusqu'à l'excès, font abus de café ou de boissons spiritueuses pour éloigner le sommeil et pour tenir l'esprit constamment sur-excité. En ce sens, les exercices passifs, les études, les lectures trop prolongées ou exigeant une trop forte tension de l'esprit, sont encore beaucoup plus nuisibles que les exercices actifs de ce genre, tels que les diverses compositions littéraires, et, en général, toutes celles dans lesquelles l'imagination travaille librement, sans que la mémoire ni le raisonnement soient fatigués. Un auteur qui écrit avec facilité et chez lequel les idées affluent naturellement, sera quelquefois moins fatigué après avoir achevé tout son ouvrage, que tel ou tel de ses lecteurs qui n'aura consacré qu'une seule nuit à lire le livre en entier. Ce que les trop fortes tensions intellectuelles sont pour l'esprit, les *émotions morales trop profondes* et les *passions violentes*, telles que la tristesse, les soucis, le chagrin, le désespoir, la jalousie, l'envie, la colère, la peur, la frayeur et même une joie subite ou immodérée, le sont pour l'âme. Ces émotions et ces passions demandent donc également à être réglées pour entretenir toujours le moral dans une bonne disposition, capable de permettre aux fonctions organiques matérielles de s'accomplir sans entraves, d'autant plus qu'elles agissent surtout sur les fonctions non soumises à la volonté, notamment sur celles de la respiration et de la digestion. Mais, malheureusement pour nous, ces phénomènes moraux ne sont pas non plus soumis à notre volonté ; de même que c'est involontairement que nous éprouvons des douleurs corporelles, la faim, la soif, etc., de même c'est malgré nous que nous éprouvons les émotions et que nous sentons s'éveiller nos passions ; sensations que nul n'est maître de dominer ; pour peu qu'elles soient plus fortes que la constitution de notre tempérament et de notre caractère. Pour remédier à ce mal nous n'avons donc qu'un seul moyen hygiénique, qui consiste à faire naître à côté des idées qui entretiennent nos émotions ou nos passions, d'autres idées qui nous fassent oublier les premières, ou qui, comme on le dit vulgairement, puissent nous distraire. Les diverses *distractions* sont donc également un moyen hygiénique des plus précieux ; mais pour qu'elles puissent remplir ce but sans faire naître d'autres émotions ou passions pires que les premières peut-être, il faut qu'elles soient assez légères et assez superficielles pour ne laisser que des impressions agréables et peu profondes. Tels sont entre autres tous les jeux d'enfants, ainsi que les jeux de société, la musique, les promenades, de légères occupations manuelles, le dessin, les petits soins du ménage, les jeux d'échecs, de dames, de dominos, de même que les divers amusements auxquels on peut se livrer avec les chiens, les chats, les oiseaux ; les sociétés gaies et riantes, et même les études de toutes sortes, en tant qu'elles ne font qu'occuper l'esprit aux dépens de l'imagination, sans toutefois fatiguer le premier. D'après ces considérations on comprendra que nous ne rangions pas parmi ces distractions celles du théâtre, des bals, des jeux de hasard de toute sorte, et de plusieurs prétendues distractions semblables, qui ont l'inconvénient de pouvoir produire des émotions trop profondes ou d'exciter d'autres passions à la place de celles qu'on voudrait, par leur moyen, combattre ou prévenir. Sauf à faire toujours un bon choix entre elles, les *distractions les plus diverses ne devront donc jamais non plus manquer dans la vie journalière des savants et des hommes de lettres, réglée selon les principes d'une bonne hygiène ; elles y sont tout aussi indispensables que le boire et le manger, que les exercices corporels, que le repos et le sommeil ;* elles sont l'assaisonnement de la vie ordinaire ; elles délassent le corps et l'esprit de ses fatigues, et garantissent, lorsqu'elles sont bien choisies, l'âme d'une foule de mauvaises idées et de passions. L'homme qui travaille comme il faut et se distrait bien, se sent bien à son aise du corps et de l'esprit; il dort bien, mange bien, digère bien, et se pré-serve par cela seul d'une foule de maladies et surtout de bien des affections du foyer central de la vie organique maté-rielle, les organes de la digestion.

# CHAPITRE IV.

## DES DIVERSES CONDITIONS QUI DEMANDENT DES APPLI-CATIONS PARTICULIÈRES DES RÈGLES HYGIÉNIQUES.

### § 28.

Le lecteur qui nous aura suivi attentivement jusqu'ici aura sans doute remarqué que, parmi les diverses règles d'hygiène que nous venons d'exposer, il y en a qui sont absolues, c'est-à-dire qui ne sauraient être enfreintes sous aucune condition, sans porter un préjudice réel à la santé, tandis que d'autres diffèrent selon la manière dont tel ou tel individu supporte plus ou moins facilement telle ou telle chose, tel ou tel usage. C'est ainsi que l'alimentation la plus saine, par exemple, et que l'hygiène devra nécessairement recommander à tous, ne saurait cependant être permise à un malade dont l'état ré-clamerait la diète la plus sévère; et *vice versâ*, le régime le plus rationnel pour un malade ne ferait souvent que pro-duire les résultats les plus funestes sur un individu bien por-tant. D'autres prescriptions doivent varier selon les lieux et les circonstances; plusieurs aliments et usages qui convien-nent parfaitement en été ou dans les climats chauds, se-raient entièrement déplacés en hiver ou dans un pays froid. De même, l'homme fort et robuste peut, sans le moindre inconvénient pour sa santé, se permettre et faire journellement bien des choses dont le moindre usage et l'emploi le plus exceptionnel feraient un mal évident à un vieillard, à tant d'individus d'une constitution plus ou moins maladive, ainsi qu'à un enfant. En outre, les enfants et les femmes sont, les uns et les autres, dans des conditions assez exceptionnelles pour exiger des règles hygiéniques particulières, exclusivement applicables à leur organisation. Il en est de même de plusieurs états et professions qui placent également dans des conditions hygiéniques plus ou moins exceptionnelles les individus qui les exercent. Il devra donc y avoir, non-seulement des règles hygiéniques *générales*, également obligatoires pour les individus de toute condition qui désirent conserver leur santé, mais encore des règles *spéciales*, applicables exclusivement à telle ou telle classe d'individus, ou dans telle ou telle circonstance particulière. Dans la plupart des cas, c'est la nature elle-même qui se charge du soin de nous indiquer ces exceptions rationnelles, soit en faisant naître des besoins nouveaux dont la satisfaction contribue à maintenir la santé en bon état, soit en faisant perdre à l'homme jusqu'au goût même de ses anciennes habitudes. Aussi la plupart des individus changent-ils presque naturellement et instinctivement de régime lorsqu'ils se trouvent placés dans de nouvelles conditions ; exemples : les habitudes différentes que nous adoptons tous naturellement en hiver et en été, tant pour les vêtements que pour une grande partie de notre nourriture ; la diète plus ou moins sévère à laquelle nous nous soumettons de nous-mêmes, lorsque nous sommes indisposés au point que les aliments nous répugnent, et autres faits de ce genre. Les règles pour les divers régimes exceptionnels pourraient donc être entièrement abandonnées aux *indications positives* que fournirait la nature, si malheureu-

sement la mode, les convenances, les fausses théories médicales même, n'avaient pas introduit dans les usages de tous
les peuples civilisés une foule de choses et d'habitudes qui
font elles-mêmes naître bien des besoins factices que l'homme
n'est que trop porté à confondre avec les indications fournies par la nature. Ces régimes exceptionnels, qui conviennent aux diverses conditions particulières dans lesquelles
l'homme peut se trouver placé, demandent donc également
à être réglés conformément aux principes fondamentaux de
toute bonne hygiène, tels que nous venons de les exposer
dans le chapitre précédent. C'est là ce que nous allons faire,
en appliquant successivement les *lois générales* de l'hygiène
aux diverses conditions *particulières* que pourront offrir :
1° le *climat* et les *saisons* ; 2° les divers *âges* ; 3° les *sexes* ;
4° les divers *tempéraments* ; 5° les divers *états sociaux* ;
6° les diverses *professions* ; 7° les diverses *constitutions plus
ou moins délicates* ou *maladives*.

## § 29.

Ce que les divers **climats** sont dans l'*espace* ou à la surface de notre globe, les diverses **saisons** le sont, jusqu'à un
certain point, dans le temps ou dans la révolution annuelle
de la terre. L'*hiver* répond au climat des *zones glaciales*, le
*printemps* à celui des zones *tempérées*, l'*été* à celui de la
zone *torride* ; il n'y a pas même jusqu'aux temps variables
de certaines saisons et entre-saisons, qui ne puissent être com-
parés aux climats variables de certains pays. La plupart des
règles hygiéniques qui s'appliquent aux uns devraient donc
s'appliquer aussi aux autres, attendu que le régime que devra observer, par exemple, l'habitant d'un pays très chaud,
ne différera guère de celui qui nous conviendra à nous tous

dans un été très chaud, et ainsi des autres saisons. Seulement, comme les influences des climats sont constantes, tandis que celles des saisons sont toujours plus ou moins passagères, les régimes particuliers que pourront exiger les divers
climats devront être observés avec beaucoup plus d'exactitude que ceux qu'exigent les conditions particulières de nos
diverses saisons. Au reste, disons tout d'abord que tous les
individus qui suivent un régime entièrement conforme à une
hygiène irréprochable, qui ne font aucun écart dans les boissons, qui ne mangent que des choses absolument nourrissantes et d'une digestion facile, qui ne se droguent point
inutilement ou d'une manière irrationnelle, et qui, en tout,
excluent de leurs habitudes tout ce qui pourrait tant soit peu
déranger l'action normale des organes, s'en trouveront tout
aussi bien dans tel climat et dans telle saison que dans telle
autre. Ce n'est que dans les choses plus ou moins inadmissibles dans le régime *habituel*, ou pour ainsi dire journalier,
que se trouvera la différence. C'est ainsi que l'usage de la
graisse, par exemple, ainsi que la nourriture animale presque
exclusive, des repas plus abondants et plus souvent répétés,
seront beaucoup mieux supportés dans les contrées et les saisons froides que dans les climats et les temps chauds, tandis que l'usage prédominant des acides, des fruits, des végétaux en général et des substances rafraîchissantes, présente
beaucoup moins d'inconvénients dans les pays et les saisons
où règne la chaleur que dans les conditions contraires. Il en
est de même des boissons alcooliques, dont l'usage trop
fréquent fait encore beaucoup plus de mal dans les pays
froids et secs que dans les pays chauds ou humides. En thèse
générale, et sauf à condamner tout abus ou tout usage imprudent, on peut dire que c'est en été et dans les pays
chauds que conviennent de préférence les fruits, les acides,

les légumes verts et les autres végétaux, tandis que les choses grasses, les viandes noires, le gibier, les légumes secs, et en général toutes les substances très nourrissantes sont plus à leur place en hiver et dans les pays froids ; de même que tous les légumes plus ou moins aqueux, tels que les choux, les carottes, les navets, les concombres, les melons, etc., feront, à ceux qui en abusent, beaucoup plus de mal encore dans un pays humide et chaud que dans un pays froid et sec. En outre, l'homme a réellement moins besoin de manger en été et dans les pays chauds, tandis que le besoin des stimulants, tels que le vin, les fortes épices, etc., se fera beaucoup moins sentir en hiver et dans les pays froids. Aussi la nature elle-même nous indique presque toujours ces différences, tant par la manière dont elle a disséminé ses produits sur la terre, que par l'ordre dans lequel les diverses saisons nous les fournissent ; et pour peu qu'on examine de près les divers usages adoptés dans les divers pays pour la nourriture ordinaire ou prédominante de leurs habitants, on verra que ces usages sont plus ou moins fondés sur des besoins réels que le climat a fait naître naturellement. L'Allemand, le Russe ou tout autre habitant du Nord qui se fixe en France, y finit bientôt par ne plus désirer même ces repas fréquents et copieux dont il avait l'habitude ; l'Anglais même y prend beaucoup moins de boissons fortes que dans son pays humide ; le nègre, l'Africain et tous les habitants du midi de l'Europe, qui, chez eux, se contentaient presque, pour toute nourriture, de riz, de macaroni, de maïs et d'autres légumes, sont à peine depuis quelque temps dans le nord, qu'ils désirent eux-mêmes de la viande et des repas beaucoup plus copieux. Enfin le carême même, que l'Église catholique a institué avant Pâques, c'est-à-dire au commencement du printemps, doit son existence peut-être autant à des raisons hygiéniques qu'à d'autres ; en tout cas, rien n'est plus rationnel que la pensée de restreindre plus ou moins sa nourriture à la sortie de l'hiver, parce que, dans cette saison, l'organisme a été beaucoup plus nourri et le sang beaucoup plus enrichi que dans tout le reste de l'année. Le carême fait ainsi une très bonne transition de la nourriture de l'hiver à celle de l'été, où l'usage des substances végétales l'emporte à juste titre sur celui des substances animales, auxquelles l'automne nous ramène ensuite peu à peu par la nature même des productions qu'il fournit.

§ 30.

Dans l'hygiène des **divers âges**, c'est avant tout l'*enfance* qui mérite l'attention la plus sérieuse. C'est dans l'enfance que l'homme a la lutte la plus forte à soutenir, parce qu'alors il ne doit pas seulement se conserver, mais encore se faire, se constituer, s'accroître et se fortifier aux dépens de la nature ; et quoiqu'il soit doué à cet âge d'une énergie vitale infiniment plus grande que dans tout le reste de sa vie, il est en même temps plus impressionnable, plus faible en résistance et plus facile à vaincre. De là, chez tous les enfants, le besoin de manger beaucoup plus souvent que les adultes, ainsi que les indigestions qu'ils s'attirent facilement, pour peu que leur repas soit trop copieux ou composé de substances plus ou moins lourdes ou peu convenables à une alimentation saine. L'un et l'autre doivent donc être constamment surveillés et rendus conformes aux vœux de la nature qui nous indique elle-même, pour première nourriture des enfants, le lait et les substances qui se rapprochent le plus de cet aliment, en même temps qu'elle nous enseigne qu'avant la dentition, toute alimentation animale serait absolument

déplacée. Cette époque passée, l'enfant pourra peu à peu
être accoutumé à manger tout ce qui se présente sur la table,
pourvu seulement que ce soient des mets véritablement
nourrissants et de facile digestion. Les gâteaux, les sucreries,
les substances trop grasses, ne valent absolument rien pour
cet âge, quoiqu'il ne soit peut-être pas un seul enfant auquel
les mères, les oncles et les tantes. les aïeuls surtout, ne les
prodiguent en grande quantité. Non-seulement ces friandises
causent aux enfants de fréquentes indispositions , mais encore elles ont le grave inconvénient de leur ôter l'appétit
pour la nourriture saine et essentielle. Mais rien n'est plus
nuisible pour cet âge que toutes les choses excitantes et stimulantes, telles que le vin, les liqueurs, le café, le thé, les
fortes épices ; ce sont là de véritables drogues, pour ne pas
dire des poisons, qui, s'ils ne tuent pas immédiatement l'enfant, ont, par leur abus, déposé déjà , chez plus d'un, un
germe indestructible de maladies gastro-instestinales, et surtout de faiblesse persistante des fonctions digestives, sans
compter les mauvais effets qu'ils peuvent produire sur le
système nerveux et sur les autres organes. Que ne pourrions-
nous pas dire, à plus forte raison, de ces drogues véritables
que des parents ignorants ne se font pas non plus faute de
faire avaler à leurs enfants, tantôt pour les faire mieux dormir, tantôt pour les purger, détruire les vers, leur rendre
les digestions plus faciles , et qui pourrait dire encore sous
quels prétextes ? Toutes ces substances, comme tout ce qui
s'achète chez les pharmaciens , les droguistes , et en grande
partie chez les confiseurs même, sont de véritables poisons
qui ne manquent jamais de laisser de leur passage dans l'estomac les traces les plus funestes pour l'enfant. Qu'on donne
aux enfants une nourriture simple et saine, des viandes maigres mais succulentes, des laitages, des fécules et des sub-

stances féculentes, de temps en temps des fruits cuits et bien mûrs, peu de légumes verts, qu'avec tout cela on ait soin qu'ils aient des vêtements appropriés à la saison et qui ne les gênent nulle part, et l'on n'aura besoin d'aucune de ces drogues, à moins que l'enfant ne tombe réellement malade; alors c'est l'affaire du médecin de voir ce qu'il y aurait à faire. Pour ce qui est des principes qu'ont certains parents de forcer leurs enfants par tous les moyens possibles à manger de tout ce qui se sert sur la table, nous ne saurions assez nous élever contre cet usage. D'abord, parmi ces mets dont les parents usent tous les jours, il peut y en avoir plusieurs qui soient absolument contraires à toute bonne hygiène, ou qui n'aillent point au tempérament de l'enfant; puis, on peut toujours être presque sûr qu'un enfant qu'on ne bourre pas de sucreries, de gâteaux et d'autres friandises, et auquel on fera prendre les exercices nécessaires pour qu'il ait bon appétit, ne refusera certainement rien de véritablement bien sain et nutritif, sans raison bien fondée. Pour distinguer ces refus fondés d'avec tout caprice, il suffira toujours de n'offrir à l'enfant, pour le repas suivant, que le même aliment qu'il aura refusé; si son refus n'a été qu'un pur caprice, il en mangera certainement, s'il ne trouve pas d'autre moyen de satisfaire sa faim. Au reste, ce que nous disons des enfants s'applique en grande partie aussi aux *jeunes gens* et aux *adolescents* qui ont d'ordinaire aussi besoin de manger plus souvent que l'homme fait, et même en quelque sorte un peu plus, mais auxquels les *excitants* et les *stimulants*, ainsi que les aliments plus ou moins lourds et indigestes, ne conviennent pas plus qu'aux enfants. Ce n'est que l'*homme fait*, et d'ailleurs bien portant, qui ait le droit et la faculté d'user, dans une sage mesure, de tout ce qu'il voudra expérimenter, des choses peu convenables aussi bien que des choses les plus irréprochables, sauf seulement à ne jamais abuser et à ne faire aucun usage habituel de ce dont l'habitude ou l'usage trop fréquent serait capable d'exercer une mauvaise influence sur sa santé. Mais plus l'homme avance ensuite vers cet âge où les forces vitales commencent à décliner et à céder aux efforts destructeurs de la nature, plus il faut alors aussi qu'il retourne à un régime plus sévère, et qu'il évite autant que possible tous les écarts. C'est alors qu'il devra commencer aussi à s'observer, tant pour les habitudes prises qui ne lui conviennent plus, que pour celles qui lui seront devenues, pour ainsi dire, indispensables, afin de réformer les unes et de ne pas briser brusquement avec les autres, quelque peu convenables qu'elles puissent être pour la santé de tout autre. Au reste, on peut dire, en thèse générale, que la plupart des habitudes qui auront permis à un individu d'arriver, aussi bien portant que possible, à un âge plus ou moins avancé, ne seront jamais d'un grand inconvénient pour lui, à moins que la nature elle-même ne lui indique que le changement qui s'est opéré dans son tempérament ne les supporte plus.

### § 31.

Tout ce que nous venons de dire des régimes qui conviennent aux divers âges s'applique indistinctement à l'un et à l'autre sexe, sauf à ne pas perdre de vue que la *femme* étant, en général, d'une constitution plus délicate, plus impressionnable et plus irritable, tous les écarts de régime feront sentir généralement sur elle beaucoup plus que sur l'homme leur funeste influence. En outre, la femme menant d'ordinaire une vie beaucoup moins active, plus sédentaire et plus uniforme, et dépensant ainsi moins de forces, elle a aussi, dans la règle, moins besoin de manger, et tout abus ou usage habituel de stimulants et d'excitants, tels que le vin pur, les liqueurs, les fortes épices, le café, le thé, a sur elle des influences beaucoup plus fâcheuses que sur l'homme. A cela, il faut ajouter les mauvais effets que peuvent produire sur elle les exigences de la coquetterie, de la mode, et même des convenances ordinaires, telles que l'usage du corset, les vêtements serrant trop la taille et empêchant par là la digestion de s'accomplir sans entraves. Viennent ensuite les toilettes qui exposent souvent une grande partie de son corps au contact immédiat de tout air et de toute température ; puis les essences, les pommades, les parfums et autres choses de ce genre dont peu de femmes du monde se passent totalement, sans compter le régime tout à fait irréfléchi que presque toutes suivent pour les bains, les exercices, les distractions et l'apaisement des passions, etc. Enfin, il y a chez la femme un tel concours de choses nuisibles de toute sorte qu'il n'est pas étonnant que celles qui appartiennent à la classe aisée ne puissent presque jamais se passer de médecin, et qu'il n'y en ait presque aucune qui ne soit plus ou moins *nerveuse*. L'homme le plus robuste le deviendrait en moins d'un an, s'il adoptait seulement le quart de ce régime qu'observent la plupart des femmes presque depuis leur jeunesse. La femme devrait donc, par le fait seul de sa constitution, s'observer en toute occasion infiniment plus que l'homme : et ce devoir devient encore beaucoup plus impérieux à toutes les époques qui amènent un changement plus ou moins sensible dans son état ; nous voulons parler de l'âge de la *puberté*, des *époques menstruelles*, des diverses phases de la *maternité* et de *l'âge critique*. A toutes ces époques les organes de la digestion sont infiniment plus sensibles qu'à toute autre, et c'est surtout à l'époque de la *formation* que la jeune fille ne saurait trop s'observer tant pour la mesure que pour la qualité des aliments qu'elle prend. Mais ce serait tomber dans un autre excès que de vouloir restreindre le régime de cette époque aux seuls soins que l'on doit apporter dans le choix des aliments et dans l'abstention de toute drogue. Éviter non-seulement toutes les drogues proprement dites, mais, en général, tout ce qui est capable de déranger tant soit peu l'action normale des organes ; ne prendre que des aliments sains, nourrissant à la moindre quantité possible, et offrant une digestion facile ; éloigner du régime toutes les substances excitantes ou stimulantes, et suivre pour le reste tout ce qu'une bonne hygiène prescrit en fait d'exercices du corps et de l'âme, de vêtements, de propreté, etc , etc. : tel est le régime qui convient à cette époque, et qui devrait être tout aussi sévèrement suivi à chaque époque menstruelle. Il en est de même de tout ce qui regarde les diverses phases de la *maternité* depuis le moment de la conception jusqu'à l'époque du sevrage ; le régime que nous venons d'indiquer sera le meilleur que la femme puisse suivre, à la seule exception de l'époque du *sevrage*, où il est indispensable de restreindre plus ou moins la nourriture jusqu'à ce que le lait soit entièrement passé. Enfin, il n'est pas même jusqu'à l'*âge critique* auquel le régime que nous venons d'indiquer ne convienne parfaitement ; car plus le régime est simple et conforme aux lois générales d'une hygiène rationnelle, mieux il convient à toutes les époques et à tous les états naturels de l'organisme. Mais ce qu'il y a de plus condamnable, ce sont moins les stimulants ou excitants, les écarts dans l'alimentation, les mauvaises habitudes par rapport aux vêtements, et autres imprudences de ce genre, que l'usage de toutes ces mille et mille inventions du charlatanisme et de l'ignorance, qu'on prend tous les jours comme parfaitement innocents et n'ayant pour effet que de favoriser le cours des règles, l'accomplissement satisfaisant des fonctions digestives, la circulation du sang, l'abondance ou la cessation du lait, ou toute autre fonction dérangée pendant ces époques. C'est dans l'abus de ces dernières choses que gît la vraie cause de tant d'indispositions qui viennent assaillir les femmes à ces époques. Qu'on sache donc, une fois pour toutes, que *ce n'est point par les efforts de l'art, mais par ceux de la nature, que doivent s'accomplir toutes les fonctions naturelles de l'organisme, et que ce qu'il y a de plus sage et de plus rationnel à faire dans ces circonstances, c'est de ne point empêcher cet accomplissement par un régime capable de déranger en quoi que ce soit l'action normale ou naturelle de nos organes.* Toutes les fois qu'un tel régime simple est insuffisant pour régler l'accomplissement normal de ces actions, c'est que l'individu est malade et qu'il a besoin d'un traitement que le médecin seul pourra ordonner.

### § 32.

Après l'âge et le sexe, c'est le **tempérament** de chaque individu qu'il faut étudier pour la prescription des règles hygiéniques particulières. Le tempérament joue, en toute circonstance, un rôle très important. C'est la diversité de ces états constitutionnels qui fait presque toujours que plusieurs choses ou habitudes parfaitement innocentes en elles-mêmes ne conviennent cependant point d'une manière égale à tout le monde, et que souvent tel ou tel pourra abuser plus ou moins impunément de bien des choses dont l'usage modéré même ne manquerait point d'exercer l'influence la plus fâcheuse sur la grande majorité des autres. Cette diffé-rence que les traités d'hygiène établissent entre les substances et les usages qui conviennent plutôt à tel tempérament qu'à tel autre, n'est donc point sans fondement ; seulement, pour ne donner lieu à aucune possibilité d'abus, il vaudrait peut-être mieux énumérer, pour chaque tempérament, les choses qui ne lui conviennent *point*, que de dire à quel tempérament chaque chose paraît convenir plus ou moins, attendu que cette dernière manière d'envisager la question pourrait prêter aux erreurs les plus graves. En effet, en disant que les boissons alcooliques, les épices et autres stimulants, conviennent moins aux tempéraments forts et vifs qu'aux tempéraments mous et lâches, on pourrait sembler faire entendre que ces derniers en ont besoin pour leur santé. La vérité est que l'usage ordinaire de ces choses, pas plus que leur abus, ne convient réellement à aucun tempérament, ni aux forts, ni aux faibles, mais qu'il est encore plus nuisible aux premiers qu'aux derniers. Ceci bien entendu, on peut dire, en thèse générale, que plus un tempérament est fort, chaud, sec et irritable, moins il devra abuser de stimulants et d'excitants, de liqueurs spiritueuses, de vins capiteux, de fortes épices, de l'usage exclusif ou prédominant des viandes, ainsi que des choses échauffantes en général ; plus, au contraire, un tempérament est mou, froid, lent et insensible, moins lui conviennent les viandes blanches ou grasses, l'usage exclusif ou prépondérant des végétaux et surtout des légumes verts et des pâtes, les laitages, l'abus des boissons chaudes, etc. De là vient que les individus *pléthoriques* et *sanguins* doivent, même en hiver, éviter une nourriture trop exclusivement animale, ainsi que l'usage habituel des choses trop grasses et trop nourrissantes ; le vin pur devrait être entièrement banni de leur table, sauf quelques rares exceptions dans les occasions tout à fait extraordinaires ; l'usage du café et des spiritueux, est pour eux un vrai poison, et les épices échauffantes les rendront facilement indisposés, pour peu qu'ils en usent plus ou moins habituellement. Pour les tempéraments *bilieux* ou *cholériques*, ils devront éviter surtout l'abus des mets trop gras, trop sucrés ou trop épicés, en un mot, toute nourriture trop substantielle. Les tempéraments *nerveux* sont peut-être ceux qui, sauf les choses absolument nuisibles et tout abus, supportent le mieux toutes sortes d'aliments admissibles, tels que les différentes viandes, les légumes de toute sorte, les fruits, les farineux et même l'usage modéré du vin ou de la bière, et qui sont les plus capables d'user sans inconvénient de tout ce que présente, pour l'ordinaire, la table bourgeoise, en fait d'aliments d'ailleurs sains ; mais ils sont plus sujets que les autres à souffrir par suite de la moindre surcharge de l'estomac. Enfin, pour les tempéraments *lymphatiques*, l'abus des légumes, des viandes blanches, des choses trop grasses, des poissons même, du porc et de la charcuterie en général, des oies et des canards, des pâtisseries, etc., constitue, pour eux, les fautes de régime les plus graves, surtout lorsque, à ces abus, ils joignent l'exclusion plus ou moins absolue des viandes noires ; l'usage modéré des épices et du vin présente moins d'inconvénient pour eux que pour tout autre. Au reste, tout ce que nous venons de dire n'est, après tout, que d'une vérité approximative ; les seules règles que nous puissions donner comme applicables à chaque tempérament, ce sont : 1° *de ne faire aucun usage habituel de substances alimentaires capables de déranger tant soit peu l'action normale des organes ;* et 2° *de s'observer ensuite eux-mêmes pour savoir lesquelles de toutes ces substances admissibles leur conviennent le mieux.* Car, ici encore, la voix de la nature se fait souvent entendre, soit par les répugnances, soit par les désirs prédominants qu'elle fait naître ; et toutes les fois que ces derniers restent dans le cercle des substances admissibles, ils devront être écoutés.

### § 33.

Quant aux diverses **classes de la société** qui pourront exiger des prescriptions hygiéniques particulières, on peut les comprendre sans inconvénient dans deux grandes catégories, savoir : 1° *les gens qui ont besoin de travailler pour vivre;* 2° *les gens qui peuvent vivre sans travailler.* Distinguer ces deux classes, c'est faire sentir en même temps la différence énorme qu'il devra y avoir dans les règles de l'hygiène applicables à l'une et à l'autre : car il n'y a rien de plus diamétralement opposé que la vie qu'elles mènent, ni rien qui soit plus contraire à la santé, plus incompatible avec les premières règles de toute hygiène seulement un peu raisonnable. La première de ces deux classes passe la plus grande partie de ses jours et même de ses nuits à fatiguer plus ou moins son corps, et elle n'a pas toujours une nourriture suffisamment réparatrice; la seconde, au contraire, passe ses jours et souvent ses nuits à boire, à manger, à dormir, à flâner et à jouer, sans jamais se fatiguer sérieusement par aucun exercice corporel : c'est ainsi que l'une dépense ses forces corporelles sans compensation suffisante; et que l'autre en ramasse les éléments nécessaires sans jamais les dépenser. Aussi est-ce en effet dans les extrêmes de ces deux classes que se trouvent la plupart des malades affectés de souffrances chroniques des voies gastro-intestinales; et plus on examine de près les fautes de régime que commettent les uns et les autres, plus on doit s'étonner que le nombre des malades que ces classes fournissent ne soit pas plus grand encore. D'abord, il doit être clair que, moins l'organisme dépense de forces, moins il aura besoin d'éléments réparateurs. Or, c'est là précisément le contraire qui arrive ordinairement dans la vie.

Plus l'homme est riche, c'est-à-dire moins il travaille, plus ses repas sont abondants, ses mets succulents, ses vins généreux, ses assaisonnements recherchés, excitants, stimulants. Forcé qu'il est de relever par mille moyens artificiels son appétit que le travail n'aiguise point, il met ses organes digestifs dans un état constant de surexcitation ou de fatigue ; il augmente encore cet état par l'usage inconsidéré des drogues qu'il ajoute à son régime déjà détestable par lui-même ; et le mal que produit ce genre de vie va tous les jours en augmentant. Plus ces personnes se mettent, pour ainsi dire, à l'engrais et soignent leurs instincts matériels, plus elles perdent le goût de tout exercice ; l'ennui les prend le jour, le sommeil les fuit la nuit ; enfin, leur estomac même refuse de se prêter aux plaisirs que demande leur palais, et l'hypochondrie la plus complète et la plus opiniâtre s'empare inévitablement de leur existence. Ce n'est certainement pas de cette manière que sera jamais puni l'homme qui a besoin de travailler pour vivre ; mais il y a pour lui un autre écueil, contre lequel sa santé échoue non moins souvent que celle du riche contre les abus que nous venons de signaler. Cet écueil, c'est le manque d'une nourriture suffisamment appropriée à ses besoins. Car, plus l'homme travaille, plus il a besoin de repas substantiels, de mets succulents, en un mot, d'une nourriture abondante et solide ; mais ce qui, malheureusement, n'est pas moins vrai, c'est que, plus l'homme est obligé de travailler pour vivre, plus lui manquent ordinairement les moyens de se procurer ce qu'il lui faudrait, et alors il cherche, ordinairement, la restauration de ses forces dans l'usage de moyens factices, tels que les boissons spiritueuses ou le café. Ces moyens paraissent, en effet, ramener pour un moment l'énergie perdue, mais ils ne manquent jamais de laisser après eux un abattement plus grand, sans compter les effets délétères que leur abus exerce tant sur les voies digestives que sur toute l'économie vitale, et qui sont d'autant plus funestes que le corps est en même temps plus mal nourri. De là, dans cette classe, une foule d'irritations gastro-intestinales des plus opiniâtres et des plus désastreuses, parce qu'elles rendent ces pauvres malades de plus en plus inaptes au travail, et par conséquent aussi de plus en plus incapables de se procurer ce qui seul pourrait les rétablir, savoir, une nourriture proportionnée à leurs travaux. Pour changer radicalement ces mauvaises conditions par lesquelles le riche oisif s'attire volontairement ses souffrances, tandis que le travailleur indigent est souvent condamné à subir les siennes, il n'y aurait qu'un seul moyen, ce serait de forcer le riche de se mettre tous les jours à la table du travailleur, et de céder à ce dernier la place à sa table richement servie. C'est ainsi qu'on ferait d'un seul et même coup l'affaire de l'un et de l'autre par rapport à leur santé, et ce que le riche perdrait de jouissances matérielles, il le retrouverait amplement en jouissances plus solides et plus durables. Mais ce qu'il y a de plus triste, c'est que l'art même est entièrement impuissant à l'égard de celui qui devrait être surtout le premier objet de sa sollicitude. Le pauvre travailleur est toujours un membre très utile de la société, tandis que le riche oisif n'en est, après tout, qu'un parasite. Or, c'est précisément pour ce dernier que l'art abonde en conseils faciles à exécuter ; on n'a qu'à lui prescrire de restreindre ses repas, d'adopter une nourriture plus simple, de s'abstenir de tous les excitants et de tous les stimulants, de se livrer à des exercices corporels fréquents, et de mener surtout une vie entièrement conforme aux règles d'une bonne hygiène. Quant au pauvre, vous aurez beau lui prescrire également tout ce qu'il faudrait faire pour se bien porter, il lui est impossible de suivre vos conseils. Nous qui savons comment certains ouvriers, et certaines ouvrières surtout, sont souvent obligés de se nourrir, et qui connaissons les efforts qu'ils font pour arriver par leur travail à ne pas être plus dépourvus encore du nécessaire, nous avouons franchement qu'il nous paraît plus facile de raisonner sur la théorie que de leur donner des conseils efficaces qu'ils soient à même de mettre en pratique. Cependant les principes théoriques ayant toujours cet avantage de montrer au moins la route qu'il faudrait suivre, nous avons cru devoir les émettre, afin que chacun puisse, en tous cas, s'y conformer autant que ses moyens le lui permettront.

<h3 style="text-align:center">§ 34.</h3>

Parmi les **diverses professions** qu'exercent ensuite ceux qui ont besoin de travailler pour vivre, il faut encore distinguer celles qui exigent la dépense d'une *plus ou moins grande somme de forces*, et celles qui exigent des *exercices corporels plus ou moins insignifiants*, ou même seulement des *exercices intellectuels*. A la première de ces trois classes appartiennent tous les métiers dont l'exercice demande des mouvements qui intéressent plus ou moins tout l'organisme, tels que les travaux du bâtiment, des champs, des rues, etc. Tous les ouvriers qui s'occupent de ces travaux dépensent une très grande somme de forces corporelles, et ont, par conséquent, besoin d'une nourriture beaucoup plus forte et plus substantielle ; des viandes, des fécules, plus ou moins de la graisse même, et bien que les boissons spiritueuses ne soient point nécessaires pour le soutien de l'organisme, un vin pur et aussi vieux que possible ou une bière bien faite et sans additions nuisibles, pourront leur faire quelquefois beaucoup de bien, s'ils les joignent à une nourriture qui réponde à toutes les exigences. Dans les professions qui exposent, en outre, les ouvriers à des émanations plus ou moins malsaines, telles que le métier des vidangeurs, des fossoyeurs, etc., l'usage de l'eau-de-vie pourra quelquefois trouver son bon emploi, et être sans inconvénient s'il reste dans une sage mesure ; et les ouvriers que leur état expose à l'action d'une forte chaleur, tels que les forgerons, les fondeurs, etc., pourront quelquefois avoir également un besoin réel de l'usage modéré de quelques boissons spiritueuses. Mais il n'en est point de même de ceux qui exercent un état plus ou moins *sédentaire* et *dont les mouvements n'intéressent que certaines parties de l'organisme*, tels que les tailleurs, les couturières, les tisserands, les cordonniers, etc. Tous ces ouvriers ont beaucoup moins besoin d'une nourriture aussi abondante et aussi substantielle que ceux dont nous venons de parler ; le vin pur et les boissons spiritueuses ne leur seront, dans la plupart des cas, que très nuisibles, et ils s'exposeront même à bien des souffrances du côté des organes de la digestion, s'ils ne prennent pas l'habitude bien régulière de compléter tous les jours, par des promenades ou autres exercices au grand air, les mouvements trop partiels auxquels les travaux de leur état les astreignent. Enfin, quant à la troisième classe des travailleurs, ceux *qui joignent au manque d'un exercice suffisant des efforts intellectuels plus ou moins soutenus*, tels que les *gens de lettres, de cabinet* ou *de bureau,* ils doivent se garder, encore plus que les précédents, de tout excès de table et de boissons spiritueuses, et s'arranger de manière à pouvoir prendre tous les jours, pendant deux heures au moins, toutes sortes d'exercices corporels au grand air. Le café, les stimulants, les excitants et toutes les boissons fortes, ainsi

que les longues veillées et le manque de distractions innocentes et agréables, sont, pour tous les gens de cette classe,
ce qu'il y a de plus nuisible en fait d'influences fâcheuses.
Outre cela, il y a encore des travailleurs que leur profession
expose constamment à l'action directe de diverses influences
plus ou moins fâcheuses, tels que les ouvriers qui travaillent
les métaux, surtout le cuivre, le plomb et le mercure ; les peintres, les fondeurs, les étameurs, les orfévres, etc., de même
que les équarrisseurs, les cardeuses de matelas, les gardes-
malades même, ainsi que tous ceux que leur état met en contact avec des émanations miasmatiques, ou bien encore les
ouvriers des laboratoires de chimie, de pharmacie ou de par-
fumerie, etc. Tous ces individus doivent observer, en dehors des influences inévitables de leur état, le régime le plus
régulier, afin de déranger le moins possible l'action normale
de leurs organes, action dont leur organisme a un besoin d'autant plus absolu que ce n'est que par la plus grande régularité
de toutes ses fonctions qu'il pourra parvenir à lutter avantageusement, grâce à l'énergie de sa force conservatrice, contre
ces influences fâcheuses qui ne cessent de l'attaquer. Il en
est de même des individus que leur état porte à fatiguer de
préférence tel ou tel organe essentiel, comme cela a lieu
chez les joueurs d'instruments à vent, les orateurs, les pré-
dicateurs et les professeurs, les chanteurs, etc. Ceux-ci ont
généralement besoin d'observer toujours le régime le plus
régulier et le plus irréprochable, tant à cause de la réaction
sympathique que ne manque jamais d'exercer sur les organes
de la circulation et de la respiration toute fatigue plus ou
moins prononcée de l'appareil digestif, qu'à cause de l'influence directe que peuvent exercer sur ces organes plusieurs
substances excitantes, stimulantes ou autrement malfaisantes,
telles que les vins capiteux, les liqueurs, les fortes épices, de

même que la plupart des drogues, des essences dentifrices, des eaux de toilette et autres choses de ce genre. Pour le reste, il faut cependant dire aussi que la nature a doué l'organisme humain d'une faculté prodigieuse de braver, en s'y habituant peu à peu, une foule d'influences les plus nuisibles, et de se faire, à la longue et en commençant dans un âge encore suffisamment pliable, à tous les métiers et à toutes les occupations possibles. Mais pour qu'il puisse le faire sans succomber, la plus grande régularité dans l'observation d'un régime sage et rationnel est souvent une condition indispensable.

§ 35.

Disons maintenant un mot sur le régime particulier que doivent suivre tous les individus d'une **constitution plus ou moins délicate ou maladive**. La première règle et la plus importante que nous croyons devoir donner ici, c'est : *de s'abstenir complétement et d'une manière absolue, non-seulement de toutes les drogues proprement dites, mais encore de toutes essences, parfums, pilules, pastilles, tisanes, bains et autres choses qu'on pourrait ranger dans cette classe, et d'éviter même, parmi les substances alimentaires, les assaisonnements et les boissons, tout ce qui serait tant soit peu capable de déranger plus ou moins l'action normale de leurs organes, laissant au médecin seul le soin de rendre à leur état normal les fonctions qui se trouvent déjà dérangées.* L'observation sévère de cette règle fondamentale n'a jamais porté aucun préjudice à la santé la plus délabrée; mais la négligence qu'on apporte à la suivre, a déjà conduit au bord du tombeau plus d'un valétudinaire dont la santé, pour être complétement rétablie, n'aurait demandé que l'observation pure et simple d'un régime alimentaire bien rationnel. Cette règle en implique ensuite une autre qui n'en est pour ainsi dire que le corollaire, c'est de ne choisir, parmi les aliments les plus sains même, que ceux qui conviennent le mieux et qui, en vertu de leurs qualités nutritives par excellence, peuvent rassasier au plus petit volume possible, sans jamais incommoder l'estomac ; d'où il suit que ces personnes doivent, en outre, s'abstenir de tous les aliments qui, quoique irréprochables en eux-mêmes, seraient pourtant capables d'avoir une mauvaise influence sur leur digestion, en leur donnant des pesanteurs d'estomac, des renvois, des aigreurs, des flatuosités, sinon même des diarrhées, des coliques ou encore des maux de tête et autres incommodités. Il en est de même de la *quantité* des aliments ingérés, qui doit être également telle qu'elle ne puisse jamais les incommoder, ni être insuffisante pour apaiser la faim. Pour les individus dont les fonctions digestives sont très affaiblies, il vaut quelquefois mieux manger un peu plus souvent et peu à la fois, selon les besoins et les forces de leur estomac. Mais ce qui est absolument condamnable, c'est la manie qu'ont certains malades de manger *quand même*, ou par principe plutôt que par besoin, de peur de maigrir ou de s'affaiblir davantage s'ils ne mangeaient pas. Tout malade qui mange sans besoin, et à plus forte raison celui qui mange à contre cœur, se fait plus de mal que de bien, attendu que tout ce qui n'est pas digéré ne fait que fatiguer l'estomac, sans profiter en rien au corps. Ceci s'applique surtout aux affections inflammatoires aiguës ou à d'autres indispositions graves, dans lesquelles les fonctions digestives sont quelquefois tellement nulles, que le malade ne songe même pas à manger. Il arrive alors trop souvent que les parents ou les amis le forcent à prendre de la nourriture, dans la crainte qu'il ne meure de faim. C'est là le plus mauvais service qu'on puisse rendre à un malade, qu'on devrait, au contraire, constamment engager à bien examiner si ce qu'il prend pour un besoin réel n'est pas un simple caprice, comme cela arrive surtout chez beaucoup d'enfants malades. Cependant, là aussi, la nature les guide ordinairement très bien, au point qu'ils refusent presque toujours ce qui ne leur convient point réellement. Ce n'est que dans les convalescences, à la suite d'une forte maladie, que le besoin réel surpasse souvent les forces des voies digestives, et qu'il est indispensable d'observer la règle de manger un peu plus souvent et peu à la fois, et de se tenir en tout dans une grande sobriété, en faisant en même temps un bon choix parmi les aliments. Sous ce rapport, il y a encore un usage qu'on ne saurait assez blâmer, ce sont ces *échaudés* qu'on permet ordinairement, comme premier aliment substantiel, aux convalescents, et qui ne trompent pas seulement les yeux et l'estomac, mais encore la digestion, attendu que, *à poids égal*, une bouchée de viande est beaucoup plus facile à digérer et beaucoup plus nourrissante qu'une bouchée de cette pâte. Que ceux qui en doutent mangent une livre de l'une et de l'autre, et ils verront ce qui sera, en effet, plus léger dans l'estomac. Les *boissons* des convalescents et des constitutions plus ou moins maladives doivent être également conformes aux règles absolues d'une hygiène rationnelle ; qu'elles puissent étancher la soif et en même temps, si l'on veut, légèrement nourrir : telle est la règle au delà de laquelle il n'y a que danger. C'est pourquoi l'usage le plus modéré même du vin pur ne pourra point être permis sans distinction à toutes les personnes faibles ou maladives ; le bien que certaines sortes paraissent faire à quelques malades vient beaucoup plus des principes spiritueux qu'elles contiennent que de leurs principes toniques, principes qui paraissent donner des forces pour un moment, mais qui bientôt après produisent un sentiment de faiblesse beaucoup plus grand. Enfin, tout ce que nous avons dit dans le chapitre précédent touchant les habitations, les vêtements, les soins de propreté, les exercices corporels et intellectuels, les soins de l'âme et les distractions convenables à ceux qui tiennent à conserver leur santé, tout cela s'applique à plus forte raison, et avec une rigueur toute particulière, à tous les individus d'une santé plus ou moins chancelante ou d'une constitution plus ou moins faible et délicate. Les règles fondamentales de toute bonne hygiène sont les mêmes pour les gens bien portants que pour les individus malades ; ce qu'il faut de plus, pour ces derniers, afin de les *guérir*, appartient au chapitre des *traitements médicaux* dont nous allons parler maintenant.

---

# CHAPITRE V.

## DU TRAITEMENT MÉDICAL DES MALADIES GASTRO-INTESTINALES EN GÉNÉRAL.

### § 36.

Pour nous rendre un compte exact du traitement le plus efficace des maladies qui font le sujet de cet ouvrage, il faut, avant tout jeter un coup d'œil critique sur les principales méthodes qu'on a suivies ou recommandées jusqu'ici, ou qu'on suit aujourd'hui encore. Tout le monde sait que l'école de Broussais, qui fit époque dans le traitement de ces maladies, et qui croyait que toutes reposaient sur une inflammation plus ou moins intense des organes ou de leurs muqueuses, les traitait toutes par la méthode dite *antiphlogis-*

*tique*, en ordonnant des émissions sanguines, une diète presque absolue, et en général des moyens débilitants. D'autres, au contraire, surtout l'école anglaise de Brown, qui, selon sa division de toutes les maladies en *hypersthéniques* et *asthéniques*, voyait dans la plupart des formes chroniques de ces affections une *asthénie* plus ou moins prononcée, conseillait un traitement tout opposé, en ordonnant un régime aussi *tonique* que possible, des vins généreux, de bons biftecks, et, en général, l'usage de choses fortes et très nourrissantes. A côté de ces deux écoles se tenaient les *Allemands*, qui, surtout depuis les écrits de Kæmpf, voyant dans la plupart de ces maladies des *saburres*, des excès de bile ou des *infarctes*, les traitaient principalement par des *purgatifs* et des *vomitifs*. Outre ces trois méthodes principales, dont les *éclectiques* font aujourd'hui encore usage, en choisissant, selon les circonstances, celle qui leur paraît la plus appropriée au cas donné, c'est celle des *physiologistes modernes*, qui a trouvé le plus de partisans dans tous les pays, surtout depuis les travaux admirables de Claude Bernard, et les recherches profondes que ce grand savant a faites sur les divers phénomènes physiologiques de la digestion. Se basant tant sur les données de la chimie organique que sur le rôle que joue le système nerveux dans l'accomplissement de toutes les fonctions et dans la conservation même des organes, l'école moderne a essayé de créer une sorte de *nouvelle méthode rationnelle* qui consiste tantôt à agir sur les nerfs qui président à l'accomplissement des fonctions, tantôt à procurer ou à ôter aux organes les éléments qui les constituent ou qui leur sont propres, selon que le besoin paraît l'exiger. C'est une sorte de médication directe et causale que cette méthode se propose, surtout en vue de toutes les méthodes dites *symptomatiques*, qui n'ont pour effet que de combattre les symptômes les plus alarmants ou les plus pénibles, sans attaquer la cause même de la maladie. Malgré cela, ces diverses méthodes *symptomatiques* ne sont pas moins que les autres usitées dans la pratique de tous les temps et de toutes les écoles, surtout dans les cas où la vraie cause de la maladie reste plus ou moins inconnue, ou que les remèdes employés pour la combattre trompent l'attente du praticien. C'est dans ces cas que les écoles que nous venons de citer traitent toutes ces maladies par des remèdes qui leur paraissent les plus propres à produire immédiatement dans l'organe affecté une action directement opposée à l'état anormal qui s'y manifeste : tels, par exemple, que les laxatifs contre la constipation, les calmants contre les douleurs, les émissions sanguines contre les congestions ou la pléthore, les toniques contre la faiblesse des fonctions, les constipants contre la diarrhée, et ainsi de suite. Cette dernière méthode de traiter les maladies gastro-intestinales aussi bien que toutes les autres, est peut-être même celle qu'on rencontre le plus fréquemment dans la pratique, précisément par ce fait qu'elle est plus ou moins commune à tous les systèmes malgré les différences qui les distinguent sur d'autres points, et qu'elle paraît, en effet, la plus simple et la plus rationnelle de toutes. Cependant, sous ce dernier rapport, nous devons mentionner encore celle des *praticiens mixtes* qui, loin de choisir, comme les éclectiques, pour chaque cas, la méthode qui paraît la plus appropriée, croient, au contraire, agir plus rationnellement encore, en employant, chaque fois, *simultanément*, autant de traitements ou de remèdes divers qu'il faut pour répondre autant que possible à toutes les indications à la fois. C'est là, en effet, ce que font beaucoup de praticiens très savants, en ordonnant, non pas l'usage exclusif de tel ou tel médicament, mais au contraire la combinaison de plusieurs moyens ensemble, tels, par exemple, que l'usage des purgatifs ou des vomitifs, à côté des émissions sanguines, ou bien l'emploi des toniques à côté de l'usage des pilules digestives, et ainsi de suite. Pour dire à laquelle de toutes ces diverses méthodes on devra donner la préférence, il est absolument indispensable de les examiner une à une pour voir les avantages ou les inconvénients que chacune offre dans la pratique. C'est là ce que nous allons faire en les passant toutes successivement en revue.

§ 37.

Nous parlerons d'abord de la méthode dite *antiphlogistique*, dont le principal moyen curatif consiste dans les **émissions sanguines**. Il va sans dire que, lors même que l'utilité de ces dernières serait mieux prouvée qu'elle ne l'est, elles ne sauraient être rationnellement indiquées que dans les cas où la maladie est évidemment causée ou entretenue par une congestion ou un afflux anormal de sang vers l'organe affecté. Vouloir les employer sans que cette indication existe, ou seulement sans qu'elle soit évidente, ce serait au moins une action hasardée, si non plus, attendu que, pour qu'il soit vraiment rationnel, la première condition de tout moyen est d'être parfaitement approprié au cas dont il s'agit. Or, examinons maintenant ces cas où il ne peut y avoir le moindre doute sur l'existence réelle d'une affluence anormale de sang vers la partie affectée : les inflammations véritables et non supposées, ainsi que la pléthore abdominale bien constatée, et autres affections semblables. L'existence seule de ces congestions prouve-t-elle d'abord qu'elles soient la *cause* de la maladie, et ne pourraient-elles pas, tout aussi bien, n'en être qu'un simple effet? Et si elles n'en étaient qu'un effet, et qu'il fût prouvé même qu'en faisant cesser dans l'organe affecté l'excitation morbide, la congestion cesserait d'elle-même sans nulle émission sanguine, quelle conclusion en tirerait-on en faveur de la prétendue rationalité des émissions sanguines dans les cas mêmes où elles paraissent plus rationnelles que dans tous les autres? Mais laissons de côté cette supposition qui, quelque fondée qu'elle soit sur plus de mille faits pratiques, aurait cependant besoin d'être prouvée pour ceux qui ignorent ces faits, et demandons-nous de quelle utilité réelle seraient les émissions sanguines dans le cas même où ces congestions seraient non l'effet, mais la cause incontestable de la maladie? Elles soulagent presque sans faute le malade à l'instant même où elles sont appliquées, et bien que ce soulagement ne soit point aussi frappant dans les maladies gastro-intestinales que dans celles de la poitrine et du cerveau, il est pourtant assez fort pour apaiser, quelquefois, les inflammations naissantes, au point que les seuls efforts de la nature peuvent ensuite en triompher, et pour arrêter net les progrès du travail inflammatoire dans des cas déjà assez avancés. Mais, que se passe-t-il ensuite? Le malade en est-il guéri complétement? Tant s'en faut. Dans les cas les plus heureux des affections aiguës de ce genre, ceux où la maladie naissante cède ensuite aux seuls efforts de la nature, l'affaiblissement local et général produit par ces émissions sanguines est ordinairement tel que non-seulement la convalescence de ces malades est plus ou moins longue et pénible, mais qu'il leur reste souvent aussi, pendant longtemps, sinon même pendant toute leur vie, une faiblesse et une irritabilité chroniques de l'organe affecté, qui les prédispose à des rechutes très faciles. Et encore sont-ce là les cas les plus heureux! Car, pour peu que la maladie aiguë soit grave ou qu'elle ait déjà fait des progrès, surtout dans les gastrites, les entérites et les gastro-entérites, il n'est pas rare de voir succéder à l'inflammation franche, combattue par ces moyens, un état adynamique d'autant plus grave que l'émission sanguine a été plus forte, et qui se termine le plus souvent même par une issue funeste. Dans les maladies chro-niques, les suites plus ou moins fâcheuses de ces émissions sanguines sont ordinairement moins visibles, et le soulage-ment factice qu'elles procurent immédiatement est quelque-fois d'une durée assez longue ; mais le sang ne manque ja-mais non plus d'affluer de nouveau vers les parties affectées, et plus on répète ces émissions sanguines, plus les intervalles des rechutes deviennent courts, en même temps que l'affluence du sang devient plus considérable, et plus grande l'irritabilité de l'organe souffrant. Ajoutons à cela que, parmi tous les or-ganes essentiels de la vie, ceux de la digestion sont les moins exposés à des inflammations ou à des congestions d'une marche foudroyante d'un danger imminent, en même temps qu'ils sont de tous les plus sensibles au moindre affaiblissement qui ne manque jamais d'entraîner des suites plus ou moins fâcheuses, non-seulement pour ces organes, mais pour l'éco-nomie vitale tout entière. Ainsi lors même que nous pour-rions concéder l'admissibilité rationnelle des émissions san-guines dans quelques cas urgents de congestions à la poitrine ; au cœur ou au cerveau, nous devrions toujours la contester dans les affections des organes de la digestion, tant à cause des dangers qui sont attachés à ces émissions qu'à cause de leur peu d'efficacité réelle. Car tout ce qu'elles peuvent faire c'est de combattre la trop grande violence des symptômes de la maladie qui n'en continuent pas moins, seulement d'une manière plus cachée et plus perfide, leur marche naturelle, ce qui est une preuve évidente que les congestions de sang qu'on y remarque n'en sont point la cause, mais simplement un effet. Cette inefficacité absolue des émissions sanguines contre la maladie va même si loin que, si l'on comparait les résultats obtenus par cette méthode à ceux que l'on obtiendrait en ne soumettant les malades à aucune espèce de traitement, la balance pencherait incontestablement en faveur de ces derniers. Tout ce que nous venons de dire ne s'applique pas seulement aux émissions sanguines au moyen des sangsues et des saignées, mais encore à ces *déplacements du sang* qu'on cherche à obtenir par les *ventouses*, qui ne sont pas plus propres que les premières à opérer une guérison radicale.

§ 38.

Pour comprendre comment, dans ces derniers temps, le traitement de la plupart des maladies gastro-intestinales par l'emploi des **toniques** a pu trouver de nombreux partisans, en France même, malgré la faveur dont a joui le système de Broussais pendant un certain temps, auprès de la plus grande majorité des praticiens, on n'a qu'à se rappeler les suites déplorables qui résultèrent de ce système, tant par l'application irrationnelle des sangsues dont nous venons de parler, que par la diète non moins irrationnelle qu'on y joignait. Réduire toute la nourriture des malades, non-seulement dans les affections graves, mais dans toutes les indispositions plus ou moins aiguës, à l'usage exclusif de l'eau sucrée ou de gomme ; ordonner, dans les affections chroniques de l'appareil digestif, précisément les substances les moins nutritives et qui donnent à l'estomac beaucoup trop de travail inutile, telles que les viandes blanches, les légumes verts, etc., à l'exclusion absolue des viandes noires ; voilà ce que cette école, dite physiologique, trouvait parfaitement conforme à une hygiène rationnelle. Mais, comme la nature n'est pas de cet avis, les malades devaient naturellement en souffrir, et jamais, en effet, on ne vit autant d'irritations gastriques et de santés délabrées par la faim qu'à l'époque où le système de Broussais était le plus en vogue. Rien d'étonnant donc à ce que la plupart de ces soi-disant gastrites ou gastro-entérites chroniques *aient disparu* comme par enchantement à la seule application d'un régime plus nourrissant, et offrant, sous la dénomination de *toniques*, des substances que leurs seules qualités éminemment nutritives rendaient plus faciles à digérer, telles que les viandes noires, surtout les rôtis, les biftecks, les côtelettes, etc. Et c'est au seul usage de ces *toniques-là*, c'est-à-dire aux seules substances nutritives par excellence, qu'aurait dû et devrait toujours se borner, dans les affections chroniques, le soi-disant traitement par des toniques. Vouloir y ajouter, outre l'eau rougie, non-seulement l'usage habituel des vins purs, mais encore celui de divers autres substances connues sous le nom de *corroborantes*, telles que le quinquina, les amers, etc., ce serait aller plus loin que la raison ne le demande. Car, abstraction faite même de tout ce qu'il y a d'hypothétique dans cette opinion qui attribue à la pure faiblesse l'existence de plusieurs maladies gastro-intestinales, et étant admis même que cette faiblesse des organes soit la cause réelle de quelques-unes, les substances soi-disant fortifiantes seraient encore les dernières qu'une thérapeutique véritablement rationnelle dût recommander. Nous avons déjà dit plus haut, en exposant les principes de l'hygiène rationnelle, que l'organisme n'a d'autre source, pour puiser ses forces, que les éléments assimilables qu'il trouve dans les aliments, et que ces éléments sont l'eau, l'albumine, la fibrine et la gélatine. Aucune substance dépourvue de ces éléments n'est donc capable de fortifier l'organisme, par ce seul fait qu'elle ne saurait point le nourrir; d'où il suit que toutes les substances qui ne possèdent point cette dernière qualité, mais qui semblent néanmoins donner, pour un moment, plus de ton à l'estomac ou à l'organisme entier, ne sont, en définitive, que des corroborants factices ou de faux toniques, dont les effets momentanés, semblables à ceux des excitants, devront bientôt disparaître de nouveau. C'est là, en effet, ce qui arrive aussi constamment; et, ce qu'il y a de pis, c'est que cette force factice, en disparaissant, ne manque jamais non plus de laisser après elle, comme tous les excitants, une faiblesse plus grande qui ne cède alors ordinairement qu'à l'usage réitéré de ces soi-disant toniques ; et plus on en use, plus les intervalles dans lesquels il faut revenir à leur usage deviennent courts, de telle sorte que l'organisme finit souvent par en contracter une habitude dont il ne peut plus se passer. Tous les soi-disant toniques sont donc en réalité de vrais *atoniques* par rapport aux effets durables et persistants qu'ils produisent à la longue. Les seules substances qui puissent avoir quelque droit au titre de *toniques*, ce seraient celles qui auraient la propriété de relever, d'une manière durable, les fonctions digestives plus ou moins délabrées, et c'est en vue de cette propriété supposée qu'on regarde, en effet, plusieurs substances stimulantes comme les toniques les plus rationnels. Mais le mal que nous venons de signaler est ici encore le même; il n'a fait que changer de place. Car quel est le véritable effet que produisent ces substances ? Ils *excitent* pour un moment les fonctions digestives qui, ensuite, selon la loi éternelle de l'équation des forces, ne manquent pas plus que dans le cas précédent, de se trouver plus abattues qu'auparavant, et ont bientôt besoin d'un nouvel excitant, dont à la fin elles ne peuvent plus se séparer. Un des

faits les plus concluants de ce genre est, entre autres, l'action
bien connue du *café*, dont certains railleurs, d'ailleurs assez
superficiels, croient avoir prouvé sans réplique les qualités
bienfaisantes en assurant qu'il leur est indispensable pour
avoir des digestions faciles et nullement gênantes; car c'est
précisément cette même assertion qui fournit la preuve la
plus éclatante du contraire, en faisant avouer aux contradic-
teurs eux-mêmes que le vrai bien que ce prétendu digestif
leur a fait, c'est d'avoir mis leurs organes dans un état à ne
plus pouvoir fonctionner comme il faut sans son aide. C'est
là ce bien que produisent à la fin, sans exception, toutes les
substances connues sous le nom de *toniques*, de *corroborants*,
de *digestifs*, etc. ; l'idée de fortifier les organes et les fonctions de l'appareil digestif est parfaitement rationnelle en
elle-même, mais les moyens qu'on emploie ordinairement
dans ce but sont bien loin de l'être au même point.

## § 39.

Il en est de même des **purgatifs** et des **vomitifs** que
d'autres croient indispensables pour débarrasser les voies
digestives des *saburres*, des *infarctes*, de la *bile* et d'autres
*immondices* qui pourraient s'y être amassées, et devenir, par
leur séjour prolongé, la source de toute sorte d'affections,
si tant est qu'elles ne sont déjà l'unique cause des maladies
actuellement existantes. Ce qu'il y a de juste dans cette manière de voir, c'est qu'il existe, en effet, chez tout individu
qui mange selon sa faim, un amas plus ou moins constant
de toutes sortes d'*immondices* dans les intestins; et ce qu'il
y a encore de vrai, c'est que ces immondices, restes inassi-
milables des aliments digérés, sont absolument destinées
à être *expulsées* du corps, comme la nature elle-même

nous l'indique par les tourments qu'elle ne nous épargne point si nous refusons d'obéir à ses vœux, dès qu'ils se manifestent. Mais ces faits, que personne ne conteste, prouvent-ils que les purgatifs et les vomitifs soient les seuls moyens capables de seconder les vœux de la nature, et qu'il ne puisse y en avoir d'autres tout aussi efficaces et plus innocents? Car, il ne faut point se dissimuler que toutes ces drogues ne doivent, en définitive, leur efficacité évacuante qu'à la propriété qu'elles possèdent d'irriter les intestins par leur contact avec les parois de ces organes ; cette irritation y produit une sécrétion plus abondante de bile, de sérosités et de mucosités, ainsi que des contractions plus fortes et plus précipitées, au moyen desquelles les matières, d'abord ramollies par les divers fluides sécrétés, sont ensuite expulsées avec plus ou moins de violence. Toutes les drogues purgatives et émétiques sont donc, en vertu même de leur efficacité, des substances nuisibles qui pourraient causer les inconvénients les plus graves dans tous les cas où l'expulsion définitive de ces matières serait empêchée par des obstacles matériels qui s'y opposeraient, tels, par exemple, que des rétrécissements dans le canal intestinal, la paralysie d'une partie de son trajet, ou des matières trop dures pour être suffisamment ramollies par les fluides sécrétés. Mais lors même qu'il n'existerait aucun de ces obstacles, la seule augmentation des diverses sécrétions que ces drogues causeraient serait déjà un inconvénient assez grand pour songer à l'éviter au moins dans tous les cas où il ne serait pas indispensable, et où l'on pourrait obtenir les évacuations voulues par des moyens plus innocents, tels que de simples lavements d'eau légèrement savonnée, etc. Ajoutons à cela que la surexcitation artificielle des mouvements intestinaux produite par ces drogues ne manque jamais de laisser après elle une beaucoup plus grande inertie de ces organes ; de telle sorte que les individus habituellement constipés finissent presque toujours par voir leurs garderobes naturelles devenir de plus en plus paresseuses, lorsqu'ils ont le malheur d'avoir un recours trop fréquent aux purgatifs. De là on peut facilement conclure aussi combien est déplorable l'erreur de ces malades qui croient absolument avoir besoin d'être *purgés*, parce que leurs garderobes sont tardives, et qu'ils sentent dans les voies gastriques un certain embarras qu'ils attribuent à des accumulations d'une bile ou de saburres trop abondantes. Car, de deux choses l'une : ces accumulations existent en effet, ou elles n'existent point. Dans le dernier de ces deux cas, l'usage des purgatifs sera le moyen le plus propre à les amener, tant par l'augmentation des sécrétions que ces drogues produisent que par l'inertie plus grande des garderobes qui suivra infailliblement les évacuations plus fréquentes qui auront eu lieu. Dans le premier de ces deux cas, c'est-à-dire lorsqu'il y a réellement des accumulations de saburres, les purgatifs en produiront en effet l'évacuation, mais non sans y en ajouter de nouvelles, ni même en rendant ces évacuations plus efficaces que ne l'aurait pu faire la nature elle-même par le mouvement naturel des intestins qui, au fur et à mesure que ces saburres se produisent, les conduit constamment, avec les matières stercorales, vers le rectum, où leur expulsion peut encore être obtenue par de simples lavements à l'instant même que l'on voudra. Disons, cependant, qu'il peut y avoir aussi des cas où une grande inertie du mouvement péristaltique des intestins, jointe à une production surabondante et incessante de ces matières, pourrait causer dans les voies gastriques des embarras dont ni la nature ni les lavements ne seraient capables de triompher. Nous devons même reconnaître que ces cas ne sont pas trop rares. Mais les purgatifs sont encore les derniers moyens qui puissent s'y trouver rationnellement indiqués, attendu que ce qu'il y faut, ce sont, tout au contraire, des moyens capables d'*arrêter* les sécrétions trop abondantes au lieu de les augmenter, et de *donner du ton* aux intestins au lieu de les fatiguer davantage par des surexcitations débilitantes. Enfin, il va sans dire que, si les purgatifs ne peuvent être rationnellement indiqués dans presque aucun des cas où les évacuations naturelles manquent plus ou moins, ils le seront encore moins dans ceux où les garderobes sont déjà, sans eux, plus ou moins fréquentes, puisque tout ce qu'il y a à faire lorsque la nature se débarrasse elle-même de matières nuisibles, c'est de l'aider doucement dans ces efforts, mais non d'augmenter l'embarras des voies par un surcroît de ces matières. Il en est de même de l'usage des *vomitifs* dans tous les cas où l'estomac pourra être, sans leur aide, débarrassé des matières nuisibles qui le gênent ; car tous les inconvénients attachés aux purgatifs accompagnent aussi les vomitifs ; les uns et les autres sont également superflus dans les cas où leur usage n'offre aucun danger, et également nuisibles toutes les fois qu'ils pourraient paraître indispensables. En outre, ils ne manquent jamais de fatiguer et d'irriter au plus haut point les organes de la digestion, en sorte que nous ne saurions en aucune manière les regarder comme des moyens rationnels tant qu'il sera possible d'en trouver d'autres qui puissent remplir le même but avec moins d'inconvénient.

§ 40.

Il est cependant un autre point de vue sous lequel on peut envisager les purgatifs, et qui mérite également une attention particulière. C'est celui d'après lequel les partisans de la

**médecine chimique** les emploient moins en leur qualité de *laxatifs*, qu'à l'effet de *purifier*, comme on dit vulgairement, le sang, ou de *purger réellement* l'organisme de certaines matières que les diverses opérations physiologiques de la digestion paraissent incapables d'éliminer d'une manière suffisante. C'est peut-être même le plus souvent à ce titre que non-seulement les gens du monde mais encore bien des médecins les regardent comme des remèdes indispensables, et il faut avouer que rien ne paraît, en effet, au premier abord, plus conforme à la science et au bon sens que cette manière de voir. Car il faut reconnaître qu'il existe dans nos organes plusieurs de ces matières, telles que la bile, les aigreurs, les glaires et autres, qui reviennent souvent avec une abondance plus ou moins gênante, quelques régulières que soient d'ailleurs les diverses opérations moyennant desquelles l'organisme les expulse tous les jours. Mais ce qu'on a de la peine à concevoir, lorsqu'on examine la chose à fond, c'est le bien réel que pourraient faire, dans ces cas, les purgatifs même en leur qualité de soi-disant *dépuratifs*. Nous venons de dire, dans le § précédent, qu'une des propriétés les plus constantes de ces substances, c'est de surexciter les diverses sécrétions des organes, et s'il ne s'agissait que de faire rendre aux organes ce dont ils pourraient être trop pleins, l'usage de ces drogues serait, en effet, parfaitement approprié au but. Mais cette trop grande abondance de certaines matières a elle-même sa cause antérieure dans un autre fait qui est un *travail morbide* par suite duquel les organes *produisent* ou *engendrent* ces matières en plus grande quantité qu'il ne faudrait. En favorisant la sécrétion de ces matières pour les faire ensuite expulser, les purgatifs n'enlèvent donc, en définitive, qu'un *produit* de la maladie au lieu de la *cause*, et comme cette cause est un *travail* qu'on doit faire *cesser* et non pas une matière qu'on puisse enlever, leur efficacité réelle dans ces cas n'est pas plus grande que celle d'une prise de tabac dans un rhume de cerveau : cette prise fait bien sécréter davantage la muqueuse nasale, mais ne guérit point le rhume. Au contraire, plus ces sécrétions sont surexcitées et leurs produits enlevés, plus l'organisme est porté à en augmenter la production, comme nous le voyons, entre autres, pour les cors aux pieds, les verrues, les ongles, les cheveux et la barbe ; plus on les coupe, plus ils poussent. Aussi, aucune de ces substances réputées *dépuratives* n'a-t-elle jamais rien purifié du tout, et il n'y a point de malades qui aient plus besoin d'être purgés réellement que ceux qui usent le plus de purgatifs. Il en est de même des matières morbides dont quelques-uns croient devoir enlever les restes, à la suite de certaines maladies, telles que la rougeole, la scarlatine, la petite vérole et autres maladies éruptives. Car, lors même qu'effectivement il existe de ces matières, elles sont ou produites par l'organisme même ou elles lui sont étrangères. Dans le premier cas, ce serait encore un travail morbide qu'on devrait faire cesser, au lieu de se borner à n'en enlever que le produit ; dans le second cas, les purgatifs resteraient absolument sans influence sur cette matière étrangère, si elle n'avait pour siége ni le canal digestif, ni l'appareil sécrétoire de ce canal, et, si elle siégeait dans l'un ou dans l'autre, les seules opérations physiologiques naturelles de ces organes suffiraient pour la faire sécréter et expulser, sans la moindre nécessité d'un purgatif. Au reste, cette inefficacité notoire des purgatifs dans presque tous les cas dont nous venons de parler n'a point échappé à tous les praticiens, c'est pourquoi d'autres partisans de la *médecine chimique* ont songé à traiter ces sécrétions morbides par des substances aptes à en opérer soit l'absorption, soit la décomposition, ou la production trop abondante. C'est ainsi qu'ils traitent les aigreurs d'estomac, par exemple, par la magnésie ou d'autres substances alcalines, la dyspepsie alcaline par des acides, etc., et qu'ils étudient la composition chimique de la bile, du suc gastrique et des autres fluides jouant un rôle dans l'accomplissement de la digestion, afin de pouvoir trouver les réactifs nécessaires pour agir sur la production même de ces produits organiques et d'en changer, selon le besoin, et la quantité et la qualité. L'idée fondamentale sur laquelle repose cette manière de procéder est certainement ce qu'il y a de plus rationnel; mais pour sa mise en pratique, il est des obstacles absolument invincibles. C'est que l'organisme, dans le secret de ces opérations chimiques, procède d'après des lois qui nous sont entièrement inconnues et qui font que nous échouons presque toujours de la manière la plus complète, lorsque nous voulons y appliquer les lois connues de la chimie ordinaire. Il y a bien des chlorotiques auxquels on peut faire manger des masses de fer, sans que leur sang qui en était dépourvu, s'en montre plus riche après qu'avant; le phosphate de chaux est bien loin de nourrir forcément les os, si l'organisme en refuse l'assimilation; les substances alcalines employées contre les aigreurs absorbent bien celles qui sont dans l'estomac, mais n'empêchent point l'organisme de produire, après comme avant, le suc gastrique avec le même excès d'acidité, et ainsi de suite. Il en est de même de tous les autres médicaments que la *médecine chimique* a cru pouvoir proposer jusqu'ici comme les plus rationnels; la plupart ont entièrement trompé l'attente des praticiens, et ceux qui se sont montrés efficaces, ne l'ont été que contre les produits de la maladie, mais jamais encore contre le travail morbide qui les engendre.

## § 41.

En général, le défaut capital de tous les divers traitements dont nous avons parlé jusqu'ici, c'est de ne s'adresser jamais qu'aux *produits* de la maladie et de rester absolument impuissants contre la cause du mal, ce qui fait qu'ils devraient être tous rangés dans la catégorie de ceux qu'on a appelés des **traitements symptomatiques** et dont nous allons dire quelques mots. Le caractère essentiel de ces traitements est de ne s'occuper absolument que des phénomènes qui se manifestent et de les combattre de la manière la plus rationnelle possible, n'importe quelle que puisse être la cause inconnue et impénétrable qui préside à leur existence. Dire que cette manière de procéder est totalement irrationnelle, ce serait certainement aller trop loin, puisqu'elle ne le serait dans aucun cas plus qu'aucune des autres qui n'ont de plus rationnel que le titre qu'elles se confèrent elles-mêmes, sans y avoir plus de droit que la dernière méthode la plus empirique. Au contraire, vu l'impossibilité absolue qu'il y a de jamais être bien sûr d'avoir pénétré la vraie cause première du mal, rien ne paraît plus rationnel même que de combattre tout simplement ce qui existe et ce qu'on peut reconnaître, au lieu de diriger ses traitements contre des faits purement supposés. Nous n'aurions donc absolument aucune objection à faire contre les traitements purement *symptomatiques*, si les *moyens* par lesquels on cherche à atteindre le but, étaient au moins aussi rationnels que le but même qu'on se propose. C'est dans ces derniers que se trouvent tous les inconvénients de cette méthode. Qu'on ordonne à un malade qui est en proie à des coliques violentes une substance qui fasse cesser ses douleurs d'une manière aussi sûre que douce, et prompte, on lui aura fait un bien positif, peu importe qu'on ait bien reconnu ou non la vraie cause de ces douleurs; mais qu'on lui administre, au contraire, une substance qui ne fasse que le calmer momentanément, quelquefois même au risque de voir bientôt revenir les douleurs avec une violence redoublée, ce traitement symptomatique aura aggravé le mal, au lieu de contribuer à sa guérison. Or, c'est ce dernier service que rendent la plupart des moyens dont on se sert ordinairement en médecine, non-seulement dans les traitements symptomatiques avoués, mais encore, et tout autant, dans ceux qu'on décore du titre de *rationnels*, et il est même impossible qu'il en soit autrement, attendu que c'est dans les *principes mêmes* d'après lesquels on a l'habitude de déterminer le choix de ces moyens que pêchent toutes ces méthodes. Nous avons dit dans les §§ précédents que le principal défaut des émissions sanguines, des soi-disant toniques, des purgatifs et des vomitifs, ainsi que de la plupart des moyens de la médecine chimique, consiste à ne produire, généralement, que des soulagements passagers ou *palliatifs*, qui, par la force réactrice de l'organisme, manquent rarement d'être suivis bientôt d'un état tout opposé et qui ne sert qu'à aggraver, en dernier lieu, le mal qu'on se propose de combattre. Mais ce même défaut est et doit nécessairement être inhérent à tous les moyens sans exception que les théoriciens ont proposés jusqu'ici pour combattre soit de simples symptômes, soit ce qu'ils regardaient comme la cause du mal. Car tous ces moyens ont été proposés en vue des effets immédiats qu'ils produisent sur l'organisme, sans qu'on ait pris en considération les effets consécutifs beaucoup plus persistants qui se déclarent, à la suite des premiers, par la réaction vitale de l'organisme. De là vient que tous les soi-disant calmants, corroborants, astrin-

gents, rafraîchissants, sudorifiques, diurétiques, emména-
gogues, antispasmodiques et autres, quel qu'en soit le
nom, ne produisent ordinairement qu'un soulagement très
passager, qui tend plutôt à aggraver le fond du mal qu'à le
guérir, et qui force le malade à revenir constamment à l'usage
de ces drogues, dont les effets palliatifs deviennent toujours
d'autant plus faibles qu'on en fait un usage plus fréquent. C'est
là ce qui oblige ensuite le praticien qui suit ces méthodes de
renforcer de plus en plus les doses jusqu'à ce que, dans les
maladies chroniques surtout, elles ne produisent plus aucun
effet sur le malade, et qu'elles le laissent ensuite dans l'état
le plus déplorable. Tel est le résultat qui arrive plus souvent
qu'on ne le pense dans les gastralgies et les entéralgies chroniques traitées par l'opium ou les diverses préparations de
cette substance, ainsi que dans les dyspepsies opiniâtres, les
constipations habituelles ou d'autres affections chroniques
des organes de la digestion soignées pendant longtemps au
moyen de palliatifs semblables, sans parler d'une foule d'autres maladies où les résultats peu consolants sont les mêmes.
Ce n'est donc point à la méthode symptomatique en elle-
même, pas plus qu'aux moyens dont on fait usage, qu'on
devrait adresser le blâme que ces traitements méritent,
puisque tout le mal qui peut en résulter, gît uniquement,
comme nous venons de le démonter, dans les principes d'après
lesquels on choisit ces moyens. Car il est évident que, si on
renversait ces principes et qu'au lieu d'un calmant, par
exemple, on ordonnait, dans de violentes douleurs, une très
faible dose d'un excitant dont l'effet immédiat et passager
serait d'augmenter l'irritation nerveuse, la réaction vitale de
l'organisme y produirait bientôt elle-même le calme désiré, et
l'on aurait non-seulement un calme plus long et plus efficace,
mais encore un soulagement d'autant plus naturel que ce serait

l'organisme lui-même qui l'aurait produit. C'est ainsi que les purgatifs et les vomitifs pourraient même faire un bien excessif dans les diarrhées et les vomissements, si on ne les y employait qu'en doses assez petites pour ne produire aucune augmentation des évacuations mais seulement une légère sur-excitation excessivement passagère des organes irrités, la-quelle étant suivie d'une réaction de l'organisme dans le sens opposé, produirait infailliblement, comme effet définitif, l'apaisement de l'irritation et la cessation naturelle des phé-nomènes morbides. Il est vrai que, selon les causes auxquelles pourraient être dus les divers phénomènes, cette méthode pourrait souffrir des exceptions ou avoir besoin d'être basée sur des règles fixes, pour être pratiquée avec succès ; mais toujours est-il qu'elle serait plus rationnelle que toutes celles qu'on a suivies jusqu'ici.

### § 42.

Les inconvénients que nous venons de signaler comme inhérents à toutes les méthodes basées sur le même principe de *l'action directe et immédiate des médicaments*, n'ont pas non plus échappé aux observateurs de tous les temps ; mais au lieu de chercher la cause du mal là où elle est réellement, ils ont plutôt songé à y parer par l'**emploi simultané de plusieurs moyens** capables de répondre *à toutes les indi-cations à la fois*, qu'à se mettre à la recherche de ceux qui seuls peuvent faire atteindre le but, sans présenter aucun inconvénient. C'est ainsi qu'ils ne se contentent pas seule-ment de réunir en une seule et même préparation pharma-ceutique plusieurs substances dont l'une peut servir de cor-rectif aux effets trop violents de l'autre, mais ils ordonnent encore l'usage de divers autres moyens à côté de la médication principale, tels, par exemple, que des frictions extérieures en même temps qu'un médication interne, ou bien à telle heure de la journée un médicament contre les douleurs, et à telle autre une autre substance contre la fièvre ou d'autres phénomènes d'une seule et même maladie. En examinant de près cette manière de procéder il faut encore avouer que rien ne paraît plus rationnel au premier abord, et qu'il semble même que ce soit là la perfection de toute pratique rationnelle. Car, qu'y a-t-il de plus conforme au bon sens que de songer à obtenir par la réunion des moyens ce qu'un seul est impuissant à produire, et quel n'est pas souvent, dans toute maladie seulement un peu grave ou compliquée, le nombre des indications qui demandent en même temps à être satisfaites avec la même instance? Dans une gastro-entérite aiguë, par exemple, il n'y a pas seulement les douleurs d'entrailles contre lesquelles il faut trouver un remède; il y a aussi la constipation ou la diarrhée, et même des vomissements, des maux de tête, des agitations et des insomnies plus ou moins prononcées ou d'autres phénomènes fatigants qu'il est impossible de laisser en souffrance et qui ne permettent pas d'attendre qu'on puisse les combattre successivement. Dans ce cas, un purgatif pourra bien opérer contre la constipation, mais il ne pourra souvent rien contre les douleurs, qu'il augmenterait peut-être même; les opiats seraient bien indiqués contre la douleur, mais ils seraient mal choisis contre la constipation, et ainsi du reste. Qu'y a-t-il donc, nous le répétons, de plus naturel que de songer à combiner toutes ces indications ensemble et d'ordonner assez de moyens divers pour y suffire et pour parer même aux effets trop violents des uns par les effets des autres? Il est vrai que s'il était possible de découvrir un moyen qui, s'adressant au siége principal de la maladie, pût y combattre victorieusement

7.

la cause unique de tout ce cortége de phénomènes plus ou moins graves ou fatigants, l'usage exclusif de ce moyen serait encore plus rationnel que tout ce qu'on saurait imaginer. Car, abstraction faite de la manière beaucoup plus prompte, plus douce et même plus sûre dont on obtiendrait ainsi la guérison, il faut pourtant avouer aussi que, quelque rationnel que puisse paraître, en théorie, l'emploi de plusieurs remèdes à la fois, il ne laisse point de se présenter sous un tout autre aspect dans la pratique. Ceci vient d'une part de ce que les effets qu'on attribue ordinairement aux diverses substances connues sous le nom de médicaments, ne sont point les seuls qu'ils possèdent, et qu'ils n'en forment même que la plus petite partie ; en sorte que, s'il est déjà très difficile de dire d'avance quels effets produira une seule substance, outre ceux pour l'obtention desquels on les administre, il est encore plus impossible de dire quels seront ceux qui résulteront de l'emploi simultané des moyens les plus divers. Aussi la promptitude et la douceur avec lesquelles on obtient ainsi les guérisons, sont-elles ordinairement en raison inverse de la multitude des moyens mis simultanément en usage, et il est rare de voir se relever promptement d'une affection tant soit peu grave, les malades auxquels leur fortune permet de faire usage de tout le cortége des moyens que l'empressement de leur médecin trouve bon de mettre en jeu : bains, sinapismes, sangsues, pillules, flacons, tisanes, électricité et magnétisme, purgatifs, vomitifs, sudorifiques, diurétiques, calmants et rafraîchissants, etc. Et heureux encore le malade dont la guérison n'est que retardée sous le feu croisé de toutes ces batteries, et dont la maladie n'en empire point, comme elle le fait très souvent, et comme elle le ferait encore beaucoup plus fréquemment si les effets de toutes ces drogues ne se contrariaient pas, dans la plupart des cas, au point de s'annuler réciproquement d'une manière presque complète. C'est de ces combinaisons insensées qu'est même venue, en grande partie, cette ignorance dans laquelle sont encore plusieurs praticiens au sujet de la plupart des *simples* même qu'ils emploient çà et là ; car ne pouvant presque jamais se décider à ne pas ordonner, à côté, l'usage d'autres moyens, ne fût-ce que celui des bains, des tisanes ou de quelques applications extérieures, la véritable action de ces drogues, toujours plus ou moins contrariée, n'a jamais pu être bien observée par eux. Ce n'est que depuis qu'on a commencé à expérimenter, par des études faites exprès, les effets de ces drogues sur l'organisme en santé, qu'on est arrivé à envisager la question sous un autre point de vue, et qu'on a pu s'expliquer pourquoi ce sont précisément les traitements les plus énergiques sous le rapport de la quantité des moyens mis en jeu, qui donnent ordinairement les plus mauvais résultats. Aussi tous les praticiens qui ont pris la peine d'étudier à fond ces expériences faites sur l'homme en santé, ont-ils aujourd'hui complétement abandonné cette vieille routine plus qu'irrationnelle, à laquelle ils préfèrent de beaucoup le traitement au moyen des substances seules dont ils connaissent tous les effets. Et ce sont ces médecins-là qui sont ordinairement les plus heureux dans leur pratique.

## § 43.

Outre cette méthode insensée dont nous venons de parler, il en est une autre, non moins irrationnnelle, contre laquelle nous devons mettre également en garde nos lecteurs. C'est celle des **panacées universelles**, qui applique aux maladies les plus diverses un moyen curatif unique. A cette classe appartienent toutes les nouvelles méthodes, *thérapies* et *pathies* qui surgissent tous les jours dans le champ de la pratique médicale, et que le charlatanisme sait merveilleusement exploiter à son profit, telles que l'*hydrothérapie*, l'*électro- ou galvanopathie*, le *magnétisme*, la *méthode Raspail* et autres. Toutes ces diverses *pathies* ou *thérapies* ont ceci de commun entre elles qu'elles n'ont à leur disposition qu'un seul agent thérapeutique ou seulement un cercle très restreint de ces agents qu'elles donnent comme parfaitement propres à la guérison de toutes les maladies. Il est facile de voir que l'erreur ne gît point, ici, dans l'inefficacité de ces moyens en eux-mêmes, mais uniquement dans l'extension plus qu'irrationnelle qu'on voudrait donner à leur vertu curative. Aussi sommes-nous bien loin de vouloir contester le bien que pourront faire, dans bien des cas, l'application de l'eau froide, l'usage du camphre ou de l'eau sédative, ainsi que l'emploi de l'électricité, du magnétisme ou des plaques métalliques. Au contraire, nous pensons que toutes ces choses sont d'une puissance telle qu'on aurait bien tort de ne pas les essayer dans beaucoup plus de cas encore qu'on ne l'a fait jusqu'ici. Mais ce que nous contestons à ces agents, c'est, d'une part, qu'ils soient les seuls qui méritent cette haute attention, et, d'autre part, qu'ils puissent être employés avec le même succès, dans tous les cas, sans distinction. Selon notre opinion, tous les agents aptes à déranger tant soit peu l'action normale de nos organes, peuvent, selon le cas et les circonstances, devenir les instruments les plus puissants dans les mains d'un praticien qui sait s'en servir pour faire revenir à l'état normal l'action anormale d'un organe quelconque. Dans ce sens, il n'y a même aucune distinction à faire ; tous les agents thérapeutiques, depuis la substance réputée la plus douce jusqu'au poison le plus violent, sont, par rapport à leur puissance curative, d'une efficacité égale ; toutes, sans exception, peuvent devenir indispensables dans toutes les maladies possibles et les guérir toutes les fois que l'usage en sera réellement indiqué. Tous ces agents sont donc des panacées au moins aussi universelles que ceux auxquels on voudrait attribuer exclusivement la faculté de se montrer efficaces dans toutes les maladies, puisqu'il n'en est aucun qui ne puisse le devenir tout autant dans les circonstances favorables à son action ; mais ces circonstances qui sont la condition *sine quâ non* de cette efficacité, doivent être nécessairement aussi la condition de ceux qu'on se plaît souvent à regarder comme des panacées par excellence. En général, aucun agent n'est en lui-même ni salutaire ni malfaisant ; tous ne deviennent l'un ou l'autre que par les circonstances dans lesquelles on les emploie et par la dose à laquelle on les administre. L'arsenic, le phosphore, l'acide prussique, la belladone, la jusquiame, la nicotine, le venin des abeilles et même des serpents ou autres poisons des plus redoutables, peuvent devenir, dans certaines occasions et *à la dose convenable*, les substances les plus salutaires ; de même que, par contre, les substances réputées les plus innocentes, telles que le camomille, le café, le thé de Chine, le camphre, l'électricité, le magnétisme et l'eau froide même, peuvent devenir les agents les plus malfaisants, lorsqu'on les emploie là où les circonstances fournissent une contre-indication à leur usage. Cela va même si loin qu'il n'y a absolument aucune maladie dans laquelle l'un ou l'autre de tous ces agents ne puisse se trouver indiqué comme le remède le plus salutaire ; de même que, dans d'autres cas, le même agent qui y fait ordinairement le plus de bien, pourra se trouver le plus mal choisi. C'est ainsi qu'il n'y a pas même jusqu'aux substances purgatives, vomitives ou autres dont nous avons condamné l'usage qu'on en fait ordinairement, qui ne puissent, dans d'autres circonstances et employées dans un autre but et *à d'autres doses*, se montrer les moyens les plus rationnels. Car ce qui fait de tout agent un moyen plus ou moins rationnel, ce ne sont point ses propriétés en elles-mêmes, mais le but et les circonstances dans lesquels on l'emploie. D'après cela, il est facile de voir aussi ce qu'il faut répondre à ces questions que les gens du monde adressent tant de fois à leur médecin, en lui demandant : « L'hydropathie est-elle bonne contre les dyspepsies chroniques? La méthode Raspail convient-elle dans les maladies des organes de la digestion? Le camphre est-il bon contre les diarrhées? Les plaques métalliques et l'électropathie en général peuvent-elles guérir les crampes d'estomac? » Car, il doit être clair que tout dépendra entièrement des circonstances ; si ces circonstances sont favorables à l'action de ces agents, ou plutôt, si elles réclament l'usage de l'un ou de l'autre, ceux-ci guériront le cas donné ; mais si, au contraire, le cas donné est tel que tout autre agent serait plus rationnellement indiqué, non-seulement ces agents ne le guériront pas, mais encore ils pourront faire tout autant de mal que la substance la plus dangereuse.

## § 44.

Tout ce que nous venons de dire des soi-disant panacées universelles, s'applique également, dans toute sa rigueur, aux soi-disant **spécifiques** contre certaines maladies. Comme il ne saurait y avoir d'agents thérapeutiques aptes à guérir toutes les maladies les plus diverses, il ne saurait y en avoir non plus qui guérissent en bloc tous les cas et toutes les formes possibles de la même maladie. Ce qu'il y a de vrai,

sous ce rapport; c'est qu'il existe effectivement, contre beaucoup de maladies, certains médicaments qui s'y rapportent
plus que d'autres, tels, par exemple, que le mercure contre
le chancre vénérien, le soufre contre la gale, la camomille
contre les coliques bilieuses, le quinquina contre les fièvres
intermittentes, etc. Il y a même ceci de plus que l'usage
des médicaments qui sont dans un rapport spécial contre la
la maladie, est beaucoup plus rationnel que celui de tous les
moyens *indirects*, tels que les émissions sanguines, les purgations et autres moyens de cette nature. Car tous ces soi-
disant *spécifiques* n'ont cette propriété que parce qu'ils se
rapportent directement à la vraie cause fondamentale du
mal; cause dont la nature toujours plus ou moins impénétrable a fait que les vrais effets, en vertu desquels ces moyens
guérissent, sont aujourd'hui encore ignorés par la plupart
des médecins, et que la découverte en a toujours dû rester
abandonnée au hasard. De là, il est résulté ensuite qu'on a
presque toujours donné une trop grande extension à la vertu
curative de ceux que le hasard a fait découvrir; voyant la
rapidité, la sécurité et la douceur proportionnelle beaucoup
plus grande avec laquelle ils guérissaient certains cas, et ne
pouvant se rendre compte des conditions auxquelles ils le
faisaient, on a cru que leurs effets devaient être naturellement les mêmes dans tous les cas sans exception de la même
maladie. Cette opinion est celle qui règne aujourd'hui encore
parmi le plus grand nombre de praticiens, et de là vient
qu'il n'y a pas de partie de médecine qui offre une plus
grande confusion que celle qui existe à l'égard des soi-disant
spécifiques connus ou inventés et proclamés tous les jours
contre toutes sortes de maladies. Malheur aux personnes qui
sont assez crédules pour s'y fier ! La plupart de ces moyens
tromperont certainement leur attente, parce que les causes

mêmes d'où peut dépendre la même maladie et auxquelles les spécifiques doivent se rapporter pour manifester leurs vertus spéciales, peuvent être tellement différentes, qu'il est absolument impossible que la seule et même substance qui guérit miraculeusement *certains cas* d'une maladie, en guérisse *tous* les autres de la même manière. Pour pouvoir employer avec une entière sûreté les soi-disant spécifiques, il faudrait donc savoir d'avance, dans chaque cas d'une maladie, si celui-ci est tel que le même spécifique qui a guéri quelques autres, se rapporte suffisamment à la cause particulière d'où il dépend, et comment faire pour le savoir, si la cause des cas que le spécifique a guéris est restée inconnue? Selon nous, il n'y a absolument qu'un seul moyen de lever cette difficulté. C'est de s'en tenir, au lieu de la cause impénétrable, aux divers phénomènes qu'elle produit. Car, toutes les fois que la même maladie, une entérite, par exemple, est produite par une cause différente, il devra y avoir nécessairement aussi une différence plus ou moins sensible dans l'ensemble de ses phénomènes, surtout dans ceux qui accompagnent les symptômes communs à tous les cas de la même maladie. En observant ces différences dans tous les cas que le spécifique guérit, ainsi que dans tous ceux qu'il ne guérit pas, on verrait alors, même sans en connaître les causes, les phénomènes particuliers qui fourniraient des *indications précises* pour l'emploi de tel spécifique plutôt que de tel autre. Cette manière de procéder, infiniment plus rationnelle que toutes les autres, a été suivie notamment par le docteur *Samuel Hahnemann* qui, par elle, est parvenu à découvrir des règles sûres pour le choix des véritables spécifiques. Observant sous ce rapport, non-seulement les divers phénomènes qui caractérisent les divers cas d'une même maladie, mais encore ceux que les médicaments peuvent produire sur

les organes en état de santé, il vit que les cas où un spécifique se montrait véritablement tel, étaient ceux dont les
phénomènes caractéristiques étaient les mêmes que le
médicament pouvait produire, et que dans ceux où il ne
guérissait pas, son manque d'efficacité dépendait de ce défaut de similitude. C'est là ce qui le porta à donner à sa
*doctrine sur le choix des spécifiques*, le nom d'*homœopathie* ou traitement des maladies par les *médicaments à phénomènes semblables*. Or, le traitement au moyen des spécifiques n'étant des plus irrationnels que lorsqu'il est pratiqué
sans connaissance de cause et d'une manière purement *empirique*, tandis qu'il devient des plus *rationnels* lorsqu'on le
pratique sur des indications sûres, nous devons nécessairement donner à la méthode suivie et enseignée par Hahnemann, la préférence sur toutes les autres, par ce seul fait
qu'elle nous met à même de remplacer, dans chaque cas
morbide, les moyens indirects qu'on emploie ordinairement,
par des moyens agissant directement contre la cause même
de la maladie. C'est pourquoi nous montrerons l'application
de cette méthode au traitement rationnel des maladies des
organes de la digestion, après avoir fait encore quelques
observations générales sur la manière de la pratiquer avec
succès.

---

# CHAPITRE VI.

## DU TRAITEMENT HOMŒOPATHIQUE EN PARTICULIER.

### § 45.

D'après ce que nous venons de dire dans le § précédent,
il doit être clair que la doctrine médicale appelée *homœopa-*

*thie* ne saurait en aucune sorte être mise au même rang que ces diverses méthodes ou traitements connus sous les noms d'*hydropathie*, d'*électropathie*, ou autres auxquels on a donné également la terminaison de *pathie*. Car si toutes ces diverses *pathies* ne sont qu'un traitement des maladies les plus diverses *par un seul et même moyen* et *sans nulle règle ni principe sûr* pour leur application rationnelle, l'*homœopathie*, en tant que doctrine, est au contraire un *ensemble de principes* et *de règles fixes* pour l'emploi rationnel de *tous* les agents thérapeutiques. Pratiquer l'homœopathie ou suivre des principes sûrs pour le choix des moyens curatifs les plus directs, ce sont donc deux choses absolument identiques, et comme, pour le choix de ces moyens, il ne saurait y avoir d'autre manière d'y parvenir que celle suivie et enseignée par Hahnemann, il en résulte que tous ceux qui tiennent à obtenir toute guérison par le chemin le plus court et le plus direct, sont obligés de s'enquérir des règles que l'auteur de l'homœopathie a données à cet effet. Car il ne peut pas y avoir de doute que toutes les méthodes que nous avons examinées dans le chapitre précédent, sont loin d'être le chemin le plus court et le plus sûr pour arriver au but ; elles peuvent souvent procurer des *soulagements* plus prompts que les moyens directs, mais comme ces traitements ne sont que palliatifs, les soulagements qu'ils procurent ne peuvent être qu'éphémères, tandis que les moyens directs, telles que les règles données par Hahnemann apprennent à les déterminer, produisent la *guérison*, dans un temps relativement plus court même que les autres n'en mettent à produire souvent un simple soulagement. Et lors même que les soulagements obtenus au moyen des anciennes méthodes seraient plus prompts que les guérisons obtenues par les moyens directs, le devoir du médecin n'est point de se borner à soulager son malade, lorsqu'il peut le guérir par un moyen plus simple et plus doux ; son vrai devoir est de se mettre à la recherche de ce moyen, et de prendre, pour cela, la voie qui peut l'y conduire. Sous ce rapport, la pratique de la méthode de Hahnemann n'est pas même une chose *facultative* que le médecin puisse adopter ou non, ni une méthode applicable à certains cas seulement; non, elle est, au contraire, ce qu'il y a de plus obligatoire et de plus universellement convenable dans toutes les maladies possibles, puisqu'il n'y a aucun cas dans lequel le praticien puisse se passer de chercher la substance la plus apte à le guérir de la manière la plus directe, ni aucun cas dans lequel une substance déterminée ainsi ne soit préférable à toute autre. Il se peut, en effet, que malgré l'observation des règles que la doctrine de Hahnemann donne pour atteindre ce but, le praticien n'arrive pas toujours à découvrir les substances qui remplissent plus ou moins les conditions voulues ; mais cette imperfection pratique attachée à toutes les applications que fait l'homme des lois de la nature, n'ôte rien à l'obligation qu'il a, dans tous les cas, de se mettre au moins à la recherche de ces moyens, c'est-à-dire de *pratiquer les principes de la doctrine homœopathique.* Quant à la question de savoir si ensuite l'homœopathie guérira infailliblement tous les cas morbides possibles, où s'il ne s'en trouvera pas quelques-uns qui échapperont à sa puissance, elle est toute simple, puisque tout dépend de la plus ou moins grande exactitude avec laquelle les remèdes ainsi choisis se rapporteront aux indications particulières fournies par le cas donné. S'il n'y a aucun moyen de trouver cette substance que les règles réclament, l'homœopathie sera absolument inapplicable ; mais si, au contraire, cette substance existe parmi celles qui sont connues ou accessibles aux recherches, il n'y aura aucun cas de n'importe quelle maladie curable en elle-même, que le médecin homœopathe habile à déterminer le choix de cette substance ne doive guérir nécessairement d'une manière infiniment plus douce, plus prompte et plus sûre. Les succès dans la pratique homœopathique dépendent donc entièrement de la plus ou moins grande exactitude avec laquelle ceux qui l'exercent seront à même d'en appliquer les règles, qui sont presque en tout point diamétralement opposées à celles que donne l'ancienne école tant pour le *diagnostic* des maladies, que pour les *indications* qui doivent guider dans le choix du médicament, et en même temps pour l'*administration des doses*. C'est pourquoi, bien que nous ayons traité à fond de ces règles dans un ouvrage à part (1), nous en dirons ici encore quelques mots, pour résumer celles dont la connaissance est indispensable pour le traitement homœopathique des maladies qui font le sujet de cet ouvrage.

## § 46.

Les lecteurs qui nous auront suivi attentivement jusqu'ici, se seront sans doute déjà aperçus que, pour suffire aux indications que réclame l'application du vrai spécifique dans tout cas morbide, le **diagnostic homœopathique** devra être fait d'une autre manière que celui de l'ancienne école. Dans cette dernière, qui n'applique les remèdes que d'après le nom et le caractère général de la maladie, il suffit, pour établir ce que cette école appelle son traitement rationnel, d'avoir reconnu l'organe souffrant et le genre général du travail pathologique dont il est affecté. Si c'est une inflammation, ce sont les émissions sanguines qui sont indiquées,

(1) *Principes et règles qui doivent guider dans la pratique de l'homœopathie.* Paris, 1857.

dans les crampes ce sont les antispasmodiques, dans la faiblesse les fortifiants, dans les douleurs les calmants, et ainsi de suite. Les épiphénomènes qui distinguent un cas particulier de gastrite ou d'entérite, par exemple, d'un autre cas de ces mêmes maladies, ne changent ordinairement rien dans l'application de ces traitements ; aussi n'y fait-on presque jamais la moindre attention, si ce n'est pour administrer un palliatif, lorsque le malade se plaint de tel ou tel symptôme accessoire. Mais il en est autrement dans le traitement par des *spécifiques homœopathiques.* Là, tout ce qui peut servir à faire distinguer un cas particulier d'un autre cas de la même maladie, doit être soigneusement relevé, puisque ce sont ces phénomènes-là qui fournissent les indications pour le choix du spécifique le mieux adopté au cas donné. Or, ces particularités devant se manifester dans les divers symptômes en dehors de ceux de la lésion principale et des symptômes qui constituent la maladie proprement dite, c'est toujours sur les *épiphénomènes* que doit se porter l'attention principale du praticien homœopathe, et plus ces symptômes sont singuliers et en dehors du cercle des symptômes ordinaires, plus ils méritent d'être soigneusement relevés. En outre, comme les divers cas d'une même maladie se distinguent entre eux aussi suivant la *cause occasionnelle* qui les aura produits, cette *cause* doit fixer également l'attention du médecin homœopathe, attendu que cette seule différence déjà pourra exiger dans tel cas un tout autre spécifique que dans tel autre, pour obtenir la guérison la plus prompte. Il en est de même de la *constitution* et des *maladies antérieures* de l'individu atteint, qui pourront également modifier le cas donné, au point de réclamer un médicament tout spécial. Toutes ces observations s'appliquent aux maladies aiguës de la même manière qu'aux affections chroniques ; dans l'un et l'autre cas la maladie pourra dépendre de *causes constitutionnelles* capables d'imprimer un cachet tout particulier au cas dont il s'agit, et faire manquer le succès prompt et complet, si on n'y fait point attention dans le choix du médicament particulier. Comme l'ancienne école établit ordinairement son diagnostic uniquement en vue de la pathologie, à l'effet de déterminer le *nom* de la maladie dont l'individu est atteint ; le médecin homœopathe doit l'établir en vue de la thérapeutique, à l'effet de déterminer le choix du médicament qui sera le meilleur spécifique du cas qu'il faudra traiter. Sous ce rapport, le nom de la maladie est même la dernière chose qui doive occuper le praticien homœopathe ; car toutes les fois qu'il aura bien diagnostiqué les particularités qui distinguent le cas donné de tout autre de la même maladie, par rapport à la cause occasionnelle et la constitution individuelle, le médicament qui répondra à ces indications guérira certainement le cas, lors même que le diagnostic du nom général de la maladie resterait dans l'obscurité. Un des plus grands bienfaits de la doctrine de Hahnemann, c'est précisément d'avoir trouvé, au lieu du diagnostic, toujours si incertain, de la vraie *cause* de la maladie, un genre de *diagnostic thérapeutique* qui permette au praticien de distinguer, par la seule distinction des phénomènes, le médicament le plus apte à combattre la cause inconnue. Et c'est à ce résultat là que fait arriver, en définitive, le diagnostic dont nous venons de parler, par cela seul qu'il sert à indiquer le spécifique le plus approprié aux particularités du cas. Qu'une affection gastrique, par exemple, soit une véritable gastrite ou seulement une simple lésion de fonction ou de sensation, peu importe, pour sa guérison radicale, que le praticien ait pu éclaircir ce doute ; en procédant de la manière que nous venons d'indiquer, c'est-à-dire en choisissant un médicament qui réponde aux symptômes indicateurs particuliers, il le guérira en moins de temps que n'en mettront les médecins de l'ancienne école pour s'entendre sur sa vraie nature pathologique. C'est pourquoi le médecin homœopathe doit procéder , dans l'examen de son malade, d'une manière beaucoup plus minutieuse que cela n'est nécessaire pour les traitements de l'ancienne école, et qu'il doit recueillir non-seulement tous les symptômes, les plus insignifiants en apparence, qu'offre ce cas, mais encore les *causes* et les *circonstances* sous l'influence desquelles ces symptômes se montrent, s'aggravent, diminuent ou disparaissent, attendu que ces particularités peuvent fournir des indications précieuses pour le choix du médicament le plus spécifique.

§ 47.

Il va sans dire que toutes les fois que nous parlons des effets des médicaments, nous entendons ceux qui sont consignés dans la **matière médicale de l'École de Hahnemann** et non ceux qui se trouvent rapportés dans les matières médicales ordinaires. Dans ces dernières, on ne trouve, outre les effets toxiques de quelques substances plus ou moins violentes, que leurs actions pour ainsi dire *thérapeutiques*, plus ou moins constatées ou simplement supposées, et exprimées d'ordinaire de la manière la plus générale. C'est ainsi qu'on y lit bien si une substance est purgative, vomitive, corroborante, astringente, sudorifique, diurétique, emménagogique, calmante, excitante, irritante, antispasmodique ; mais il n'y a rien de positif et de détaillé dans toutes ces données en sorte que l'on y apprend bien certains effets que peuvent produire les médicaments, mais rien par rapport à la manière dont ils les produisent. En outre, toutes les citations qui s'y trouvent au sujet des maladies dans lesquelles telle ou telle substance a été employée avec succès, ne relatent ordinairement que le nom des maladies, sans donner aucune description du cas particulier, ni des circonstances précises dans lesquelles l'action d'un médicament a été salutaire ou défavorable dans la même maladie. De là vient que les praticiens qui emploient les médicaments selon ces données, se laissant guider, dans leur choix, par le nom seul de là maladie, ne trouvent ordinairement que des déceptions dans la pratique. En effet, ils ne connaissent point les véritables *indications* pour l'emploi efficace des diverses substances recommandées contre la même maladie; de plus, ils sont exposés aux erreurs de diagnostic que peuvent avoir commises tous ceux qui ont recommandé ces substances contre telle ou telle maladie, sans compter les erreurs qu'ils peuvent commettre eux-mêmes en employant ces médicaments dans un cas donné. C'est cet état de choses qui porta le fondateur de l'homœopathie à étudier les effets des médicaments sur l'homme en état de santé, et alors il vit que tous ces agents médicinaux avaient la propriété de produire, outre leurs effets purgatifs, vomitifs, calmants, sudorifiques ou autres généralement connus, un grand nombre d'autres phénomènes plus ou moins nettement tranchés, et assez caractéristiques pour établir une distinction positive entre les substances mêmes que les anciennes matières médicales avaient rangées dans une seule et même catégorie. Ayant vu ensuite que ces effets caractéristiques servaient à faire distinguer les divers cas d'une même maladie où ce médicament pouvait être employé avec succès, il les consigna soigneusement dans un traité à part qu'il intitula *Traité de matière médicale pure*, et dans lequel il publia successivement les effets positifs ou *pathogéniques* de plus de cent substances minutieusement étudiées. C'est ce traité qui, enrichi ensuite d'un grand nombres d'études semblables faites par les disciples de Hahnemann, forme aujourd'hui le codex thérapeutique où tous les médecins homœopathes puisent leurs *indications* pour l'emploi rationnel des médicaments, et il n'y a rien, en effet, qui puisse guider d'une manière plus sûre. Car, quoique ce traité ne contienne point, comme ceux de l'ancienne école, le nom des maladies contre lesquelles telle ou telle substance a été employée avec succès, il contient, en revanche, les signes positifs qui pourront indiquer un médicament comme efficace dans les maladies les plus diverses où ils se retrouvent. Or, puisque ce n'est jamais dans la *maladie* à laquelle appartient un cas donné, mais dans l'ensemble de ces signes caractéristiques, que se trouvent les raisons qui rendent tel médicament plus efficace que tel autre, il doit être clair que la *matière médicale homœopathique*, précisément par ce fait qu'elle ne donne que des *symptômes* sans aucun nom de maladie, fournit les moyens les plus efficaces de guérir toutes les maladies possibles, sans même en connaître le nom, ce qui, il faut l'avouer, est un avantage mille fois plus précieux que tout ce qu'on trouve dans les anciens traités de ce genre. C'est pourquoi il est même de principe d'exclure, autant que possible, de la matière médicale tous les noms de maladie et de n'y consigner que les effets pathogénétiques des substances, afin que le praticien ne puisse jamais être exposé à se laisser induire en erreur par ces noms. Aussi, lors même que dans ces traités ou dans les manuels qui en sont extraits, il se trouverait çà et là quelques-uns de ces noms, ceux-ci ne seraient point là pour fournir au praticien des indications, mais uniquement comme de simples notions sans nulle valeur, attendu que le choix rationnel du médicament doit toujours être basé sur les *symptômes*.

### § 48.

Malgré cela, le **choix des médicaments homœopathiques** ne ressemble en rien à ce que, dans l'ancienne école, on appelle des traitements *symptomatiques*. Dans ces derniers, tout le problème consiste à prescrire pour chaque symptôme plus ou moins saillant ou alarmant, un médicament différent, et d'opposer ainsi à la maladie *plusieurs* agents médicinaux à la fois, selon les diverses indications fournies par les symptômes. Dans la pratique homœopathique, au contraire, le problème que le praticien a constamment à résoudre, c'est de trouver, *à l'aide des symptômes*, c'est-à-dire par l'étude qu'il en fera, un agent médicinal *unique* capable de les combattre tous en combattant la cause inconnue et impénétrable de la maladie même. C'est là ce qui fait que, si le médecin ordinaire est obligé d'employer toujours plusieurs remèdes à la fois, le praticien homœopathe, au contraire, ne devra jamais mettre en usage qu'un agent *unique*, d'autant plus que ce n'est qu'à cette condition qu'il pourra espérer obtenir, chaque fois, tout le bien que son agent sera capable de produire. Mais, pour trouver un tel agent, il est vrai aussi qu'il ne suffit point que le médicament homœopathique puisse répondre, par ses effets, à tel ou tel symptôme plus ou moins saillant, ni à un groupe de symptômes plus ou moins compliqué; mais il faut qu'il réponde avant tout aux symptômes particulièrement *indicateurs* du cas donné. Ce sont donc ces derniers symptômes qu'il faut savoir distinguer dans chaque maladie. Or, d'après ce que nous avons dit, en parlant du diagnostic homœopathique (§ 46), il doit être clair que ces symptômes ne sauraient être cherchés que parmi ceux qui, dans les divers cas d'une même maladie, en constituent la diversité, c'est-à-dire parmi les symptômes qui pourraient tout aussi bien manquer totalement sans que la maladie existante dût, pour cela, changer de nom. C'est donc toujours dans les symptômes *accessoires* qui dans chaque cas donné *accompagnent* les symptômes nécessaires ou pathognomiques, que les indications voulues devront se trouver, et il faut admettre que plus un symptôme sera nécessairement accessoire, plus il pourra fournir des indications positives pour la décision du choix à faire entre les divers médicaments qui pourraient y concourir. C'est là ce qui a fait donner, par Hahnemann, pour le choix rationnel du médicament homœopathique, cette règle fondamentale : *De s'attacher, dans tous les cas, aux symptômes les plus rares, les plus insolites dans la marche ordinaire des maladies*, et cette règle est, en effet, la meilleure qu'on puisse donner. Cela va même si loin que le praticien qui suit cette règle parviendra souvent à guérir, à l'aide d'un seul médicament, la maladie la plus compliquée, sans même avoir pu éclaircir le doute qui en environnait le diagnostic. C'est donc aux *symptômes indicateurs de cette sorte* que devra répondre en premier lieu tout médicament, et ce n'est que lorsqu'on aura trouvé les substances qui s'y rapportent qu'on pourra faire, entre elles, un choix plus restreint, selon les autres symptômes qu'offre le cas donné, en faisant entrer en ligne de compte l'*organe souffrant*, le *genre de la lésion* dont il est atteint, la *cause occasionnelle* qui a fait éclater la maladie, etc. En outre, comme c'est toujours la *cause occasionnelle*, ainsi que la *constitution individuelle* qui donnent le plus souvent lieu aux particularités des divers cas d'une même maladie, ces deux points mériteront dans tous les cas la plus haute attention ; seulement, pour la *cause occasionnelle*, quelques bonnes indications qu'elle puisse souvent fournir, lorsqu'elle est bien évidente, il ne faudrait jamais s'y fier sans examiner la chose à fond. Car, dans bien des cas, tels qu'un refroidissement, une indigestion, une émotion morale, ou bien encore l'ingestion d'une substance nuisible ou vénéneuse, cette cause reste tellement dans le vague et dans la catégorie des suppositions, qu'il serait absolument irrationnel de baser là-dessus le choix du médicament; d'autant plus que souvent il y a une grande incertitude dans les renseignements même que fournit la matière médicale par rapport à l'efficacité des diverses substances contre ces causes. Mais lors même que cette cause serait évidente, comme par exemple l'ingestion prouvée d'une substance décidément nuisible, et que l'antidote de cette substance serait connu, il faudrait encore que le médicament puisse répondre aux symptômes *individuels* que présenteraient les effets de cette substance dans le cas donné, et si cet antidote connu n'y répondait point, tout autre médicament qui y répondrait mieux serait préférable. Ce n'est que dans les cas où plusieurs médicaments répondront d'une manière plus ou moins égale à ces symptômes, qu'on devra préférer celui qui sera en même temps connu comme antidote manifeste de la cause occasionnelle qui aura donné lieu à la maladie. Enfin, il va sans dire que, si ce que nous venons de dire à lieu pour les soi-disant spécifiques de la cause, cela doit s'appliquer, à beaucoup plus forte raison, aux soi-disant *spécifiques* contre certaines maladies, tels par exemple, que le sublimé corrosif contre les dysentéries, l'ipécacuanha contre les vomissements, le vératrum contre le choléra, le cina contre les vers, etc. Dans tous ces cas, les spécifiques ne guériront qu'autant que les symptômes individuels répondront à leurs effets particuliers, en sorte que ce seront toujours et en tout cas les *symptômes* qui fourniront les indications rationnelles, et auxquels le médicament devra répondre en premier lieu.

## § 49.

Ce qui distingue ensuite de la manière la plus absolue la pratique homœopathique de celle de l'ancienne école, ce sont **les doses auxquelles les médicaments sont administrés**. Dans l'ancienne école, où l'on cherche à obtenir les effets voulus par l'action directe des médicaments, et, pour ainsi dire, malgré l'organisme, les doses ne sauraient, ordinairement, être trop fortes; car, pour faire purger, vomir, dormir, suer, lorsque l'organisme est enclin aux effets contraires, il faut quelquefois des doses puissantes, et encore n'en obtient-on pas toujours les effets qu'on se propose, sans mettre plus ou moins en danger la santé générale de l'individu, sinon même sa vie. Dans la pratique homœopathique, au contraire, où l'on ne vise jamais aux effets immédiats des médicaments, mais à la réaction vitale consécutive que les agents médicinaux pourront exciter dans l'organisme, la dose ne saurait, au contraire, être jamais assez faible, pour ne pas manifester trop ses effets primitifs, dont une trop grande violence pourrait retarder outre mesure cette réaction vitale de l'organisme. En outre, comme les médicaments choisis d'après les principes de l'homœopathie font toujours que cette réaction vitale attaque le mal dans sa source, elle empêche les organes de produire les mauvaises humeurs et autres effets contre lesquels l'ancienne manière de traiter a besoin de purgatifs, de vomitifs, de diurétiques, de sudorifiques, etc. L'obtention de ces phénomènes ne sera donc jamais nécessaire dans la pratique de l'homœopathie, pas plus que l'usage des palliatifs calmants, fortifiants, excitants, etc., parce que, en guérissant la cause du mal, la réaction vitale de l'organisme combattra elle-même tous ces

8.

effets, qui paraissaient autrefois nécessiter des doses plus ou moins fortes. De là, il suit que le praticien homœopathe, non-seulement n'aura jamais besoin de ces doses ordinaires, mais qu'il commettrait une faute grave en les employant, et que, de même que l'ancienne école vise à la dose la plus forte qu'elle puisse mettre en usage sans compromettre la vie du malade, le praticien homœopathe devra viser, tout au contraire, à la plus faible, pourvu toutefois qu'elle soit encore assez puissante pour exciter la réaction vitale de l'organisme. A cet effet, le fondateur de la doctrine homœopathique a fait des études pratiques et des observations très minutieuses qui l'ont convaincu que la petite dose à laquelle les médicaments employés d'après ses principes produisent encore l'effet voulu est au-dessous de toute croyance ordinaire. En effet, si on divise une goutte d'un médicament en cent parties, en la mêlant à cent gouttes d'esprit-de-vin, et si on répète cette division jusqu'à trente fois, on voit que non-seulement une goutte de cette dernière division, mais encore deux ou trois globules saccharins qu'on aura humectés de cette goutte, sont parfaitement suffisants pour guérir, à eux seuls et sans l'adjonction d'aucun autre remède, la maladie la plus grave contre laquelle les traitements les plus énergiques de toutes les autres méthodes restent souvent sans effet. Il est vrai que, pour obtenir ainsi les guérisons les plus surprenantes par un seul atome d'une substance, il faut avant tout qu'elle soit indiquée de la manière la plus particulière par ses effets caractéristiques ; mais dès que cette condition est remplie, on pourra pousser les divisions de la goutte primitive presque jusqu'aux limites de l'infini, sans que la plus petite parcelle manque ses puissants effets curatifs. Il est même constaté par l'expérience que plus un médicament est particulièrement indiqué dans un cas donné, plus on en obtiendra d'effet en s'en tenant aux doses les plus petites et les plus divisées possible. Mais comme on ne peut point toujours trouver des médicaments aussi parfaitement indiqués, et que l'expérience a prouvé en même temps que les premières divisions de la goutte primitive ne sont pas trop fortes pour mettre obstacle à la guérison, on s'en tient généralement, pour les végétaux, aux moyennes divisions de la 12ᵉ à la 18ᵉ, et pour les substances minérales à celles de 24 à 30. Ce sont là les divisions auxquelles nous nous arrêtons aussi dans le présent traité, toutes les fois que nous n'en avons pas indiqué positivement une autre. Quant à la dose à laquelle on devra administrer ces divisions, il y a des praticiens qui en font prendre à leurs malades des gouttes entières ; mais selon l'expérience du fondateur de la doctrine homœopathique et celle des observateurs les plus exercés parmi ses disciples, la dose de deux, trois globules est toujours parfaitement suffisante. Lorsque le médicament est bien indiqué, elle suffit quelquefois seule et sans répétition aucune pour guérir le cas le plus grave et le plus opiniâtre, et lors même qu'il faudrait la répéter plusieurs fois, elle indiquerait toujours plus promptement qu'une dose trop forte, si l'on est tombé juste dans son choix sur la substance la plus convenable ; car toutes les fois que cette petite dose ne produit aucun bien, on peut être sûr que le médicament n'est point celui qu'il faudrait, et qu'il vaudra mieux le remplacer par un autre plus approprié, que d'en renforcer les doses.

## § 50.

Ces considérations nous conduisent à un autre point important de la pratique homœopathique, savoir les indications pour le renouvellement ou la **répétition des doses**. Dans l'ancienne école, on prolonge ordinairement l'usage d'un médicament jusqu'à ce qu'il produise son effet, ou que le malade ne le supporte plus. Dans la pratique homœopathique, la question est un peu plus compliquée, ce qui fait que la plupart des commençants surtout, se plaignent très souvent du manque presque absolu des règles fixes à cet égard, et de l'embarras dans lequel, par suite, ils se trouvent dans la pratique. Cependant la chose n'est pas aussi difficile qu'elle pourrait bien paraître au premier abord, attendu que les règles pratiques découlent tout naturellement du premier principe de toute pratique rationnelle ; il ne s'agit que de savoir appliquer ce principe. Or, ce premier principe est que toute guérison véritable ne s'obtient point par l'action immédiate des médicaments, mais au contraire par la réaction vitale que produit l'organisme contre l'excitation causée par l'agent médicinal. De là il suit, comme règle fondamentale, *qu'il n'y a nécessité d'aucune nouvelle dose dès que cette réaction s'est établie et tant qu'elle marche.* Toute la question est donc de savoir combien de doses pourront être nécessaires pour que cette réaction s'établisse, si toutefois on ne s'est pas trompé dans le choix du médicament, et qu'il ne vaille pas mieux le remplacer par un autre que de persister dans son emploi. Quant à cela, l'expérience a suffisamment constaté que, dans tous les cas où l'on a été assez heureux pour trouver un médicament parfaitement approprié, une seule dose suffit, dans la règle, pour faire apparaître, dans un temps convenable et en rapport proportionnel avec la marche de la maladie, les premiers indices d'un changement favorable, comme signe non équivoque d'un commencement de cette réaction. C'est donc, en tous cas, ce temps voulu qu'il faudra attendre avant d'administrer aucune dose nouvelle; mais comme ce temps doit nécessairement varier selon la marche plus ou moins rapide de la maladie, il faut encore avoir sous ce rapport quelques règles d'après lesquelles on puisse se guider. Voici celles que l'expérience à permis d'établir : Dans les maladies aiguës, ce temps n'excède pas la durée de quelques heures; dans les petites indispositions sans fièvre, il est de vingt-quatre heures au plus; dans les maladies chroniques, il est quelquefois de quinze jours, sinon davantage. C'est donc dans ces intervalles qu'on pourra voir l'effet de la dose qu'on aura administrée; mais comme une seule dose pourrait quelquefois aussi être insuffisante, on pourra en administrer, pendant cet intervalle même, surtout dans les maladies chroniques, deux ou trois, chacune de deux, trois globules, et être bien convaincu que, si ces trois doses n'ont produit aucun bien dans l'intervalle donné, des doses plus fréquentes ou plus volumineuses n'en produiront pas non plus, et qu'il vaudra mieux alors changer de médicament. En outre, dans les maladies aiguës, les doses usant plus vite leur action, ou, pour mieux dire, la réaction vitale de l'organisme ayant plus de peine à prendre définivement le dessus, il vaudra mieux la stimuler un peu plus souvent que trop à la fois. C'est pourquoi le mode qu'ont adopté la plupart des praticiens homœopathes, et qui consiste à faire fondre la dose de trois, six globules dans trois à quatre onces d'eau, et de faire prendre toutes les deux ou trois heures une cuillerée à café de cette solution, est parfaitement rationnel et préférable à toute autre mode d'administration. Il va même sans dire que ces intervalles de deux, trois heures doivent être beaucoup rapprochés encore dans toutes les maladies suraiguës d'une marche plus ou moins foudroyante, telles que le choléra, les hernies incarcérées, les gastrites vénéneuses, etc., où il convient quelquefois d'administrer le médicament en solution toutes les quinze, vingt, trente minutes Dans les indispositions légères, au contraire, une dose de deux, trois globules prise à sec sur la langue, suffit souvent à elle seule pour obtenir la guérison entière, et si, au bout de vingt-quatre heures, il n'y a aucun bien, on fera presque toujours mieux de remplacer le médicament par un autre. Il en sera de même dans les maladies chroniques, lorsque deux, trois doses pareilles, administrées dans l'espace de huit à dix jours, n'auront encore produit aucun bien au bout de quinze jours. Enfin, il va sans dire que toutes les fois qu'il y a des signes certains d'un commencement de mieux, ce qu'on aura de mieux à faire alors, c'est de laisser marcher la réaction vitale, sans l'administration d'aucune nouvelle dose jusqu'à ce que ce mieux cesse définitivement, ce qui n'arrive quelquefois, dans les maladies chroniques, qu'au bout de sept à huit semaines, si tant est qu'il ne se soutient pas plus longtemps encore.

§ 51.

Une question non moins importante à examiner, c'est celle du **changement du médicament administré**, c'est-à-dire les cas où il faudra le remplacer par un autre. D'après ce que nous venons de dire, il doit être clair que ce remplacement ne saurait jamais être indiqué lorsque le mieux, qui s'est établi à la suite du premier, marche encore, ni avant qu'on se soit convaincu que celui qu'on a administré ne produit point l'effet voulu, mais seulement *dans le cas où la maladie continuerait à marcher* malgré les doses nécessaires, ou qu'elle *s'aggraverait même* sous leur influence. Quant au premier de ces deux cas, nous venons de dire, dans le paragraphe précédent, que le médicament devra toujours être changé, c'est-à-dire remplacé par un autre mieux approprié, lorsque, dans les intervalles nécessaires pour le commencement d'un mieux, deux ou trois doses même n'auront produit aucun bien ; et cette règle est tellement simple et peu susceptible d'exceptions, qu'il doit suffire de l'énoncer ici. Mais il en est autrement dans les cas où la maladie *s'aggrave* sous l'influence du médicament administré, car cette aggravation peut être *réelle* ou seulement *factice* et passagère. Dans le premier de ces deux cas, celui de l'aggravation *réelle* de la maladie malgré les doses convenables, il faudra nécessairement changer de médicament ; dans l'autre cas, au contraire, celui d'une aggravation factice, il pourra souvent suffire de faire cesser l'usage du médicament administré pour faire disparaître bientôt cette aggravation. Car, soit que les doses qu'on aura administrées aient été trop fortes, soit que le malade ait une trop grande réceptivité pour la substance mise en usage, il arrive quelquefois qu'il se déclare une sorte d'aggravation apparente de la maladie, qui n'est cependant, en réalité, que l'effet du médicament, et qui disparaîtra souvent d'elle-même en faisant place à un mieux d'autant plus rapide qu'elle aura été plus forte. Dans ces cas, on aurait donc bien tort de vouloir interrompre la marche de la guérison par l'administration d'un autre médicament, de même qu'on aurait tort d'en continuer l'usage dans tous les cas d'une aggravation réelle. C'est pourquoi il s'agit avant tout de pouvoir distinguer, dans tous les cas, ces deux sortes d'aggravations. Sous ce rapport, il est d'abord évident que toutes les aggravations *réelles* ne manqueront jamais d'être plus ou moins *générales*, se reflétant surtout dans les symptômes généraux qui caractérisent le cas donné, tels que fièvre, symptômes cérébraux, disposition du moral, etc., et qu'ils adopteront en même temps une marche progressive et non interrompue. Toutes les fois donc que le praticien trouvera, à sa seconde visite, son malade plus mal sous ce rapport, et que ce mal aura augmenté ou seulement continué jusqu'à la visite suivante, il ne devra pas hésiter un seul instant à remplacer le médicament mal choisi par un autre mieux adapté aux indications. Mais si, au contraire, il trouve son malade mieux sous le rapport des symptômes généraux, surtout pour le moral, mais qu'il y ait cependant quelque semblant d'aggravation du côté des symptômes locaux, quelque douleur nouvelle ou plus forte, etc., il devra laisser agir son médicament jusqu'à la visite suivante au moins, en en faisant cesser seulement l'usage ; et si les doses qu'il aura fait prendre à son malade n'ont pas été trop fortes, il trouvera certainement un mieux plus prononcé à la visite suivante. Quelquefois cependant, lorsque la dose a été trop forte, il arrive que les symptômes généraux s'aggravent aussi, sans qu'il y ait aggravation réelle de la maladie ; mais, dans ces cas, cette aggravation s'apaisera également jusqu'à la visite suivante, pourvu seulement qu'on ne fasse pas continuer l'usage des doses. C'est pourquoi le praticien devra, en tous cas, observer chaque aggravation dans sa marche avant de se décider pour le changement ou la continuation de son médicament, et ce temps d'observation devra se régler d'après la marche de la maladie ; en sorte que, dans les maladies chroniques, il pourra être de huit à quinze jours ; dans les petites indispositions, de vingt-quatre à quarante-huit heures ; dans les maladies aiguës, de douze à vingt-quatre heures, et dans les affections suraiguës, de deux à trois heures, et même de beaucoup moins, si les circonstances sont graves. Il faut savoir encore que, dans les cas où l'on administre des doses trop fortes et trop fréquentes d'un médicament mal choisi, il se pourra que ce médicament produise d'abord une sorte de mieux assez sensible, mais dû seulement, dans cette circonstance, à son action *palliative* et antihomœopathique, comme cela arrive quelquefois aux commençants qui ont le tort de choisir, non d'après les symptômes indicateurs, mais d'après certains symptômes saillants seulement. Dans ces cas, ce mieux passager est souvent remplacé plus tard par des aggravations réelles, d'autant plus fâcheuses qu'elles ne se déclarent quelquefois qu'après un usage déjà assez prolongé de ces fortes doses palliatives, de telle sorte que le praticien qui aurait le malheur de les voir survenir ne saurait jamais changer assez promptement la prescription ordonnée.

## § 52.

Enfin, un dernier point qui distingue la pratique homœopathique de celle de l'ancienne école, c'est la **préparation pharmaceutique des médicaments**. Dans l'ancienne école, où l'on emploie rarement des substances simples et où l'on ne connaît pas même le tort que l'action de l'une peut faire aux effets de l'autre, lorsqu'elle s'y trouve mêlée, peu importe alors la plus ou moins grande pureté des prescriptions; pourvu qu'elles contiennent toutes les substances ordonnées au poids et au volume voulus, et que ces substances ne soient ni corrompues ni frelatées, toutes les exigences de pureté pharmaceutique sont remplies. Mais il n'en est pas de même pour les doses homœopathiques. Là, où tout le problème consiste à ne contrarier en rien l'action de la substance *unique* choisie avec soin selon les symptômes indicateurs, toute addition en dehors de l'esprit-de-vin ou du sucre de lait, qui sont les seuls véhicules employés pour les préparations, serait de nature à faire manquer plus ou moins l'effet voulu de la substance prescrite. En outre, comme le praticien doit toujours être sûr que son médicament produira les effets précis pour lesquels il l'a choisi, il importe encore que les préparations dont il se sert soient faites absolument de la même manière que celles dont les effets se trouvent consignés dans la matière médicale homœopathique. Ces médicaments doivent donc être préparés tout exprès, et l'on ne doit jamais, pour faire faire les *divisions voulues*, prendre les substances telles qu'elles se trouvent dans les drogueries et les pharmacies ordinaires. Mais lors même qu'on ferait préparer par un pharmacien ordinaire les substances selon la manière prescrite, il y aurait toujours un grand inconvénient, attendu que les vases et les ustensiles dont ce pharmacien se servirait pour leur préparation n'offriraient jamais assez de garanties contre l'altération de la pureté exigée des médicaments. Ajoutons à cela que tout contrôle de ces préparations, tant par rapport à l'identité de la substance avec celle qu'on exige, que par rapport au degré voulu de la division, est absolument impossible, puisqu'il n'y a aucun réactif chimique ni autre qui puisse déceler la fraude ou la négligence la plus préjudiciable à l'efficacité de ces agents. Tout repose donc absolument sur le degré de confiance qu'on pourra avoir tant dans la probité que dans la capacité et l'exactitude du pharmacien ; de telle sorte que, pour être entièrement sûr de ce qu'on administre, il faudrait, à la rigueur, que tout praticien homœopathe préparât lui-même et ses médicaments et les divers degrés de division qu'il en désire, et qu'il en dispensât ensuite les doses à ses malades. Or, cela n'est pas toujours possible, lors même que la loi permettrait au médecin de distribuer lui-même ses doses, comme cela a lieu dans certains pays ; car alors encore le praticien tant soit peu occupé ne pourrait pas suffire à tout le travail que ces préparations lui donneraient. Il est donc forcément obligé de s'adresser pour cela à un pharmacien quelconque, et il s'agit alors de savoir quelles seront les précautions qu'on devra prendre pour être du moins aussi sûr que possible d'obtenir ce qu'on désire. Sous ce rapport, il n'y a, selon nous, qu'un seul moyen, c'est de s'adresser à des *pharmacies spéciales*, exclusivement consacrées à la préparation des médicaments homœopathiques, et qui, comme, par exemple, celle de MM. Catelan frères, de Paris, et d'autres, ont donné, depuis longues années, des preuves suffisantes de l'exactitude et de la pureté de leurs préparations. C'est ce moyen que devraient employer tous les praticiens qui se trouvent dans les localités où il n'y a aucun moyen de faire faire des préparations sûres ; en engageant le pharmacien le plus consciencieux de leur endroit à se procurer, dans ces pharmacies spéciales, une collection complète de tous les médicaments usités en homœopathie, de leurs trois premières divisions, et ensuite celles de trois en trois jusqu'à la trentième au moins. Agir autrement et faire faire ces préparations par le premier pharmacien venu, c'est s'exposer à n'obtenir d'aucun médicament administré l'effet voulu. Au reste, il va sans dire que, même après avoir pris toutes ces précautions, il faut encore surveiller la distribution des doses, non-seulement pour être sûr que le pharmacien ne s'y trompe point, mais encore pour éviter que, dans la distribution même, la pureté n'en soit altérée ; car rien n'est plus essentiel, pour la réussite de tout traitement homœopathique, que l'éloignement de tout ce qui pourrait altérer par son action coopérante l'effet pur de la substance *unique* qui doit amener la guérison. Cela va si loin, que le malade même devra éviter, pendant l'action de ces doses, l'usage de toute autre substance capable de contrarier tant soit peu les effets de celle qu'il prend. Aussi regardons-nous comme un devoir de nous occuper d'une manière toute spéciale du régime que doivent suivre les malades pendant un traitement homœopathique.

# CHAPITRE VII.

## DU RÉGIME HOMŒOPATHIQUE.

### § 53.

Le régime homœopathique n'a en lui-même rien qui lui soit *particulier*, rien d'exceptionnel ou qui soit applicable exclusivement aux traitements homœopathiques. Au contraire, ce régime n'est autre que l'application la plus rigoureuse des principes de l'*hygiène générale* que nous avons exposés au chapitre III de cet ouvrage, de telle sorte que tout malade devrait à la rigueur le suivre, quelle que soit la méthode par laquelle il se fait traiter, parce qu'il ne contient que les prescriptions les plus rationnelles et les plus logiques. Si donc la doctrine homœopathique est la seule qui l'ait adopté, cela ne vient point de ce qu'elle ait besoin d'un régime exceptionnel, mais uniquement de ce que cette doctrine procède en tout avec la même logique rigoureuse, et qu'elle devient par là nécessairement plus sévère dans l'application des principes que tout le monde est obligé de reconnaître comme irréfutables, bien que peu de personnes aient le courage de les suivre dans la pratique. Or, le premier principe de toute hygiène rationnelle étant celui *de faire tout ce qui est indis-*

pensable pour entretenir naturellement l'action normale des organes, et d'éloigner tout ce qui pourrait déranger tant soit peu cette action, toutes les règles relatives au régime homœopathique ne sont que l'application de ce principe aux aliments, aux boissons et aux exercices de toutes les autres fonctions de la vie. Pour nos lecteurs qui auront bien saisi tout ce que nous avons dit à ce sujet en parlant de l'hygiène générale, nous n'aurions donc, à la rigueur, rien de plus à dire ici ; mais comme on a ordinairement des notions confuses, souvent même tout à fait erronées, sur tout ce qui pourrait déranger l'action normale des organes, et que la pratique homœopathique est surtout très sévère sur ce dernier point, nous croyons indispensable de dire encore quelques mots à ce sujet. Car, ce qu'il y a de plus indispensable pour la réussite, non-seulement de tout traitement homœopathique, mais de tout traitement en général, c'est, avant tout, que le malade ne fasse, pendant ce traitement, absolument rien qui puisse en déranger les effets. Or, comme tout aliment, toute boisson et tout exercice capables de déranger tant soit peu une action normale quelconque pourront aussi déranger les effets du traitement, il est de toute nécessité que le praticien soit bien éclairé sur ce point, afin de pouvoir éclairer aussi son malade. Il est vrai qu'on pourrait ici encore se contenter d'énoncer cette règle générale : *Éviter tout aliment qui n'est ni purement nutritif ni de facile digestion ; ne prendre, en fait de boissons, que celles qui sont capables d'étancher la soif sans autre action sur le corps ; borner l'usage des uns et des autres à la quantité nécessaire pour satisfaire les besoins de l'organisme, et s'abstenir pour le reste de tout ce qui n'est pas conforme à une bonne hygiène en général.* C'est cette règle qu'on devra même toujours avoir présente à l'esprit, dans tous les détails du régime, en même temps que ce principe, qui se rapporte particulièrement au traitement homœopathique, savoir, que *tout ce qui est capable de déranger l'action normale des organes, soit en excitant, soit en ralentissant ou en modifiant cette action, doit être regardé comme doué de propriétés médicinales, et soigneusement exclu du régime de tout malade en traitement.* Or, c'est précisément sous ce dernier rapport que la doctrine homœopathique diffère beaucoup de celle de l'ancienne école. En effet, elle range dans la catégorie de ces derniers agents une grande quantité de choses que l'on regarde ordinairement comme parfaitement innocentes, quelquefois même comme bienfaisantes et salutaires, mais dont l'expérience et les expérimentations faites à ce sujet ont pourtant fait connaître l'influence positive sur l'action des organes. Il importe donc de préciser autant que possible tout ce que la doctrine homœopathique, en s'appuyant sur l'expérience, croit pouvoir ranger dans la catégorie des choses innocentes, et par conséquent permises aux malades, ainsi que tout ce qu'elle croit devoir éloigner de leur régime comme doué d'une influence plus ou moins sensible sur l'action normale de nos organes. C'est pourquoi, nonobstant des règles d'hygiène générale que nous avons données plus haut, nous allons encore passer en revue spéciale les divers aliments, les boissons et les différents soins qu'exigent les autres fonctions du corps, pour indiquer plus particulièrement ce qui pourra être permis aux malades et ce qui devra leur être défendu.

§ 54.

C'est la nature elle-même qui indique à l'homme le besoin d'**alimentation** par la sensation de l'appétit et de la soif; toutes les fois que cette sensation se manifeste dans des conditions normales, le malade ne doit donc jamais se refuser à la satisfaire dans les limites convenables, et en évitant avec soin les substances qui contiennent des propriétés médicinales. Dans les maladies *aiguës fébriles*, en général, l'appétit manque, ce qui fait qu'on n'y devra donner des aliments que lorsque la faim se réveillera ; et puisque, dans ces cas, une petite quantité est suffisante, on ne devra donner que de légers potages soit au lait, soit au pain ou aux fécules, du bouillon de viande, des fruits cuits bien mûrs ou quelques légumes potagers. Dans les maladies fébriles d'une durée plus ou moins longue, on pourra ajouter à ces aliments quelques viandes de facile digestion, noires ou blanches, selon que le malade les supporte plus facilement. Quant aux *boissons*, c'est également le besoin, c'est-à-dire la soif, qui doit en être le régulateur dans les maladies aiguës fébriles ; ce qui fait qu'on ne doit pas non plus forcer le malade à boire contre son gré et sous le seul prétexte de le rafraîchir ou de calmer l'ardeur intérieure dont il se plaint. Car, comme tout corps étranger mis en contact avec nos organes y produit toujours une impression quelconque, l'ingestion dans l'estomac d'une boisson qui n'y est pas appelée par la soif, y cause de l'irritation, dérange les fonctions de cet organe, et augmente plutôt l'ardeur fébrile qu'elle ne la diminue. En outre, la boisson la plus convenable est toujours l'eau pure ; mais, pour en faire varier le goût sans inconvénient, on pourra l'édulcorer, selon les désirs du malade, avec du sucre, ainsi qu'avec du sirop de framboise, de gomme, de cerises, ou bien avec la racine de réglisse et le suc de divers fruits doux. Les décoctions de gruau, de riz, de pain (eau pannée), d'orge, de guimauve, et de toute autre substance purement mucilagineuse et non médicamenteuse, conviennent également très bien, ainsi que le lait bouilli, si l'on peut en avoir sans qu'il soit falsifié par des drogues. Il faut aussi avoir soin que les boissons ne soient pas trop chaudes; la température de l'appartement est ordinairement la plus convenable à cet effet, quoiqu'il puisse y avoir aussi des cas où il convienne mieux de rafraîchir les boissons par la glace, ou bien de les faire prendre tièdes, selon l'instinct et le désir du malade. Dans les maladies *aiguës sans fièvre*, ainsi que dans les maladies *chroniques*, l'appétit et la soif doivent être aussi les régulateurs de la quantité d'aliments ou de boissons qui conviennent au malade; seulement les aliments doivent y être d'une qualité plus substantielle, et consister en viandes et légumes mêlés dans une proportion convenable. Tous les malades dont l'estomac peut supporter la viande, devraient en manger tous les jours au moins à un repas, d'autant plus que, dans les affections chroniques, la plupart des malades supportent ordinairement beaucoup mieux les viandes que les légumes. En même temps, on devra, pour le choix des aliments, avoir toujours égard aux habitudes et au goût du malade, et choisir les substances qu'il digère plus facilement. Pour la *qualité* des viandes, toutes les sortes sont ordinairement bonnes, excepté celles de porc, de canard, d'oie et de tous les animaux engraissés contre nature; mais il est de fait que la plupart des malades supportent, surtout dans les affections des organes de la digestion, les viandes noires mieux que les viandes blanches; le veau, les poules, donnent souvent des diarrhées aux personnes qui ont la digestion plus ou moins faible. Tous les poissons sont également bons, excepté le saumon, l'anguille, les maquereaux, les écrevisses et les coquillages; il en est de même de tous les légumes farineux et potagers cuits, excepté ceux qui sont acides ou qui possèdent des vertus médicinales, tels que l'ail, l'oignon, le céleri, le persil, les asperges, les radis noirs, et les différentes plantes aromatiques qu'on emploie pour leur assaisonnement. Parmi les substances convenables, il faut encore citer le pain cuit et rassis, toutes les farines et les pâtes, tous les fruits bien mûrs et qui ne sont ni acides, ni aromatiques; enfin les œufs frais à la coque et les laitages de toute espèce, excepté toutefois le fromage trop fait. Seulement, dans certaines affections chroniques des voies digestives, les circonstances pourront exiger un régime plus sévère et des précautions plus minutieuses dans le choix des aliments, et bien des choses qui seraient permises dans d'autres maladies devront être défendues dans ces affections-là. En général, tous les malades de cette catégorie devront s'abstenir des viandes blanches, des légumes secs à cosse ou trop aqueux et peu nourrissants, des œufs durs, et quelquefois même de tout ce qui est préparé aux œufs, de toutes les viandes trop jeunes, trop grasses, ainsi que de toutes les salaisons et des viandes fumées, comme de tout ce qui appartient à la charcuterie. Le laitage et les fruits ne sauraient pas non plus être accordés sans réserve dans ces dernières maladies.

§ 55.

Pour les **autres substances** dont on fait ordinairement usage en dehors de l'alimentation, c'est en premier lieu l'usage du *vin* qui doit fixer notre attention. Sous ce rapport, il existe un préjugé généralement répandu que le vin aide à la digestion, qu'il fortifie l'estomac, et par conséquent qu'il est surtout nécessaire aux personnes dont la digestion est difficile et douloureuse; mais rien n'est plus erroné que cette croyance. Au contraire, l'expérience a suffisamment prouvé que toutes les personnes qui ont l'estomac faible digèrent beaucoup mieux en buvant de l'eau pure, et que les cas où le vin est nécessaire aux malades sont très rares. La bière légère non frelatée et le cidre non imprégné de parcelles de plomb sont des boissons beaucoup plus convenables pour ceux qui ne veulent point s'en tenir à l'eau pure. Cependant, pour les malades qui ont une longue habitude du vin, l'eau rougie avec un cinquième de son volume de vin pourra leur être accordée sans inconvénient, de même qu'aux personnes qui habiteraient des endroits où l'eau pure serait plus ou moins mauvaise. Quant au *café*, l'usage n'en saurait être permis à aucun malade, soit qu'on le prenne à l'eau ou au lait, car cette substance est douée de vertus médicinales très actives, dont les effets se font sentir non-seulement sur les organes gastriques, mais encore sur les voies urinaires, les parties sexuelles et tout le système nerveux. Les ravages que produit son usage habituel sont des migraines, des maux de dents, des constipations opiniâtres, des gastralgies, des insomnies, des tremblements, des spasmes, le dérangement et même la suppression des règles ; des flueurs blanches, des avortements, la stérilité, l'hypochondrie, l'hystérie et autres. Il est vrai que plusieurs personnes, ainsi que nous l'avons dit plus haut, prétendent qu'il leur est devenu indispensable, parce que, au lieu de leur donner ces maux dont nous parlons, il les en délivre au contraire, et qu'ils ne sont pas un jour sans les avoir, s'ils ne prennent point de café. Mais c'est précisément là le cas des ivrognes qui tremblent ou sont plus ou moins idiots, s'ils ne prennent pas tous les jours l'eau-de-vie à laquelle ils sont habitués. Dans l'un et l'autre cas, les maux que ces malades éprouvent ne sont autre chose que des effets de la substance même, effets qu'une nouvelle dose fait cesser palliativement pour les faire ensuite revenir avec une force nouvelle. Outre cela, le café est un des antidotes les plus puissants de presque tous les médicaments homœopathiques, en sorte que ce seul fait déjà devra suffire pour que le médecin homœopathe le défende de la manière la plus sévère à tous les malades pendant tout le temps que dure le traitement; seulement les personnes d'un âge avancé, et qui y seraient accoutumées depuis longtemps, pourront quelquefois le continuer avec moins d'inconvénient, en en diminuant toutefois la quantité. Le *thé de Chine*, quoique étant doué également de vertus médicinales assez sensibles, est pourtant moins actif que le café, ce qui fait que les personnes qui en ont une longue habitude pourront le continuer, en le prenant plus faible ou coupé avec du lait et en se tenant à l'usage seul du thé *noir ;* mais pour les personnes qui n'en ont jamais pris ou n'en ont fait qu'un usage exceptionnel, on devra leur défendre d'en prendre pendant le traitement. Quant à l'*eau-de-vie* et à *toutes les autres liqueurs*, l'usage en doit être défendu d'une manière absolue à tous les malades, ainsi que celui des *épices*, des *aromates*, des *acides* et d'autres assaisonnements de ce genre. Enfin, il va sans dire que l'usage de toute *substance médicamenteuse* soit en boisson, en lotion, en odeur, en pilules ou en pastilles, ne saurait être toléré pendant le traitement, attendu que toutes ces substances sont capables de contrarier l'action du médicament homœopathique dont le malade fait usage, ou les bons effets qu'il en aurait déjà obtenus. Cette prescription s'applique également à l'habitude des lavements (hormis ceux à l'eau ou au lait, lorsque les selles sont par trop difficiles), ainsi qu'aux *eaux de senteur*, aux *sachets*, aux *parfums de toute espèce*, à l'usage du *musc*, du *camphre* ou de l'*ambre*, aux poudres et aux *élixirs dentifrices*, aux essences et aux *vinaigres de toilette*, aux savons et pâtes *aromatiques*, et autres choses de ce genre. Il en est de même de l'*odeur concentrée des fleurs* dans l'appartement ou portées trop près du nez. Toutes ces choses peuvent contrarier au plus haut point l'action des médicaments homœopathiques, et doivent, par conséquent, être soigneusement évitées par les malades qui sont en traitement. Le *tabac* est également une des substances les plus médicamenteuses, en sorte que l'usage en doit être défendu d'une manière non moins rigoureuse à tous les malades qui n'en ont point encore pris l'habitude; cependant, chez les personnes qui en ont fait usage depuis longtemps, son influence nuisible à l'action des médicaments est moins sensible, ce qui fait que ces dernières pourront en continuer l'usage, tout en en diminuant la quantité et en s'en privant pendant quelques heures après avoir pris le médicament homœopathique.

§ 56.

Quant aux habitudes qui concernent l'**entretien extérieur du corps**, il est d'abord de toute nécessité que *l'air qui entoure le malade* soit maintenu aussi pur que possible; mais les fumigations du chlore ou autres qu'on a l'habitude de pratiquer à cet effet sont absolument inadmissibles, parce que toutes peuvent contrarier les effets du médicament homœopathique. Les plus innocentes sont encore celles de sucre de canne ou de betterave versé sur des fers rouges. Mais les meilleurs moyens d'entretenir l'air pur sont, sans contredit, d'ouvrir les croisées et d'établir des courants d'air aux heures ou l'atmosphère est plus sèche, tout en prenant les précautions nécessaires pour que le malade alité ne soit point frappé immédiatement ni par ces courants ni par l'air cru. Pour les malades qui pourront sortir, ils devront s'exposer le plus possible à l'influence du grand air, et chercher, pour cela, de préférence, l'air de la campagne

et des endroits élevés et secs, à l'abri des vents du nord.
La jouissance de la *lumière du soleil* a une influence des
plus bienfaisantes, qu'on devra tâcher de leur procurer toutes
les fois que la surexcitation du cerveau ou la trop grande
sensibilité des yeux ne le défendent pas. On devrait donc tâcher, autant que possible, de choisir la chambre à coucher du
malade exposée au midi et suffisamment éclairée par des croisées accessibles aux rayons du soleil. La *température* des appartements doit être modérée : la plus convenable est celle de
15 à 20 degrés centigrades ; une chaleur trop élevée fatigue
et affaiblit le malade, et une température trop basse l'expose
à des refroidissements ; c'est pourquoi il est aussi très important que la température soit toujours la même le jour
et la nuit. Les *habillements* trop chauds, ainsi que ceux
dont les tissus excitent particulièrement la transpiration, doivent être proscrits également, attendu que cet état habituel
de la peau la rend trop faible et trop impressionnable à
l'influence des agents extérieurs , tels que les variations de
l'atmosphère, l'humidité, etc. Pour les vêtements qui touchent immédiatement la peau, on devra donc préférer ceux
de toile ; les autres parties de l'habillement devront être
proportionnées à l'état de la température et être assez larges
pour ne gêner ni la circulation du sang ni les autres fonctions. Les personnes habituées à porter de la flanelle sur la
peau ne sauraient cependant renoncer sans inconvénient
à cet usage, dont on ne devra les déshabituer qu'avec les
précautions les plus sages. Pour entretenir la *propreté* de la
peau, le meilleur moyen à employer est celui de simples
lotions à l'eau pure, du savon ou de la farine d'amandes
douces. Dans les maladies aiguës de toute nature, on lavera
les mains et la figure avec de l'eau tiède au moins une fois
par jour, et le corps entier, selon le besoin, tous les quatre,

six, huit jours, excepté dans les fièvres éruptives et les éry-
sipèles. Dans les maladies chroniques, les lotions froides
faites tous les jours sur le corps entier secondent souvent
beaucoup l'action bienfaisante des médicaments homœopathiques, surtout chez les sujets débiles, les enfants cachectiques ou scrofuleux, et les femmes ; seulement les personnes qui n'en ont jamais eu l'habitude ne doivent point
négliger de prendre toutes les précautions nécessaires pour
ne pas se refroidir, et, chez les sujets affectés de rhumatismes, leur usage n'est pas toujours sans inconvénient.
Quant aux *dents*, on ne devra les nettoyer qu'à l'eau tiède
ou au lait caillé ; toutes les essences et les poudres qu'on
emploie ordinairement à cet effet sont absolument proscrites.
Pour les *bains*, nous avons déjà dit plus haut que, lorsqu'ils
sont pris trop chauds et d'une manière trop fréquente, ils
affaiblissent considérablement la peau et la constitution en
général, en sorte que leur usage ne saurait être permis à
aucun malade sans l'avis particulier du médecin. Il n'en est
pas tout à fait ainsi des bains de rivière en été ; mais comme
ils ne conviennent point à tous les malades, c'est encore le
médecin seul qui devra déterminer les cas où le malade
pourra en faire usage. Les seuls bains qu'on puisse permettre
à tous les malades dont l'état particulier n'en défend point
l'usage, ce sont les bains de propreté, de 20 degrés au plus
et de la durée de 10 à 15 minutes, durée parfaitement suffisante pour nettoyer le corps, et d'une influence plutôt bienfaisante que nuisible. Pour les *bains minéraux* ou autrement
*médicamenteux*, en vapeurs, en douches, etc., il va sans
dire que l'usage n'en saurait être toléré en aucune manière
pendant le traitement homœopathique, attendu que tous
ces bains, étant eux-mêmes des agents médicamenteux très
puissants, ne manqueraient jamais de déranger l'action du

médicament homœopathique administré, et les bons effets qu'on pourrait en avoir déjà obtenus. Enfin, le *linge propre* est également très utile dans toutes les maladies ; seulement on doit toujours avoir soin d'éviter, en le changeant, tout ce qui pourrait amener des refroidissements, soit parce que le linge serait encore trop humide ou qu'il n'aurait pas une chaleur proportionnée à la température du corps, soit parce qu'en le changeant le malade s'exposerait trop longtemps à l'action immédiate de l'air sur la peau. Cette précaution est surtout utile pendant les sueurs critiques qui s'établissent souvent par l'effet curatif des médicaments dans les maladies aiguës.

## § 57.

Ajoutons que l'**exercice des diverses fonctions de l'organisme** ne doit jamais être négligé non plus. De tous les *exercices corporels*, la promenade à pied, au grand air, est celle qu'on devra préférer à toute autre ; une heure de promenade, en une ou plusieurs fois par jour, est absolument indispensable pendant le traitement des maladies chroniques ; ce n'est que pour les malades qui ne sauraient pas marcher, que les promenades à pied pourront être remplacées par celles en voiture, afin de les faire jouir au moins de l'influence du grand air. Les promenades à *cheval* ne sont pas sans inconvénient pour certains malades dont les organes gastriques sont affectés. Quant aux exercices de la *balançoire*, ils doivent être proscrits d'une manière absolue pendant le traitement de toutes les maladies ; les nausées, **les vertiges** et toutes les autres incommodités que produisent souvent ces exercices, prouvent assez jusqu'à quel point ils peuvent être nuisibles. Si les malades ne peuvent pas sortir, ils devront faire, autant que possible, des exercices gymnastiques ou autres, selon leurs forces, dans leur appartement, en ayant soin d'y introduire de l'air extérieur, en tenant les croisées ouvertes; ce n'est que dans les maladies fébriles que le repos absolu est non-seulement convenable, mais encore indispensable. Dans les cas où, chez les malades chroniques, aucun moyen de locomotion ne pourra être supporté, les frictions sèches et le massage seront souvent employés avec grande utilité. Au reste, le chant, la conversation, la lecture à haute voix, sont aussi des exercices utiles dans beaucoup de circonstances. Mais pour que les exercices fassent du bien, il faut qu'un *repos convenable* ait aussi ses droits. L'utilité du *sommeil* est inappréciable tant dans les maladies aiguës que dans les affections chroniques; c'est par un sommeil naturel et réparateur que l'effet bienfaisant des médicaments homœopathiques commence d'ordinaire à se manifester dans les maladies aiguës, et que souvent les crises s'opèrent, en sorte que les personnes qui entourent le malade ne sauraient jamais prendre assez de soins pour ne pas l'interrompre. Dans les maladies chroniques, un bon sommeil, toutes les nuits, aide également beaucoup à la guérison; c'est pourquoi tous les malades devront faire tout ce qui pourra favoriser cette fonction naturelle, se coucher et se lever de bonne heure, ne pas occuper l'imagination par la lecture de sujets intéressants peu avant de se coucher, et éviter tout ce qui pourrait produire l'insomnie par l'excitation du cerveau. La mauvaise habitude des veilles trop prolongées, et celle de faire de la nuit le jour, doivent être absolument interdites à tous les malades. Quant aux *fonctions sexuelles*, elles peuvent être exercées dans les limites des besoins naturels, l'abstinence absolue étant quelquefois tout aussi nuisible que l'excès contraire. Mais ce qui est de l'influence la plus

funeste, ce sont toutes les excitations artificielles, la satisfaction contre nature de ces besoins, ainsi que les violentes
émotions causées par la passion d'un amour exalté ou
contrarié ; tous les malades devraient en fuir les occasions.
Les *organes des sens* demandent aussi une attention spéciale ;
la lumière, le bruit, les odeurs, devront toujours être pro-
portionnés au degré de sensibilité de la vue, de l'ouïe, de
l'odorat, et, toutes les fois que l'exercice modéré de ces
sens produit une impression agréable sur le malade, il faudra
le lui accorder. Une musique mélodieuse et gaie est quelquefois d'un grand secours dans les hypochondries abdominales;
la vue d'une belle campagne au printemps, en récréant et
en ranimant l'esprit du malade, relève en même temps ses
forces vitales; même l'odeur des fleurs, si nuisible dans les
appartements, perd beaucoup de son influence au grand air
des prairies et des jardins. Enfin, l'exercice qui demande
l'attention la plus sérieuse, c'est celui des fonctions *morales
et intellectuelles*, d'autant plus que ces fonctions se passent
surtout dans le système d'organes sur lesquels les médicaments homœopathiques exercent leur première action. Tout
malade devra donc éviter, surtout immédiatement après la
prise d'un médicament, les études trop sérieuses, les trop
fortes contentions d'esprit et les trop longues applications,
sans cependant négliger l'exercice modéré et convenable de
toutes les fonctions de l'esprit. Mais ce qu'il y a de plus
nuisible, ce sont les fortes *émotions morales*, la colère,
la tristesse, l'envie, la jalousie, la crainte; les personnes qui
se trouvent continuellement sous l'influence d'une de ces
affections morales sont souvent par là absolument hors
d'état d'éprouver la moindre influence salutaire d'un médicament, si l'on ne parvient pas à les soustraire à ces influences fâcheuses, soit par un voyage, soit par d'autres dis-

tractions agréables. Il est donc de toute nécessité que le malade qui est en traitement évite jusqu'à la moindre occasion de ces émotions. C'est pourquoi la fréquentation des *spectacles* ne saurait jamais être permise sans restriction, d'autant plus que, outre les violentes émotions auxquelles les malades s'y exposent, la mauvaise qualité de l'air vicié par la foule, l'impression trop vive des lumières et la trop grande chaleur qu'on y trouve, offrent déjà par elles-mêmes de graves inconvénients. Ce que nous venons de dire des spectacles s'applique également aux *bals* qui, aux dangers des premiers, joignent encore ceux du manque de repos et des nombreuses variations de température, surtout pour les femmes qui se découvrent des parties du corps habituellement couvertes. Il n'en est pas tout à fait de même des réunions peu nombreuses qui ne se prolongent pas trop tard dans la nuit, ni des bals établis au grand air, pendant le jour, en été ; ces danses-là peuvent devenir un exercice très utile dans le traitement de certaines affections chroniques. En général, tout ce qui pourra produire une impression agréable sur le moral du malade, est de la plus haute importance, c'est pourquoi il faudra encore avoir soin de l'entourer autant que possible d'une société agréable et bienveillante, et d'éloigner de lui surtout les personnes pour lesquelles il éprouverait de l'aversion, car rien ne nuit plus au succès du traitement homœopathique que ces contrariétés morales continuelles.

Nous terminons ici ces *considérations générales* dont nous avons cru devoir faire précéder la thérapeutique spéciale des maladies qui font le sujet de ce traité ; tout ce qui suit ne sera que l'application la plus rigoureuse des principes qui précèdent aux divers cas donnés de la pratique.

---

# DEUXIÈME PARTIE.

Thérapeutique spéciale des affections de l'appareil
digestif.

## CHAPITRE PREMIER.

### AFFECTIONS DE LA BOUCHE ET DES ORGANES DE LA DÉGLUTITION.

#### 1. MAUVAIS GOÛT DE LA BOUCHE. — MAUVAISE HALEINE.

### § 58.

Plusieurs personnes, sans être autrement affectées du côté des organes de la digestion, ni manquer d'appétit, se plaignent quelquefois d'un *mauvais goût* de la bouche, surtout la nuit, en s'éveillant, ou le matin à jeun. Ce symptôme, car ce n'est point une maladie, peut provenir aussi bien des dents ou des parties de la bouche seule que de l'estomac. Il en est de même de la *mauvaise haleine*, qui peut avoir sa cause tout aussi bien dans l'estomac, dans les bronches, dans les poumons même, que dans les dents ou les parties seules de a bouche. Il va donc sans dire que ces symptômes ne pourront être traités séparément, toutes les fois qu'ils sont la suite d'une autre affection plus profonde, mais que c'est cette affection-là qu'il faudra alors soigner en premier lieu. Ce n'est que lorsque l'altération du goût ou de l'haleine subsiste réellement seule, sans nulle autre souffrance, qu'on pourra essayer de la traiter d'une manière spéciale. L'an-

cienne école ordonne, dans ces cas, la mastication de substances aromatiques et odoriférantes; mais ces substances-
là ne font que masquer le mal sans le guérir, outre l'inconvénient plus ou moins grand que leur abus a toujours pour
les organes de la digestion, qui ne manquent jamais de s'en
ressentir tôt au tard. Ce qu'il y a de mieux et de plus simple
à faire, c'est de se rincer fréquemment, chaque matin, chaque soir, et après chaque repas, la bouche et les dents avec
de l'eau pure, dégourdie, et de se gargariser en même temps;
puis, si cela ne suffit pas, on pourra faire prendre de loin
en loin, de huit en huit jours au plus, deux globules à sec
de l'une ou de l'autre des substances suivantes qu'on choisira selon la nuance du goût que nous allons indiquer :

Goût **aigre**, *n-vom. puls. sulf. calc. bell. phosph. phos-
ac. chin. rhab. caps. natr-m. cocc. cupr.;* — le **matin**, *n-
vom. sulf.;* — des **aliments**, en mangeant, *n-vom. chin. calc.
tarax. bell. puls.;* — de la **bière**, *merc. puls.;* — du **beurre**,
*puls. tarax.;* — des **boissons**, *n-vom. sulf. chin.;* — du
**café**, *chin.;* — **après** avoir **bu**, *n-vom. sulf.* — après
avoir pris du **lait**, *sulf. carb-veg. n-vom. puls.;* — du
**pain**, *bell. n-vom. puls. chin. cham. cocc. staph.;* — de la
**viande**, *puls. tarax. caps.;* — **après avoir mangé** : *puls.
n-vom. carb-veg. cocc. natr-m. sil.*

Goût **amer**, *cham. acon. n-vom. amm. veratr. ant. carb-
veg.;* — le **matin**, *sulf. merc. bry. sil. calc. lyc. baryt.
amm. carb-an.;* — le **soir**, *puls. arn. amm.;* — des **aliments**, *bry. coloc. cham. sulf. chin. rhab. ferr. hep. rhus.;*
— des **boissons**, *puls. chin. acon.;* — du **pain**, *puls. n-
vom. asar.;* — de la **bière**, *chin. ars. puls.;* — du **beurre**,
du **lait**, de la **viande**, du **vin**. *puls.;* — du **tabac**, *cocc.
asar.;* — **après** avoir **bu** ou **mangé**, *puls. bry. ars.*

Goût **douceâtre**, *puls. merc. sulf. bry. bell. chin. cupr.*

*ferr. spong. phosph. plumb. acon.;* — le **matin,** *sulf.;* —
— du **pain,** *merc. puls. sang.;* — de la **bière,** *puls. sang.;*
— de la **viande,** *puls. squill.;* — comme du **sang,** *ipec.
ferr. sulf. sil. zinc. kal. amm.;* — comme des **noisettes,**
*coff.*

Goût **empyreumatique,** *puls. sulf. n-vom. chin.*

Goût **fade, aqueux, muqueux,** *rhus. chin. bry. puls.
bell. staph. ipec. caps. rhab. arn. plat. dulc. sulf.*

Goût **graisseux, huileux,** *caus. puls. sil. asa. lyc. rhus.
valer. alum. mang.*

Goût **herbacé,** *n-vom. veratr. phos-ac. puls. sass.
stann.*

Goût **métallique,** *rhus. cupr. n-vom. calc. cocc. lach.
merc.*

Goût **putride,** *arn. merc. bell. cham. puls. acon. veratr.
phos-ac. natr-m. caus. sulf. n-vom.;* — le **matin,** *sulf.
rhus.;* — **après** avoir **mangé,** *rhus.;* — de la **bière,** *ign.;*
— de l'**eau,** *natr-m.;* — de la **viande,** *puls.*

Goût **salé,** *carb-veg. phos-ac. n-vom. sulf. ars. cocc.
rhab. natr-m. cupr. sep. phosph. rhus. puls. merc.;* —
des **aliments,** *carb-vg. sulf. ars. bell. chin. puls. sep.;* —
en **toussant,** *carb-vg. cocc.*

Goût **terreux,** *puls. hep. chin. phosph. ign. ipec.*

Goût **visqueux,** *phos-ac.*

**Aliments sans saveur,** *puls. bry. n-vom. ars. merc.
staph. sulf. calc. ruta. ign.*

Goût **perdu,** *puls. bell. sil. natr-m. lyc. phosph. rhab.
bry. hep. hyos. kal. veratr. calc. magn-m.*

Goût du **tabac, mauvais,** *n-vom. puls. ign. cocc. arn.
calc. staph. ipec.*

Enfin, pour la **mauvaise haleine,** *merc. arn. ars. hyos.
bry. sulf. bell. sil. rhus. aur. anac. petr. ipec.;* — le

**matin**, *sil. n-vom. sulf. bell. arn.;* — la **nuit**, *sulf. puls.;* — après le **repas**, *sulf. n-vom. cham.;* — odeur **aigre**, *sulf. puls.;* — odeur **putride**, *merc. arn. bry. nitr-ac. puls. lyc. cham. aur. chin.;* — odeur d'**ail**, *petr.;* — odeur d'**urine**, *graph.*

### 2. GLOSSITE ET AUTRES AFFECTIONS DE LA LANGUE.

### § 59.

**Glossite.** — Tous les auteurs distinguent, avec raison, deux espèces de glossites : l'une *superficielle*, bornée à la membrane muqueuse ; l'autre *profonde*, occupant le parenchyme de l'organe ; l'une et l'autre peuvent, en outre, être ou *symptomatiques* ou *idiopathiques*. La glossite *symptomatique* se trouve fréquemment dans les inflammations du pharynx, de l'estomac, des intestins, ainsi que dans la petite vérole, les fièvres typhoïdes, la scarlatine, etc.; dans tous ces cas, elle peut être tantôt superficielle, tantôt profonde. La glossite *idiopathique* reconnaît le plus souvent pour causes les blessures de la langue par les dents ou des corps étrangers, les brûlures, l'application immédiate de substances irritantes, telles que les poisons minéraux, les sucs âcres de certaines plantes, le contact du venin des animaux, etc. L'abus des préparations mercurielles produit souvent aussi une tuméfaction considérable de la langue, avec salivation abondante et gonflement des glandes salivaires, des gencives et de l'intérieur des joues. Dans la glossite *superficielle*, on trouve ordinairement la langue très peu ou même nullement tuméfiée ; mais sa surface est sèche, dure, rouge, fendillée et raboteuse ou bien très lisse. Quelquefois aussi elle se recouvre, dans une étendue plus ou moins grande, d'aphthes ou de plaques blanchâtres semblables aux fausses membranes, après la chute desquelles la langue paraît dépouillée de son épithélium, et le moindre contact des substances les plus douces l'affecte très douloureusement. S'il y a tuméfaction dans cette espèce de glossite, les bords de la langue présentent des inégalités qui correspondent aux dents et à leurs intervalles. Presque tous les malades se plaignent en outre d'une sensation sur la langue, comme s'ils avaient mangé quelque chose d'âcre ou de poivré. Quoique peu dangereuse en elle-même, cette glossite peut cependant passer à la gangrène, surtout lorsqu'elle se manifeste dans des maladies aiguës plus ou moins graves. Le plus souvent, elle existe avec des inflammations aiguës ou chroniques du pharynx, de l'œsophage, de l'estomac, des intestins ou de tout autre organe des voies digestives. — Dans la glossite *profonde*, la tuméfaction ne manque jamais et elle peut même acquérir, souvent dans l'espace de quelques heures, un volume tellement considérable, que la langue remplit toute la bouche, refoule le voile du palais et repousse l'épiglotte sur l'ouverture supérieure du larynx, en même temps que sa partie antérieure franchit l'ouverture de la bouche, faisant à l'extérieur une saillie plus ou moins volumineuse. Sa surface est alors ordinairement sèche et rouge, sinon même brune ou noirâtre. Selon le degré de la tuméfaction, la déglutition et la respiration deviennent plus ou moins difficiles ou impossibles; la figure enfle et devient rouge ou violette, et si l'on ne parvient pas à enrayer les progrès du mal, le malade peut mourir de suffocation ou d'apoplexie. Le péril qui accompagne cette glossite est surtout très grand lorsqu'elle a été produite par le contact immédiat d'une substance animale venimeuse. Elle peut se terminer par la résolution, la formation d'un abcès, la gangrène ou la mort. — Pour combattre ces glossites, l'*ancienne école* ne connaît guère d'autres moyens que l'usage des boissons adoucissantes, des bains, des fumigations, des gargarismes, ainsi que l'emploi des sucs de laitue ou de joubarbe, dans la glossite *superficielle*. Dans la glossite *profonde*, elle en est réduite à l'application des sangsues sur la langue ou de saignées générales, auxquelles elle joint l'usage des purgatifs drastiques, des applications émollientes et des bains de pieds; mais malgré tous ces remèdes, la maladie fait souvent les progrès le plus effrayants, au point qu'il ne lui reste, comme dernier remède, que la *scarification*, qui peut bien pallier le mal, mais non le guérir. L'*homœopathie* a des moyens plus directs et plus efficaces à offrir aux praticiens, comme nous allons le voir ci-après.

§ 60.

**Traitement homœopathique de la glossite.** — Comme la glossite **superficielle** n'est, dans la plupart des cas, qu'un phénomène purement symptomatique, le seul traitement rationnel est celui de la maladie fondamentale dont elle dépend. Cependant l'état de la langue pouvant quelquefois fournir des indications très précieuses pour le choix du médicament le plus efficace, nous allons indiquer les substances qui mériteraient d'être prises en considération particulière, dans tel ou tel état de la langue. Ce sont les suivants :

Langue **blanche,** *puls. sep. n-vom. ars. sulf. lach. bell. natr. acon. bry. oleand. phosph.*

— **bleue,** *dig. ars. mur-ac. sabad.*

— comme **brûlée,** *ars. caus. puls. merc. acon. plat. sabad. sep.*

— **chargée,** *ant. chin. merc. puls. n-vom. sulf. acon. bell. bry. cham. ign. ipec. merc. n-vom. rhus. sil. tart.;*

— de **blanc,** *chin. puls. merc. bell. arn. bry. dig. cham. ipec. n-vom. petr.;* — de **gris,** *ambr. puls. tart. arg-n. cupr.;* — de **jaune,** *chin. bry. ipec. n-vom. cham. acon. arn. bell. merc. cocc. puls. veratr.;* — de **mucosités,** *chin. merc. puls. sulf. bell. dig. phosph. phos-ac. natr. dulc. sec.;* — d'un enduit **noir,** *chin. merc. phosph.;* — de **vert,** *magn. plumb. magn-m. rhod.*

Langue **convulsée,** *cham. ign. lyc.*

— **couverte d'aphthes,** *sulf-ac. borax. merc. sulf. kal-bi. ars.;* — de **vésicules,** *hell. bry. ant. n-vom. cham. merc. sep. thui. calc. caps. carb-an. caus. kal. sep. puls.*

— **excoriée,** *merc. sil. n-vom. lach. carb.-veg.*

— **fendillée,** *bell. sulf. puls. cham. n-vom. chin. baryt. veratr. ars. plumb. spig.*

— **gonflée, tuméfiée,** *ars. merc. lach. hell. kal. bell. calc. chin. dulc. thui. phos-ac. stram.*

— **noire,** *ars. chin. lach. n-vom. veratr. rhus. op. phosph. sec.*

— **rouge,** *hyos. cham. rhus. bell. sulf. ars. bry. n-vom. veratr. stann.;* — aux **bords,** *bell. n-vom.*

— **sèche,** *bell. rhus. sulf. hyos. cham. ars. calc. carb-vey. dulc. phosph. acon. bry. lach. veratr. merc. n.-vom.*

— **ulcérée,** *merc. canth. natr-m. lyc. n-vom. borax. sulf. op. ars. cic. dig. graph. lyc. mur-ac. natr-m.*

Dans la glossite **profonde,** quels que soient la violence de l'inflammation, le degré de la tuméfaction et la rapidité de la marche qu'affecte la maladie, le praticien homœopathe qui saura choisir ses médicaments n'aura jamais besoin d'appliquer des sangsues ni de faire des scarifications, et il guérira par ses moyens *directs* beaucoup plus promptement qu'on ne saurait le faire par tous les autres. Le moyen principal est *merc. solub.,* 12ᵉ à 18ᵉ, dont une cuillerée à café d'une solution aqueuse de six à dix globules, prise toutes les trois heures, suffira, dans la plupart des cas, pour opérer la guérison entière, sans le secours d'aucun autre médicament. Dans quelques cas, il se pourrait cependant qu'on trouve mieux indiqué *bell.*, ou même *puls.*, ce dernier surtout dans les inflammations *veineuses* compliquées d'affections hémorrhoïdales ou goutteuses.

Si la glossite avait cependant pour cause l'**abus du mercure**, il faudrait avoir recours à d'autres substances, parmi lesquelles occupent le premier rang : *nitr-ac. bell. aur. lach. bell. chin.*

Dans les cas les plus **graves**, lorsque ni *merc.*, ni *bell.* n'apportent de soulagement, *ars.* ou *lach.* méritent la préférence.

S'il y a pour cause une **lésion externe**, telle que piqûre d'insecte ou autre, on peut d'abord employer *acon.*, puis *arn.* ou *bell.*

§ 61.

**Diverses affections de la langue.** — Les **indurations** de la langue qui restent après des inflammations se guérissent ordinairement par *merc.* ou *bell.*, ou bien par *con.* ou *carb-an.* ; — celles qui proviennent de l'habitude qu'ont certaines personnes de se *mordre* la langue pendant le sommeil cèdent le plus souvent à *phos-ac.* ou à *lach.*

Les **ulcères** de la langue trouvent, dans la plupart des cas, leur remède principal dans *ars.* ou dans *sil.* ; — quelfois *mur-ac.* rend aussi de grands services, de même que *merc.*, et ce dernier surtout, lorsqu'il y a salivation et que le mal ne provient pas de l'abus du mercure.

La **glossalgie** ou *névralgie* de la langue est une affection assez rare chez les hommes, mais plus fréquente chez les femmes. Les médicaments qui ont été jusqu'ici employés avec le plus de succès sont : *spig. ars. n-vom. plat.*

Une autre maladie que nous devons ranger ici, c'est la **grenouillette,** espèce de tumeur située au-dessous de la langue. C'est une petite tumeur demi-transparente, molle, fluctuante, formée par l'obstruction du conduit excréteur de la glande sous-maxillaire, et distendue par la salive qui s'y amasse. Cette tumeur s'accroît peu à peu, en même temps que ses parois s'épaississent et se convertissent en kyste qui finirait par remplir toute la cavité buccale, si l'on ne parvenait pas à faire cesser l'obstruction qui est la cause du mal. L'ancienne école ne connaît, à cet effet, qu'un seul moyen, c'est de donner au cours de la salive une issue artificielle et permanente, par l'incision ou la cautérisation de la tumeur, ou par l'excision de la partie supérieure du kyste. L'homœopathie n'a besoin d'aucun de ces moyens pour opérer une guérison radicale, parce qu'elle connaît des substances qui font cesser cette obstruction par la réaction de la force vitale de l'organisme même. Le moyen principal est *merc.*, auquel on devrait toujours avoir recours en premier lieu. Puis viennent *thui.*, *nitr-ac.*, si *merc.* restait sans effet ; ou bien encore *sulf.*, de même que *puls. calc. ambr.*, dans quelques cas plus opiniâtres. Lorsque *merc.* ou *nitr-ac.* ont produit un bon effet, c'est *sulf.* ou *calc.* qui font souvent disparaître les derniers restes de la maladie.

### 3. STOMATITE.

### § 62.

**Nature de la maladie.** — La plupart des auteurs distinguent, avec raison, *cinq* variétés de l'inflammation de la muqueuse buccale, savoir : 1° la *stomatite simple;* — 2° la *stomatite aphtheuse*; — 3° la *stomatite pultacée* ou *muguet*; — 4° la *stomatite scorbutique* ou *stomacace*; — 5° la *stomatite gangréneuse*. — La stomatite *simple* se caractérise par la rougeur, la sensibilité et la tuméfaction d'une partie ou de la totalité de la membrane muqueuse de la bouche, avec difficulté de manger, de boire et de parler, et quelquefois même avec une salivation plus ou moins abondante et des douleurs assez vives que le passage de l'air froid et le contact des corps étrangers augmentent encore. La rougeur est le plus souvent pointillée ou disséminée par plaques, et le gonflement est toujours plus prononcé aux gencives qu'ailleurs. Dans la plupart des cas, cette maladie est aiguë et peu dangereuse; au bout de trois, cinq, huit jours au plus, tous les symptômes diminuent peu à peu, et la maladie se termine par la résolution : quelquefois l'épithélium se détache alors aux endroits où l'inflammation a été la plus vive; dans d'autres cas, la maladie se termine par des ulcérations qui peuvent se montrer très rebelles, tandis qu'elles se guérissent d'autres fois assez rapidement d'elles-mêmes. Chez les individus affectés de dermatoses chroniques, cette maladie persiste quelquefois pendant un temps fort long. Les *causes* qui y donnent lieu le plus fréquemment sont les boissons chaudes, le contact immédiat de substances âcres, vénéneuses ou caustiques, le travail de la dentition, les opérations qui se pratiquent sur les dents, et autres influences de ce genre.

La stomatite *aphtheuse* se caractérise par l'éruption de petites vésicules transparentes, blanches ou gris perlé, et qui, après avoir laissé écouler un liquide transparent, sont remplacées par de petites ulcérations qui durent plus ou moins longtemps, et se cicatrisent enfin sans laisser aucune trace. Ces aphthes peuvent être *discrets* ou *confluents*; dans ce dernier cas, la maladie se propage souvent au pharynx et aux voies digestives, et alors il existe quelquefois une fièvre plus ou moins vive. En outre, ces aphthes peuvent être *idio-pathiques* ou *symptomatiques*. C'est surtout dans les maladies graves, telles que les fièvres typhoïdes, les gastro-entérites aiguës, les pneumonies, qu'on rencontre ces aphthes *symptomatiques*, qui sont alors toujours un des phénomènes du plus mauvais augure. Les aphthes *idiopathiques*, au contraire, sont ordinairement une indisposition légère qui, dans la plupart des cas, disparaît d'elle même au bout de quelques jours.

La stomatite *pultacée*, ou *muguet*, que quelques auteurs confondent avec les *aphthes*, est pourtant une forme bien distincte, tant par son caractère que par ses symptômes. C'est une affection qui n'attaque que les nouveau-nés et quelquefois les femmes enceintes, et qui se caractérise par la production d'une sorte de fausse membrane aux parties atteintes. Elle débute ordinairement par une forte coloration de la membrane buccale, avec chaleur et sécheresse, suivie bientôt d'une éruption de points blancs qui s'étendent et forment des plaques irrégulières et minces, discrètes ou confluentes. Lorsque ces points sont discrets, la maladie est ordinairement peu grave et l'inflammation se dissipe vers le huitième ou le quinzième jour. Mais il en est autrement lorsque les points sont confluents ; une couche crémeuse, plus ou moins épaisse, revêt alors l'intérieur de la bouche et prend une couleur jaune; l'affection gagne les voies digestives, et le petit malade s'affaiblit et succombe. Les causes qui peuvent produire le muguet sont la succion inutile que fait l'enfant lorsque la nourrice n'a plus de lait; un lait trop ancien, une nourriture trop substantielle, etc. Mais, dans bien des cas, la cause unique, chez les enfants, est la malpropreté, l'état des biberons mal entretenus, qui sentent l'aigre, et il est certain que ces biberons ont déjà fait beaucoup plus de mal que le lait de la plus mauvaise qualité n'en aurait pu faire.

La stomatite *scorbutique*, *couenneuse* ou *stomacace*, est encore une inflammation bien distincte des précédentes. La plupart des anciens l'ont, en outre, confondue tantôt avec le scorbut, tantôt avec la *gangrène* de la bouche, affections dont elle diffère également sous plusieurs rapports. Les parties de la bouche que cette inflammation occupe le plus souvent sont les gencives, les commissures des lèvres, leur face postérieure, la paroi interne des joues, ainsi que la pointe et le pourtour de la langue. Là elle débute ordinairement par l'apparition de petites plaques d'un blanc grisâtre, assez semblables aux aphthes, mais ne montrant jamais ces petites vésicules qui caractérisent ces derniers. En même temps, les parties affectées sont rouges, chaudes, et douloureusement sensibles au contact des corps étrangers ; l'haleine contracte une odeur fétide et les ganglions sous-maxillaires s'engorgent ; souvent c'est ce dernier symptôme seul qui annonce l'existence de la maladie durant la première période. Dans la deuxième période, les plaques, entourées d'un bourrelet rouge, s'étendent et deviennent grisâtres, noirâtres ou livides ; des lambeaux de fausses membranes se détachent ; la langue se gonfle et présente à son pourtour un liséré grisâtre, rendu, ainsi que la surface interne des joues, inégal par l'impression des dents ; les lèvres et les gencives deviennent boursouflées ; la bouche laisse écouler une salive abondante et sanieuse ; l'haleine acquiert une fétidité excessive ; la face se tuméfie et devient très rouge du côté affecté ; il s'y joint de la céphalalgie, des anxiétés, et le sommeil fuit les malades. Si la maladie se termine par la résolution, les plaques disparaissent peu à peu par la résorption, sans laisser aucune trace ; mais quelquefois aussi elle passe sur quelques points à la gangrène, où elle est alors suivie de la mortification complète des tissus. C'est surtout l'enfance qui est le plus souvent affectée de cette maladie, et les causes les plus ordinaires sont certainement la malpropreté et l'insalubrité du régime, ainsi que l'influence d'un air corrompu et humide. Les hospices d'orphelins, les hôpitaux d'enfants, les camps, les casernes, les écoles, sont les endroits où on l'observe le plus fréquemment. L'abus du mercure peut produire aussi une stomatite semblable.

La stomatite *gangréneuse* est encore une maladie particulière aux enfants, et très commune dans les hôpitaux et les hospices où les enfants sont réunis en grand nombre, ainsi que dans les quartiers populeux habités par des gens pauvres. Elle commence tantôt sur la surface interne des joues ou des lèvres, tantôt sur les gencives, par une rougeur légère portant à son centre une tache blanche, et qui dégénère bientôt en érosions ou ulcérations plus ou moins profondes des parties affectées, avec gonflement œdémateux de la joue ou des lèvres ; les ulcères deviennent d'un gris sale et se recouvrent d'une matière purulente ; la bouche exhale une odeur forte, une salive sanieuse s'écoule involontairement, surtout la nuit ; la tuméfaction s'étend aux paupières et aux lèvres, dont la peau extérieure est luisante et d'un rose pâle. Souvent la maladie en reste là, pendant un temps plus ou moins long ; mais souvent, tout d'un coup, l'infiltration des parties tuméfiées augmente, une tache jaune se manifeste sur le point de la joue correspondant à l'ulcération intérieure, et, dès qu'elle devient noire, toute l'épaisseur des parties correspondantes est gangrenée. Cette gangrène étend alors promptement ses ravages, détruisant, quelquefois dans trois, six, huit jours au plus, la joue, les lèvres, les paupières et les gencives, au point que les dents tombent et que les os sont dénudés. Vers la fin, il s'y joint ordinairement une diarrhée colliquative qui contribue à avancer l'issue fatale de cette affection.

§ 63.

**Traitement des diverses stomatites.** — C'est à dessein que nous avons rapproché autant que possible toutes ces diverses affections de la bouche, pour mieux préciser les divers signes qui pourront fournir, aussi bien dans l'une que dans l'autre de ces affections, des indications précises pour le choix des médicaments les plus efficaces. L'ancienne école, qui continue à s'obstiner d'une manière inconcevable à n'ouvrir aucun livre qui contient des expériences faites par les homœopathes, est aujourd'hui encore sans nulle ressource contre les formes graves de ces diverses stomatites, tandis que les praticiens qui voudront profiter des indications que nous allons leur fournir, pourront souvent remporter la victoire la plus complète dans les cas les plus désespérés.

Quant à la *stomatite* **simple,** si toutefois elle ne cédait pas d'elle-même, sans le secours de l'art, une petite dose (trois globules de la 12ᵉ pris à sec) de *merc.* ou de *bell.* la feraient bientôt disparaître. Mais si c'était l'abus du mercure qui eût causé cette inflammation, quelques doses de *nitr-ac.*, de *hep-sulf.* ou d'*aurum* y porteraient bientôt remède, à moins qu'il n'y eût alors des ulcérations plus graves. Si, dans ce cas, aucun des trois médicaments cités ne suffisait, il faudrait avoir recours à *phosph. phos-ac. sulf. sulf-ac. calc.*

Dans la *stomatite* **aphtheuse**, si elle est *symptomatique*, il faut avant tout traiter la maladie dont elle dépend ; mais les médicaments indiqués contre les aphthes *idiopathiques* pourront quelquefois être aussi d'un grand secours, si d'autres phénomènes de la maladie fondamentale contribuent à en indiquer l'usage. Contre les *aphthes idiopathiques* chez les adultes, un des principaux moyens est *caps.* ou bien *piper nigrum*. Dans quelques cas, on trouvera aussi d'un grand secours : *merc. natr-m. borax. helleb.*

Dans le **muguet** des enfants, le remède principal est *sulf. ac.*, ou bien *sulf.*, surtout lorsque les enfants ont le teint un peu jaune ; ou bien *merc.*, lorsque les enfants sont boursouflés, avec teint pâle et salivation ; et s'il y a des ulcérations d'un aspect sale, rouge-bleu ou jaune, avec bouche très fétide et salivation, *staph.* méritera la préférence toutes les fois que ni *merc.* ni *helleb.* ne suffisent pas. Dans les formes plus graves où les aphthes se propagent sur la muqueuse de l'estomac et des intestins, *borax* est surtout d'un grand secours, ou bien *ars.*, lorsque les aphthes deviennent brunâtres ou noirâtres.

Dans la vraie *stomacace* **scorbutique**, *merc.* est surtout d'un grand secours, ainsi que *nitr-ac.*, ou bien *n-vom.*, *caps.* ou *natr-m.* — Après l'abus du mercure, *carb. veg. nitr-ac. sulf. calc.* ; — chez des sujets lourds, paresseux, *caps.* ; — chez les enfants, *merc. borax. n-vom.* ; — chez les personnes sujettes aux rhumatismes, *dulc.* ; — chez les personnes irritables et qui mènent une vie sédentaire, *n-vom.* ; — enfin chez les personnes qui auraient fait abus d'une nourriture trop salée, *carb. veg.* ou *ars.*

Dans la *stomatite* **gangréneuse**, *merc.* est ordinairement d'un secours très peu efficace ; mieux vaut *sulf.*, *sulf-ac.* ou *ars.*, si toutefois *n-vom. calc. nitr-ac.* ou *kal-chl.* ne seraient pas encore mieux indiqués par les circonstances.

En général, on pourra toujours consulter avec succès :

**Arsenicum**, lorsque les aphthes ou les ulcères ont atteint un haut degré de malignité, qu'ils deviennent livides, brunâtres ou noirâtres, avec diarrhée et fièvre, ou bien s'ils se répandent sur la muqueuse de l'estomac. Souvent ce médicament convient aussi très bien après l'emploi précédent de *merc*.

**Borax**, parfois indispensable et presque spécifique contre le *muguet* des enfants dans les hospices, ainsi que chez les personnes âgées, à la suite de l'abus des acides et des substances fermentées, surtout lorsque les aphthes gagnent la muqueuse de l'estomac et des intestins, avec des plaques membraneuses épaisses, blanches et même des ulcérations dans la cavité buccale.

**Capsicum**, surtout chez des personnes corpulentes, lourdes, indolentes, où la malpropreté ou le manque d'exercice au grand air ont donné lieu à l'existence de la maladie.

**Carbo vegetabilis**, dans les cas où la maladie est due à l'abus des mercuriaux ou des salaisons; ou bien, lorsque les gencives ont un liséré foncé, rouge bleu, qu'elles sont fortement enflées, ramollies, fongueuses, très sensibles et saignant facilement, avec les dents branlantes et comme trop longues; de même que lorsque la maladie se manifeste chez les personnes âgées atteintes d'hémorrhoïdes ou que la bouche répand une odeur fétide.

**Dulcamara**, lorsque le mal provient d'un refroidissement, avec engorgement des glandes du cou, la muqueuse de la bouche gonflée, rouge et excoriée; parole, mastication et déglutition très gênées, les parties affectées très douloureuses; dents fortement imprimées dans la paroi intérieure des joues et le bord de la langue, et chargées d'un enduit épais, sale, visqueux.

**Helleborus niger,** aphthes ulcérés sur la paroi intérieure des joues, la langue et les gencives; petits ulcères jaunâtres à bords élevés, grisâtres; salivation abondante; odeur cadavéreuse de la bouche; ganglions du cou et de la mâchoire inférieure engorgés; éruption vésiculeuse autour de la bouche; diarrhée muqueuse avec ténesme.

**Kali chloricum,** gencives sensibles, fétides, suppurantes, saignant facilement. Salivation avec sensation de sécheresse et de chaleur dans la bouche; face bouffie, terreuse; lèvres brûlantes, enflées et s'exfoliant.

**Mercurius,** surtout lorsque le mal commence à gagner le nez, et que les mucosités tombent dans l'estomac, y causant des souffrances et provoquant des diarrhées douloureuses; de même, lorsque les ulcères sont petits, arrondis, discrets, plus ou moins superficiels, dentelés, à fond blanc jaunâtre, lardacé, et à bords rouges; langue chargée d'un enduit blanc, épais; gencives décollées, avec des bords grisjaunâtre et un liséré lardacé; salivation avec ou sans mauvaise odeur de la bouche; ganglions du cou engorgés; diarrhée abondante, verdâtre, avec excoriation de l'anus.

**Natrum muriaticum,** lorsque les ulcérations se propagent lentement vers l'intérieur de la bouche, et que ni *merc.*, ni *ars.* ni *carb-veg.* ni *dulc.* n'ont produit aucun bien; gencives engorgées, saignantes et très sensibles au contact des boissons et des aliments tant chauds que froids; apparition, sur la langue, de petites vésicules ou de petits ulcères qui produisent une sensation de cuisson brûlante, comme le produirait le sel, et qui empêchent de parler.

**Nitri acidum,** ulcérations, dans la bouche, d'un aspect sale, livide, avec mauvaise odeur de la bouche; salivation, gencives ramollies et saignantes, tant chez les enfants que chez les adultes, mais surtout à la suite de l'abus des mercuriaux.

**Nux vomica,** gencives fortement enflées, ressemblant à de la chair pourrie et saignant facilement; odeur cadavé·reuse de la bouche; face creuse, décolorée, yeux ternes; rêves anxieux; constipation; gonflement du palais.

**Phosphorus.** presque spécifique, lorsque le voile du palais est enflammé, fortement gonflé et d'un rouge bleuâtre.

**Staphisagria,** surtout chez les enfants pendant la période de la dentition, avec aphthes ulcérés, salivation fétide; ulcères ovales, à fond rouge bleuâtre ou jaune sale.

**Sulfur,** presque spécifique dans les aphthes des enfants, surtout lorsque toute la bouche, les lèvres et les gencives sont couvertes de plaques épaisses, avec diarrhée muqueuse, verdâtre.

**Sulfuris acidum,** souvent encore préférable à *sulf.* dans le muguet des enfants, surtout lorsque toute la peau de l'enfant a une teinte jaunâtre.

En outre, pour les **symptômes indicateurs**, voici les médicaments qui paraissent le mieux répondre aux uns et aux autres :

Petits **ulcères,** provenant de petites vésicules, *merc. nitr-ac. ars. hell. natr-m. staph.;* — ulcères putrides, livides, *nitr-ac.;* — ulcères profonds, brûlants, *ars.;* — ulcères superficiels à fond jaunâtre, *hell. merc.;* — ulcères à bords élevés, grisâtres, *hell.;* — petits ulcères rouges, à fond lardacé, *merc.*

Pour les symptômes de la **bouche** : muqueuse gonflée, rouge, excoriée, *merc. dulc.;* — plaques membraneuses, *merc. sulf.;* — gencives saignantes, *carb-veg. nitr-ac.*

*kal-chl. merc. n-vom. natr-m.;* — gencives enflées, fougueuses, *carb-vg. n-vom.;* — gencives ramollies, *carb-vg. nitr-ac.;* — gencives noirâtres, *ars.;* — décollées, *merc., carb-vg.*

Pour les **épiphénomènes** : face pâle, *merc. kal-chl.;* — terreuse, *n-vom.;* — salivation, *merc. natr-m. nitr-ac. hell. kal-chl.;* — palais enflé, *phosph. n-vom.;* — odeur cadavéreuse de la bouche, *merc. carb-vg. nitr-ac. dulc. helleb. n-vom.;* — diarrhées, *carb-vg. ars. hell.;* — diarrhées verdâtres, *merc. helleb. sulf.;* — glandes engorgées, *dulc. merc. helleb.*

Enfin, pour les **causes,** par abus des mercuriaux, *carb-vg. nitr-ac.;* — par abus des salaisons, *carb-vg. nitr-ac.;* — par refroidissement, *dulc.;* — chez les enfants, *sulf-ac. merc. sulf. borax. ars. staph.;* — chez les adultes, *merc. borax. hell. dulc. natr-m.;* — par manque d'exercice au grand air, *caps.;* — par abus des acides, *borax.*

### 4. SALIVATION.

### § 64.

La **sécrétion salivaire** offre, sous le point de vue pathologique, diverses anomalies qu'il est important de noter. D'abord, elle peut *manquer entièrement,* comme cela se rencontre dans diverses affections des glandes salivaires, de même que dans des maladies accompagnées de fortes congestions à la tête, d'un grand épuisement ou de perte d'humeurs, et par conséquent à la suite de toutes les fortes hémorrhagies, des sueurs abondantes, dans le choléra, dans les hydropisies, les fièvres lentes, etc. Pour la *qualité* de la salive, on la trouve ordinairement trop *claire* chez les individus scorbutiques, phthisiques, et trop *épaisse* dans les fièvres lentes et les maladies graves. Dans l'empoisonnement lent par le plomb, on a observé la sécrétion d'une salive *bleuâtre;* dans les maladies bilieuses, elle est quelquefois *verdâtre*, et elle est *rouge* lorsqu'elle est imprégnée de sang. Dans les maladies des organes de la digestion, elle a quelquefois aussi un grand excès d'*acide*. — Mais un des phénomènes les plus fréquents, sous le rapport de la sécrétion salivaire, c'est la *surabondance de cette sécrétion*, le *ptyalisme*. Dans la plupart des cas, cette affection est due à l'*abus des mercuriaux*, mais elle peut survenir aussi après l'usage intérieur ou extérieur de l'or, de l'arsenic, des acides minéraux, particulièrement de l'acide nitrique et de l'acide muriatique. On l'a observée aussi à la suite de fortes doses de belladone, de la jusquiame, de la digitale, de la squille, du garou, des cantharides, de l'iode et d'autres substances. Outre cela, on la rencontre fréquemment comme *symptôme*, dans la dentition, les odontalgies, les stomatites, les angines, et les lésions traumatiques de la mâchoire inférieure, de même qu'elle accompagne souvent les violents maux de tête, les vertiges, les apoplexies, les exanthèmes fébriles et d'autres maladies de ce genre. Très souvent aussi elle se trouve, comme symptôme, dans la dyspepsie, les indigestions, le gastricisme, les affections vermineuses, les saburres gastriques, les affections hémorrhoïdales, les gastrites et d'autres lésions dynamiques ou organiques des voies digestives, de même qu'elle peut être aussi un signe de surexcitation dans le système sexuel, pendant les règles, chez les femmes enceintes, chez les animaux en chaleur, etc. Il n'est pas même rare de la voir accompagner certaines affections nerveuses, telles que l'épilepsie, le tétanos, la migraine, la prosopalgie, l'hystérie, l'hypochondrie, etc. Enfin, elle se trouve aussi, comme signe d'une dissolution générale des humeurs, chez les sujets scorbutiques, phthisiques, ou autrement cachectiques, ainsi que dans les lésions organiques du cerveau, l'hydrocéphale, certaines paralysies, etc.

Mais la salivation la plus importante est certainement celle produite par l'abus des mercuriaux ou **ptyalisme mercuriel**, attendu que c'est presque la seule qui puisse exiger un traitement particulier, toutes les autres n'étant que symptomatiques. C'est pour l'ordinaire du quatrième au huitième jour du traitement par des préparations mercurielles que cet accident se déclare, quoiqu'il y ait aussi des cas où il ne se soit manifesté que plusieurs mois après la cessation de leur emploi. Les signes précurseurs sont, d'ordinaire, la sensation d'une certaine chaleur, une légère douleur et un commencement de tuméfaction aux gencives, qui deviennent d'un rose pâle bordé d'un liséré rouge foncé ; la langue se salit, le malade sent un goût métallique dans la bouche, son haleine prend une fétidité remarquable, et les dents lui semblent trop longues lorsqu'il serre les mâchoires. Si, dans cet état, on continue l'usage des mercuriaux et quelquefois même malgré leur cessation, la tuméfaction des gencives, faisant des progrès rapides, s'étend à l'intérieur des joues, aux glandes maxillaires, aux parotides et même à la langue, dont le volume devient quelquefois si considérable, qu'elle fait saillie en dehors de la bouche ; la salive, d'une consistance claire et d'une odeur infecte, est sécrétée en grande abondance ; les gencives saignent à la plus légère pression, et les dents, ainsi que la langue, se couvrent d'une couche épaisse de saburres jaunâtres et d'une fétidité insupportable. Lorsque les doses que le malade a prises n'ont pas été trop fortes, le mal s'arrête quelquefois là ; mais, dans d'autres cas, il étend ses progrès ; il survient des maux tête, de l'insomnie, une diminution plus ou moins considérable des forces et de l'appétit ; la tuméfaction gagne le pharynx et empêche la mastication, la déglutition et la parole, et la sécrétion de la salive devient si énorme, que le malade en perd quelquefois jusqu'à quatre ou cinq livres dans l'espace de vingt-quatre heures. En même temps, la membrane muqueuse des joues, des gencives et de la langue se couvre d'ulcères plus ou moins douloureux, assez semblables aux chancres vénériens, mais que leur nature plus superficielle, leur plus grand nombre, leur couleur d'un blanc laiteux et leur siége peuvent faire facilement distinguer de ces derniers, qui occupent la partie interne ou le bord des lèvres, leurs commissures, la face supérieure de la langue ou le voile du palais ; tandis que les ulcères mercuriels affectent principalement l'intérieur des joues et les bords de la langue. Enfin, l'inflammation qui accompagne le ptyalisme mercuriel est quelquefois tellement intense, que les gencives se pourrissent, que les joues se gangrènent et que les dents tombent. Ce ptyalisme formidable, contre lequel les émissions sanguines et les purgatifs que lui oppose l'ancienne école, n'ont absolument aucune efficacité, est d'un pronostic assez fâcheux lorsque le malade a pris de très fortes doses et qu'il est arrivé au plus haut degré de son développement.

Les moyens que l'**homœopathie** peut opposer aux diverses sortes de ptyalisme sont tous des moyens directs, tantôt pour détruire, comme dans le ptyalisme mercuriel, l'influence de la cause, tantôt pour faire cesser le travail morbide dans les organes affectés. D'abord, quant au **ptyalisme mercuriel**, ni les émissions sanguines, ni les purgations ne sont à même de débarrasser l'organisme du mercure qui s'y trouve, tant que ce dernier ne reste plus ni dans les voies digestives proprement dites, ni dans la circulation ; les seuls moyens capables d'y remédier, ce sont ceux qui, par leur action directe sur les organes affectés, peuvent donner à ceux-ci une disposition particulière qui les fasse repousser la substance délétère qui les excite. Parmi ces moyens, ceux qui occupent le premier rang sont : *nitr-ac. iod. carb-vg. aur.*, employés à doses réitérées et assez rapprochées, selon la violence du cas. Quelquefois on emploiera aussi avec succès *chin. mez. euphorb. sulf. arg-nit. bell. dulc. hep. lach.* — Lorsqu'il y aura beaucoup de petites ulcérations, *nitr-ac.* et *aur.* mériteront la préférence, ou bien encore : *sulf. lyc. thui. natr-m.*

Pour les **salivations symptomatiques** qui se joignent aux maladies les plus diverses, il va sans dire qu'elles ne sauraient être guéries sans traiter tout d'abord la maladie dont elles dépendent. Cependant elles peuvent quelquefois, lorsqu'elles existent, fournir des indications précieuses pour le choix du meilleur médicament contre la maladie principale. C'est dans ce sens qu'on pourra souvent choisir avec avantage selon les symptômes suivants :

**Salivation abondante**, *merc. iod. nitr-ac. phosph. natr-m.; bell. chin. dulc. euphorb. hep. op. sulf.; alum. calc. canth. dulc. colch. helleb. lach.;* — la **nuit**, *n-vom. rhus.;* — avec **envie de vomir**, *puls. veratr. euphorb. zinc.;* — avec **frissons**, *arg. euphorb.*

**Salive** de mauvaise qualité, *merc. sulf. hyos. bism. digit. puls. sabin.;* — **âcre**, *merc. euphorb. mez. veratr.;* — **acide**, *calc. ign. sulf. alum. calc-ph. stram.;* — **amère**, *sulf. ars. thui.;* — **aqueuse, claire**, *puls. merc. magn-m. kreos. asar.;* — **douceâtre**, *puls. plumb. dig. sabad. phosph. alum.;* — **épaisse**, *bry. bell. bism. n-mosch.;* — **fétide**, *merc. nitr-ac. dig. baryt. sulf. ars. natr-m.;* — **jaunâtre**, *rhus. bism. kal-bi.;* — d'un goût **métallique**, *merc. n-vom. zinc. natr-m. lach. amm. calc. cupr. natr-m.;*

**salé,** *sulf. merc. euphorb. hyos. phosph. sep.*; — **vis-queux,** *bell. merc. nitr-ac. arg. camph. dulc. plumb. veratr.*

### 5. AFFECTIONS DES DENTS ET DES GENCIVES.

### § 65.

**Maux de dents.** — S'il est un champ où la supériorité de l'homœopathie sur l'ancienne médecine ne peut être mise hors de doute, ce sont certainement les maux de dents. L'ancienne école ne connaît contre ces maux que les sangsues, l'opium, la kréosote et l'extraction des dents gâtées, moyens dont l'un est tout aussi mauvais que l'autre. Mais les plus mauvais de tous, ce sont sans doute l'*opium* et la *créosote.* L'*opium* ne calme les douleurs que pour un instant, les laissant bientôt revenir avec une violence redoublée qui exige de nouvelles doses et de plus fortes de ce calmant per-fide, jusqu'à ce qu'enfin ces doses ne fassent plus rien du tout contre la douleur, ou qu'elles menacent le malade d'un em-poisonnement, si on les continuait. Quant à la *créosote,* elle brûle les dents sans jamais calmer réellement la douleur, ce qui fait que les dents tombent alors facilement en mor-ceaux, sans compter les ulcérations dans la bouche, dans la gorge, dans l'estomac et même dans la poitrine, auxquelles s'exposent ceux qui abusent de cette substance. Pour les dents gâtées, il est vrai que l'*extraction* est un remède ra-dical contre la douleur; mais ce qu'on ne voit pas ou ce qu'on ne veut pas comprendre, c'est que, dès qu'on a fait faire l'extraction d'une dent gâtée, une autre est affectée bientôt après du même mal; car ce mal qui fait que les dents se carient a une cause plus profonde, et ne vient point, comme on le dit généralement, de ce qu'une dent gâtée le communique à sa voisine ; mais de ce que la même cause qui a affecté la première affecte la seconde, et même d'autant plus sûrement que la première où était le foyer de la maladie n'existera plus. C'est de là que vient que, chez toutes les personnes qui gardent leurs dents gâtées, le mal fait ordinairement beaucoup moins de progrès que chez celles qui se les font arracher dès qu'elles leur font mal. Le *plombage* des dents est encore un moyen qui trompe plus souvent qu'il n'est utile ; car la carie fait des progrès non moins rapides sous le plombage, et les sécrétions qui se forment au-dessous, sans pouvoir sortir, ne font qu'exciter des douleurs qui certainement ne seraient pas venues sans cela. En outre, les douleurs qui accompagnent la carie des dents sont bien loin d'avoir leur cause toujours dans cette carie ; très souvent une dent fait très mal long-temps avant de se carier, et d'autres qui sont déjà cariées au plus haut point ne font quelquefois souffrir en aucune manière, pour preuve évidente qu'on pourra très bien parvenir à faire cesser toute douleur sans jamais avoir besoin de recourir à l'extraction d'aucune dent. Il est vrai qu'il est des cas où cette extraction pourra devenir indispensable par d'autres raisons, telles qu'une fistule incurable, une carie de la mâchoire ou toute autre ulcération à la racine des dents, etc , ainsi que chez les enfants, lorsque les nouvelles dents de la seconde dentition viennent avant que les premières soient tombées, etc. ; mais ces cas-là sont des exceptions de la règle. Outre cela, les *poudres* et les *élixirs* que les dentistes conseillent ordinairement pour conserver les dents et pour prévenir les douleurs sont encore des moyens qui font plus de mal que de bien aux dents, sinon même à la santé entière, attendu que tous ces composés contiennent des substances médicinales plus ou moins fortes, telles que le quinquina, l'opium, l'acide nitrique, la mélisse, et d'autres capables de troubler, en outre, fortement la digestion et d'affaiblir l'estomac. Les *poudres* ont, par-dessus tout cela, encore l'inconvénient de laisser toujours quelque reste entre les gencives et les dents, ce qui y forme alors un foyer continuel d'inflammation et de suppuration. C'est pourquoi nous ne saurions pas même conseiller, à cet effet, le charbon ou le pain brûlé pulvérisés ; mieux vaut le sucre de lait, parce qu'il se fond par l'humidité de la bouche; mais la meilleure substance qu'on puisse choisir pour nettoyer les dents, c'est sans contredit le *lait caillé*, conseillé par Héring. Enfin, les personnes qui ont de mauvaises dents ou qui sont sujettes aux odontalgies, devraient avant tout s'abstenir entièrement de café, soit à l'eau, soit au lait. Rien n'a une influence plus nuisible sur les dents et sur les gencives que cette boisson. Au reste, moins on drogue les dents, plus on est sûr de les bien conserver, pourvu seulement qu'on les nettoie bien avec les substances les plus simples possibles. Quant aux remèdes à employer lorsque les dents ou les gencives sont malades ou qu'elles font mal, il faut convenir que le choix n'est pas toujours très facile; cependant, en ne s'attachant point à des signes inutiles, mais à ceux qui pourront fournir de véritables indications, on finira toujours par déterminer assez promptement le plus efficace contre le cas donné. Le véritable spécifique déterminé, les douleurs devront, dans tous les cas violents, cesser, ou du moins s'apaiser une demi-heure après la prise, au plus tard, en sorte que, si l'on n'était pas bien tombé dans son choix, on pourrait, *dans ces cas violents*, changer de médicament au bout d'une demi-heure, s'il le fallait absolument. La dose la plus convenable est, dans la plupart des cas, celle de 2, 3 globules mis à sec sur la langue. Quant aux indications qui déterminent le choix du médicament, nous n'en fournirons ci-après que les plus saillantes, pour ne point embarrasser les commençants ; pour ceux qui en voudraient de plus détaillées, ils pourront les trouver dans notre *Manuel de médecine homœopathique,* où nous avons consacré un chapitre entier à cette question. Au reste, pour donner aux commençants un point d'appui, nous pouvons dire que les principaux médicaments qu'il conviendra toujours de consulter avant les autres sont : *merc. cham. staph. n-vom. acon. puls.*; et particulièrement lorsque les douleurs sont dans une dent cariée : *cham. puls. ant.*; *merc. staph. n-vom.* — On examinera donc, chaque fois, à l'aide des remarques qu'on trouvera au § 68, ces médicaments-là en premier lieu, et l'on ne s'occupera des autres que lorsqu'on se sera convaincu qu'aucun de ces principaux ne sera indiqué.

§ 66.

**Indications pour les médicaments contre les maux de dents.** — Les indications les plus importantes pour le choix des médicaments dans les maux de dents sont fournies : 1° par les *causes occasionnelles* qui les ont produites ou qui les aggravent; 2° par les *épiphénomènes* qui les accompagnent; 3° par les parties que les douleurs occupent. Quant au *genre de la douleur*, il n'y a ordinairement rien de plus vague ni de plus difficile à déterminer, en sorte que nous croyons même parfaitement inutile de les indiquer ici. Voici donc les divers ordres des indications les plus importantes, avec les médicaments qui s'y rapportent le plus.

A. **Causes.** — Chez les sujets **arthritiques** ou par une métastase de la goutte, *colch. rhod. bry. rhus. acon. puls. n-vom. sulf. chin.*; — par l'abus du **café,** *cham. ign. n-vom. bell. merc.*; — par des **congestions** de sang à la

11.

tête, *acon. aur. calc. bell. hyos. bry. mez. sulf.*; — pendant la **dentition,** *acon. calc. cham. merc. sulf. bry. secal.*; — chez les **enfants** en général, *cham. merc. acon. bell. sulf. calc. bry. puls.*; — chez les **femmes,** *puls. bell. sep. acon. calc. hyos. cham. sabin. chin.*; — par un **froid humide,** *rhod. n-mosch. puls. borax. rhus. sulf.*; — pendant la **grossesse,** *sep. bell. calc. magn. puls. staph. n-vom.*; — chez les personnes **hystériques,** *ign. sep. n-vom. aur.*; — chez les **jeunes filles,** *acon. bell. puls.*; — après l'abus du **mercure,** *carb-veg. nitr-ac. staph. aur. sulf.*; — par cause **nerveuse,** *bell. cham. coff. ign. n-vom. spig. acon. hyos.*; — chez les **nourrices,** *carb-veg. chin.*; — par un **refroidissement,** *dulc. bell. merc. acon. cham. caus. merc. puls. n-vom. ign.*; — à l'époque des **règles,** *carb-veg. cham. amm. sep. graph. calc.* — par cause **rhumatismale,** *chin. puls. merc. acon. sulf. n-vom. bry, cham. hyos. rhod. spig.*

B. **Circonstances qui aggravent :** le grand **air**, *n-vom. rhus. bell. bry. carb-veg. phosph. staph. sulf. chin. rhus.*; — le **vent,** *puls. rhus.*; — le **courant** d'air, *chin. sulf. calc. bell. magn. sep.*; — l'**introduction** de l'air dans la bouche, *n-vom. bell. calc. m-arc. rhod. merc. staph. bry. sulf.*

— l'**attouchement** aggrave, *bell. merc. chin. puls. arn. ars. bry. colch. mez. rhod. phos-ac. staph. n-vom. hep. sulf. carb-veg.*; — le contact de la **langue,** *carb-veg. ign. merc. chin.*; — le travail des **cure-dents,** *puls.*;

— les **boissons** aggravent, *cham.*; — les boissons **froides,** *cham. merc. n-vom. puls. staph. sulf. calc.*; — l'**eau** froide, *bry. n-vom. sulf. ant. calc.*; — les boissons **chaudes,** *merc. n-vom. cham.*; — le **café,** *ign. n-vom. cham.*; — le **thé,** *ign.* — le **vin,** *n-vom. ign.*

— le **bruit** aggrave, *calc.*; — la **conversation** des autres, *bry. ars.*

— les **contrariétés** aggravent, *rhus.* ; — la **méditation,** *n-vom. bell.*; — la **lecture,** *n-vom. ign.*

— la **chaleur** aggrave, *puls. bry. n-vom. m-arc. coff. cham. sulf. calc. phos-ac. hep.*; — la **forte** chaleur, *bell. phos-ac.*; — une chaleur **modérée,** *puls. bry. coff. cham. sulf.*; — la chaleur de la **chambre** chauffée, *puls. phos-ac. hep. sulf. cham.*; — la chaleur du **lit,** *puls. merc. ant. bell. phos-ac. bry. cham. sabin.*; — les **aliments** chauds, *bry. bell. phos-ac. spig. baryt.*; — les **boissons** chaudes, *merc. n-vom. cham.*

— le **froid** aggrave, *ars. merc. phos-ac. sulf. calc. caus. rhod. ant.*; — l'**air** froid, *merc. hyos. bell. staph. spig. sulf.*; — l'**eau** froide, *bry. n-vom. sulf. ant. calc.*; — les **boissons** froides, *cham. merc. n-vom. puls. staph. sulf. calc.*; — l'**inspiration** de l'air froid, *n-vom. bell. calc. m-arc. rhod. merc. staph. bry. sulf.*

— le **manger,** les **aliments** aggravent, *merc. puls. bell. staph. bry. phos-ac. sulf. carb-veg. hep.*; — **après avoir** mangé, *n-vom. bell. coff. ign. staph. cham. ant. bry. sulf.* — en mangeant **chaud,** *bry. bell. phos-ac. spig. baryt.*

— le **mouvement de la bouche** aggrave, *n-vom. bell. chin. mez.*; — la **mastication,** *calc. merc. staph. ars. bry. n-vom. sulf. hyos. carb. veg.*; — en **mordant,** *puls. bell. coff. n-vom. sulf. rhus. hep.*; — en **serrant** les dents, *sep. chin. hep. colch.*; — le mouvement du **corps** aggrave, *bry. n-vom. chin.*

— le **repos** aggrave, *rhus. ars. rhod.*; — la position **assise,** *puls. rhus.*; — la position **couchée,** *merc. ars. rhus. ign.*; — étant **couché** sur le côté **souffrant,** *ars.*; — sur le côté **opposé,** *bry.*

— l'usage du **tabac** à fumer aggrave, *ign. bry. chin.*

Ensuite, pour les **époques de la journée**, le **matin** aggravation, *n-vom. bell. carb-veg.*; — au **réveil**, *n-vom. bell. hyos. ign. phos. merc. puls. phos-ac. staph. bry. chin. sulf. ars.*; — **avant midi**, *puls. sulf. carb-veg.*

— **après midi**, aggravation, *n-vom. merc. puls. sulf.*; — vers la **brune**, *puls.*; — le **soir**, *puls. bell. ant. merc. bry. n-vom. sulf. rhus.*; — le soir **au lit**, *merc. ant.*

— la **nuit**, aggravation, *merc. puls. cham. bell. calc. coff. phos-ac. staph. bry. sulf. ars. hep. sil. rhus*; — au moment de **s'endormir**, *ars.*; — **avant minuit**, *bry. bell. cham.*; — **après** minuit, *merc. staph.*

De même, pour les **circonstances qui améliorent**; le **grand air**, *puls. bry. hep. ant.*; la chambre aggrave, *cham. sulf.*

— l'**attouchement** améliore, en **pressant** les dents, *bell. puls. chin. rhus.*; — en les **frottant**, *merc.*; — lorsque le **cure-dent** en fait sortir le sang, *bell.*

— la **chaleur** améliore, *merc. ars. n-vom. sulf. rhus.*

— le **froid** de l'**air** améliore, *puls.*;—l'**eau** froide, *bry.* — le **doigt** trempé dans l'eau froide, *cham.*;—l'application de la **main** froide sur la joue, *rhus.*

— le **serrement** des dents améliore quelques moments après, *coff. chin. ars.*

— le **repos** améliore, *bry.*; — la position **assise**, dans le lit, *merc. ars. rhus.*;— la position **couchée**, *merc.*;—étant couché sur le **côté souffrant**, *bry.*

§ 67.

**Indications fournies par les symptômes.**—Ce sont les parties affectées, ainsi que l'état des dents et des gencives,

de même que les épiphénomènes, qui constituent cette catégorie des indications, que nous faisons suivre ici avec les
médicaments qui s'y rapportent :

a) **Organes affectés,** les dents **saines,** *bry. merc. spig.
bell. hyos. magn. n-vom.;*—dents **cariées,** *cham. ant. puls.
merc. n-vom. staph. calc. rhus. baryt. bell. bry. euphorb.
hyos. magn. mez. m-arc. chin. coff. phos-ac. sil. sulf.;* —
**toutes les dents,** *cham. arn. puls. spig. m-arc. magn.merc.
staph. rhus.;* — toute une **rangée de dents,** *merc. staph.
cham. rhus.;*—un **seul côté,** *merc. rhus. sulf. puls.cham.
acon. arn. spig.;* — à **droite,** *bry. n-vom. magn. arn. calc,
lyc. plat. puls. spig. staph. sulf.;*—à **gauche,** *cham. calc.
puls. n-vom. caus. bell. bry. sulf. merc. m-arc. mez.;* —
mâchoire **supérieure,** *puls. bell. bry. cham. n-vom. spig.
staph.;* — mâchoire **inférieure,** *n-vom. bry. calc. caus.
cham. magn. merc. puls.;* — dents **incisives,** *carb-veg.
caus. ign. merc. m-arc. phos-ac. spig. staph.;* — les dents
**canines,** *euphorb. fluor-ac.;* — les **molaires,** *merc. staph.
cham. n-vom. bry. calc. bell. rhod. caus. ign. mez. m-arc.
puls. rhus.;* — les **deux côtés** à la fois, *rhus. cham. arn.
puls. spig. merc. staph.;* — les **chicots,** *calc. sulf.*

b) Les douleurs **se propagent,** jusque dans les **os maxillaires,** *merc. n-vom. sulf. hyos. acon. arn. sil. m-arc.
phos-ac.;* — jusque dans les **joues** et les **pommettes,** *bry.
sil. n-vom, puls. mez. spig. hyos. merc. lyc. op. plat.;* —
jusqu'au **nez,** *bry.;* — jusqu'aux **yeux,** *puls. baryt. bry.
magn. spig. staph.;* — jusqu'aux **oreilles,** *puls. merc.
cham. bry. bell. arn. baryt. caus. lyc. magn. rhus. sep. sil.
rhod. sulf. veratr.;*—jusqu'aux **tempes,** *puls. merc. rhus.
n-vom. bry. calc. staph. baryt. sil.;* — jusque dans **toute
la tête,** *puls. merc. bry. staph. n-vom. cham. sulf. ars ant.
rhus. hyos.*

*c)* **État des dents :** dents **agacées,** *sulf. dulc. phos-ac. merc. sulf-ac. mez. nitr-ac. staph* ; — comme **allongées** ou trop longues, *bry. arn. sulf. ars. cham. bell. hyos* ; — **cariées,** *cham. ant. puls. merc. n-vom. staph. calc. rhus. baryt. bell. bry. euphorb. hyos. magn. mez. m-arc. chin. coff. phos-ac. sil. sulf. sep. phosph. plumb. croc.* ; — **s'ébré- chant** facilement, *staph. lach. euphorb. bell. plumb. borax.* ; — **s'exfoliant,** *bell. plumb. lach.* ; — exhalant une odeur **fétide,** *rhus. calc. graph. kal. plumb.* ; — **jaunes,** *phos-ac. nitr-ac. lyc. iod.* ; — se **noircissant** facilement, *staph. merc. sep. plumb. squill.* ; — **saignant** facilement, *carb-veg. merc. sulf. ant. phosph. phos-ac.* ; — **suppu- rant,** fistuleuses, *calc. sil. sulf. caus. staph. natr-m.* ; — **vacillantes,** *merc. bry. n-vom. ars. cham. staph. puls. rhus. hyos. amm. caus.*

*d)* **État des gencives :** gencives affectées d'un **abcès** qui tend à se former, *n-vom. merc. sulf. caus.* ; — **blanches,** pâles, *merc. sulf. staph. carb-an. nitr-ac. aur. plumb. zinc.* ; — **bleuâtres,** rouge-bleu, *lach. cin. oleand. sabad.* ; — **décollées,** *merc. carb-veg. phosph. rhus. sep. natr.* ; — **douloureuses,** *merc. puls. staph. hep. ars. carb-veg. hyos. calc.* ; — **enflammées,** rouges, *merc. bell. sulf. bry. n- vom. staph. m-arc. hep. natr-m. amm.* ; — **excoriées,** *staph. carb-veg. sep. sil. chin. nitr-ac.* ; — **fétides,** *merc. carb-veg. graph. calc. rhus.* ; — **fistuleuses,** *sulf. calc. caus. sil. staph. natr. m.* ; — **fongueuses,** *sulf. carb-veg. staph. merc. nitr-ac.* ; — affectées d'un **fongus hématode,** *sulf.* ; — **gonflées,** *merc. sulf. cham. n-vom. bell. acon. staph. calc. rhus. phos ac. hep. chin. baryt. caus. m-arc.* ; — gonflées **autour d'un chicot,** *sulf.* ; — affectées de **no- dosités,** *staph. calc. caus. phos-ac. rhus. natr.* ; — **sai- gnant** facilement, *carb-veg. merc. phos-ac. sulf. merc.*

*calc. nitr-ac. sil. caus. phosph. puls. rhus.;* — **scorbutiques,** *carb-veg. merc. staph. amm. n-vom. sulf. caps.
natr-m.;* — **suppurantes, ulcérées,** *merc. carb-veg. sulf.
staph. calc. caus. natr-m. sulf-ac. lyc. sil.;* — couvertes
de **vésicules,** *sulf. bell. mez.*

c) **Épiphénomènes :** Grande **sensibilité des nerfs,** *coff.
acon. bell. hyos. cham.;* — grande **exaspération** morale, à
cause de la douleur, *coff. acon. cham. bell. hyos.;* — humeur **acariâtre,** capricieuse, entêtée, *bry. cham. chin.* —
caractère **vif, colérique,** *n-vom. bry.;* — caractère **doux,
sensible,** *ign. puls.;* — caractère **triste,** pleureur, *puls.
rhus.*

— De même, s'il y a **mal de tête,** *merc. staph. n-vom.
cham. sulf. ars. ant. rhus. hyos.;* — **congestion du sang**
vers la tête, *acon. puls. chin. hyos. calc. sulf. bell. bry.
mez. sep.;* — **chaleur** à la tête, *acon. puls. hyos. bry.;* —
avec **gonflement des veines** au front et aux mains, *chin.*
— avec **yeux brûlants,** *bell. bry.;* — avec **rougeur et
chaleur des joues,** *acon. bry. cham, hyos. bell. arn. m-
arc.;* — avec **pâleur** de la face, *puls. ars.;* — avec face
**jaune,** *sep. spig. puls.;* — avec **froid** à la tête, *calc.*

— De même, s'il y a **gonflement de la joue,** *merc.
cham. m-arc. bell. puls. staph. n-vom. bry. arn. sulf. ars.;*
— engorgement des **ganglions sous-maxillaires,** *cham.
staph. carb-veg. merc. n-vom. sep. veratr.*

— De même, **bouche sèche,** avec soif, *chin.;* — sécheresse **sans soif,** *puls.;* — **gorge sèche,** avec soif, *bell.;* —
sensation de **chaleur** dans la bouche, *spig.;* — **salivation,** *bell. merc. dulc. calc. rhus.*

— De même, s'il y a **diarrhée,** *cham. dulc. rhus.;* —
**constipation,** *n-vom. bry. merc. staph.*

— De même, s'il y a **douleurs dans les membres,** *bry.*

*caus. chin. merc. acon. sulf. n-vom. cham. hyos. rhod. spig.*; — état **fébrile**, *acon. bry. sulf. merc. calc. rhus.*;— **frissons,** *puls.*; —**Froid** aux **mains** et au **bout des doigts**, *ars.*; — accès de **convulsions**, *hyos.*

## § 68.

**Remarques sur les divers médicaments antiodontalgiques.**—Nous avons déjà dit que les principaux remèdes qu'il conviendrait toujours d'examiner en premier lieu sont : *merc. cham. staph. n-vom. acon. puls. ant.* — Mais nous donnerons ci-après un court aperçu de tous, avec l'indication des caractères qui servent à indiquer chacun en particulier, afin qu'on puisse décider du choix avec pleine connaissance de cause.

**Aconitum**, particulièrement indiqué lorsqu'il y a douleurs pulsatives, avec congestion du sang à la tête et *rougeur des joues*; grande agitation, surexcitation nerveuse et exaspération morale; convient souvent après *coff.*; et s'il ne suffit point, *cham.* ou *bell.* seront souvent indiqués à la suite.

**Antimonium crudum,** principalement contre les douleurs *dans les dents cariées*, lorsque ni *cham.* ni *puls.* n'ont suffi : douleurs qui se propagent jusque dans la tête, surtout le soir au lit, s'aggravant après chaque repas, ainsi que par l'eau froide; améliorées par la promenade au grand air.

**Arnica,** surtout convenable dans les douleurs qui suivent les opérations faites aux dents, ou bien, lorsqu'il y a des douleurs comme si le sang poussait la dent au dehors, ou qu'elle fût luxée, avec rougeur et chaleur de la face.

**Arsenicum,** principalement lorsque les dents paraissent vacillantes et trop longues, avec la sensation, en mâchant, comme si elles s'enfonçaient dans des endroits ulcérés; aggravation des douleurs par l'attouchement, le repos, le froid et lorsqu'on est couché sur le côté affecté ; amélioration par la chaleur du feu,  des serviettes chaudes, en se redressant dans le lit ;  de même lorsque la douleur épuise les forces du malade ; ou que ce dernier sent une sorte de fièvre, avec *froid aux mains* et surtout *au bout des doigts.*

**Belladonna,** applicable surtout dans l'odontalgie des *femmes* pendant la grossesse ou chez les enfants, et lorsque les douleurs sont accompagnées de *congestion de sang à la tête,* avec la sensation comme *si les dents étaient gorgées de sang* et trop longues ; *pulsations dans la tête et dans les joues;* maux de tête à faire perdre la raison ; face rouge et chaude ; gonflement de la joue, salivation, douleurs dans les oreilles ; aggravation le soir, la nuit et le matin au réveil, ainsi que par le contact, la mastication, les boissons chaudes, le grand air, et surtout *les courants d'air*; amélioration par une forte pression sur la joue, et en *travaillant avec le cure-dent jusqu'à ce que le sang en sorte.*

**Bryonia,** souvent chez des sujets affectés de la goutte ou de rhumatismes, surtout chez les individus irritables, passionnés, obstinés et colériques ; sensation comme si les dents étaient trop longues ou *vacillantes, sans l'être réellement;* sensation comme si l'air pénétrait douloureusement les dents ; douleurs qui changent subitement de place ; aggravation *par le mouvement,* la mastication, le *contact des choses chaudes,* la fumée de tabac, et lorsqu'on est couché sur le côté sain ; amélioration par l'eau froide, le grand air, et lorsqu'on se couche sur le côté souffrant.

**Calcarea,** principalement convenable aux *femmes* et aux *enfants,* surtout pendant l'époque de la *dentition* ou pendant la *grossesse,* ainsi que lorsqu'il y a des *fistules dentaires;* douleurs surtout dans les dents *cariées* ou dans les *chicots;* gencives gonflées, douloureuses, saignant facilement; *congestion du sang à la tête* (et rarement applicable lorsque cet épiphénomène manque); sensation de *froid à l'extérieur de la tête*; aggravation des douleurs par le courant d'air, le contact des choses chaudes ou froides, la nuit, par le bruit et par les choses sucrées; amélioration par la chaleur extérieure.

**Carbo vegetabilis,** applicable surtout lorsque les *gencives sont fortement affectées*, et particulièrement lorsque cette affection se rapproche de l'état *scorbutique* ou de la *stomacace*; dans ce cas, ce médicament convient souvent après l'usage précédent de *merc.* ou d'*ars.*

**Causticum,** l'un des médicaments les plus puissants peut-être contre les maux de dents, surtout chez les sujets affectés de rhumatismes ou de goutte, ou lorsqu'il y a des *fistules* dentaires; douleurs qui se propagent dans *tout le côté gauche*, jusque dans la face, les yeux, les oreilles et la tête; aggravation au grand air, la nuit, dans la matinée, par le contact des choses chaudes ou froides, ainsi que lorsqu'on est couché *sur le côté gauche*, qui est affecté.

**Chamomilla,** médicament excellent chez les *fumeurs*, les *enfants*, les *buveurs de café*, et les personnes *irritables* et *obstinées*, ainsi que lorsqu'il y a des dents *cariées*; douleurs excessivement violentes, paraissant insupportables et portant facilement au désespoir; gencives rouges et gonflées; *rougeur et gonflement de la joue du côté souffrant*; douleurs par *refroidissement à la suite d'une transpiration arrêtée*; aggravation *par l'usage du café*, en buvant froid, par le contact de tous les aliments et les boissons, ainsi que la nuit et surtout par *la chaleur du lit*, qui est insupportable; amélioration par *l'application d'un doigt trempé dans l'eau froide*. Chez les enfants, ce médicament est presque spécifique, lorsque les maux de dents sont accompagnés de diarrhée.

**China,** douleurs congestives, rageant surtout immédiatement après le repas et la nuit, et *aggravées par le moindre
contact*; amélioration en *serrant fortement les dents* et en
*pressant fortement dessus*; face pâle, sueurs nocturnes,
amaigrissement prononcé, grande faiblesse.

**Coffea,** lorsque la douleur met les malades hors d'eux,
avec pleurs, tremblement et une angoisse telle qu'ils ne
savent plus que faire et qu'il leur est impossible de rendre
compte de ce qu'ils éprouvent et de désigner le genre de la
douleur; augmentation de la douleur en mordant. Dans ces
cas, si *coff.* ne suffit pas, *acon. verat. hyos.* ou *sulf.*, se
trouveront quelquefois indiqués de préférence.

**Dulcamara,** quelquefois efficace contre les maux de
dents à la suite d'un refroidissement, surtout lorsqu'ils sont
accompagnés de diarrhée, que l'usage de *cham.* reste inefficace, et qu'il y a une forte salivation qui agace les dents.

**Hepar sulfuris,** quelquefois indiqué après l'emploi précédent de *merc.*, lorsqu'il reste encore un gonflement douloureux aux gencives, avec la sensation comme si le sang
affluait dans les dents; aggravation après le repas, ainsi que
dans la chambre chauffée ou la nuit.

**Hyoscyamus,** applicable surtout chez les personnes nerveuses, irritables, sujettes aux convulsions; douleurs tant
dans les dents cariées que dans les saines; gencives douloureuses sans être autrement affectées; renouvellement
des douleurs vers le matin; aggravation par l'air froid et en
pressant sur les dents; nerfs fortement excités, délire, *fureur*, envie de s'enfuir, *congestion à la tête*, avec face rouge
et chaude, constriction à la gorge, déglutition impossible,
convulsions dans les doigts et les bras, chaleur générale.

**Ignatia,** principalement chez les personnes *qui se cha-
grinent beaucoup*, d'un caractère tendre, sensible, doux,

tranquille, tantôt gai, tantôt disposé aux pleurs; de même que chez les femmes *hystériques*, d'une humeur changeante, tantôt d'une gaieté folâtre, tantôt tristes et pleurant beaucoup; aggravation par l'usage du café, du tabac à fumer, ainsi qu'après le repas, le soir au lit, le matin après s'être réveillé.

**Magnesia** (*carbonica*), douleurs qui, des dents se propagent dans tout le côté de la face, et qui s'aggravent surtout la nuit, forçant le malade de quitter le lit.

**Magnetis pol. arcticus,** douleurs dans toute une rangée de dents, avec des secousses douloureuses traversant *le périoste de la mâchoire*, avec tremblement, *sensibilité nerveuse excessive*, frissons; gencives et joue gonflées, rouges et chaudes; aggravation de la douleur par la chaleur, après le repas, à la suite d'un froid et en aspirant l'air par la bouche; amélioration au grand air.

**Mercurius,** efficace surtout dans les odontalgies *rhumatismales et catarrhales*, à la suite d'un refroidissement ou d'un changement de temps, pendant la grippe, ainsi que chez les enfants; douleurs surtout dans les dents *cariées* ou dans la *racine des dents*; vacillement des dents; douleurs qui *se propagent sur tout un côté de la face* et *une partie de la tête*, ou qui alternent avec des douleurs rhumatismales dans les membres, avec vertiges ou avec sueurs nocturnes; *gencives enflées, décollées, ulcérées*, blanches ou rouges et enflammées, pruriteuses, saignantes et brûlantes; *salivation, odeur putride de la bouche*, enflure douloureuse de la joue; aggravation des douleurs *la nuit* ou le soir, surtout par *la chaleur du lit*, par les aliments et les boissons tant chauds que froids, l'air humide, l'aspiration de l'air, surtout lorsque l'air frappe les dents incisives, enfin par l'attouchement; amélioration par la *chaleur* et en se frottant les dents.

**Nux vomica,** surtout chez les personnes d'un *caractère vif, violent et colérique, ayant la face colorée*, ou adonnées à l'usage du *café* et des *boissons alcooliques*; douleurs qui ont leur siége principal dans les dents *cariées*; lorsqu'il se forme une *tumeur entre la joue et les gencives, avec tendance de tourner en abcès*; manifestation des douleurs surtout le *matin* au lit; aggravation *au grand air*, en ouvrant la bouche et *en aspirant l'air froid*, par la mastication et en mangeant, par le contact des aliments tant chauds que froids, par la *méditation* et d'autres *efforts intellectuels*; amélioration en se tenant chaudement; extension des douleurs sur tout le côté de la face, surtout *à gauche*.

**Phosphori acidum,** douleur de la dent cariée, jusque dans la tête, aggravée par la chaleur du lit, ainsi que par le contact des choses tant chaudes que froides; brûlement nocturne dans les dents incisives; *gencives gonflées et saignantes.*

**Pulsatilla,** applicable surtout chez les personnes d'un caractère doux, tranquille, timide, disposées aux pleurs, chez les *femmes* et les *enfants*; douleurs *rhumatismales, semi-latérales*, dans les dents *cariées* et surtout du côté *gauche*; gencives saignant facilement et comme à vif; extension de la douleur sur tout le côté souffrant de la face, jusque dans l'oreille, le cou et la tête; sensation comme si le nerf était tendu et subitement relâché, ou que la dent fût violemment poussée au dehors; frissonnement, *face pâle*, congestion de sang à la tête avec chaleur dans l'intérieur, tête douloureuse au toucher, règles supprimées ou accompagnées de crampes, anxiété et agitation corporelle; aggravation des douleurs par *la chaleur du lit* ou *celle de la chambre*, par les aliments *chauds*, le *soir* ou la *nuit*, la position *assise* ou couchée, l'attouchement, la conversation, le travail des cure-dents;

amélioration par l'*eau froide*, le *grand air*, la pression extérieure, la mastication, et en se redressant de la position couchée.

**Rhus** (*toxicodendron*), applicable surtout chez les personnes affectées de rhumatismes ou de goutte, sujettes à la mélancolie, à la tristesse, et souffrant d'éruptions dartreuses; douleurs tant dans les dents cariées que dans les saines; dents comme trop longues, gencives gonflées, décollées, saignantes, pruriteuses et brûlantes; douleurs semilatérales, aggravées la *nuit*, au *repos*, au *grand air*, ainsi que par les contrariétés et après le repas; amélioration par la chaleur; douleurs revenant par accès, se propageant jusque dans la tête, et étant accompagnées de fièvre, de douleurs dans les membres, de vertiges et de surimpressionnabilité de tous les sens.

**Sepia,** surtout chez les personnes d'un teint jaunâtre; douleurs jusque dans les oreilles et le long du bras, jusque dans les doigts, qui fourmillent, avec respiration gênée, gonflement de la *joue*, toux, engorgement des glandes sousmaxillaires; agacement, vacillement et *carie des dents*; douleurs dans les dents cariées *pendant la grossesse*, avec de forts *bouillonnements de sang*, surtout *la nuit*; aggravation des douleurs en serrant les dents et par tout courant d'air froid.

**Silicea,** principalement contre les dents cariées, avec *carie des os maxillaires.*

**Spigelia,** dans beaucoup de cas de maux de dents rhumatismaux et nerveux, avec *prosopalgie semi-latérale* et douleurs brûlantes dans les pommettes; douleurs qui attaquent presque toutes les dents à la fois, avec douleurs qui les traversent comme des *coups électriques*; face *pâle*, bouffie; douleurs aux yeux, battements de cœur, bruit de ronron dans la poitrine, douleurs dans les oreilles, chaleur dans la bouche, pesanteur d'estomac; aggravation de la douleur *en se baissant*, par le contact des choses tant chaudes que froides, pendant le jour et par l'air froid; amélioration par la *chaleur tiède*.

**Staphisagria,** douleurs tant dans les dents cariées que dans les saines et dans toute une rangée de dents, ainsi que dans les *racines*; dents *noires, cariées, s'exfoliant*; douleurs qui se propagent jusque dans les oreilles, avec pulsation dans les tempes; gencives blanches, pâles, comme rongées, gonflées et couvertes d'excroissances, de vésicules et d'ulcérations; aggravation la nuit et *vers le matin*, au grand air, par la *mastication* et *en mangeant*, par le contact léger des aliments; par les boissons froides; amélioration par la chaleur.

**Sulfur,** secousses lancinantes dans les dents cariées, jusque dans les mâchoires ou jusque dans l'oreille, *gonflement pulsatif des gencives, enflure autour d'un vieux chicot*; saignement des gencives, forte sensibilité de la pointe des dents; congestion à la tête avec douleurs pulsatives, yeux enflammés, envie inutile d'aller à la selle, frissonnement; aggravation le soir, la nuit, au grand air, par les courants d'air, ainsi qu'en se rinçant la bouche à l'eau froide; *abcès* et *fongus hématode* aux gencives.

**Veratrum,** odontalgie pulsative avec face gonflée, sueur froide au front, nausées, vomissement bilieux, courbature des membres et chute extraordinaire des forces.

## 6. ANGINES ET AUTRES AFFECTIONS DU PHARYNX.

### § 69.

**Nature de ces maladies.** — Le présent traité ayant

pour sujet exclusif les maladies des organes de la digestion, nous ne parlerons point ici des diverses angines qui peuvent affecter les voies respiratoires, mais seulement de celles qui ont leur siége dans l'arrière-bouche et le pharynx, c'est-à-dire dans les *organes de la déglutition*. On peut diviser différemment ces dernières, selon qu'on prend pour point de départ ou leur *siége anatomique* ou leur *nature patho-logique*. Dans le premier cas, on doit distinguer : 1° l'angine *pharyngée*, qui se borne aux parois du pharynx ; 2° l'angine *tonsillaire*, qui occupe les amygdales et le voile du palais ; 3° l'angine *uvulaire*, qui affecte spécialement la luette ; 4° l'angine *œsophagienne*, qui a pour siége le trajet que parcourt l'œsophage. Sous le second point de vue, la nature pathologique des diverses angines, on peut distinguer : 1° l'angine *simple* ou *superficielle*, qui n'affecte que la muqueuse des parties atteintes ; 2° l'angine *profonde* ou *phleg-moneuse*, qui affecte le tissu même de ces organes ; 3° l'angine *aphtheuse*, dans laquelle il se forme des ulcérations plus ou moins étendues dans la gorge ; 4° l'angine *couenneuse*, caractérisée par l'exsudation de plaques membraneuses ; 5° l'angine *gangréneuse* ou gangrène de la gorge. C'est sous ce dernier point de vue que nous allons les envisager ci-après, attendu que c'est là le point de vue le plus utile pour la pratique.

1° L'angine **simple**, catarrhale ou rhumatismale, est la plus commune et la plus légère de toutes. Elle a son siége principalement dans la membrane muqueuse qui revêt le pharynx, l'isthme du gosier, le voile du palais et les ton-silles ; souvent aussi l'inflammation s'étend jusque dans la trompe d'Eustache et les fosses nasales. Les parties affectées sont ordinairement plus ou moins rouges, rarement gonflées ; mais les malades se plaignent d'une sensation de sécheresse dans la gorge ou de l'accumulation de mucosités tenaces et visqueuses, d'une déglutition plus ou moins gênée ou douloureuse ; souvent il s'y joint de la toux ou du coryza, des bourdonnements d'oreilles et de la dureté de l'ouïe, et une respiration plus ou moins gênée ; la fièvre est ordinairement peu prononcée, si ce n'est vers le soir, où elle fait ordinairement ses exacerbations, se terminant, vers le matin, par une transpiration plus ou moins abondante. Les causes de cette angine sont ordinairement des refroidissements ou des influences épidémiques, telles que la grippe, etc. Dans la plupart des cas, elle ne dure que quelques jours, cédant parfaitement bien sans le secours de l'art ; mais souvent aussi elle tend à devenir *chronique* ou à se transformer en inflammation phlegmoneuse.

2° L'angine **phlegmoneuse**, plus grave que la précédente, parce qu'elle se termine presque toujours par la formation d'un abcès, peut occuper tout aussi bien le pharynx que la luette ou toute autre partie de la gorge, mais dans la plupart des cas elle affecte les amygdales. Dans cette angine, la fièvre est toujours plus ou moins violente, caractérisée par une forte chaleur sèche, à l'instar de celle de toutes les fièvres inflammatoires ; la face du malade est rouge ou blafarde et bouffie, les yeux sont brillants et proéminents ; les artères du cou et de la tête battent fortement ; il y a des maux de tête et des congestions de sang vers cet organe. En même temps, tous les symptômes de l'angine simple sont plus prononcés dans celle-ci ; la déglutition est quelquefois absolument impossible ; les boissons ingérées reviennent souvent par les narines ; la voix devient nasillarde ; la sécheresse de la gorge ou l'accumulation des mucosités gênent les malades au plus haut degré, en les excitant continuellement à tousser ou à faire les mouvements de la déglutition; enfin l'agitation et la crainte de suffocation les privent souvent de tout sommeil. Cette inflammation peut se terminer par la résolution, la formation d'un abcès, l'induration des parties affectées ou la gangrène. Cette dernière terminaison est cependant assez rare; la plus fréquente, c'est la formation d'un abcès.

3° L'angine **aphtheuse** se caractérise par la formation d'une plus ou moins grande quantité d'ulcérations dans la gorge, provenant de la rupture de petites vésicules qui se forment au début. C'est la même maladie que la *stomatite* aphtheuse, ayant seulement son siége à la gorge au lieu de l'avoir dans la cavité buccale. Tout ce que nous avons dit de cette dernière doit donc s'appliquer aussi à l'angine aphtheuse; seulement nous ferons ici la remarque que, si elle n'est pas de nature herpétique, elle reconnaît souvent pour cause soit l'abus des préparations mercurielles, soit un vice syphilitique.

4° L'angine **couenneuse,** qu'il ne faut confondre ni avec l'angine *aphtheuse* ni avec l'angine *gangréneuse,* se caractérise par le développement de taches irrégulières, d'un blanc jaunâtre ou grisâtre, et d'un aspect lardacé, qui souvent s'étendent rapidement sur les amygdales, le voile du palais et le côté du pharynx. Cette maladie débute ordinairement sous des apparences plus ou moins insidieuses, et ne s'annonce presque jamais comme une angine inflammatoire. Le malade ne se plaint ordinairement que de douleur et de chaleur à la gorge : le cou est souvent gonflé ; les ganglions cervicaux et sous-maxillaires sont engorgés, les yeux larmoyants, la face bouffie. La fièvre, plus ou moins forte dans quelques cas, manque parfois entièrement; la base de la langue, le voile du palais et la luette sont d'un rouge peu intense. Cette première période peut durer plusieurs jours, ou bien passer rapidement à la seconde, qui commence quelquefois au moment même de l'invasion et qui se caractérise par l'apparition de ces plaques lardacées dont nous venons de parler. Alors la déglutition devient difficile; les liquides sont rejetés par les narines; les malades nasillent et toussent; le nez laisse écouler un liquide jaunâtre ou sanguinolent, d'une odeur nauséeuse; les gencives et les lèvres saignent et la bouche exhale une odeur infecte. La troisième période, caractérisée par l'exfoliation de la fausse membrane, commence immédiatement après leur développement, et c'est pendant cette période que les malades succombent ordinairement lorsque l'affection prend une issue fatale. Souvent ces plaques se détachent et se renouvellent plusieurs fois sur les parties affectées, et le liquide sanguinolent qui s'écoule de ces parties colore quelquefois leurs lambeaux et leur donne l'aspect d'un gris sale ou plus ou moins noir, ce qui les a fait prendre pour des ulcères gangréneux. Cependant il faut dire aussi que, dans la marche ordinaire de la maladie, elles n'atteignent jamais ce degré de coloration noire que présente la gangrène, savoir, ce noir de charbon, mais qu'elles gardent toujours un aspect plus ou moins grisâtre. Lorsqu'elles deviennent d'un *noir de charbon*, c'est que la maladie a effectivement passé à la gangrène. Les causes de cette angine paraissent être de nature miasmatique. Son pronostic est le même que celui de la *stomatite scorbutique*, maladie avec laquelle cette angine a en général, beaucoup d'analogie.

5° L'angine **gangréneuse**, dont plusieurs auteurs nient absolument l'existence en la confondant avec la variété précédente, est pourtant une maladie bien distincte. Elle a de commun avec l'angine couenneuse l'apparition de plaques plus ou moins blanchâtres ou grisâtres; mais dans la

plupart des cas, ces plaques sont dès l'abord livides, bleuâ_
tres ou d'un noir de charbon, et ce qui les distingue surtout
des plaques de l'angine couenneuse, c'est que, lorsqu'elles
tombent, on trouve au-dessous *des ulcérations qui sécrètent
une sanie fétide et abondante et s'étendent facilement en
largeur et en profondeur*; tandis que, quand on soulève
les concrétions de l'angine couenneuse, on trouve que *la
membrane muqueuse au-dessous n'est ni excoriée, ni ulcérée, mais parfaitement intacte.* En outre, la fièvre qui accompagne cette angine, et qui apparaît tantôt avant, tantôt
avec l'apparition de ces plaques, présente exactement tous
les caractères d'une fièvre typhoïde, putride. Cette angine
se montre le plus souvent pendant le cours d'une scarlatine
ou d'une rougeole malignes, quoiqu'elle puisse se présenter
aussi d'une manière indépendante. La maladie se développe
toujours très rapidement, sans fortes douleurs, mais avec
gêne de la déglutition et de la respiration, voix rauque et
odeur très fétide de la bouche ; la rougeur qui recouvre les
parties affectées est foncée et quelquefois érysipélateuse. Il
est possible que cette angine ne soit en effet autre chose
qu'une *diphthérite* ou angine couenneuse *maligne*; mais s'il
convient, dans d'autres maladies, de distinguer les formes
bénignes et les formes malignes, et d'en faire des espèces essentiellement différentes, pourquoi ne le ferait-on pas aussi
pour l'angine couenneuse? Ce qu'il y a de sûr, c'est que
l'angine dont nous venons de parler a, en tous cas, des
signes qui la distinguent assez de toute diphthérite *simple.*

§ 70.

**Traitement des angines.** — Si nous exceptons l'angine
simple ou catarrhale, qui se guérit ordinairement d'une

manière assez prompte par les seuls efforts de la nature, les moyens que l'ancienne école propose pour le traitement des autres sont bien loin de satisfaire les exigences d'une guérison aussi douce, aussi prompte et aussi sûre que possible. Les boissons délayantes et mucilagineuses, les cataplasmes émollients autour du cou, les vapeurs de même nature dirigées vers l'arrière-bouche, ne sont pas plus en état que les sangsues appliquées au cou, que les pédiluves irritants et les moyens dérivatifs les plus énergiques, d'abréger en rien la marche d'une angine phlegmoneuse quelque peu violente, ou d'empêcher la formation d'un abcès. Il en est de même des topiques les plus efficaces employés dans la diphthérite ; ces topiques font bien tomber les eschares, mais ils ne peuvent ni empêcher la formation de nouvelles, ni prévenir l'issue fatale de la maladie, pour peu qu'elle soit grave. Les seuls moyens capables d'abréger la marche des angines, ce sont les moyens directs qui aient une action spécifique contre le mal, et ces spécifiques-là, ce ne sont que les principes suivis en homœopathie qui puissent les faire trouver pour chaque cas donné. Il est vrai que pour la diphthérite *maligne* ou angine *gangréneuse*, il existe peut-être aujourd'hui encore quelques difficultés de déterminer, dans certains cas d'une gravité extrême, les moyens curatifs les plus efficaces; mais pour toutes les diphthérites simples, les moyens spécifiques connus sont tels, qu'il n'en est aucune dont la guérison prompte et sûre ne puisse être facilement obtenue par le praticien homœopathe seulement un peu versé dans l'art de choisir ses médicaments. Et quant aux angines phlegmoneuses ou esquinancies ordinaires, le commençant en homœopathie même pourra bientôt apprendre à les traiter avec un succès tel, que dans deux fois vingt-quatre heures au plus, toute souffrance ait disparu, si toutefois la guérison

12.

ne s'obtient pas déjà au bout des premières vingt-quatre heures. Nous allons fournir ci-après toutes les indications nécessaires pour faire, dans chaque cas donné, le choix du médicament le plus efficace; mais avant, nous croyons nécessaire de faire quelques remarques générales sur le traitement le plus généralement applicable dans tous les cas ordinaires, et sur les médicaments que le commençant qui ne sait pas encore bien faire son choix pourra toujours prendre les premiers en considération.

1° Dans l'angine **simple** ou catarrhale, les médicaments qu'on trouvera, dans la plupart des cas, au moins d'une efficacité supérieure à tous les moyens de l'ancienne école, sont *n-vom. merc.* ou *bell.* — C'est *n-vom.* qui convient surtout lorsque les parties affectées sont très sèches, avec excitation à la toux et enchifrènement, et surtout lorsque la fièvre est peu ou point prononcée. Dans la plupart des cas, 2, 3 globules pris à sec sur la langue suffiront *pro dosi* et pour faire survenir un mieux tel, qu'au bout de vingt-quatre heures, une dose semblable de *merc.* ou de *bell.* enlèvera facilement le reste. Dans les cas où la gorge serait moins sèche, avec rhume de cerveau fluent, *merc.* serait préférable à *n-vom.*, ou bien *bell.* si la dose de *merc.* n'avait rien fait au bout de vingt-quatre heures. Quelquefois, lorsque la fièvre est très prononcée, se rapprochant un peu de la fièvre inflammatoire, on ferait encore mieux de commencer le traitement par quelques doses d'*aconit.*, dont on pourrait faire fondre quelques globules (8 à 10) de la 18ᵉ, dans 90 à 100 grammes d'eau, et dont le malade prendrait toutes les trois heures une cuillerée à café.

2° Dans l'angine **phlegmoneuse** ou inflammatoire, on devra toujours commencer, lorsque la fièvre est forte, par l'usage de l'*aconit.* employé comme ci-dessus; mais si, au bout de vingt-quatre heures, la tuméfaction et la chaleur des parties atteintes n'avaient pas diminué, il ne faudrait pas hésiter à passer à l'usage de *bellad.* (18e, 24e ou 30e), employé de la même manière que l'*aconit.*, toutes les trois heures une cuillerée à café de la solution aqueuse de 6 à 10 globules. Dans tous les cas où l'on aura été appelé à temps, ce médicament suffira pour opérer la résolution dans un ou deux jours au plus. Mais si la résolution n'était plus possible, parce qu'on aurait entrepris le traitement trop tard et que *bell.* n'eût rien fait dans l'espace de deux jours, quelques doses semblables de *merc. viv.* hâteraient la maturité de l'abcès au point que, dans les vingt-quatre heures au plus, tout serait percé et le malade guéri, sans suppuration ni ulcération consécutives. Mais si toutefois on n'était appelé que lorsqu'il y aurait déjà une suppuration consécutive traînante, *hep.*, *lach.*, ou même *nitr-ac.*, seraient quelquefois nécessaires, si *bell.* ou *merc.* ne suffisaient point dans ce cas. Alors d'autres médicaments pourraient devenir encore indispensables, pour lesquels on trouvera les indications nécessaires dans les paragraphes suivants.

3° L'angine **aphtheuse** ou **ulcérée** est toujours une affection plus ou moins chronique, qui demande un peu plus de soin et d'étude dans le choix des médicaments. Toutefois on trouvera presque toujours d'un grand secours *bell.*, lorsqu'il y aura des ulcères qui se sont formés rapidement et qui ont pris une grande extension; tandis que *merc.* conviendra mieux lorsque ces ulcères se sont formés lentement et qu'ils sont incolores. Dans les cas où ces ulcères proviennent d'aphthes qui se sont formés dans la gorge, *nitr-ac.* sera quelquefois le médicament le plus efficace, si *merc.* reste sans effet, ou bien et surtout si la maladie était due à l'abus des préparations mercurielles. Lorsque cette angine a pour cause un vice syphilitique, *merc.* ou *aur.* seront en général les meilleurs médicaments, dont on pourrait faire prendre une dose de 2 centigr., 2ᵉ tritur., tous les deux jours, jusqu'à ce qu'il se manifeste un mieux sensible. Dans tous les autres cas de cause non syphilitique, on donnera 6 ou 10 globules de la 18ᵉ atténuation du médicament indiqué, dissous dans 90 à 100 grammes d'eau, et dont on fera prendre matin et soir une cuillerée à café.

4° Dans la **diphthérite simple,** *bell.* employé comme ci-dessus, une cuillerée à café toutes les trois heures, sera quelquefois parfaitement suffisant pour combattre la maladie, lorsqu'on pourra en entreprendre le traitement dès le début; mais, si elle a déjà fait quelques progrès, il faudra d'autres médicaments, tels que *brom. sulf-ac. kal-bi. amm.* ou peut-être d'autres encore, pour lesquels on trouvera plus bas les indications. — Souvent aussi on réussira parfaitement bien au début par l'emploi de l'*acon.*, suivi de *carb-veg.* ou bien de *merc.*, puis de *nitr-ac.*

5° Dans la *diphthérite* **maligne** ou **gangréneuse,** ces mêmes médicaments, surtout *sulf-ac.* et *amm.*, seront quelquefois encore d'un grand secours, si l'on n'a pas été appelé trop tard; mais, dans d'autres cas, il faudra encore avoir recours à d'autres substances telles que *ars. sulf. chin.*, ou d'autres, pour lesquels on trouvera également plus bas les indications dont on pourrait avoir besoin.

Au reste, il va sans dire que, pour réussir moyennant ces spécifiques que nous venons d'indiquer, l'usage simultané de tous les gargarismes, des sangsues, des purgatifs, des vapeurs émollientes, des dérivatifs dits énergiques, enfin de tout le cortége des moyens par l'emploi desquels l'ancienne école ne fait que tourmenter les malades, doit être absolument proscrit; les moyens que nous venons d'indiquer sont assez puissants pour ne pas avoir besoin de ces applications parfaitement inutiles, et ils guérissent même mieux et plus promptement sans leurs secours, attendu que toutes ces choses ne feraient que déranger l'action des vrais moyens curatifs. Seulement, si l'un ou l'autre des médicaments indiqués ne répondait pas à l'attente du praticien dans un cas donné, il ne faudrait pas en chercher la faute dans l'impuissance des doses ; mais, au contraire, il faudrait examiner plus à fond les indications que fournirait le cas donné pour trouver un médicament mieux adapté que ceux que nous avons cités. C'est pour faciliter ces recherches que nous allons donner ci-après toutes les indications possibles pour tous les médicaments qui, dans les divers cas donnés, pourront encore concourir au choix, lorsque ceux qu'on emploie ordinairement restent sans effet.

<h2 style="text-align:center">§ 71.</h2>

**Indications que fournissent les divers cas d'angine.** — Nous diviserons ces indications de la manière suivante : A) *Nature pathologique* des angines ; B) *organes affectés* ; C) divers *symptômes* indicateurs ; D) *circonstances qui aggravent* les symptômes ; E) *épiphénomènes*. En outre, pour être entièrement complet, nous joindrons à la nomenclature des substances qui répondent à chacune de ces indications les mêmes médicaments que nous venons de citer dans le paragraphe précédent, afin qu'on puisse en avoir un aperçu total.

A) **Nature pathologique** des angines : Angines **aphtheuses,** *merc. nitr-ac. bell. carb-veg. sulf.* ; — angines **aiguës,** *acon. bell. merc. dulc. coff. puls. n-vom. ign. cham.* ; — **catarrhales,** *n-vom. merc. bell. bry. coff. cham. puls. dulc. hep. sulf.* ; — **chroniques.** *sulf. bell. hep. lach. lyc.*

*baryt. carb-veg. nitr-ac. petr. sep. amm. abens.*; — **couenneuses,** *bell. brom. sulf-ac. kal-bi. merc. lyc. chin. sulf.*;
— **phlegmoneuses,** *acon. bell. merc. hep. dulc. lach. baryt.
lyc. nitr-ac. petr. puls. rhus.*; — **gangréneuses,** *sulf-
ac. carb-veg. sil. amm. ars. sulf. chin. merc. bell. lach.*;
— **mercurielles,** *aur. nitr-ac. lyc. bell. hep. lach. sulf.*;
— **rubéoliques,** à la suite de la rougeole, *carb-veg. puls.
merc. ars.*; — **scarlatineuses,** *sulf. bell. amm. ars. merc.*;
— **syphilitiques,** *merc. lyc. aur. nitr-ac. thui.*; — **traumatiques,** à la suite d'une lésion mécanique, *arn. acon.
merc. sulf-ac. cic. bell.*; — **ulcérées,** avec ulcérations,
*bell. merc. nitr-ac. lach. hep. sulf. sil. acon. ars. caps.
ign.*; — **varioliques,** à la suite de la petite vérole, *sulf.
merc. bell. thui.*

B) Pour les **périodes** de la maladie : Au **début,** *acon.
bell. merc. n-vom. hep. ars.*; — lorsque l'**inflammation
est déjà arrivée à son état,** *bell. merc. acon. lach. sulf.
baryt. petr. puls. sep.*; — s'il y a **menace d'un abcès,**
*merc. bell. hep. lach. n-vom.*; — s'il y a **suppuration** traî-
nant en longueur, *bell. merc. hep. lach. nitr-ac. sulf. sil.
ars.*; — dans les cas d'**induration** des parties affectées,
*dulc. ign. cham. bell. carb-veg. lach.*; — dans les formes
**chroniques,** *sulf. bell. hep. lach. lyc. baryt. carb-veg. nitr-
ac. petr. sep. amm. alum.*; — contre les angines **habituelles** ou la disposition à en gagner facilement de nouvelles,
*baryt. bell. lach. merc. sep.*; — contre l'**hypertrophie** des
amygdales, *calc. nitr-ac. aur. bell. staph.*

C) Pour les **parties affectées** : le **palais,** *n-vom.
phosph. bell. merc. aur.*; — le **voile** du palais, *acon. merc.
bell. ars. bry. coff. lach.*; — la **luette,** *coff. acon. merc.
bell. lach.*; — les **amygdales,** *bell. merc. hep. lach. kal.
ign. calc. staph. nitr-ac. aur. dulc. sulf. thui. sep. sil.*;

— le **pharynx**, *bell. acon. hyos. lach. merc. coff. sulf. dulc.*; — l'**œsophage**, *ars. rhus. cocc. acon. petr.*

D) Pour les **symptômes : Rougeur** striée, *acon.*; — rougeur **foncée**, *bell. ars. merc. puls. sulf.*; — rougeur **vive**, *bry. bell. merc. acon.*; — rougeur **circonscrite**, *merc.*; — rougeur **rayonnante**, *bell.*; — rougeur **bleuâtre**, *puls. ars. merc. sulf.*; — **plaques lardacées**, *zinc. nitr-ac. bell. merc.*; — petites **phlyctènes**, *ars. carb-veg.*; — **douleurs en avalant**, *bell. lach. ars. acon. sulf. hep. merc. petr. caps. cham. n-vom. puls. sep.*; — **hors le temps de la déglutition**, *ign. puls. ars. acon. caps. petr. puls. sep.*; — douleurs **brûlantes**, *acon. bell. hep. ars. caps. petr.*; — comme par un **corps étranger**, une cheville, un tampon, etc., *lach. ign. ars. caps. sulf. bell. cham. hep. n-vom. puls. sep.*; — **lancinantes**, *bell. merc. sulf. ign. puls. acon. hep. petr.*; — **cuisson**, comme si la gorge était à vif, *n-vom. ign. puls. ars. sulf.*; — **constrictives**, comme par des spasmes, *bell. lach. acon. ors. sep.*

E) **Circonstances** qui **aggravent :** le **soir**, *bell. puls.*; — la **nuit**, *bell. merc.*; — après **chaque sommeil**, *lach.*; — le **mouvement**, *acon. bry. bell.*; — l'**attouchement** du cou, *lach. bell. hep. bry.*; — en **tournant** le cou, *cham. bry.*; — en **buvant**, *bell. lach.*; — après avoir **bu** ou **mangé**, *rhus.*; — en **parlant**, *acon.*; — par l'**air libre** et frais, *ars. coff. hep. caps. merc. n-vom.*; — le moindre **refroidissement**, *dulc. baryt. bell.*

F) **Épiphénomènes : Congestion du sang** vers la **tête**, *bell. acon.*; — **cou** gonflé, *bell.*; — **glandes** ou sous-maxillaires **engorgées**, *merc. bell. cham. nitr-ac.*; — **salivation**, *merc. hep. lach. nitr-ac.*; — **mucosités** abondantes, *merc. bell. lach.*; — mauvaise **odeur** de la bouche, *merc. ars. lach. nitr-ac.*; — souffrances **catarrhales**; *n-vom.*

*merc. bell. coff. ars. cham.*; — **rhumatisme** dans les membres, *merc. puls. acon.*; — forte **fièvre**, *bell. acon. merc. lach. bry. sulf.*

§ 72.

**Remarques générales sur les médicaments.** — Nous les faisons suivre dans l'ordre alphabétique, en indiquant ce qu'il y a de plus caractéristique pour chacun.

**Aconitum,** souvent d'un grand secours dans l'angine *rhumatismale*, lors même que la suppuration serait imminente; de même que dans l'angine *aphtheuse*, au début, lorsque les amygdales gonflées sont couvertes de petits points blancs.

**Arsenicum,** indispensable dans l'*œsophagite*, ainsi que dans les autres angines où *merc.* paraîtrait indiqué sans cependant suffire, surtout lorsque les douleurs ne sont que *brûlantes* ou *pressives*, sans élancements, et qu'il y a, dès le début, grande faiblesse avec soif et insomnie; de même, lorsque toutes les parties sont fortement enflées, empêchant presque le malade de desserrer les dents, avec *odeur cadavéreuse de la bouche.* Dans l'angine *herpétique*, à la suite de la répercussion d'anciennes dartres, ce médicament est aussi d'un secours des plus efficaces.

**Baryta,** d'un grand secours dans les angines *habituelles*, qui reviennent après le moindre refroidissement, avec disposition à la suppuration, surtout après la suppression d'une *transpiration aux pieds.*

**Belladonna,** le médicament principal, dans presque toute espèce d'angine *phlegmoneuse*, avec disposition à la *formation d'un abcès*, surtout lorsque la *rougeur des parties affectées* est *plus ou moins vive*, avec *déglutition très gênée*, constriction de la gorge, soif prononcée, *forte fièvre, tuméfaction à l'extérieur du cou*, maux de tête congestifs; ulcérations douloureuses et s'étendant rapidement; ulcères gangréneux dans la gorge, à la suite d'une stomacace scorbutique.

**Calcarea**, surtout contre l'hypertrophie des tonsilles.

**Capsicum**, excoriations et ulcérations brûlantes dans la bouche et la gorge, avec toux, violentes douleurs, envie continuelle d'être couché et de dormir, crainte excessive de l'air libre et du froid.

**Coffea**, principalement dans l'angine *catarrhale*, avec rhume de cerveau et de poitrine, insomnie, chaleur, humeur pleureuse, gonflement au-dessus de la luette qui est allongée; chaleur et sécheresse de la gorge, avec sensation comme s'il y avait accumulation de mucosités qui dussent être avalées.

**Chamomilla**, principalement dans l'angine *catarrhale* des enfants, à la suite d'une *transpiration arrêtée*, avec sensation d'une cheville dans la gorge; engorgement des glandes sous-maxillaires; enchifrènement, toux et enrouement.

**Hepar sulfuris**, souvent indiqué après l'action favorable de *merc.*, ou bien lorsque les douleurs se propagent jusque dans les oreilles ou jusque dans les glandes cervicales et sous-maxillaires, avec la *sensation d'un éclat de bois* dans la gorge; mauvais goût de la bouche, salivation, gonflement des gencives et de la racine de la langue.

**Ignatia**, sensation d'une *cheville dans la gorge, hors le temps de la déglutition*, avec la sensation en avalant comme si cette tumeur était à vif; ulcérations plates aux amygdales, contre lesquelles *lyc.* sera souvent bien efficace, si *ign.* ne suffisait pas.

**Lachesis**, dans bien des cas où *bell. merc.* ou *hep.* paraissent indiqués, sans cependant suffire, surtout lorsqu'il y a gonflement autour de la luette, excitation continuelle à la déglutition, accumulation de salive dans la bouche et de mucosités ; de fortes ulcérations avec des spasmes dans la gorge qui empêchent la déglutition des boissons ; sensibilité du cou au moindre contact ; aggravation de tous les symptômes après midi, quelquefois aussi le matin, mais surtout après chaque sommeil ; *gorge comme bouchée par un tampon.*

**Mercurius**, tant contre l'angine *catarrhale* que contre l'inflammation *phlegmoneuse*, et surtout lorsque les amygdales sont affectées de préférence, et que le malade est menacé d'un *abcès* que *bell.* n'a pu prévenir ; fièvre peu ou point prononcée ; *rougeur foncée* ou circonscrite des parties affectées ; parties affectées, ainsi que la langue, couvertes de mucosités abondantes et fétides ; *salivation, odeur cadavéreuse de la bouche, langue chargée de blanc* sur sa partie antérieure, de *jaune* vers la racine ; douleurs lancinantes ; *ulcères superficiels qui s'étendent rapidement ; déglutition très douloureuse ;* engorgement des parotides et des glandes sous-maxillaires. Ce médicament est aussi d'un grand secours dans l'angine *aphtheuse*, ainsi que dans la *diphthérite simple*, après l'emploi précédent de *acon.*

**Nitri-acidum,** médicament des plus importants dans les angines *aphtheuses* et *couenneuses*, après l'emploi précédent d'*acon.* et de *merc.* ; ainsi que dans l'*œsophagite*, lorsque *ars.* et *rhus* n'ont pas suffi.

**Nux vom.,** dans les angines *catarrhales*, surtout au début, avec grattement, sensation d'excoriation et gêne comme par une cheville dans la gorge, sans forte inflammation.

**Pulsatilla,** surtout dans les angines *catarrhales* et *rhumatismales*, avec *rougeur foncée, bleuâtre* des parties affectées, *injections variqueuses*, sensation d'excoriation, de grattement, d'ulcération et de *gonflement* dans la gorge, *sans que la vue y découvre rien;* sécheresse de la gorge, sans soif. .

**Rhus,** médicament des plus importants dans l'*œsopha-gite*, et s'il restait sans effet, *nitr-ac.* serait souvent indiqué après.

**Sepia,** souvent d'un grand secours pour combattre la disposition aux angines chez les personnes où le moindre refroidissement amène des amygdalites avec menace de la formation d'un abcès.

**Silicea,** surtout indispensable lorsque la résolution d'une angine *phlegmoneuse* n'a pu être obtenue ni par *bell.* ni par *merc.*, et que la formation d'un abcès est imminente.

**Sulfur,** dans quelques cas d'inflammation violente avec gonflement considérable des parties affectées ; *rougeur foncée,* surtout aux amygdales ; déglutition très douloureuse et gênée, les liquides ingérés sortent par les narines ; *douleurs lancinantes, surtout en avalant à vide,* ou bien sensation comme s'il y avait un corps étranger dans la gorge ; de même, dans les angines chroniques, ou lorsque, après l'ouverture d'un abcès, les malades gardent une certaine inquiétude et une agitation peu naturelles ; fièvre assez prononcée.

**Zincum,** plaques bleuâtres, blanchâtres, lardacées, sur les amygdales, à la suite d'une gonorrhée.

### 7. DIVERSES AFFECTIONS NERVEUSES DES ORGANES DE LA DÉGLUTITION.

### § 73.

Ce sont les *spasmes* et les *paralysies* de la langue et du pharynx que nous avons à noter ici, et contre lesquels nous pouvons également citer des médicaments parfaitement efficaces.

D'abord, pour les **spasmes** de **langue**, les meilleurs médicaments sont : *cham. ign. lyc. bell. hyos. n-vom.* ; — pour ceux du **pharynx,** *hyos. bell. stram. lach. n-vom. ign. veratr.* ; — pour ceux de la **mâchoire inférieure** (trismus), *op. camph. veratr. bell. merc. lach. ign. hyos. plat. arn. sil.*

Puis, pour les **paralysies** de la **langue,** *caus. lach. bell. hyos. dulc. graph. op. n-vom. euphr.* ; — du **pharynx,** *caus. cupr. sil. laur. lach. ars. bell.* ; — de la **mâchoire inférieure,** *bell. n-vom. hyos. ars. rhus. op.*

Dans tous ces cas, lorsque l'affection est **aiguë** ou très récente, on donnera le médicament à la dose de six à dix globules (12ᵉ à 18ᵉ), dissous dans 90 à 100 grammes d'eau, et dont le malade prendra une cuillerée à café toutes les trois heures, jusqu'à ce qu'il y ait des signes non équivoques d'amélioration, ou qu'on se soit convaincu qu'il faut employer un médicament mieux indiqué.

Dans les cas **chroniques,** on ne fera prendre pour dose que deux, trois globules (18ᵉ à 30ᵉ), que le malade mettra *à sec* sur la langue, une dose tous les quatre ou même seulement tous les huit jours, jusqu'à amélioration visible.

---

# CHAPITRE II.

## TROUBLES DE LA DIGESTION.

### 1. DÉFAUTS D'APPÉTIT. ANOREXIE. DÉGOUT.

### § 74.

**Remarques générales.** — *L'appétit*, ce premier indice du besoin de notre réparation alimentaire, est en quelque sorte le premier degré de la faim, avec laquelle il est aussi communément confondu, quoiqu'il y ait des caractères qui distinguent assez ces deux nuances. La faim est un état douloureux et pénible à supporter, tandis que l'appétit n'est qu'une sorte d'aiguillon agréable qui nous invite à nous donner le plaisir de manger. La faim ne cesse que par l'usage des aliments et les fait tous trouver bons, portant à en user indistinctement ; tandis que l'appétit peut se réveiller ou cesser indépendamment de l'alimentation, et qu'il n'existe même assez souvent que pour l'espèce d'aliment particulier qui plaît au goût. Les diverses lésions de la *faim* sont l'*anorexie*, ou manque de faim, et la *boulimie*, ou faim contre nature ; celles de l'*appétit* sont le *dégoût*, ou répugnance pour les aliments, et le *pica*, ou appétences extraordinaires. L'*anorexie* et le *dégoût* constituent des *diminutions* dans le besoin de prendre des aliments ; la *boulimie* et le *pica* constituent des *augmentations* ou des *aberrations* de ce besoin. C'est des *défauts d'appétit* et de faim que nous allons nous occuper dans cet article, en traitant de l'*anorexie* et du *dégoût*.

**L'anorexie**, qu'il ne faut point confondre avec le *dégoût*, est un simple défaut d'appétit ou de faim, sans aversion pour les aliments, au lieu que le dégoût est une répugnance pour les choses qui se mangent. La diminution de l'appétit et de la faim se rencontre fréquemment chez les personnes faibles et nerveuses qui mènent une vie sédentaire, surtout chez les femmes ; elle est souvent aussi causée par les travaux de cabinet, les méditations profondes, les passions fortes, les occupations sérieuses, et tout ce qui occupe fortement l'imagination. Les boissons chaudes, l'usage des tisanes surtout, ainsi que l'abus des opiacés, font aussi perdre l'appétit. En outre, elle est un symptôme presque constant dans les maladies aiguës, fébriles, ainsi que dans les embarras gastriques chroniques, ou lorsque le malade est très affaibli. Au commencement des maladies aiguës, elle est la suite naturelle de l'état pathologique, et un symptôme qui n'a rien d'alarmant; mais lorsqu'elle arrive vers le déclin de la maladie, elle est toujours un signe plus ou moins dangereux, et si elle survient pendant la convalescence, elle annonce souvent une rechute plus ou moins imminente.

Le **dégoût** est une lésion de la sensation du goût entièrement indépendante de l'anorexie; il peut y avoir défaut d'appétit sans qu'il y ait dégoût, et ce dernier peut même exister pour certains aliments seulement, sans que l'appétit soit lésé en rien. C'est une aversion pour les aliments, déterminée par une altération quelconque du goût, qui fait que la saveur des aliments est autre que dans l'état de santé. Lorsque cette aversion est *générale*, c'est-à-dire qu'elle porte sur tous les aliments sans exception, on trouve ordinairement la langue pâle, desséchée ou chargée de mucosités plus ou moins épaisses, blanchâtres ou jaunâtres, comme cela a lieu dans la plupart des maladies fébriles ou dans d'autres qui affectent idiopathiquement ou symptomatiquement la membrane muqueuse des voies digestives. Mais lorsque cette aversion n'est que *partielle*, ne portant que sur telle ou telle espèce d'aliments, la viande, le vin, les acides, les boissons et autres substances, elle dépend souvent d'une manière immédiate d'une lésion des nerfs qui président aux fonctions du goût.

On voit par là que ces deux lésions dont nous venons de parler, l'*anorexie* et le *dégoût*, sont, dans la plupart des cas, des affections symptomatiques qu'on ne saurait guérir sans combattre avant tout la maladie aiguë ou chronique.

dont elles dépendent. Mais ce qu'il y a de pire, c'est de vouloir les combattre par les soi-disant *stomachiques*, *stimulants*, ou autres remèdes que l'ancienne école propose à cet effet, et dont la plupart des gens du monde font, dans leur ignorance, un abus effroyable et d'autant plus nuisible que tous ces moyens qu'on emploie ordinairement pour rappeler l'appétit, sont précisément ceux qu'il faudrait éviter avant tout, si l'on tient à le conserver. Toutes les substances d'un goût piquant, salées, poivrées, acides, amères, toutes les épices, les aromates, les boissons alcooliques ou vineuses, sont de vrais poisons pour ceux qui ont les fonctions digestives plus ou moins affaiblies, et peuvent même déranger pour toujours ces fonctions chez les personnes les mieux portantes qui en abuseraient. Il est vrai que ceux qui en usent d'une manière modérée, et par exception seulement, n'en seront jamais beaucoup affectés, lorsqu'ils ont, d'ailleurs, un estomac sans reproche; au contraire, *lorsque l'estomac le désire*, dans certaines saisons ou certaines constitutions atmosphériques, quelque salaison, quelque substance acide, poivrée ou autrement épicée, peut quelquefois produire l'effet le plus salutaire. Mais pour que cet usage puisse être regardé comme réellement indiqué sans inconvénient, la première condition est que *l'envie de ces choses ne se renouvelle point* après avoir donné à l'estomac la satisfaction qu'il semblait avoir désirée. Toutes les fois que ces désirs reviennent bientôt après les avoir satisfaits, c'est une preuve évidente qu'ils reposent sur une affection morbide qu'il faut combattre par d'autres moyens, et que l'usage continu de ces substances pourrait devenir des plus nuisibles. Mais les stomachiques les plus contraires à la santé, ce sont précisément ceux qu'on recommande ordinairement le plus, surtout les *amers*, tels que le *quinquina*, l'*absinthe*, le *houblon*, la *gentiane*, la *petite centaurée*, le *trèfle d'eau*, la *fumeterre*, la *quassia*, l'*aunée*, la *chicorée*, le *pissenlit*, la *germandrée*, la *camomille*, etc. C'est par l'abus de ces drogues-là que plus de mille et mille personnes se sont déjà ruiné à tout jamais leurs facultés digestives. La meilleure habitude pour se donner de l'appétit lorsqu'il manque, et pour le conserver sans reproche lorsqu'il est bon, c'est de ne jamais faire aucun excès en fait d'aliments ou de boissons, de se donner beaucoup d'exercice au grand air, surtout avant chaque repas, et de boire de l'eau froide, surtout le matin à jeun et quelques heures avant et après le repas, ainsi que le soir en se couchant. Mais si, malgré cela, l'appétit se perd, c'est un signe qu'il faut employer un traitement autre que ceux que l'ancienne école fait suivre par l'usage des soi-disant stomachiques, et dont nous exposerons les indications ci-après.

§ 75.

**Traitement homœopathique des défauts d'appétit.** — Nous venons de dire que l'anorexie et le dégoût sont, dans la plupart des cas, des affections purement symptomatiques, et que, pour les guérir, il faut combattre l'affection morbide dont ces lésions dépendent. Ceci bien entendu, on trouvera cependant aussi des cas où le genre particulier de cette lésion pourra souvent fournir des indications très précises pour le choix du médicament le plus efficace contre les cas morbides caractérisés par la manifestation de certaines répugnances particulières, qui ne porteraient point sur tous les aliments, mais exclusivement sur telle ou telle substance, comme, par exemple, sur la bière, le café, le sucre, le sel, les viandes, les légumes, etc. Nous tâcherons donc de fournir

ici aux praticiens toutes ces diverses indications, avec la cita-
tion des médicaments qui s'y rapportent :

A) **Anorexie** en **général**, *sulf. ant. n-vom. puls. merc.
hep. bry. chin. cycl. ars. arn. calc. bell. carb-veg. cham.
lach. natr-m. lyc. rhus. nitr-ac. petr. sep. sil. tart.*; —
**alternant** avec **bon appétit**, *natr-m. lach. alum.*; — **avec
faim** simultanée, *bry. chin. hell. natr-m. rhus. n-vom.
lach. calc. ign. sil. op. oleand. ars. alum. baryt. dulc.
magn-m. sulf-ac.*; — avec **boulimie**, *bry. natr-m. lach.
sil. op. oleand. ferr.*; — avec **soif,** *calc. amm. nitr. spig.
tart. ars. n-vom. phosph. lyc. sil. zinc.*;— survenant rapidement, **en mangeant,** *bry. tart. lyc. ars. bell. cham. cycl.
tart. caus. colch. iod. rhab. arg. ang. ruta.*; — le **soir,** au
souper, *arn. cupr. cycl. graph. canth.*; — le **matin,** au
déjeuner, *amm. cycl. phosph. lach. ferr. zinc. seneg. selen.
kal-bi.*; — jusqu'au **dégoût** complet : *ant. puls. n-vom.
ipec. bry. chin. lach. sep. petr. dros. con. ars. caus. hep.
hell. lyc. oleand. sil.*; — après avoir mangé, *ipec. sass.*

B) **Répugnance,** dégoût, pour **tous les aliments**, *ipec.
puls. n-vom. natr-m. bry. arn. chin. merc. sulf. tart. cocc.
bell. ign. lach. mur-ac. rhus. sep. ars. acon.*; — pour les
aliments **chauds, cuits,** *puls. merc. calc. sil. bell. ign.
lyc. graph. cupr. lach. veratr. petr. magn. zinc.*; — pour les
aliments **solides,** *ferr. ang. merc. staph.*;

— De même, pour la **viande,** *puls. sulf. calc. carb-veg.
merc. ign. lyc. sep. sil. rhus. nitr-ac. mur-ac. sabad. petr.
arn. ars. bell.*; — pour le **bouillon,** *arn. cham. rhus.*; —
pour la **graisse,** *puls. petr. ipec. natr-m. carb-veg. sulf.
rhab. hep. bry. carb-an. hell.* ; — pour le **beurre,** *carb-
veg. chin. merc. ars. puls.*; — pour le **veau,** *zinc.*; — pour
le **porc,** *colch. dros. ang.* ; — pour les **poissons,** *graph.
zinc.*;—pour les **œufs,** *colch.*;—pour le **fromage,** *oleand.*;

— répugnance pour les **légumes**, *hell. magn.*; — pour les **fruits**, *baryt.*; — pour la **choucroute**, *hell.*; — pour le **pain**, *chin. puls. sulf. kal. n-vom. rhus. natr-m. lach. lyc. nitr-ac. phos-ac. con. magn.*; — pour les **tartines de beurre**, *cycl. sang.*; — pour le **pain noir** (de seigle), *n-vom. natr-m. lyc. phos-ac. sulf.*; — pour les **farineux**, *phosph. ars.*

— répugnance pour les **acides**, *sulf. bell. cocc. ferr. ign. sabad.*; — pour les **salaisons**, *graph. selen.*; — pour les choses **sucrées**, *caus. graph. sulf. ars. merc. phosph. nitr-ac. zinc.*

— répugnance pour les **boissons**, *bell. hyos. stram. canth. n-vom. chin. ign. cocc. merc. lach. natr-m. arn. cupr.*; — pour l'**eau froide**, *bell. chin. stram. n-vom. calad.*; — pour le **café**, *n-vom. rhab. bry. cham. phosph. calc. coff. lyc. natr-m. sulf-ac. merc. bell. carb-veg. chin. dulc. rhus. spig. sabad.*; — pour le **lait**, *ign. sulf. carb-veg. puls. sep. bry. calc. sil. guai. natr. tart. amm. bell. arn. n-vom. phosph. rhab. stann.*; — pour la **bière**, *bell. chin. n-vom. cocc. stann. sulf. phosph. cham. alum. asa. spig. spong.*; — pour le **vin**, *lach. ign. merc. rhus. fluor-ac. sabad. sulf.*; — pour l'**eau-de-vie**, *ign. merc.*

— répugnance pour le **tabac à fumer**, *puls. ign. arn. calc. n-vom. cocc. natr-m. carb-an. n-jugl. lach. lyc. tart. brom. camph. spig. canth. tarax. kal-bi.*; — pour le tabac à **priser**, *spig.*

Inutile de faire observer longuement que tous les médicaments que nous venons d'indiquer ne sauraient cependant combattre efficacement ces diverses lésions que dans les cas où le reste des symptômes du cas donné les indiquerait également. Les indications que nous venons de donner peuvent contribuer au choix du médicament le plus efficace, mais elles ne le pourront jamais décider à elles seules. C'est pourquoi, bien que nous ayons eu soin de les citer dans l'ordre de leur importance relative à l'égard du symptôme auquel ils se rapportent, cette importance ne devra jamais être regardée comme absolue, de telle sorte que l'ensemble des symptômes d'un cas donné pourra faire souvent que tel ou tel médicament cité en dernier lieu, mérite d'être pris le premier en considération.

## 2. AUGMENTATIONS ET ABERRATIONS DE LA FAIM ET DE L'APPÉTIT. — BOULIMIE. — PICA.

### § 76.

**Nature de ces affections.** — La *boulimie* et le *pica* ont cela de commun entre eux qu'ils présentent tous une augmentation des désirs qui dépendent des fonctions de l'appétit, et ils ne se distinguent que par ce fait que la boulimie est une augmentation de la *faim*, qui fait que le malade mangerait quelquefois tout ce qu'on lui présenterait, seulement pour satisfaire son estomac, tandis que le pica porte exclusivement sur l'*appétit*, faisant quelquefois désirer aux malades les substances les moins alibiles, sans la moindre sensation de faim et souvent même avec un véritable dégoût plus ou moins prononcé pour les aliments ordinaires. Aussi se présentent-ils, chacun, avec des caractères essentiellement différents l'un de l'autre, comme nous allons l'exposer.

1° La **boulimie** est ce désir excessif des aliments qui devient quelquefois si pressant qu'il peut aller jusqu'à produire des défaillances, lorsque le malade n'y satisfait point. Le plus souvent ces malades prennent deux ou trois fois plus d'aliments qu'à l'ordinaire, et le plus ordinairement ils en mangent avec *voracité* une prodigieuse quantité à la fois. C'est cet état qui constitue la *voracité* proprement dite, telle qu'on la rencontre ordinairement chez les femmes robustes pendant leurs grossesses, les personnes qui ont éprouvé des suppressions de menstrues ou d'hémorrhoïdes, les jeunes gens qui se livrent à des exercices pénibles, les chasseurs, etc., ainsi que dans la chlorose, l'hystérie, l'aliénation mentale, les affections vermineuses, les fièvres intermittentes, et durant la convalescence des maladies aiguës. Mais, outre cette boulimie qui porte à désirer une grande quantité d'aliments, il en est une autre qui n'attaque que *par des accès* que souvent la plus petite quantité d'aliments (quelques onces) fait cesser immédiatement, mais où le besoin de manger devient quelquefois si violent que le moindre retard à le satisfaire est suivi de trouble des idées, d'obscurcissement de la vue et même de syncope. C'est là la véritable *bouli- mie proprement dite*, qui est ordinairement accompagnée de nausées, de gastralgie, de dyspepsie et d'autres désordres des fonctions digestives; tandis que la *voracité* des convalescents, des femmes grosses, des jeunes gens qui font des exercices pénibles, etc., constitue à peine une maladie. Souvent aussi, ces malades vomissent une partie des aliments que la boulimie leur fait dévorer, état qui constitue la *cynorexie* ou *faim canine;* d'autres sont affectés de lientérie qui fait que les aliments sont évacués par des selles diarrhéiques, presque immédiatement après leur ingestion et sans avoir été digérés. C'est ce dernier état qui est connu sous le nom de *lycorexie* ou *faim de loup.* Pour ce qui est des causes de la boulimie, elle peut être occasionnée par toute influence capable de réveiller la sensibilité de l'estomac d'une manière directe ou sympathique ; telle que la présence de vers dans les intestins, l'usage des épices

ou d'autres substances irritantes, l'impression du froid extérieur sur la peau, la sécrétion trop abondante des sucs
biliaires, etc. Mais il est aussi des boulimies, ou plutôt des
*voracités* qui paraissent dépendre d'un vice de conforma-
tion du tube digestif; on a trouvé des malades où la longueur
de ce tube se rapprochait de celle des animaux carnassiers,
d'autres où le canal cholédoque s'ouvrait immédiatement
dans l'estomac, sans parler des cas où la vésicule du fiel
manquait absolument, et où les intestins grêles étaient extrêmement volumineux.

2° Le **pica**, connu aussi sous le nom de *malacia*, se caractérise par une dépravation de l'appétit dans laquelle le
malade éprouve un désir extraordinaire soit d'une seule substance alimentaire soit des substances nullement alibiles,
sinon même absolument nuisibles, telles que la craie, le
charbon, l'asa fœtida, la terre, les araignées, etc. C'est
à cet état qu'appartient aussi le goût exclusif que manifestent
certaines personnes pour le vinaigre, le sucre, les choses
piquantes, les amers, les citrons, les fruits acerbes, les radis,
les salades, etc. Dans la plupart des cas, cet état est accompagné d'anorexie ou même d'un dégoût plus ou moins prononcé pour toutes les autres substances alimentaires, principalement pour les viandes, les farineux et les graisses. D'ordinaire on le rencontre surtout chez les femmes hystériques,
ainsi que dans la grossesse, mais il peut se trouver aussi en
dehors de ces conditions, comme il peut dépendre tout aussi
bien d'un état particulier du cerveau et des nerfs qui président à la sensation du goût, que d'une irritation des voies
digestives.

L'une et l'autre de ces deux affections sont, comme on
voit, presque purement symptomatiques, de telle sorte qu'on
ne saurait les guérir sans combattre les divers états morbides

dont elles peuvent dépendre. Mais, comme dans tous les cas de traitement homœopathique, ces affections peuvent encore fournir des indications précieuses pour le choix du médicament le plus efficace, ce sont ces indications-là que nous allons donner dans le paragraphe suivant.

§ 77.

**Traitement homœopathique de la boulimie.** — La première chose que le médecin homœopathe devra faire, dans ces affections, c'est de régler le régime de ces malades, tant pour la quantité que pour la qualité des substances qu'ils désirent, et de ne leur laisser prendre que des aliments d'une digestion facile et parfaitement nourrissants. Souvent on trouvera que l'adoption d'un régime parfaitement sain et nutritif et la défense de toutes les substances douées de vertus plus ou moins médicinales, telles que le café, le vin, les liqueurs, les acides, les salaisons, les fortes épices, les amers, etc., exerceront déjà une influence des plus salutaires. Mais comme ces affections, notamment la *faim maladive*, sont souvent aussi de véritables maladies, nous indiquerons d'abord quelques médicaments qui paraissent particulièrement efficaces contre cet état. Ce sont :

**Belladonna**, surtout chez les *enfants*, lorsqu'il se joint à l'augmentation de l'appétit des convulsions et des diarrhées muqueuses.

**Calcarea**, tant chez les *enfants scrofuleux* que chez les *femmes chlorotiques* ou *cachectiques*, avec voracité qui fait manger avec une gloutonnerie extrême, surtout lorsqu'il y a en même temps céphalalgie comme si la tête allait se fendre, plaintes et gémissements, ou humeur irascible, convulsions, amaigrissement prononcé, *bâillements fréquents; face* *ridée;* tremblement des membres et pandiculations, accès de défaillance, extrémités froides, hoquet, vomissements, *douleurs rongeantes dans l'estomac,* bouche sèche; *augmentation de la faim par des aliments froids, amélioration par des aliments chauds;* ventre ballonné; *garderobes sèches, dures,* d'un jaune pâle ou comme de la poix, ou bien *diarrhée* blanchâtre ou verdâtre; urines troubles, pâles, verdâtres; bouillonnement de sang, battements de cœur et pulsations abdominales pendant les règles; toux sèche, respiration gênée avec râle muqueux.

**Lycopodium,** surtout lorsqu'il y a couleur terreuse de la face, bâillements fréquents, rapports, flatuosités, maux de reins, garderobes sèches, douleurs dans les genoux et les cuisses; vue trouble; flueurs blanches; envie fréquente d'uriner avec émission abondante d'urines aqueuses.

**Rhus toxicodendron,** lorsqu'il y a des douleurs rhumatismales fugaces, congestions à la tête avec sommeil soporeux, courbature et endolorissement des membres, pieds froids avec horripilations dans le dos et chaleur intérieure, flatuosités, pression dans les précors et sur la poitrine, sensation d'étranglement dans la gorge.

**Silicea,** boulimie avec manque d'appétit dans la matinée; le matin et après le repas, nausées avec écoulement d'eau par la bouche; en marchant, céphalalgie frontale avec vertiges; les aliments lourds pèsent dans l'estomac; la bière et les fruits ne sont point acceptés par les voies digestives.

**Veratrum,** surtout dans la convalescence des maladies aiguës, particulièrement à la suite d'affections cérébrales.

En général, chez les **sujets scrofuleux,** le médicament principal contre la **boulimie** paraît *calc.;* — lorsqu'il y a **convulsions,** *bell.;* — dans la **convalescence** d'affections **cérébrales,** *veratr.;* — dans les affections **fébriles,** rhumatismales , *rhus.*; — dans les affections gastriques des femmes **chlorotiques** ou **cachectiques**, *calc. lyc.*

En outre, lorsque la boulimie a pour **épiphénomènes** des **maux de tête**, *calc. rhus.*; — **nausées**, pituites ou vomissements, *calc. sil.*;— **douleurs d'estomac**, *calc. rhus. sil.*; — **flatuosités**, *calc. lyc. rhus.*; — **diarrhée**, *calc.* (*veratr.*); — garderobes **sèches**, **dures**, *calc. sil. lyc.* ; — **urines** abondantes, aqueuses, *calc. lyc.*; — **flueurs blanches**, *calc. lyc.*; — **respiration** gênée, *calc. sil.*; — accès de **défaillance**, *calc.*; — **amaigrissement**, *calc. lyc.*; — **bâillements** fréquents, *calc.*; — **convulsions**, *bell. calc.*; — douleurs **rhumatismales**, avec fièvre, *rhus.*

## § 78.

**Indications générales.** — Il est clair que les indications que nous venons de donner dans le paragraphe précédent ne sauraient suffire pour tous les cas qui pourraient se présenter avec les complications les plus diverses, quoiqu'elles renferment à peu près les complications les plus ordinaires et les plus fréquentes. C'est pourquoi à ces renseignements nous en ajoutons d'autres encore, non-seulement pour la *boulimie*, mais encore pour le *pica*, afin qu'on puisse plus facilement trouver un autre médicament non moins efficace, si ceux que nous venons d'indiquer ne suffisaient point dans un cas donné. Voici donc les diverses indications fournies par le genre de ces affections, avec les médicaments qui s'y rapportent.

I. **Faim maladive** en **général**, *calc. veratr. rhus. sil. bell. lyc. chin. n-vom. puls. sulf. cin. hyos. iod. carb-veg. graph. bry. petr. sep. ign.*; — **fausse** faim, ou **boulimie** proprement dite , *veratr. calc. sil. lyc. chin. cin.*

*hyos. n-vom. iod. sulf. spig. sabad. graph. phosph. staph. con. hep. merc.*; — faim **vorace**, ou **voracité** proprement dite, *veratr. calc. rhus. merc. sulf. n-vom. chin. cin. bell. lyc. sep. carb-veg. graph. coff. staph. mur-ac. petr.*; — faim **rongeante**, avec **douleurs rongeantes** à l'estomac, *bell. lach. iod. arg.*; — faim **canine** proprement dite, avec **vomissement** des aliments ingérés, *n-vom. sulf. sil. puls. bry. phosph. lyc. natr-m. calc. cin. hyos.*; — faim **de loup**, avec **lientérie**, *chin. veratr. phosph. sulf. calc. bry. merc. con.*; — faim **avec dégoût** des aliments, *chin. natr-m. bell. rhus. n-vom. sil. ign. bry. calc.*

— faim morbide qui se **manifeste** surtout la **nuit**, *chin. bry. sulf. phosph.*; — dès le **matin**, *calc. chin. ant. carb-an. sabad. rhus.*; — bientôt **après avoir mangé**, *calc. chin. cin. phosph. lyc. lach. merc.*; — après l'usage de la **bière**, *n-vom.*; — le **soir**, *ign. sil. sabad. sep. carb-veg.* — dans les **fièvres intermittentes**, *chin. cin. phosph. cic.*; — durant la **convalescence** des maladies aiguës, *chin. veratr. calc. sulf. sil. natr-m.*; — dans les affections **vermineuses**, *cin. merc. sabad. spig. sil. hyos.*; — durant la **grossesse**, *n-vom. sep. con. petr. natr-m. magn-m.*

II. **Désirs exclusifs et désordonnés.** — Désir exclusif de **viande**, *magn. sulf. hell. menyanth.*; — de **viande fumée**, *caus.*; — d'aliments **gras**, *n-vom. nitr-ac.* — d'**huîtres**, *lach.*; — de **harengs**, *nitr-ac. veratr.*; — de **fromage fort**, *arg-n. ign.* — d'**aliments liquides**, *bry. ferr. merc. staph. sulf.*; — de **légumes**, *magn. alum.*; — de **concombres**, *ant. veratr.*; — d'aliments **froids**, *veratr. cupr. sil. thui.*; — d'aliments **rafraîchissants**, *merc. phosph. phos-ac. caus. puls. cocc. rhab. valer.*; — d'aliments **restaurants**, stimulants, *chin. caus. hep.*; — de **friandises**, *chin. rhus. calc. petr. ipec. magn-m.*

*natr.*; — d'aliments **succulents**, *phos-ac.*; — de **fruits**, *veratr. ign. sulf.-ac. tart. alum. chin. puls.*; — de **choucroute**, *cham. carb-an.*; — de **pâtisseries**, *plumb.*; — de **pain**, *ars. plumb. natr-m. bell. natr. puls. stront.*; — de **farinages**, de pâtes, *sabad.*; — d'**œufs durs**, *calc.*

— désir de substances **piquantes**, *chin. puls. hep. arg-n. fluor-ac. sang.*; — de substances **amères**, *natr-m. dig.*; — de **salaisons**, *carb-veg. caus. calc. con. veratr. meph.*; — d'**acides**, *veratr. sulf. arn. acon. bry. hep. ars. puls. ant. cham. phosph. squill. tart. kal. ign. chin. cham.*; — de **sucreries**, *cyc. kal. amm. rhus. chin. ipec. arg-n. baryt. carb-veg. sulf. calc. magn-m. n-vom. petr. rhab.*

— désir de **bière**, *n-vom. sulf. puls. bry. merc. natr. petr. acon. sabad. caus. cocc. lach. op. sulf. phos-ac. spig.*; — de **boissons froides**, *ars. veratr. merc. dulc. cham. calc. puls. chin. plumb. oleand. squill. sabad. sulf. tart. rhus. bry. caus. phos-ac.*; — de boissons **spiritueuses** en général, *ars. hep. puls. calc. chin. staph. sulf. lach. merc. n-vom. op. sulf-ac. acon. bry. aur. sep. selen.*; — de **vin** en particulier, *n-vom. puls. bry. sulf. calc. hep. lach. chin. merc. staph. acon. cic. sep.* — d'**eau-de-vie**, *op. sulf. lach. hep. puls. n-vom. merc. ars. chin. sep. selen.*; — de **limonade**, *selen.*; — de **café**, *bry. ang. aur. selen. chin. ars. con. colch. mosch. caps. n-mosch.*; — de **lait**, *merc. aur. sil. n-vom. lach. staph. rhus. sabad. ars. bry. phos-ac.*

— désir de **craie**, de chaux, de terre, *nitr-ac. n-vom. calc. hep. ign.*; — de **charbon de bois**, *cic. con.*; — de **tabac à fumer**, *staph.*

### 3. IVROGNERIE.

### § 79.

**Remarques générales.** — L'habitude d'abuser des boissons alcooliques n'est pas seulement un vice ; elle peut être aussi une véritable maladie, reposant sur la présence d'un suc gastrique trop âcre ou toute autre cause organique semblable qui porte le malade à avoir recours à l'usage des soi-disant fortifiants de cette nature, et qui l'amène ensuite à en abuser. Mais lors même que cette cause n'aurait pas lieu, le désir seul des boissons spiritueuses constitue à la fin, chez les ivrognes même, une véritable maladie, un désir morbide, semblable à ceux du pica, et mérite sous ce point de vue toute l'attention du médecin. Tout le monde connaît la plaisanterie avec laquelle le monde fait quelquefois semblant de vouloir excuser les ivrognes en disant : *Vous connaissez bien la quantité de boissons que prend cet homme, mais vous ne connaissez pas sa soif.* Dans cette plaisanterie, il y a beaucoup plus de vrai qu'on ne le pense généralement ; car chez tous les ivrognes l'usage de ces boissons est devenu quelquefois une nécessité tellement impérieuse que tous les raisonnements moraux resteront absolument impuissants pour corriger ce vice, si l'art médical ne leur vient pas en aide, pour ôter autant que possible à ces malades le désir morbide qui les pousse à boire. Les premières causes qui peuvent amener l'homme à contracter ce vice sont du reste très variées. Chez les uns, c'est l'exemple pernicieux, la mauvaise société ; chez les autres, c'est le genre des travaux plus ou moins fatigants auxquels ils se livrent, et le besoin qu'ils sentent de restaurer pour un moment leurs forces, sans réfléchir qu'il n'y a pas de meilleur restaurant qu'une bonne et saine nourriture en quantité suffisante ; chez d'autres enfin ce sont des afflictions morales, le chagrin, les soucis qu'ils essayent de noyer dans ce *Léthé* des fluides qui donnent l'*oubli* de tous les tourments.

Pour ôter aux buveurs, par les secours de l'art, tout désir des boissons spiritueuses, plusieurs moyens ont été proposés, les uns toujours plus inefficaces, ou s'ils ne l'étaient point, plus dangereux que les autres. Parmi ces derniers, il faut citer en premier lieu celui qui consiste à faire mourir un *serpent* dans l'eau-de-vie dont le malade se sert ordinairement, et à l'en faire boire sans qu'il ait connaissance de ce fait. Ce moyen est ordinairement efficace, mais il est dangereux au plus haut point, comme on peut bien se l'imaginer, et plus d'un essai de ce genre a déjà causé la mort de ceux qu'on y soumettait. C'est pourquoi nous devons insister afin qu'on essaie plutôt le moyen proposé par le docteur Hering, de Philadelphie, et qui consiste à se servir d'une *anguille* au lieu d'un serpent. Plusieurs personnes qui ont essayé de ce moyen sur des buveurs de profession l'ont vu parfaitement réussir sans le moindre inconvénient pour la santé du malade.

Du reste, ce dernier moyen même n'est pour ainsi dire indispensable que chez les buveurs qui n'ont plus aucune énergie de volonté pour lutter eux-mêmes tant soit peu contre leur vice. Dans les cas où cette énergie existe encore jusqu'à un certain point, Hering conseille de faire boire au malade, tous les deux ou trois jours, le matin, à jeun, un verre d'eau dans lequel on a fait tomber une goutte d'*acide sulfurique pur*, et même de lui mettre de cette eau dans toutes ces boissons et dans tous ses aliments, jusqu'à ce qu'il en ressente des incommodités dans sa digestion, incommodités qu'on combattra en suite par *puls.*, lorsqu'il y a de la diarrhée, des vomissements ou des vertiges ; ou bien par *merc.*, si l'usage de l'acide sulfurique a produit des ulcérations dans la bouche.

Pour les malades qui, par leur propre bonne volonté, peuvent seconder les efforts du médecin, Hering donne *sulf.*, pendant une semaine, tous les jours une dose ; si, ensuite, le désir de boissons spiritueuses cesse pendant quelque temps, mais non sans revenir, il donne, huit ou quinze jours après la première cessation de la première médication, une nouvelle dose de *sulf.*, qu'il répète deux ou trois jours après, et ainsi de même huit jours après la deuxième dose. Si alors il n'y a pas de mieux non plus, il donne *ars.*, qu'il fait suivre, au bout de huit jours, d'une dose de *n-vom.*, puis encore une dose d'*ars.* Dans la plupart des cas où le penchant à l'ivrognerie n'est pas encore fortement enraciné, ce procédé suffit pour en guérir les malades.

En outre, lorsqu'il se manifeste chez les ivrognes des **suites chroniques**, plus ou moins fâcheuses, de leur mauvaise habitude, les médicaments qu'on trouvera le plus souvent indiqués sont : *ars. n-vom. hell. sulf. calc. hyos. lach. bell. merc. chin. puls.*

Contre les suites d'**une simple débauche de la veille**, on trouvera souvent très efficaces : *n-vom. carb-veg. sulf. ant. coff. op. bell. bry. rhus. phosph. calc. natr. chin. nitr-ac. dulc. phos-ac.*

Contre l'état d'**ivresse même**, quelques globules d'*acon.*, dissous dans un demi-verre d'eau, et dont le malade prendra une cuillerée à café tous les quarts d'heure, produiront quelquefois un excellent effet. Dans d'autres cas, *bell. coff.* ou *op. n-vom.*, seront aussi d'un grand secours et produiront, en tous cas, autant de bien que l'usage de l'*ammoniaque liquide* ou d'autres remèdes que l'ancienne école ordonne ordinairement, et qui ne laissent presque jamais d'abimer plus ou moins la santé du malade. Au reste, on verra, dans les remarques du paragraphe suivant, quels seront les médicaments qui conviendront le mieux dans chaque cas donné.

### § 80.

**Remarques sur les médicaments** qui conviennent contre l'ivresse et l'ivrognerie. — Nous nous bornons ici à n'indiquer que les substances les plus fréquemment employées, attendu que, pour les autres, qui ne conviendraient que dans des cas exceptionnels, les circonstances qui les indiqueraient de préférence peuvent être tellement variées qu'il est absolument impossible de les prévoir d'avance, et que, pour y déterminer le choix, on devra nécessairement avoir recours à la *matière médicale* même. Mais, dans la plupart des cas ordinaires, on trouvera toujours parfaitement suffisants les suivants :

**Aconitum,** lorsque, dans l'*ivresse*, il y a *chaleur fébrile*, congestion de sang à la tête, rougeur de la face et des yeux, et même perte de la raison.

**Antimonium crudum,** lorsque, à la *suite d'une débauche,* il y a souffrances gastriques, surtout *dégoût, nausées,* langue chargée, et *que le vin qu'on a bu a été plus ou moins acide.*

**Arsenicum,** également, lorsque les vins dont on a abusé ont été *acides;* mais encore chez les personnes qui ont abusé de l'eau-de-vie, et même contre les suites les plus graves, telles qu'aliénation mentale, avec *grande angoisse,* peur de voleurs, de revenants, de la solitude; *tremblement des mains* ou de tous les membres.

**Belladonna,** lorsqu'il y a perte de la raison avec *délires furibonds;* vision de rats, de souris, etc.; face rouge et bouffie, langue chargée de mucosités; *dégoût de la viande, insomnie*, parole bégayante avec sourire continuel ; sensation de sécheresse dans la gorge avec déglutition gênée ; soif violente ; accès de forte chaleur fébrile.

**Calcarea**, lorsqu'il y a des *délires effrayants*, avec vision d'incendies, de meurtres et de souris, et lorsque ni *bell.* ni *stram.* n'ont suffi contre cet état.

**Carbo vegetabilis**, lorsque, *à la suite d'une débauche nocturne*, il y a céphalalgie pressive et pulsative, avec *amélioration au grand air*, dégoût sans envie de vomir, selles liquides, diarrhéiques. ·

**China**, lorsque, chez les *vieux buveurs*, il y a grande faiblesse avec affections hydropiques.

**Coffea**, lorsque, surtout chez les enfants ou les jeunes gens, l'*abus accidentel* du vin ou de l'eau-de-vie a produit une grande *surexcitation nerveuse*, avec gaieté exaltée, envie de vomir ou vomissement réel, *céphalalgie comme si un clou était planté dans le crâne*, tremblement des mains.

**Hyoscyamus**, lorsque l'*abus prolongé* des boissons spiritueuses a produit des *convulsions épileptiques*, ou insomnie avec jactitation continuelle ; délire avec vision de persécuteurs, envie de s'enfuir, tremblement des membres.

**Lachesis,** contre la *faiblesse et le tremblement des mains* chez les vieux buveurs, et surtout lorsque le malade a de la peine à se défaire de sa mauvaise habitude.

**Mercurius,** contre les souffrances des buveurs qui ont en même temps fait abus de café, et surtout lorsque ni *n-vom.* ni *sulf.* ne suffisent dans ce cas.

**Natrum,** contre la faiblesse et la *dyspepsie* des buveurs.

**Nux vomica**, lorsqu'il y a *céphalalgie semi-latérale*, comme si un clou était planté dans le crâne, avec *aggravation au grand air* (le contraire de *carb-veg.*), par la marche,

le mouvement, la méditation et en se baissant; envie de
vomir et vomiturition; constipation ou petites selles muqueuses avec ténesme; vertiges, yeux rouges et chassieux
dans les angles, photophobie; — ou bien, congestion à la tête,
obnubilation ou perte de la connaissance; visions effrayantes
et envie de s'enfuir; *grande angoisse qui ne laisse de repos
nulle part*, avec froid et moiteur des mains, des pieds et de
la face; *pituites de l'estomac, vomissement des aliments ingérés* ou de matières amères; insomnie ou coma vigil avec
*rêves anxieux et réveil en sursaut; tremblements des
membres;* manque de forces, etc.; surtout chez les personnes qui ont en même temps fait abus de café.

**Opium,** lorsqu'il y a *sommeil comateux avec ronflement,*
ou bien délires anxieux avec vision de rats, de scorpions, etc.,
et envie de s'enfuir; *rêvasseries dont le malade se réveille
lorsqu'on lui parle à haute voix;* constipation, respiration
gênée, sueur générale, convulsions épileptiques et spasmes;
*tremblement des membres,* trismus et *vulsions des muscles
de la face et des lèvres;* regard fixe, *rougeur foncée de la
face.*

**Pulsatilla,** contre les *suites d'une ivresse accidentelle,*
surtout lorsqu'il y a en même temps *indigestion,* avec obnubilation de la tête, pesanteur au front, *amélioration de
l'état au grand air;* nausées, surtout après avoir bu ou
mangé; *renvois aigres;* langue chargée de mucosités, etc.,
surtout lorsque le vin qu'on a bu a été *soufré* ou trop
acide.

**Stramonium,** lorsque, chez les buveurs habituels, il y a
grande angoisse qui chasse le malade çà et là, avec laconisme, regard incertain, peur et envie de s'enfuir; délires
anxieux avec *visions effrayantes d'animaux qui sortent de
la terre à côté du malade;* fureur, avec *face rouge, chaude*

*et bouffie*, et *convulsions épileptiques ;* illusions de la vue et du sentiment, comme si le propre corps du malade était coupé en deux, etc.

**Sulfur**, contre le *tremblement*, les affections hydropiques et beaucoup d'autres souffrances et infirmités des vieux buveurs, surtout lorsque le malade a fait en même temps abus de café.

## 4. RAPPORTS ET HOQUET.

### § 81.

**Remarques générales**. — Bien que les diverses sortes de rapports, telles que les *éructations*, les *régurgitations* et les *renvois*, ainsi que le *hoquet*, ne soient que des affections symptomatiques, elles peuvent cependant devenir aussi tellement fortes et fréquentes, qu'elles constituent alors, sinon l'unique, du moins le principal symptôme de la maladie. C'est pourquoi nous avons cru nécessaire de leur consacrer un article à part, et nous dirons ici quelques mots et sur leur nature pathologique et sur les médicaments que leur présence pourra réclamer. Dans la plupart des cas, on confond les *rapports*, les *éructations* et les *régurgitations*, comme des expressions absolument synonymes, sinon même identiques, pour désigner une seule et même chose. Pour nous, nous entendons par *rapports*, tout ce qui appartient à ce genre, soit *renvois d'air* ou *à vide*, soit rapports de liquides, et nous réservons le nom d'*éructation* pour les renvois qui ne consistent que dans une émission de gaz, tandis que nous appelons *régurgitations* les rapports qui font remonter de l'estomac une partie plus ou moins grande de liquides. Nous dirons quelques mots sur chacune de ces formes.

1° Les **éructations** consistent dans une éruption de gaz qui s'échappent de la bouche avec plus ou moins de bruit, éruption qui peut être déterminée tant par l'abondance même de ces gaz, que par une action spontanée et pour ainsi dire spasmodique de l'estomac, différence qu'il convient de bien distinguer dans tous les cas donnés. C'est là ce qui fait qu'on les voit tantôt accompagner les gastralgies et les spasmes de l'œsophage ou de l'estomac, et ne consister qu'en des mouvements plus ou moins bruyants, sans presque aucune éruption de gaz, tantôt donner beaucoup de gaz sans presque nul effort. En outre, selon les divers états pathologiques dans lesquels se trouve l'estomac, les éructations peuvent être ou inodores ou plus ou moins fétides, sans goût ou d'un goût plus ou moins mauvais, indolores ou douloureuses, nuances qui, toutes, sont de la plus haute valeur pour le choix du médicament homœopathique le plus efficace. Au reste, ces rapports sont toujours l'indice d'une sécrétion gazeuse plus ou moins abondante dans l'estomac, sécrétion qui peut provenir tout aussi bien d'une mauvaise nourriture et de l'usage de substances flatulentes, que d'une mauvaise digestion en général, ou d'un état morbide particulier de la muqueuse de l'estomac.

2° Quant aux **régurgitations,** ce n'est point la plus ou moins grande quantité des substances contenues dans l'estomac qui les détermine, quoiqu'elles s'observent aussi fréquemment lorsque cet organe est surchargé de liquides; mais elles peuvent avoir également lieu lorsque l'estomac est vide ou presque vide, ainsi que cela arrive chez certains individus qui rejettent chaque matin une ou deux gorgées d'un liquide insipide. Ce qui détermine les régurgitations, c'est une contraction antipéristaltique de l'estomac et de l'œsophage, par le fait de laquelle une partie des substances liquides ou solides que contient l'estomac remontent dans la bouche, sans nul effort de vomissement. C'est surtout dans les cas d'affection organique de l'estomac ou d'inflammation chronique de cet organe, que l'on voit la régurgitation déterminer l'expulsion de liquides de natures diverses. Selon les liquides que contient l'estomac, les régurgitations peuvent être insipides ou acides, amères, douceâtres, agréables ou désagréables au goût. Mais une espèce particulière, ce sont les *régurgitations des aliments ingérés*, plus ou moins longtemps après leur ingestion. Souvent ces régurgitations sont accompagnées d'un goût plus ou moins aigre des matières qui remontent de l'estomac, mais souvent aussi elles font remonter les aliments tels que le malade les a ingérés, mais ayant conservé leur goût naturel et invitant le malade à les mâcher et à les avaler de nouveau. C'est ce dernier fait qui constitue cette espèce de *rumination* chez l'homme, connue sous le nom de *mérycisme*, et qui mérite que nous lui consacrions une attention particulière.

3° La **rumination** chez l'homme, ou *mérycisme*, consiste dans une série, non de vomissements (comme le disent quelques pathologistes), mais de *régurgitations* survenant plus ou moins longtemps après l'ingestion des aliments, et qui font remonter une partie de ces derniers vers la bouche pour y être mâchés et avalés de nouveau. La cause la plus commune de ce phénomène est dans l'extrême voracité de quelques individus, qui prennent à la hâte d'énormes quantités d'aliments, dont ils surchargent leur estomac presque sans les avoir mâchés; dans d'autres cas, ce ne sont que certaines substances qui ne peuvent convenir à l'estomac, notamment les corps gras, qui donnent lieu à ces régurgitations. Dans la plupart des cas, elles se manifestent immédiatement après le repas, le plus fréquemment avec un goût agréable et naturel des aliments qui flatte le mérycole au point de les promener dans sa bouche, de les remâcher, et de les avaler de nouveau avec plus ou moins de plaisir. Cette première bouchée avalée, une seconde, puis une troisième qui la suivent, offrent alors la répétition de cette action qui, quelquefois, ne paraît cesser que lorsque la totalité des aliments ingérés a été successivement soumise à une seconde mastication. Agréable pour la plupart des individus qui en sont affectés, cette rumination est pourtant souvent aussi plus ou moins fatigante pour d'autres, surtout lorsque les aliments qui remontent ainsi de l'estomac sont accompagnés d'un goût plus ou moins désagréable, le plus souvent *aigre* et agaçant les dents.

4° Le **hoquet** est une contraction spasmodique et subite du diaphragme, qui détermine une secousse brusque des cavités du thorax et de l'abdomen, accompagnée d'un bruit particulier et d'un resserrement subit de la glotte, par lequel l'inspiration est interceptée. Autrefois on le croyait produit par une contraction spasmodique de l'œsophage, ce qui faisait ranger ce phénomène parmi ceux des organes de la digestion. Mais si nous lui conservons cette place, malgré les notions plus exactes qu'on a aujourd'hui sur sa nature, c'est que ce sont, en effet, les affections de l'œsophage et de l'estomac qui déterminent ordinairement ce phénomène. Le plus souvent il est causé par une réplétion immodérée ou trop prompte de l'estomac, par l'ingestion de boissons froides ou de liqueurs alcooliques, la sensation du froid aux pieds ou à l'épigastre, une vive émotion morale, la colère, la surprise, la terreur, les pleurs abondants, etc. Dans la plupart des cas, ce phénomène cesse peu de temps après la cessation de la cause qui l'a produit; mais quelquefois il peut aussi constituer une maladie réelle, durer plusieurs jours, se renouveler à des époques plus ou moins rapprochées, ou persister après la guérison des maladies dont il avait été un des symptômes. Dans ces derniers cas, il est toujours un phénomène plus ou moins fâcheux qui, bien qu'il soit rarement suivi d'effets promptement funestes, peut cependant, par sa violence et sa durée, exercer des troubles dans la circulation pulmonaire et la digestion, capables d'occasionner à la longue un dépérissement général.

§ 82.

**Traitement des rapports.** — Les principes de l'ancienne école sont presque absolument incapables d'indiquer aucun moyen efficace ni contre les diverses sortes de rapports ni contre le hoquet, lorsque ces phénomènes sont devenus tellement importants qu'ils constituent presque à eux seuls une maladie. Il n'en est point de même de la doctrine de Hahnemann, dont les principes peuvent faire trouver des médicaments efficaces, non-seulement contre les maladies dont ces phénomènes seraient le symptôme prédominant ou même unique, mais encore contre celles qui seraient caractérisées par la présence de ces symptômes au milieu d'autres phénomènes. Nous indiquerons les médicaments qui conviennent dans l'un et l'autre de ces cas.

1° Pour les **éructations,** lorsqu'elles constituent une véritable maladie, les moyens les plus puissants, sont : *bry. n-vom. puls. lach. natr-m.*, dont on peut, dans les cas *récents*, aigus et très violents, faire fondre 3 à 6 glob. de la 12ᵉ à 18ᵉ atténuation dans 90 grammes d'eau, pour en faire prendre une cuillerée à café toutes les trois heures ; dans les cas moins violents ou chroniques, quelques doses de deux, trois glob. administrés à sec suffiront.

14.

2° Pour les **régurgitations,** nous donnerons plus bas les indications plus détaillées, selon les substances qu'elles font remonter de l'estomac ; seulement nous ferons remarquer d'abord que les médicaments les plus puissants contre les régurgitations des *aliments ingérés* sont : *bry. phosph. carb-veg.* et *sulf.*, et que *bry.* convient surtout lorsque les aliments reviennent avec leur goût naturel, tandis que *phosph.* et *carb-veg.* sont préférables lorsqu'ils reviennent avec un goût *aigre.*

3° Pour les **ruminations** ou le **mérycisme,** ce sont les mêmes médicaments que les précédents, qui méritent la préférence.

4° Pour le **hoquet,** dans les cas où il ne disparaîtrait pas de lui-même, les médicaments principaux sont : *n-vom.* et *ign.* ou bien *hyosc.* ou *bell.* — Dans celui qui suit quelquefois les pleurs des enfants, le moyen le plus efficace est *arn.* dont deux glob. mis sur la langue suffisent quelquefois pour l'arrêter immédiatement.

Pour le reste, voici les diverses indications que pourront fournir les différentes sortes de rapports et de hoquets, avec les médicaments qui s'y rapportent.

1) **Rapports,** en **général**, *bry. natr-m. n-vom. lach. hep. carb-veg. ant. merc. sulf. arn. con. bell. calc. chin. puls. petr. phosph. sep. veratr. ambr. kal. mur-ac. sil.;*— **convulsifs,** violents, *n-vom. phosph. merc. veratr. arn. lach. plumb. staph. tart. cycl. bism.;* — **bruyants,** *petr., con. lach. ant. phosph. ambr. puls. kal. sil. plat. magn. caus.;*— **douloureux,** *n-vom. petr. cocc. phosph. sep. carb-an. natr. caus. cham. rhus. con. plumb. sabad.;* — **avortés,** *phosph. caus. con. sulf. ambr. carb-an. acon. bell. cocc. n-vom. kal. ign. graph. hyos. magn. rhus.;* — avec le **goût des aliments** ingérés, *ant. puls. carb-veg. sil,*

*phosph. chin. ambr. sulf. natr-m. ambr. amm. bry. carb-an. lyc. caus. calc. cham. n-vom. rhus. thui.*

2) **Régurgitations,** *en* **général,** *phosph. sulf. n-vom. carb-veg. lach. bry. arn. graph. puls. sulf-ac. tart. ant. bell. calc. hep. ign. merc. natr-m. lyc. sass.*; — des **bois-sons** ingérées, *sulf.*; — des **aliments** ingérés, *sulf. phosph. puls. bry. lyc. cham. ign. con. ferr. n-vom. bell. canth. graph. natr-m. thui.*; — **sanguinolents,** *n-vom, sep.*; — de **bile,** *ars. arn. graph. lyc. puls. n-vom. cann. sulf-ac. cic. ign. sass. sulf-ac.*

3) **Goût** des rapports ou des régurgitations, **amer,** *puls. n-vom. ant. arn. chin. sep. bell. calc. veratr. staph. ars. bry. merc. sulf-ac. tarax. thui. carb-veg. ign.*; — goût **âcre, brûlant, rance,** grattant, *carb-veg. sulf. hep. ars. ant. natr-m. staph. stann. thui. lyc. phos-ac. merc. iod. cann. tart.*; — goût **aigre, acide,** *phosph. sulf. puls. n-vom. sulf-ac. cham. carb-veg. natr-m. lyc. kal. ambr. amm. sil. sep. nitr-ac. alum. chin. bry. calc. ars. merc. carb-an. con. petr. tart.*;—goût **putride,** ou **d'œufs pourris,** *puls. ant. coff. sulf. merc. n-vom. ant. bell. tart. sep. cocc. thui. mur-ac.*; — goût de **graisse,** *lyc.*; — goût **salé,** *staph. arn. sulf-ac. tart.*; — goût **douceâtre,** *acon. plumb. merc. sulf-ac.*; — d'une **odeur fétide,** *sulf. cocc. bism.*

4) **Circonstances** qui provoquent les rapports ou les régurgitations; la position **baissée,** *cic.*; — en **mangeant,** *merc. phosph. sass. natr. petr. oleacad.*; — **après** avoir **mangé,** *sulf. phosph. puls. bry. n-vom. lyc. veratr. ars. carb-veg. chin. lach. natr. natr-m. con. merc. sil. thui. calc. cham. petr. ferr. sep. bell.*; — après avoir **bu,** *sulf. ars. rhus. merc.*; — après avoir bu du **lait,** *sulf. natr-m. calc. carb-veg. lyc. tart. chin.*; — après avoir mangé des

choses **grasses**, *carb-veg. natr-m. sep. thui. ferr.*; la **nuit**, *lach. sulf. tart.*

5) **Hoquet**, en **général**, *n-vom. ign. hyos. bell. puls. stram. acon. ant. bell. bry. sulf. verat. amm-m. cycl. merc. coff. cupr. lyc. magn-m.*; — en **mangeant**, *merc. magn-m.*;—**après avoir mangé**, *veratr. hyos. ign. merc. cycl. carb-an. lyc. magn-m. sep. phosph. zinc.*; — après avoir **bu**, *ign. puls. lach.*; — après avoir **fumé** du tabac, *ign. puls. lach. ant.*; — à chaque **mouvement**, *carb-veg.*; — le **soir**, *sil.*; — la **nuit**, *ars.*; — avec **convulsions**, *bell.*; — avec **douleurs d'estomac**, *magn-m. teucr.*; — avec **douleurs de poitrine**, *amm-m.*

## 5. PYROSIS ET PITUITES DE L'ESTOMAC.

### § 83.

**Remarques générales**. — Dans la plupart des pathologies, les deux affections dont nous allons traiter dans cet article ont été toujours confondues tant l'une avec l'autre que toutes les deux avec les rapports ou les vomissements, bien qu'il y ait des caractères assez tranchés qui les distinguent entre elles aussi bien que des vomissements et des rapports. Il est vrai que la pyrosis peut se joindre aux pituites de l'estomac, comme ces dernières peuvent compliquer la pyrosis, et que les vomissements, ainsi que les rapports, pourront être accompagnés de l'une ou de l'autre, sinon même de toutes ces deux affections à la fois. Mais toujours est-il que l'une aussi bien que l'autre peut exister séparément et qu'il convient, par conséquent, de les distinguer, ainsi que nous allons le faire en indiquant les caractères particuliers de chacune de ces affections.

1° La **pyrosis** est une affection produite par la présence d'**aigreurs** dans l'estomac, et caractérisée par une sensation *brûlante* (d'où son nom, du mot grec *pur*, feu) qui, de l'estomac, remonte, dans toute la longueur de l'œsophage, jusqu'à la gorge, où le malade croit sentir l'impression d'un corps irritant, d'un *fer chaud*. Ce que quelques pathologistes ont dit d'un écoulement abondant d'une salive limpide, qui, selon eux, accompagnerait toujours cette affection, cette assertion provient évidemment de la confusion qu'ils ont faite de la pyrosis avec les pituites de l'estomac. Au contraire, nous avons vu tant de malades affectés de cette sensation *brûlante* insupportable, sans jamais y observer cet écoulement de salive comme un symptôme nécessaire ou du moins plus ou moins constant ! Ce que nous avons presque toujours vu, ce sont des renvois ou des régurgitations *aigres*, et qui soulageaient pour un moment le malade, lorsqu'il pouvait les rendre, en sorte que les **aigreurs d'estomac** et la *pyrosis* nous paraissent constituer une seule et même maladie. Aussi la voit-on survenir le plus souvent à la suite de l'usage de toutes les substances qui peuvent disposer l'estomac aux aigreurs, telles que les aliments gras, les fritures, les salaisons, les fromages avancés, les graisses rances, les mauvais vins, les boissons alcooliques, etc. En un mot, la pyrosis est le *sod* des Allemands, et le *soda*, mais non le *Waterbrash* ou *Black-water* des Anglais, ni le *Würmerbeseigen* des Allemands.

2° Les **pituites de l'estomac** (*Waterbrash, Black-water* des Anglais, *Würmerbeseigen* ou *Wasserspeien* des Allemands, *cardialgia sputatoria* de Linné), se distinguent tout d'abord de la *pyrosis* ou *soda* parce que la sensation *brûlante* et les *aigreurs* qui accompagnent *nécessairement* cette dernière affection ne sont qu'*accidentelles* dans les *pituites*, si tant est qu'elles s'y trouvent. C'est une espèce de *catarrhe de l'estomac* ou de *gastrorrhée*, qui a pour caractère principal l'*écoulement facile* par la bouche, *d'un liquide glaireux plus ou moins abondant*, qui *remonte de l'estomac sans nuls efforts de vomissement*, quoique ces derniers puissent s'y joindre accidentellement. Ce liquide n'est ordinairement ni aigre, ni brûlant, ni accompagné d'aucun caractère de la pyrosis ; c'est un liquide *insipide*, semblable au blanc d'œuf non cuit, ou bien ce sont des mucosités filantes qui semblent être le produit de la sécrétion muqueuse de l'estomac. C'est ordinairement le matin à jeun que le rejet de ce liquide a lieu, et la quantité du liquide est quelquefois prodigieuse ; souvent aussi ces écoulements ont lieu après le repas, sans cependant que les aliments ingérés soient vomis en même temps, preuve évidente que ces pituites sont, de leur nature, un *écoulement* et non un *vomissement*. Dans quelques cas, les accès de ce mal sont précédés d'une douleur constrictive plus ou moins vive dans le creux de l'estomac, qui force le malade de se tenir penché en avant, et qui n'est pas toujours apaisée par cet écoulement, mais dont la cessation annonce la fin de l'accès. Cette affection est quelquefois symptomatique d'une affection chronique de la membrane muqueuse de l'estomac, mais souvent aussi elle est idiopathique et ne se lie à aucune lésion appréciable des parois gastriques. Souvent on l'observe chez des personnes douées d'un grand embonpoint et mangeant habituellement beaucoup, souvent aussi chez les individus adonnés aux boissons alcooliques. En général, elle attaque plus souvent les femmes que les hommes; elle n'est pas non plus rare pendant la grossesse, et il y a même des femmes qui ne s'en ressentent que pendant cet état; quelquefois on la rencontre aussi chez les femmes affectées de flueurs blanches. Autrefois on y voyait un signe d'une affection *vermineuse;* de là le nom de *Würmerbeseigen* ou *pissement de vers,* que le peuple allemand a donné à cette maladie. Dans tous les cas, cette affection a toujours, ainsi que la pyrosis habituelle, une durée fort longue et quelquefois des plus opiniâtres.

L'ancienne école possède peu de moyens efficaces contre l'une et l'autre de ces deux affections, car les remèdes dits *absorbants*, tels que la magnésie bicarbonatée ou les *antispasmodiques*, dont elle recommande l'usage, soit pour absorber les aigreurs ou les liquides, soit pour faire cesser les douleurs d'estomac, ne peuvent produire que des soulagements palliatifs, et sont tout aussi impuissants que les *vomitifs* et les *purgatifs*, pour faire obtenir des guérisons radicales. Au contraire, l'usage de la magnésie est quelquefois du plus grave inconvénient, attendu que cette substance se combine souvent avec les liquides contenus dans l'estomac, en sorte qu'il se forme des masses insolubles qui restent dans l'estomac comme des boules dures. En outre, tous les purgatifs et les vomitifs administrés dans ces affections ne cessent jamais de rendre la muqueuse de l'estomac plus faible qu'elle n'était auparavant, et si ces moyens ont quelquefois guéri, ces guérisons sont dues, non aux qualités évacuantes des agents employés, mais à l'action *spécifique* que quelques-unes de ces substances, notamment l'*ipécacuanha* et la *noix vomique*, paraissent posséder contre les pituites, et dont on aurait peut-être souvent obtenu de meilleurs résultats encore, si on les avait administrées à des doses assez faibles pour ne point exciter des vomissements. Nous verrons ci-après quelles sont les substances que l'homœopathie propose contre ces affections.

## § 84.

**Traitement homœopathique des pituites et de la pyrosis.** — Il doit être naturellement entendu que dans tous les cas où l'une ou l'autre de ces affections sera liée, soit à une inflammation soit à toute autre affection organique des voies digestives, le traitement devra toujours être dirigé principalement contre l'affection fondamentale. Mais quelle que soit la cause qui eût pu donner, outre cela, lieu à ces maux, soit un régime vicieux, soit toute autre influence accidentelle, le premier soin du médecin homœopathe devra toujours consister à régler le régime du malade et à en proscrire non-seulement les substances que les régimes homœopathiques défendent en général, mais encore celles qui pourraient être permises sans inconvénient à bien d'autres malades, mais qui seraient absolument incompatibles avec ces affections-là, parce qu'elles les font souvent naître chez les personnes d'un estomac plus ou moins sensible ou délicat. Telles sont en particulier les diverses sortes de fritures, les aliments gras, toutes les graisses plus ou moins vieilles, la bière, le cidre, les vins trop nouveaux ou pas assez fermentés, quelquefois aussi le lait, le beurre, comme tous les aliments excitants ou âcres, et surtout toutes les boissons alcooliques, ainsi que le café soit à l'eau, soit au lait. Le régime ainsi réglé, on pourra, dans la plupart des cas, employer avec le plus de succès :

1° Contre la **pyrosis** et les **aigreurs d'estomac**, *sulf-ac.* à la dose de 2, 3 globules (12ᵉ à 18ᵉ) pris à sec, le matin à jeun, une dose tous les quatre jours, et si ce médicament n'avait produit aucun bien à la suite de la quatrième dose même, on pourra donner *n-vom. puls.* ou *cham.*, ou bien *caps.* si aucun de ces médicaments ne suffisait. Lorsque les aigreurs viennent surtout après avoir mangé, *chin. carb-veg.* ou *amm-m.* seront quelquefois d'un grand secours, et si elles se manifestent après avoir fumé du tabac, *staph.* sera le remède principal. Chez les femmes enceintes, *bell.* convient quelquefois de préférence, surtout lorsqu'il y a beaucoup de soif.

2° Contre les **pituites de l'estomac**, les médicaments principaux sont *bry. sulf. puls.* ou *n-vom.*; ou bien *sil.* lorsque aucun des précédents ne suffit et surtout si ce mal se manifeste après chaque repas, avec douleurs d'estomac et vomissement d'aliments, ou si les accès sont accompagnés d'horripilations. — Chez les individus adonnés aux boissons spiritueuses, *n-vom. sulf.* ou *ars.* méritent la préférence. — Chez les femmes enceintes, *n-vom. puls.* ou *cocc.* — Dans les affections vermineuses, *sabad. sulf. lyc.*

En outre, et en général, on pourra toujours, selon les indications suivantes, consulter les médicaments que nous y citons dans l'ordre de leur importance :

**Pyrosis**, *sulf-ac. n-vom. puls. cham. caps. chin. bell. staph. phosph. bry. carb-vg. amm-m. calc. lyc. natr-m. kal. nitr-ac. sil. alum. ambr. con.*; — pendant le **repas**, *merc.*; — **après le repas**, *chin. carb-vg. amm-m. n-vom. merc. natr-m. calc. sep. sil. con.*; — après des **aliments lourds**, *iod.*; — après des aliments **gras**, *n-vom. natr-m.*; — après l'usage des **acides**, *n-vom.*; — après les choses **sucrées**, *zinc*; — après avoir **fumé** du tabac, *staph. tarax.*; — le **soir**, *ambr.*

**Pituites de l'estomac**, *bry. sulf. puls. n-vom. sil. ars. cocc. lyc. sabad. calc. ipec. carb-vg. sep. phosph. natr-m. rhus. nitr-ac. petr. bell.*; — après avoir **mangé**, *sil. sulf. calc. amm-m.*; — après avoir **bu**, *nitr-ac. sep.*; — après l'usage des **boissons alcooliques**, *n-vom. sulf. ars.*; — après avoir bu du **lait**, *phosph. cupr.*; — après l'usage des **acides**, *phosph. sep.*; — le **matin**, *sulf. bry. n-vom.* — le **soir**, *puls. cycl. anac.*; — la **nuit**, *sulf. ars. carb-vg. graph.*; — dans le **type tierce**, *lyc.*

## 6. NAUSÉES ET VOMISSEMENTS.

### § 85.

**Remarques générales.** — Le vomissement est une excrétion insolite et convulsive, moyennant laquelle les matières solides ou liquides contenues dans l'estomac sont rejetées par la bouche. Ces excrétions sont ordinairement précédées d'une sensation interne connue sous le nom de *nausée* ou *envie de vomir*, et qui peut être excitée par les causes les plus diverses, tant *directes*, c'est-à-dire propres aux organes de la digestion, que *sympathiques*, c'est-à-dire siégeant dans un organe plus ou moins éloigné de l'appareil digestif. Parmi les premières se rangent : une trop grande distension de l'estomac ; l'ingestion de certains aliments ou de substances *vomitives ;* des *saburres ;* des *lésions organiques* de l'estomac ou de toute autre partie de l'appareil digestif. Parmi les secondes, il faut compter certaines impressions faites sur la vue, sur l'odorat, sur la luette, une irritation de l'utérus, du cerveau ou de tout autre organe en dehors de l'appareil digestif. C'est ainsi que le *vomissement* se manifeste dans tous les degrés d'irritation ou d'inflammation de l'estomac, depuis le *simple embarras gastrique*, jusqu'à la gastrite la plus intense produite par l'ingestion des substances irritantes ou corrosives, dans la fièvre jaune, les fièvres typhoïdes, les divers ramollissements de la muqueuse de l'estomac, dans le squirrhe et le cancer de cet organe, les divers cas de surcharges ou de compression de l'estomac, enfin dans les accès de coqueluche, de croup, etc. — Ensuite, il survient souvent d'une manière purement *sympathique*, dans l'œsophagite, dans les amygdalites, les pharyngites, pendant la grossesse, dans la métrite ; la néphrite, la cystite et la péri-

tonite. Souvent aussi il est produit par une affection cérébrale, et c'est ainsi qu'on le voit accompagner quelquefois
les hémorrhagies abondantes, les défaillances, certaines
encéphalites, le ramollissement du cerveau, l'apoplexie, les
tubercules cérébraux, les frissons des fièvres intermittentes,
et ceux qui marquent l'invasion des maladies aiguës ; enfin
les vomissements qui surviennent dans l'hypochondrie, dans
l'hystérie, dans le *mal de mer*, par la vue ou le souvenir
d'un objet rebutant, et autres semblables, n'ont pas d'autre
cause qu'une affection du cerveau.

Pour le *caractère* du vomissement, ce phénomène est
tantôt facile, tantôt très difficile et douloureux ; chez certains individus, surtout les enfants, la moindre cause, la
moindre quantité d'aliments peu convenables, peut le pro -
voquer ; chez d'autres il est très difficile à provoquer, et
souvent même on observe des nausées violentes, des efforts
continuels sans que le vomissement puisse s'opérer, comme
cela a lieu notamment dans le cancer ou le squirrhe de
l'estomac. Quant à la *fréquence* des vomissements, elle est
toujours en proportion directe avec l'intensité et la gravité
du mal dont ce phénomène dépend. Aussi ceux qui ne
surviennent que d'une manière accidentelle et passagère
sont-ils ordinairement peu graves, tandis que ceux qui
sont continus et persistent depuis longtemps, doivent toujours faire craindre le développement de quelque affection organique plus ou moins grave de l'estomac ou du
cerveau. Celui qui existe sans discontinuité et qui augmente progressivement, sans reconnaître pour cause évidente la *grossesse* ou une surexcitation morbide de l'utérus,
est ordinairement un symptôme du ramollissement de
la membrane muqueuse de l'estomac. Un autre fait digne
d'attention, c'est encore l'*époque* à laquelle survient le vo-

missement; s'il survient *immédiatement* après l'ingestion de substances liquides ou solides, ou seulement *plusieurs heures* après. C'est le premier qui a lieu dans l'œsophagite des enfants, dans les gastrites et les péritonites intenses, ainsi que dans les affections squirrheuses ou cancéreuses du cardia; tandis que dans presque tous les autres cas, ainsi que dans le cancer du pylore, les vomissements ne surviennent ordinairement que plusieurs heures après l'ingestion des aliments ou des boissons. Quant à l'*influence* des vomissements sur les maladies, il les soulage quelquefois par l'expulsion des matières altérées ou irritantes qui le provoquent; mais dans la plupart des cas il exaspère les affections qu'il accompagne, notamment les irritations de l'estomac et les affections cérébrales; d'où vient que l'emploi des *vomitifs* est quelquefois le moyen le plus dangereux qu'on puisse mettre en usage, surtout dans les maladies aiguës, et qu'il n'est jamais d'aucune utilité réelle.

Selon les *matières* rejetées par les vomissements, ces derniers peuvent être *alimentaires, muqueux, biliéux, jaunâtres, verdâtres, bruns, noirs, sanguinolents, aigres, fétides*, enfin tout aussi différents que pourront l'être soit les matières ingérées, soit les sécrétions morbides fournies par les parois de l'estomac. Ils sont formés de matières *alimentaires* plus ou moins altérées, dans tous les cas d'une simple indigestion, et dans toutes les affections où l'ingestion de toute substance solide provoque le vomissement. Ils consistent, au contraire, dans de pures *mucosités* plus ou moins claires, visqueuses et épaisses, dans toutes les gastrites, les affections organiques commençantes de l'estomac, les affections de la grossesse et le cours de la péritonite, et la quantité de ces mucosités vomies annonce toujours une violente irritation des organes gastriques lorsqu'elle n'est pas en rapport avec celle des liquides ingérés, comme cela à lieu, entre autres, dans le choléra. Les matières *bilieuses* rejetées par les vomissements indiquent en général, aussi, une irritation assez intense de la membrane muqueuse de l'estomac ou bien une affection primitive ou secondaire du duodénum ou de quelque partie de l'appareil biliaire, bien qu'elles soient souvent aussi bien loin d'avoir cette signification. Chez un grand nombre d'individus, la moindre irritation de l'estomac détermine un surcroît de la sécrétion bilieuse, sans que rien n'indique que l'économie ait besoin, comme on le pense si fréquemment, de se débarrasser d'une prétendue surabondance de bile. Chez les enfants en bas âge, les vomissements de matières *jaunes* ou *vertes* annoncent quelquefois une gastrite très intense, sinon même un commencement de ramollissement de l'estomac. Chez les adultes, les vomissements *verdâtres*, *bruns*, *noirs*, couleur de *chocolat* ou de *marc de café*, sont presque toujours le signe d'un cancer ou de toute autre dégénérescence profonde de l'estomac. Il en est de même de la plupart des vomissements *sanguinolents*, dont nous parlerons particulièrement dans l'article suivant. Dans la fièvre jaune, les vomissements sont aussi noirs. Outre cela, les matières vomies peuvent contenir du *pus*, provenant soit d'une suppuration des parois de l'estomac, soit d'un abcès qui s'est ouvert dans son intérieur; des morceaux de *fausses membranes* formées dans l'œsophage ou dans l'estomac; des plaques *aphtheuses*, comme dans le muguet étendu jusque dans ces organes; des *vers ;* enfin des matières *stercorales*, comme, par exemple, dans l'iléus.

## § 86.

**Traitement des vomissements.** — Comme les vomissements ne sont pour ainsi dire que des affections purement *symptomatiques*, le traitement qu'on devra leur opposer doit être nécessairement aussi varié que sont les diverses affections dont il pourra dépendre. Cependant, soit que le vomissement forme le symptôme prédominant d'une affection quelconque, soit que sa présence ne vienne qu'aggraver l'état du malade, il demande toujours une attention particulière, ne fût-ce que pour le faire cesser le plus promptement possible. On sait combien peu l'ancienne école a lieu d'être satisfaite des moyens qu'elle recommande dans ces cas, tels que les préparations opiacées, l'éther, la liqueur de Hoffmann, les diverses eaux aromatiques, et autres narcotiques ou antispasmodiques. Dans la plupart des cas, ces moyens ne réussissent pas plus que l'usage des substances amères, toniques ou spiritueuses, qu'elle unit quelquefois aux aromatiques ou aux narcotiques ; l'emploi des glaces, des ventouses, des sinapismes, des vésicatoires ou même des moxas, ne produisent pas un meilleur effet ; au contraire, tous ces moyens ne font souvent qu'aggraver l'état du malade et qu'empirer le fond de la maladie. Il n'en est point de même des médicaments choisis d'après les indications de la doctrine homœopathique ; lorsqu'ils sont bien adaptés aux signes caractéristiques de l'affection, ils ne font pas seulement cesser les vomissements d'une manière beaucoup plus prompte qu'aucune autre substance, mais ils soulagent toujours aussi la maladie principale, lors même qu'ils ne peuvent pas la guérir sur-le-champ ou qu'elle serait même absolument incurable ; le tout dépend de la manière dont le praticien sait saisir les indications que fournit le cas donné, et y adapter les diverses substances qui pourront se présenter au choix. C'est à cet effet que nous donnerons ci-dessous toutes les indications nécessaires, avec les médicaments qui s'y rapportent.

I. Pour les **causes extérieures** qui pourront avoir produit des nausées ou vomissements, ceux qui suivent les **indigestions**, à la suite d'un repas trop copieux, demandent ordinairement *ant.*, lorsque la langue est chargée d'un enduit épais, blanc ou jaune, et *ipec.*, lorsque la langue est nette. Dans les cas où ces médicaments ne suffisent pas, *puls.* ou *n-vom.* seront quelquefois d'un prompt secours.

— Si le vomissement est produit par l'**excès de boissons spiritueuses**, *n-vom.* ou *carb-veg.* seront les meilleurs médicaments ; — si c'est l'abus du **tabac à fumer** qui l'a causé, *cham.* ou *veratr.* ; — pour les vomissements après l'abus de la **camomille**, *puls.* ou *n-vom.* ; — après l'abus de la **rhubarbe**, *puls.*

— Les vomissements qui se déclarent à la suite d'une **frayeur** sont le plus souvent guéris par *op.* ou *acon.* ; — à la suite d'un **chagrin**, par *ign.* ; — à la suite d'une vive **contrariété**, par *cham. n-vom.* ou *puls.*

— De même, ceux qui surviennent après un **refroidissement**, demandent le plus souvent *ipec.* ; — ou bien *bell.*, lorsque les vomissements sont acides ou amers, avec beaucoup d'efforts inutiles ; — ou *dulc.*, si le malade rend des glaires épaisses ; — ou *cocc.*, si le vomissement revient sans cesse, avec nausées, surtout s'il est provoqué de nouveau par tout mouvement, la parole, les repas, le sommeil et la promenade en voiture ou à cheval ; — ou bien *ars.*, si le malade a beaucoup de soif sans pouvoir boire beaucoup à la fois, avec grande faiblesse, impossibilité de rester tranquille et renouvellement des vomissements au moindre mouvement.

— Les nausées et les vomissements produits par les **fortes chaleurs de l'été** cèdent, dans la plupart des cas, à *sil.* ; quelquefois *ant. bry. carb-veg.* ou *n-vom.* sont aussi d'un grand secours dans ces cas. — Pour les nausées à la suite de

**veilles prolongées,** *n-vom.* mérite la préférence, surtout lorsque la tête est en même temps lourde et entreprise comme à la suite de l'ivresse, avec face pâle et décomposée ; — à la suite d'une **débauche nocturne,** les meilleurs remèdes seront : *n-vom. puls. carb-veg.* ou *ipec.* ; — enfin les vomissements des **buveurs habituels** sont le plus souvent guéris par : *n-vom. ars. sulf. op. lach. calc. carb-veg.*

— Pour les vomissements produits par des **mouvements passifs,** de la *balançoire,* de la *voiture,* du *navire* (**mal de mer**), les meilleurs médicaments sont : *cocc. petr. sulf. ars. colch. sil. ferr. sep. theridion.*

II. Quant aux **causes intérieures,** les vomissements causés par une **faiblesse d'estomac** qui ne permet pas de garder les aliments, trouvent souvent leur remède parmi : *ferr. ipec. veratr. phosph. ars. n-vom. sulf.* — Lorsque cet état est la suite d'une **indigestion,** on devra consulter de préférence : *puls. n-vom. bry.* ; — lorsque ces vomissements sont provoqués par la **moindre quantité d'aliments :** *puls.*; ou bien *cocc.*, surtout lorsqu'il s'y joint des tranchées et des crampes dans le ventre, ou des vertiges avec vomissement de mucosités blanchâtres, diarrhée et faiblesse jusqu'à la défaillance ; dans d'autres cas, *n-vom* ou *bry.*, ou bien *chin.* ou *ferr.*, ou bien encore *sulf.* ou *ars.*, conviendront aussi parfaitement contre cet état ; si cet état est chronique et que les autres médicaments n'aient pas suffi, *calc.* ou *phosph.* seront souvent encore d'un grand secours. Dans quelques cas **très violents,** où le moindre liquide même est aussitôt rejeté, *hyos.* est souvent aussi d'un grand secours.

— Les vomissements et les nausées **symptomatiques,** qui arrivent à la suite de **vertiges,** trouvent le plus souvent leurs remèdes parmi : *acon. puls. ant. lach. hyos. bell.* ;—

ceux qui accompagnent les **maux de tête**, parmi : *ipec.
n-vom. puls. ign. cham. sep. sang. bell. lach. coloc. sulf.
sil.* ; — ceux qui sont provoqués par la **toux**, parmi : *ipec.
cin. veratr. carb-veg. dros. bry. puls. merc. phos-ac. calc.
lach. sulf.* ; — ceux qui sont liés à des affections **vermineuses**, parmi : *sulf. merc. cin. acon. n-vom. ipec. puls.
carb-veg. bell. chin. lach.* ; — ceux qui surviennent à la
suite d'une **éruption répercutée** : *sulf. ars. caus.*

— Les vomissements et les nausées des **femmes enceintes** sont le plus souvent guéris par : *ipec. n-vom. puls.
sulf. ferr. sep. petr. natr-m. con. ars. veratr. phosph.
lach. magn-m.* — Ceux des **enfants à la mamelle**, par :
*ipec. n-vom. puls. merc.* ; et lorsqu'ils vomissent de préférence le **lait du sein**, par : *cin. merc. sil. œthusa.*

## § 87.

**Indications générales.** — Pour faciliter autant que possible aux commençants la recherche du médicament le mieux
indiqué, nous allons ajouter encore aux renseignements
précédents quelques indications sur la *nature des matières
rejetées* par les vomissements, ainsi que sur les *circonstances
qui pourront les aggraver*, et les *épiphénomènes* qui pourront les accompagner.

I. Pour la **nature des matières rejetées**, on pourra
choisir de préférence, lorsque ce sont les **aliments ingérés** : *ipec. n-vom. sulf. ars. phos. puls. sil. ant. carb-
veg. chin. ferr. kreos. natr-m. bry. calc. lach. veratr.
sep.* ; — lorsque toutes les **boissons** sont rejetées : *hyos.
veratr. ipec. ars. sil. arn. cin. n-vom. tart. bry. cham.
dulc. acon. ant. chin. con. spong. samb.* ; — lorsque les
enfants rejettent le **lait** de leur nourrice : *cin. merc. sil.
œthusa.*

15.

— De même, lorsqu'il y a des matières **albumineuses** : *ipec. veratr. ars. cupr. iatropha* ; — matières **aqueuses** : *ipec. ars. veratr. sulf. bry. caus. dros. hyos. n-vom. puls. acon. arn. bell. cupr. chin. con. petr. phosph. sil. sulf-ac. stann.* ; — matières **bilieuses** : *puls. acon. merc. n-vom. cham. ant. ars. tart. bry. hep. veratr. ipec. phosph. chin. lach. sep. petr. lyc.* ; — matières **fétides**, *ars. con. sep. ipec. op. n-vom. cupr. sulf. stann. bell. calc. merc.* ; — matières **gélatineuses**, *ipec.* ; — matières **muqueuses** : *ipec. n-vom. puls. sulf. ars. veratr. merc. tart. dulc. bell. dros. dig. acon. ant. hep. cin. calc.* ; — matières comme de la **poix**, *ipec.* ; — matières **sanguinolentes** : *acon. arn. ipec. n-vom. ars. sec. phosph. hyos. bell. puls. ferr. bry. amm. calc. carb-veg. sulf. stann.* (voyez aussi l'article suivant : **Hématémèse**) ; — matières **spumeuses**, *ipec. veratr. cupr.* ; — matières **stercorales**, *op. sulf. bell. n-vom. bry. plumb.* ; — vomissement d'**urine**, *op.* ; — vomissement de **vers**, *acon. cic. sabad. sec. cin. ferr. hyos. sil. spig. veratr. anac. ars. merc. coff.*

— De même, lorsqu'il y a des matières **âcres**, *ipec. puls. n-vom.* ; — matières **aigres**, *puls. n-vom. sulf. phosph. cham. hep. ferr. carb-veg. tart. bell. ars. calc. phos-ac. chin. ipec. sulf-ac.* ; matières **amères**, *puls. acon. merc. n-vom. cham. ant. ars. tart. bry. hep. veratr. ipec. phosph. chin. lach. sep. petr. lyc.* ; — matières **douceâtres**, *kreos.* ; — matières **salées**, *puls. sulf. sil. magn-c. iod.*

— De même, lorsqu'il y a des matières **blanchâtres**, *ipec. veratr. cupr. ars. sep.* ; — matières **bleuâtres**, *cupr.* ; — matières **brunâtres**, *ars. bism.* ; — matières couleur de **chocolat**, *mez.* (comp. plus bas : matières *noires*) ; — matières **jaunâtres**, *ipec. ars. veratr. merc. puls. cham. acon.*

*n-vom. tart. bry. chin. sep. ant. hep.* ; — matières **noires :**
*phosph. sulf. ars. veratr. n-vom. petr. plumb. chin. lyc.*
*ipec. sulf-ac. calc. hell. laur. sec. bism. camph. op. squill.*
*secal. stram.* ; — matières **verdâtres,** *acon. puls. veratr.*
*ars. lach. petr. coloc. carb-veg. cham. bry. plumb. cann.*
*cupr. ipec. hell. hep. mez. oleand. op.*

II. Pour les **circonstances** qui **aggravent** les vomissements et les provoquent, on pourra choisir de préférence,
lorsque le **mouvement** y contribue, *bry. n-vom. ars.*
*veratr. theridion. stram. zinc.* ; — la position **baissée,** *ipec.*

— De même, lorsqu'ils ont lieu après avoir **mangé :** *n-*
*vom. ars. phosph. sulph. sil. ferr. puls. lach. ipec. acon.*
*arn. hyos. calc. carb-veg. dig. sep. tart.* ; — **pendant** le
repas, *puls. rhus. veratr. ferr. cocc. carb-veg. n-vom. dig.*
*nitr.* ; — **plusieurs heures** après le repas, *puls. kreos.* ; —
plutôt après des **aliments liquides** qu'après des aliments
solides, *ipec.* ; — plutôt après des aliments **chauds** qu'après
des aliments froids, *puls.* ; — pour avoir mangé du **pain,**
*nitr-ac.* ; — pour avoir mangé des **choses grasses,** *puls.*
*carb-veg. dros. nitr-ac. sep. cycl. tarax.* ; — pour avoir
mangé des **œufs,** *ferr.* ; — pour avoir mangé des **acides,**
*ferr.* ; — pour avoir **fumé** du **tabac,** *ipec.* ; — après avoir
**bu,** *ars. veratr. ferr. chin. sil. arn. n-vom. puls. acon. bry.*
*cham.* ; — après avoir bu de la **bière,** *ferr. mez.* ; — après
avoir bu du **lait,** *sulf. sang. spong.* ; — après avoir pris du
**café,** *cham. caps.*

— De même, lorsque les nausées et les vomissements
ont lieu la **nuit,** *tart. sulf. puls. ferr. ars. chin. n-vom.*
*phosph. sil. veratr. bry. bell. calc. caus. ign. lyc. sep.* ; —
le **matin** (à jeun), *n-vom. ars. hep. dros. veratr. lach.*
*calc. kreos. lyc. sil. sulf.* ; — le **soir,** *puls. sulf. bry. bell.*
*phosph. cycl. asar. calc. con.*

III. Pour les **épiphénomènes** qui peuvent accompagner les nausées et les vomissements, on pourra choisir de préférence, lorsqu'il y a grande **angoisse,** *ars. veratr. cupr. phosph. n-vom. asar. bry. ign. kal. tart. merc.;* — **crainte de la mort,** *ars. acon.* ; — s'il y a des **vertiges,** *acon. puls. ant. veratr. sulf. lach. hyos. bell.* ; — des **maux de tête,** *n-vom. puls. ipec. bell. lach. sep. sil. sulf. cham.*; — douleurs dans les **yeux,** *sil.*; — **vue double,** *sulf.* ; — **face pâle,** *puls. tart. kreos. hep.* ; — **face** couverte de **sueur,** *sulf. camph.*; — face **rouge,** *veratr.*; — **langue nette,** *ipec. veratr. cin.* ; — **faim,** *veratr. phosph. spig.*; — **nausées continuelles,** *ipec. tart.*; — **soif,** *ipec. veratr. phosph. bell. tart.* — douleurs d'**estomac,** *n-vom. phosph. ars. cupr. veratr. ipec. tart. sulf. acon. bry. puls. sulf. op. dig. lach. asar. calc. plumb.*; — **coliques,** *puls. tart. cupr. ars. rhab. n-vom. hyos. bry. veratr. asar. calc.* ; — **constipation,** *n-vom. carb-veg. op. plumb. sulf. bry. bell. cupr.*; — **diarrhée,** *veratr. ars. ipec. cupr. sulf. phosph. tart. bell. lach. coloc. iatr. ant. asar. dulc.* ; — **miction fréquente,** *cupr. lach.* ; — douleurs dans le **dos,** *puls.*; — **dyspnée,** *cham. cic. hyos. lach. petr.* ; — **mains chaudes,** *veratr.*; — **mains froides,** *veratr. phosph. kreos.*; — **pieds froids,** *phosph. kreos.* ; — **pieds douloureux,** *ars.*; — **crampes** dans les pieds, *n-vom.*; — **crampes** dans les **mollets,** *veratr. camph.*; — **convulsions,** spasmes, *cupr. camph. hyos. op. merc. ant.*; — **crampes de poitrine,** *cic.* ; — **faiblesse** excessive, *ipec. ars. veratr. phosph. hyos. n-vom. tart. phos-ac. kal. con. sulf.*; — **défaillance,** *veratr. sulf. calc. n-vom. cham. lach.* ; — **frissons,** *puls. tart. veratr. kreos. nitr-ac. sang. ars. asar. calc. mez.*; — membres **froids,** *hyos. veratr. ars.*; — **chaleur** du corps, *ars. ipec. veratr. bell. merc.*

## 7. HÉMATÉMÈSE OU VOMISSEMENT DE SANG.

### § 88.

**Remarques générales.** —L'*hématémèse*, ou vomissement de sang, peut provenir tant d'une hémorrhagie *idiopathique* de la muqueuse de l'estomac, sans autre lésion organique, que de lésions plus ou moins profondes de cet organe et qui causeraient des hémorrhagies *symptomatiques*. L'hématémèse idiopathique est une maladie assez rare comparativement aux diverses hémorrhagies des autres organes, et les causes en sont même assez obscures. On l'observe presque exclusivement dans l'âge mûr, depuis 30 jusqu'à 50 ans, et les femmes y paraissent encore plus exposées que les hommes, à cause des suites qui peuvent entraîner la suppression et la déviation des règles. Les *causes* les mieux constatées de cette affection paraissent être les passions tristes, telles que la colère, la peur, le chagrin, ainsi que la suppression ou la déviation d'une hémorrhagie habituelle, notamment des règles ou des hémorrhoïdes. Dans quelques cas particuliers, mais assez rares, l'excès des aliments ou des boissons, des vomitifs et des purgatifs, ainsi que l'ingestion de substances vénéneuses, les coups portés sur la région épigastrique, les contractions violentes des muscles abdominaux et d'autres causes semblables pourront entraîner aussi, à leur suite, des vomissements de sang. Pour ce qui est des hématémèses *symptomatiques*, elles peuvent se joindre à toutes les lésions organiques profondes de l'estomac, et c'est ainsi qu'on les voit souvent accompagner le cancer de cet organe.

Dans beaucoup de cas, l'hématémèse survient sans être précédée d'aucun phénomène précurseur, ou tout au plus de ceux qui précèdent toute espèce de vomissement, savoir, un sentiment de pesanteur et d'anxiété dans la région épigastrique ; dans d'autres cas, les malades éprouvent pendant une ou plusieurs heures une sorte de refroidissement aux extrémités, de la chaleur et de l'oppression à l'épigastre, quelquefois même avec pâleur de la face, des éblouissements, des vertiges, des défaillances, des syncopes, des nausées, et d'autres phénomènes qui indiquent que du sang exhalé s'est accumulé dans la cavité de l'estomac. Dans ce dernier cas, le sang exhalé peut être expulsé aussi bien par les selles que par le vomissement, ou encore par ces deux voies successivement. Lorsque les vomissements surviennent, le sang, rejeté par flots, s'échappe souvent en même temps par les narines et par la bouche ; la quantité en est toujours considérable ; quelquefois ce sang est rouge et fluide ; mais dans la plupart des cas, il est noir, formant des grumeaux ou des caillots, ou ne présentant qu'une seule masse d'une forme analogue à celle de l'estomac ; souvent on y trouve aussi des concrétions membraniformes ou polypeuses, et, presque toujours, ce sang est mêlé à des aliments, à de la bile ou à des mucosités. Le vomissement ayant cessé, les malades éprouvent souvent, quelques heures plus tard, une sorte de coliques obscures avec le besoin d'aller à la selle, et rendent des matières noires, grumelées, quelquefois très fétides, dans lesquelles il n'est pas difficile de reconnaître le sang expulsé de l'estomac par le canal intestinal. Au reste, l'hémorrhagie de la muqueuse de l'estomac qui donne lieu à ces évacuations peut souvent avoir déjà cessé lorsque les vomissements et les selles noires arrivent, tout comme elle peut continuer aussi et donner lieu à des évacuations réitérées.

Quant à la *terminaison* de l'hématémèse, elle a lieu rarement par une mort immédiate; quelquefois même elle se termine heureusement, sans se reproduire ; mais lors même qu'elle ne se reproduit plus, il est très rare qu'elle soit suivie d'un retour à la santé complète. Dans la plupart des cas, surtout lorsqu'elle s'est répétée plusieurs fois, elle laisse un trouble plus ou moins grand dans les fonctions de l'estomac, avec une couleur pâle ou jaunâtre, sinon même une demi-transparence des téguments, et un état de faiblesse générale. — Souvent aussi, cette hémorrhagie est, chez les femmes, le supplément d'une menstruation supprimée ou diminuée, et c'est dans ce même sens qu'elle peut se présenter, chez les deux sexes, à la suite de la suppression ou de la diminution d'un flux hémorrhoïdal ou de tout autre flux sanguin habituel. Dans tous ces cas, elle cesse ordinairement d'elle-même dès que l'hémorrhagie habituelle se rétablit; mais dans le cas contraire, elle peut se produire pendant plusieurs mois et pendant des années même, à des intervalles semblables à ceux auxquels l'hémorrhagie primitive se serait reproduite. On l'a vue aussi se produire périodiquement, à l'instar des autres hémorrhagies constitutionnelles, sans tenir lieu d'aucune autre hémorrhagie primitive. — Quant à la variété de l'hématémèse connue sous le nom de *mélène* ou *vomissement noir*, elle est toujours liée à une affection organique, et appartient à la symptomatologie du cancer d'estomac, où nous en parlerons plus en détail. -( *Voir* plus bas.)

§ 89.

**Diagnostic et pronostic de l'hématémèse.** — Pour ce qui est du *diagnostic* de l'hématémèse, il est de toute nécessité de ne point perdre de vue que la lésion qui y donne lieu, c'est-à-dire l'hémorrhagie stomacale, pourra exister sans qu'il y ait vomissement, le sang exhalé dans l'estomac étant éconduit par le canal intestinal, d'où il pourra sortir tellement altéré qu'il sera difficile de le reconnaître, et même de savoir au juste d'où il provient, à moins qu'une petite partie de sang ne soit en même temps rejetée par le vomissement. Mais dans les cas même où les vomissements de sang ont lieu, le diagnostic ne pourra point être porté sans autre examen dans le sens d'une hémorrhagie stomacale, attendu que ce sang pourra aussi sortir des bronches, ou avoir été avalé comme aliment, ou encore avoir été exhalé dans la bouche, les fosses nasales ou la gorge, et s'être introduit dans l'estomac pendant le sommeil, ou de toute autre manière. Cependant un examen attentif des parties intéressées, des symptômes précurseurs et concomitants, de la constitution et des maladies antérieures du sujet, ainsi que son âge et la qualité du sang expulsé, ne tarderont jamais à éclaircir le diagnostic sur ce point. Ce qui offre souvent le plus de difficulté, c'est de reconnaître, lorsque le sang vomi provient évidemment de l'estomac, la lésion organique qui y donne lieu, c'est-à-dire s'il provient d'une simple exhalation de la muqueuse ou de quelque lésion organique plus grave. Mais ce point encore s'éclaircira plus facilement si l'on ne perd jamais de vue que les hématémèses idiopathiques sont, en général, infiniment plus rares que les vomissements de sang symptomatiques. Ces dernières peuvent se produire dans le scorbut, la fièvre jaune, ainsi que dans les ulcérations de l'estomac par l'ingestion de poisons caustiques ou les progrès d'une affection cancéreuse, ou même encore à la suite de la rupture, dans l'estomac, d'un anévrysme de quelque grosse artère voisine; affections et lésions qu'un examen attentif de tous les symptômes que présentera le malade, soit du côté de l'estomac, soit dans toute sa constitution, pourra facilement mettre hors de toute espèce de doute. Ce n'est que dans un petit nombre de cas que l'hématémèse pourra être regardée comme véritablement simple et idiopathique ; c'est, par exemple, lorsqu'elle survient tout à coup, sans mouvement fébrile, sans douleur, chez un sujet n'ayant jamais souffert d'un dérangement plus ou moins opiniâtre des fonctions digestives, et surtout lorsqu'elle succède en même temps à la suppression ou à la diminution de quelque hémorrhagie habituelle, et qu'elle se reproduit aux mêmes époques où ces hémorrhagies avaient ordinairement lieu. En outre, si après la cessation du vomissement de sang la santé se rétablit d'une manière durable, on peut présqüe toujours en conclure que ce vomissement n'était dû qu'à une simple hémorrhagie idiopathique de la muqueuse stomacale. Mais si, au contraire, il survient après un intervalle plus ou moins long un dérangement persistant dans les fonctions digestives, sinon même d'autres symptômes plus sérieux, le médecin devra toujours se défier de la nature du mal et porter ses investigations dans tous les sens pour voir s'il ne découvrirait pas une lésion organique plus profonde dont l'estomac serait le siége et à laquelle il faudra attribuer en dernier ressort les vomissements de sang qui surviennent. Dans la plupart des cas, on trouvera alors certainement une affection cancéreuse plus ou moins avancée ; car c'est enfin cette affection-là qui produit le plus souvent les vomissements de sang qui se présentent dans la pratique.

Quant au *pronostic* de l'hématémèse, le danger en est rarement prochain ; mais il est peu de cas où cette affection ne constitue pas une maladie sérieuse, soit qu'elle se présente d'une manière idiopathique ou qu'elle survienne à la suite d'une lésion organique plus profonde de l'estomac. Les cas les moins graves sont encore ceux qui surviennent à la suite de la suppression d'une autre hémorrhagie habituelle lorsqu'ils se présentent sur un sujet d'ailleurs bien constitué, et qu'on parvient à les guérir assez promptement; car pour peu que ces hématémèses mêmes se repètent d'une manière plus ou moins fréquente et persistante, elles finissent toujours par altérer, à la longue, non-seulement les fonctions digestives, mais les tissus mêmes de l'estomac, et par détériorer plus ou moins la constitution entière. Quant aux vomissements de sang provenant d'une lésion organique plus profonde de l'estomac, ou se présentant comme symptômes d'une maladie aiguë ou chronique antérieure, leur pronostic dépend entièrement de celui de cette lésion, dont il est toujours un symptôme des plus graves et des plus fâcheux.

Nous passons sous silence les faits fournis par l'anatomie pathologique dans les cas d'hémorrhagie simple et réellement idiopathique de la muqueuse stomacale; car, d'une part, ces faits sont encore trop peu constatés pour fournir des éclaircissements positifs, et d'autre part, tous les faits qui ne peuvent être constatés qu'après la mort sont sans valeur pour une thérapeutique rationnelle qui ne saurait jamais se baser sur de pures suppositions.

§ 90.

**Traitement de l'hématémèse.** — Les moyens que l'ancienne école a à proposer pour arrêter ou pour modérer les vomissements de sang, se réduisent presque tous à des remèdes purement symptomatiques, tels que les saignées, les boissons acidules froides et astringentes à l'intérieur, l'application des topiques réfrigérants, des révulsifs aux extrémités, etc. Mais il est facile de voir que tous ces moyens, lors même qu'ils parviennent à arrêter momentanément l'hémorrhagie, sont absolument incapables de guérir radicalement, même dans une hémorrhagie simple et idiopathique de la muqueuse, la cause qui l'a produite, et que ces hémorrhagies doivent nécessairement revenir lorsque l'action de ces palliatifs a cessé et que la cause subsiste encore. Il en est autrement des remèdes choisis d'après la méthode que Hahnemann a proposée pour déterminer, dans chaque cas, à l'aide d'une étude attentive de tous les phénomènes, la substance précise qui répond d'une manière particulière à la cause inconnue qui les produit. Il est vrai que ce choix demande quelquefois beaucoup de soins et d'attention pour parvenir à déterminer le remède le plus efficace, et, dans tous les cas d'hématémèse *symptomatique*, reposant sur des lésions organiques chroniques plus graves, il ne reste même aux médecins de l'école de Hahnemann que d'avoir, pour le moment, recours à des remèdes plus ou moins palliatifs. Mais là encore ces palliatifs, choisis d'après les règles de cette méthode, produisent infiniment plus de bien que tous les palliatifs ordinaires, et dans tous les cas d'hématémèse simple et évidemment *idiopathique*, les remèdes ainsi déterminés guérissent radicalement. Seulement, pour bien les déterminer, il est de toute nécessité de faire bien attention non-seulement aux *causes occasionnelles* qui peuvent avoir fait survenir le mal, ainsi qu'aux *lésions organiques* dont l'estomac du malade pourrait être atteint, mais encore à tous les *épiphénomènes* qui pourront accompagner cette affection, ainsi qu'aux *symptômes constitutionnels* que pourra présenter l'individu. C'est à cet effet que nous allons donner ci-après la liste des médicaments qui répondent le mieux à toutes ces indications.

D'abord, dans tous les cas où il n'y a **aucune indication particulière** et où la violence des vomissements ne permet pas au praticien de perdre le moindre temps, le médicament auquel il faudra toujours avoir recours en premier lieu, est *ipec.*, dont on fera fondre 10 globules de la 6ᵉ dans 90 grammes d'eau, et dont le malade prendra une cuillerée à café, soit toutes les trois heures si les vomissements ne reviennent pas plus souvent, soit à la suite de chaque vomissement si ceux-ci se renouvellent plus souvent. Si les vomissements diminuent sous l'influence de ce médicament, on en éloignera alors les doses au fur et à mesure que l'amélioration marche. Seulement, si après la troisième ou la quatrième dose il n'y avait encore aucune rémission dans la violence des accès, et qu'il n'y eût pas non plus des indications positives pour telle ou telle substance, on pourrait remplacer l'*ipec.* par *arsen.* 30ᵉ, dont le malade userait comme de l'*ipec.*, et si ce médicament restait encore sans effet, et qu'il n'y eût pas non plus d'indication positive, on donnerait *n-vom.* 15ᵉ de la même manière. Dans tous les cas, l'un ou l'autre de ces remèdes arrêtera au moins la violence de l'hémorrhagie au point de permettre au praticien d'étudier avec sang-froid toutes les indications et de trouver le remède qui s'y adapte le mieux.

Mais ce qu'il convient de faire observer également, c'est qu'aucune précaution extérieure qui puisse aider à la suppression de l'hémorrhagie ou en prévenir le retour ne devra être négligée. C'est pourquoi, quelles que soient la forme ou l'intensité de l'hématémèse, le malade doit garder constamment la position horizontale et éviter tout mouvement actif, ni même se lever ni se redresser pour aller à la selle ou pour uriner. Cette position horizontale, ainsi que l'observation d'une diète des plus sévères, est même indispensable après que les vomissements ont déjà cessé; ce n'est que plusieurs jours après qu'on peut commencer à faire prendre quelques

aliments légers, tels que des potages aux fécules, des gelées
végétales, etc., en revenant lentement et progressivement aux
aliments ordinaires. Mais comme tous les individus atteints
de cette affection sont toujours sujets à des récidives, il est
encore indispensable qu'ils suivent, même après la guérison
définitive, pendant longtemps encore un régime assez sévère
tant pour la quantité que pour la qualité des aliments, qu'ils
évitent tous les exercices violents ou fatigants ainsi que la
méditation et même le sommeil immédiatement après le
repas, enfin tout ce qui est incompatible avec le régime
homœopathique le plus sévère, tel que nous l'avons indiqué au chapitre X de la première partie de cet ouvrage.

Si alors, malgré toutes ces précautions les vomissements
reviennent, et que les remèdes indiqués ci-dessus se montrent impuissants à en prévenir le retour, il faudra en
chercher d'autres mieux adaptés au cas donné, selon les
indications particulières que nous allons donner ci-dessous.

§ 91.

**Indications particulières.** — Ces indications diffèrent
selon les *causes*, les *prodromes* et les *épiphénomènes* des
vomissements.

D'abord, quant aux **causes**, si l'hématémèse est la suite
d'une **violence extérieure** (des coups sur l'épigastre, etc.)
ou d'un **effort corporel** trop violent, le médicament le plus
efficace est *arn.*; dans quelques cas, *ipec.* et *ars.* se sont
aussi montrés efficaces dans ces circonstances. — Dans les
hématémèses à la suite d'une **terreur**, *n-vom.* a été employé
avec succès; — dans celles produites par l'abus de l'aloès,
*ars.* a particulièrement réussi; — dans celle survenant après
un **refroidissement** de l'estomac (pour avoir bu froid ou

mangé des glaces), *hyos.* ou *puls.* méritent la préférence si *ars.* ou *ipec.* restent sans effet. — Enfin, dans tous les cas où l'hématémèse se présente comme une simple **hémorrhagie idiopathique** de la muqueuse, surtout lorsqu'elle est liée à des affections du système de la veine porte, *n-vom.* et *ars.* méritent la préférence, mais souvent aussi on trouvera pareillement efficaces : *ipec. puls. phosph. acon. carb-vg. bell. hyos. veratr. natr-m. secal.*

Pour les **symptômes constitutionnels, qui précèdent** quelquefois, pendant un temps plus ou moins long, ces affections, on trouvera particulièrement indiqués, lorsqu'il y aura des **congestions sanguines vers la tête** (vertiges, chaleur de la tête, céphalalgie), *n-vom. ars. hyos.* ; — S'il y a des **troubles de la digestion** (rapports, nausées, vomissements des aliments ingérés, anorexie), *n-vom. phosph. ars. hyos.* ; — **douleurs et crampes d'estomac,** *ipec. ars. hyos.* ; — **plénitude, embarras gastrique,** *n-vom. ars. phosph. natr-m.* ; — **splénalgie,** *n-vom. phosph. arn. ars. secal.* ; — **constipation habituelle,** *n-vom. carb-vg. natr-m. ars. ipec. veratr.* ; — **menstrues irrégulières,** *hyos. bell. lach. ipec. acon. n-vom. secal.* ; — **toux,** *ipec. n-vom. ars. phosph. bell. puls.* ; — **palpitations,** *phosph. acon arn. natr-m. ipec. puls.*

Pour les **symptômes concomitants,** qui se manifestent immédiatement avant ou entre les accès, on trouvera indiqués de préférence, lorsqu'il y aura des **congestions à la tête** ou des **vertiges,** *hyos. n-vom. acon. ipec. ars. bell.* ; — **sueur froide** au front, *ars.* ; — **face décomposée, pâle,** *ipec. ars. n-vom. carb-vg. natr-m. secal.* ; — **face bouffie** et rouge, *hyos. n-vom.* ; — **pâleur,** des lèvres, de la langue, des gencives, *phosph. secal. ars.* ; — **soif violente,** *ars. acon. n-vom.* ; — **nausées,** *ipec ars. n-vom.*

*secal. natr-m.;* — **douleurs à l'épigastre,** *ipec. ars. n-vom. hyos. phosph. secal. bell.;* — **chaleur, brûlement** dans l'estomac, *ars. n-vom. phosph. bell.;* — **plénitude,** pesanteur dans l'épigastre, *ipec. n-vom. phosph.;* — souffrances dans la **région de la rate,** *ars. secal. n-vom. phosph. arn.;* — **ventre ballonné,** *ars. hyos. n-vom. carb-veg.;* — **coliques,** *natr-m. ars. n-vom. ipec.;* — **selles noires,** *ipec. ars. n.-vom. natr-m. bell. veratr.;* — **urines foncées,** *n-vom. phosph.;* — **palpitations,** *phosph. acon. arn. natr-m. ipec. puls.;* — **pulsations** dans le creux épigastrique, *ars. puls.;* — **pouls** petit, filiforme, *ipec. ars. carb-veg. secal.;* tremblant, *ars.;* intermittent, *ars. carb-veg. natr-m.;* lent, *veratr.;* fréquent, *ipec. n-vom. ars. acon.;* dur, *n-vom. acon.;* — **froid** du corps et **frissons,** *ipec. ars. n-vom. carb-veg. phosph. veratr.;* — **sueur froide,** *ipec. ars. n-vom. secal.;* au front, *ars.;* — **somnolence,** *phosph. carb.-veg. bell.;* — **défaillance,** *ipec. ars. n-vom. carb-veg. veratr.;* — **asphyxie,** *ars. carb-veg.;* — **convulsions,** *hyos. ipec. natr-m. secal.;* — **angoisse,** tremblement, agitation, *ars. n-vom. ipec. acon.*

Pour les indications fournies par la **nature du sang rejeté,** on trouvera toujours particulièrement appropriés, lorsque le sang est **noir, foncé, coagulé,** *ipec. ars. n-vom. secal. arn. hyos. natr-m.;* — lorsqu'il est d'un **rouge vif,** *ipec. phosph.;* — s'il est **décomposé,** comme de l'eau incarnate, et fétide, *secal.*

## 8. INDIGESTIONS ET EMPOISONNEMENTS.

### § 92.

**Remarques générales.** — Il y a quelquefois une telle ressemblance entre certaines *indigestions* et un véritable *empoisonnement*, qu'on ne saurait guère traiter des unes sans s'occuper en même temps, jusqu'à un certain point du moins, des autres, d'autant plus que les unes et les autres sont souvent dues aux mêmes causes : l'*ingestion de substances plus ou moins malfaisantes*. En général, nous entendons par *indigestion* le trouble passager et subit des fonctions digestives, qui survient ordinairement quelques heures après l'ingestion d'une nourriture trop copieuse ou de mauvaise qualité, ou bien sous l'influence d'une cause étrangère, telle que l'action du froid ou une vive émotion morale. Elle se distingue de la *dyspepsie* en ce que cette dernière est un trouble persistant et chronique des fonctions digestives, et de l'*embarras gastrique*, en ce que celui-ci peut exister d'une manière tout indépentante de la quantité ou de la qualité des aliments ingérés, quoiqu'il puisse aussi être la suite d'une indigestion. — Quant aux *phénomènes* qui caractérisent l'indigestion, ils offrent beaucoup de variétés suivant l'intensité de la cause qui l'a produite, l'époque où cette cause survient, l'état d'irritabilité de la membrane muqueuse, la promptitude plus ou moins grande avec laquelle l'estomac se débarrasse des matières irritantes, et le nombre ou l'importance des organes sympathiquement affectés. Dans la plupart des cas, elle se manifeste quelques heures après le repas ; le malade éprouve un malaise général, avec chaleur, plénitude et pesanteur à l'épigastre ; il survient du dégoût, des nausées, des borborygmes, des hoquets, des rapports plus ou moins fétides, suivis d'efforts de vomissement et enfin des vomissements effectifs, plus ou moins copieux, par lesquels l'estomac rejette les aliments peu altérés, d'une odeur aigre, fade ou nauséeuse, selon la nature des substances ingérées. Quelquefois, il se joint à ces phénomènes des coliques avec des évacuations diarrhéiques ;

d'autres fois ils sont accompagnés de céphalalgie, d'un sentiment de courbature dans les membres, et, chez les personnes nerveuses, même de syncopes et de légers mouvements spasmodiques. Chez les enfants, chez lesquels le vomissement se fait toujours facilement, on ne voit souvent que ce dernier phénomène, à l'aide duquel l'estomac se débarrasse promptement des matières irritantes. Mais la plupart des indigestions sont loin de présenter tous ces phénomènes. Très souvent, les malades ne ressentent à l'estomac qu'un léger degré de gêne ; les aliments mal élaborés passent dans les intestins, où ils causent des borborygmes ou des coliques, suivis d'un dégagement plus ou moins considérable de vents fétides et d'évacuations de selles diarrhéiques après la sortie des matières solides contenues dans le gros intestin. Dans d'autres cas plus légers encore, l'indigestion n'est même marquée que par l'émission de vents fétides, des borborygmes et des coliques, qui se dissipent peu à peu, sans qu'il y ait ni vomissements ni évacuations alvines. Il est cependant juste de dire qu'il peut y avoir aussi des cas excessivement graves où l'indigestion détermine une véritable *congestion cérébrale*, avec assoupissement, perte de connaissance, face bouffie, yeux rouges et larmoyants, et tous les symptômes précurseurs d'une apoplexie, ce qui a fait désigner cet état sous le nom d'*apoplexie gastrique*. D'autres fois, ce sont les organes de la respiration qui paraissent affectés de préférence ; le malade éprouve une grande angoisse, avec respiration pénible et bruyante et une douleur plus ou moins moins violente dans la poitrine. Au reste, quel que soit le degré d'irritation qu'aient éprouvé les parties affectées par une indigestion, ces signes se dissipent souvent aussitôt que les viscères gastriques se sont débarrassés des matières qui les irritaient ; mais il reste néanmoins, dans la plupart des cas, pendant un ou deux jours, un état de fatigue générale et une irritabilité des organes gastriques qui empêche les malades de revenir immédiatement à leur régime ordinaire. Quelquefois aussi l'irritation persiste à un degré assez marqué pour entraîner un état fébrile pendant douze ou vingt-quatre heures, et même d'une durée plus longue, selon l'état dans lequel les organes digestifs se trouvaient antérieurement. Enfin, disons encore que, quelque heureuse que soit ordinairement la terminaison des indigestions ordinaires, il peut cependant y avoir aussi des cas d'une issue funeste, par suite de congestions consécutives vers le cerveau ou les poumons. En outre, les indigestions fréquemment répétées peuvent bien entraîner à leur suite des irritations, sinon même des inflammations persistantes et chroniques de la membrane muqueuse des organes gastriques, surtout chez les individus tant soit peu prédisposés à ces sortes d'affections. Les dyspepsies chroniques ne sont souvent que les suites de fréquentes indigestions, chez les bons vivants qui prennent peu de soin de leur santé sous ce rapport.

§ 93.

**Causes et diagnostic de l'indigestion.** — Nous avons déjà dit plus haut que ce ne sont pas seulement les écarts dans le régime alimentaire, mais encore les influences de causes étrangères à la digestion, qui sont capables de troubler le travail de la digestion, lorsqu'elles se manifestent pendant ou peu de temps après le repas. Telles sont, notamment, une affection morale, une méditation profonde, un sujet de tristesse ou de joie ou une douleur physique, des travaux fatigants du corps ou de l'esprit, des mouvements particuliers imprimés au corps comme ceux de la balançoire, de la voiture ou d'un vaisseau, l'impression subite d'un froid, l'ingestion d'un liquide glacé, une contusion sur l'épigastre, l'influence d'une impression dégoûtante, l'inspiration d'odeur ou de gaz délétères : toutes ces causes, agissant pendant ou peu après le repas, peuvent donner lieu à une indigestion. Quant aux écarts dans le régime alimentaire, il est bien vrai que l'ingestion d'une trop grande quantité d'aliments et de boissons peut produire des indigestions, surtout lorsqu'ils sont pris sans appétit, sinon même avec dégoût; mais ce qui est la cause la plus fréquente des indigestions qu'on rencontre dans la pratique, c'est certainement non la quantité, mais la *qualité* des aliments ingérés, pour peu que cette qualité les rende plus ou moins réfractaires à l'action digestive de l'estomac ou irritants pour ce viscère. Ce qui rend les aliments indigestes, ce sont les propriétés qui les rendent peu assimilables ou irritants, soit par leur nature, soit par les apprêts qu'ils ont subis, soit encore par le défaut de préparation qui leur est nécessaire, ou par les ingrédients qu'on y ajoute sous le titre d'assaisonnements. Tous les aliments trop gras, trop épicés, le beurre et les graisses plus ou moins vieilles, surtout lorsqu'elles sont rances, produisent facilement des indigestions; les vins, la bière ou autres boissons falsifiées ou mélangées, ne laissent jamais non plus d'exercer une action plus ou moins mauvaise sur le travail de la digestion. Il en est de même de l'abus du vinaigre, des vins trop jeunes ou plus ou moins acides, ainsi que des boissons alcooliques prises en trop grande quantité pendant ou après le repas. L'ivresse est presque toujours accompagnée d'indigestion. Outre cela, la constitution individuelle, le genre de vie habituel et les dispositions particulières des organes de la digestion sont aussi pour beaucoup dans la plus ou moins grande facilité avec laquelle les indigestions se contractent ; tel aliment, par exemple, qui forme la nourriture habituelle d'une classe, est souvent absolument indigeste pour d'autres, et *vice versâ*. N'oublions cependant non plus que les aliments les plus salubres même pourront devenir indigestes parce qu'ils n'auront pas éprouvé, avant d'arriver à l'estomac, les altérations que doivent leur faire subir la mastication et l'insalivation, comme cela arrive chez les individus qui ont perdu leurs dents ou qui mangent d'une manière trop précipitée. Mais les indigestions résultant de ces dernières causes n'ont jamais une grande importance, lorsque les aliments en eux-mêmes sont salubres ; la digestion peut alors être plus ou moins gênée sans qu'il en résulte tous ces phénomènes qui suivent ordinairement la surcharge de l'estomac par des substances plus ou moins insalubres. C'est dans ce sens que les indigestions se rapprochent même souvent, sous quelques rapports, de la catégorie des empoisonnements, et il y a même des cas où l'on pourrait facilement être tenté de ne soupçonner qu'une indigestion, tandis qu'il y aurait un véritable empoisonnement.

Le **diagnostic** de toute indigestion ne devra donc jamais se contenter d'avoir établi la forme de la maladie, quant à son *nom pathologique;* mais il doit s'attacher, avant tout, à distinguer les *causes occasionnelles précises*, et surtout les substances alimentaires et autres dont l'ingestion aura pu avoir donné lieu aux phénomènes d'une indigestion. Cela est même d'autant plus important, que ce n'est pas seulement par un effet de la malveillance, mais encore par celui de la négligence et de la malpropreté que des substances véritablement toxiques pourront se trouver mêlées aux aliments. Ce fait est même toujours à soupçonner, lorsque, à la suite d'un repas ordinaire, composé de substances parfaitement salubres, il survient des phénomènes d'un dérangement d'estomac et notamment des vomissements et des coliques plus ou moins violents. Il doit en être de même lorsqu'il est établi que les substances qui ont été ingérées sont plus ou moins étranges et hors des habitudes du malade. C'est pourquoi, pour peu qu'on soit dans le doute, il ne faudra jamais négliger de s'informer avec soin de tout ce qui pourra éclairer le diagnostic sous ce.rapport, les personnes et les endroits que le malade a fréquentés, les choses qu'il aura pu manger ou boire, etc. En outre, on recueillera avec attention tout ce qu'il aura vomi, ainsi que ce qui pourra rester de la nourriture et des boissons prises, fussent-elles même déjà dans un état de putréfaction, attendu que, dans cet état même, des recherches minutieuses peuvent encore faire découvrir le poison. Cette connaissance de la substance précise qui aura fait mal au malade est de la plus haute importance, non-seulement pour l'indication de l'antidote le plus puissant, dans tous les cas d'un véritable empoisonnement, mais encore pour le choix du meilleur remède dans tous les cas d'une simple indigestion produite par des aliments d'ailleurs innocents, mais d'une nature plus ou moins indigeste, puisque les indigestions produites par l'abus des acides, par exemple, exigent d'autres remèdes que celles produites par l'abus des substances grasses, des boissons alcooliques, etc.

§ 94.

**Traitement des indigestions et des empoisonnements.** — L'emploi des vomitifs et des purgatifs, dont l'ancienne école fait quelquefois un vrai abus dans les indigestions, est, pour nous, d'autant moins admissible que, d'une part, toutes les drogues qu'on fait prendre à cet effet ne font or-

16.

dinairement qu'irriter davantage les organes déjà plus ou moins fatigués par les substances indigestes, tandis que d'autre part il y a des moyens plus simples et tout aussi effectifs pour débarrasser l'estomac et les intestins de ces substances, si toutefois la nature tardait à le faire elle-même. Dans ces derniers cas, ainsi que dans tous ceux où il y aurait, comme dans certains empoisonnements surtout, des matières nuisibles dont il faudrait à tout prix débarrasser l'estomac, ou pourra provoquer les vomissements par l'ingestion d'une quantité suffisante d'*eau tiède*, ou bien par la titillation de la luette ou du gosier, moyennant la barbe d'une plume assez longue. Dans tous les cas d'empoisonnements avérés, on pourra aussi, surtout contre des poisons métalliques, remplacer l'eau tiède par l'*eau battue avec des blancs d'œufs*, ou bien par l'*eau de savon*, si cette eau albumineuse ne produisait aucun bien, surtout dans les empoisonnements par des acides concentrés, des solutions métalliques, le suc des végétaux caustiques, etc. Seulement, dans les empoisonnements par des substances alcalines, l'eau de savon serait on ne peut plus nuisible et devra être remplacée par le *vinaigre*, conjointement ou alterné avec des *boissons mucilagineuses*. Outre cela, on pourra encore employer avec beaucoup de succès : le *vinaigre*, contre les empoisonnements par des substances narcotiques, les moules et les poissons venimeux, les champignons vénéneux, etc. ; — le *café noir*, contre les poisons narcotiques, le phosphore, l'antimoine cru, etc. ; — l'*huile d'olive* ou le *lait*, dans quelques cas d'empoisonnement par des acides ou des alcalis concentrés ; — le *sucre* ou l'*eau sucrée*, contre les acides minéraux, le cuivre, le vert-de-gris, l'arsenic et autres substances minérales.

En thèse générale, toutes les fois qu'il y aura lieu de

craindre qu'une indigestion plus ou moins violente ne soit due, en dernier lieu, à l'ingestion d'une substance évidemment nuisible, *sans qu'on puisse connaître la nature du poison*, on pourra toujours employer avec beaucoup de succès l'*eau albumineuse*, lorsqu'il y a des douleurs violentes dans l'estomac ou les intestins, et le *café noir*, toutes les fois qu'il y a un état narcotique. Pour d'autres cas où, sans connaître la substance précise qui aurait donné lieu à l'intoxication, on sait cependant si c'était un métal, un acide, une substance alcaline, un poison végétal ou animal, on pourra encore employer avec succès : contre les *poisons métalliques*, l'eau albumineuse, l'eau sucrée, l'eau de savon, et contre les suites, *sulf.*; — contre les poisons *acides et corrosifs*, l'eau de savon, l'eau de chaux ou de magnésie; puis, lorsque le poison est évacué, *coff. op. bry. hep.* ou *acon.*; — contre les poisons *alcalins*, l'eau vinaigrée, le lait aigri, les boissons mucilagineuses, puis, après l'évacuation du poison, *camph. coff. carb-vg. hep.*; — contre les poisons *végétaux*, le café noir et le vinaigre, lorsque les poisons sont d'une nature narcotique, et l'eau de savon ou le lait, lorsqu'ils sont d'une nature corrosive.

Dans les *indigestions simples*, produites exclusivement par l'ingestion d'aliments ou de boissons plus ou moins indigestes sans aucune qualité toxique, il suffit souvent de quelques tasses de *thé noir*, sans lait, pour faire descendre le bol alimentaire de l'estomac dans les intestins, et d'observer une diète plus ou moins sévère pour ramener bientôt les organes à leur état ordinaire. Hahnemann avait proposé, à cet effet, l'ingestion du *café noir;* mais sauf les cas où une forte ivresse se joint à l'indigestion, le thé noir est toujours préférable au café, surtout lorsque les vins que le malade a bus auront produit des aigreurs ou des rapports brûlants ou rances. Dans d'autres cas, l'*eau sucrée* bue en grande quantité exerce aussi une action des plus salutaires sur l'accélération de la digestion ou l'expulsion des matières réfractaires à l'action des organes. Si toutefois ces moyens ne suffisaient pas, on pourrait employer *puls.* 18e, glob. 6 délayés dans 100 grammes d'eau, et dont le malade prendra une cuillerée à café toutes les trois heures; ce médicament méritera même la préférence sur tout autre, lorsque l'indigestion aura été produite par l'abus de la graisse de porc ou toute autre substance trop grasse, ou qu'elle sera accompagnée de maux de tête, d'oppression, d'étouffement, de frissons et d'adypsie. Si cependant *puls.* ne suffisait pas, on pourrait donner *ipec.*, surtout si le malade vomissait beaucoup ou qu'il eût des envies continuelles de vomir; ou *cham.* s'il restait de la pesanteur et de la pression dans l'estomac, avec nausées; ou encore *n-vom.*, s'il y avait constipation et mal de tête avec les vomissements et les nausées. — Pour combattre ensuite les restes dont se ressent le malade quelquefois encore le lendemain d'une indigestion, le meilleur médicament est souvent *ant.* (3 glob. de la 18e pris en une *seule* dose à sec sur la langue), surtout lorsqu'il y aura encore des nausées, des efforts pour vomir, des renvois avec le goût des aliments ingérés et langue chargée d'un enduit plus ou moins épais; — ou bien *bry.*, si les renvois sont amers; — *n-vom.* ou *arn.*, lorsqu'ils ont un goût putride; — *puls.*, lorsqu'ils ont un goût acide ou gras; — ou bien *ars.*, lorsqu'ils ont un goût âcre et amer. — Pour d'autres cas, voyez les indications ci-dessous.

## § 95.

**Indications particulières.** — Dans la plupart des cas

d'indigestions plus ou moins légères, les médicaments que nous venons d'indiquer suffisent complétement pour remettre les organes dans leur état ordinaire; mais il en est d'autres qui, soit à cause des souffrances particulières que l'indigestion aura pu faire naître, soit à cause des aliments particuliers qui auront pu les produire, pourront réclamer l'emploi de bien d'autres médicaments encore. Nous allons donc donner encore quelques indications particulières à cet effet, en citant les divers autres médicaments auxquels on pourra avoir recours dans des circonstances particulières, et dont il suffira, dans la plupart des cas, d'administrer une dose unique de deux, trois globules (12ᵉ, 15ᵉ ou 18ᵉ dilution) pour obtenir la guérison complète, sans avoir besoin d'administrer, au bout de 24 heures, une seconde dose semblable.

D'abord pour les **épiphénomènes** qui pourront accompagner une indigestion, on pourra toujours employer de préférence, lorsqu'il y aura des **maux de tête** plus ou moins violents : *puls.*, surtout lorsque le mal de tête est semi-latéral, pulsatif et rhumatisant, avec aggravation le soir, adypsie et goût putride ou terreux de la bouche; — *ant.*, lorsque le mal de tête est obtus, s'aggravant en montant l'escalier ou en fumant, avec anorexie, bouche amère, renvois, hoquet et envies de vomir que l'usage du vin aggrave; — *ipec.*, lorsque tous les os du crâne semblent comme brisés jusqu'à la base de la langue, avec envie continuelle de vomir; — *arn.*, lorsque les maux de tête s'aggravent par le manger, la marche, la lecture, avec chaleur dans la tête et goût putride dans la bouche; — *bry.*, lorsque le mal de tête s'aggrave en se baissant, avec la sensation comme si tout allait sortir par le front, ou s'il y a ondulations, comme par de l'eau dans la tête, avec aggravation le matin et suivi de frissons; — *carb-veg.*, lorsque le cuir chevelu est douloureux, avec tête pesante, tremblement des mâchoires, goût salé de la bouche et crampes d'estomac, surtout à la suite d'une débauche nocturne.

Lorsqu'il y a des **vomissements,** *ipec.*, si la langue est nette ; — *tart.* ou *ant.*, si elle est chargée ; — *bry.*, lorsque les vomissements proviennent pour avoir mangé trop de pain, avec pesanteur d'estomac et pression dans le ventre ; — *puls.*, lorsque les vomissements laissent une sensation de brûlement dans le gosier, et que les aliments semblent amers en les avalant ; — *sep.*, s'il se joint au vomissement des renvois bruyants, avec palpitations et chaleur de la face.

Lorsqu'il y a **crampes** ou **douleurs d'estomac,** *carb-veg. puls. n.-vom. ipec. cham. bry.*

Lorsqu'il y a beaucoup de **flatuosités** et **ventre ballonné,** *phosph.*, surtout lorsque les vents se portent vers la poitrine, en causant beaucoup de douleurs et de tourments successivement sur plusieurs endroits, avec la sensation si l'épigastre et les hypochondres étaient tendus ; — *n-vom.*, lorsque la moindre boisson produit une pression dans l'épigastre, avec compression du ventre, comme par une pierre, dyspnée et gêne insupportable des vêtements autour des hypochondres ; — *chin.*, lorsque le ventre est douloureusement tendu, avec coliques, pression autour du nombril, émission de vents fétides, froid et frissons chaque fois après avoir bu ; — *puls.*, lorsque le ventre est dur et tendu, avec borborygmes, exacerbations le soir, et surtout lorsque la flatulence a été produite par des aliments gras, sur lesquels le malade a bu de l'eau fraîche ; — *bry.*, lorsque la flatulence a été produite par des choux, la choucroute ou autres aliments venteux ; — *ars.*, lorsqu'elle est produite par la bière fraîche ou autres boissons analogues.

Les **coliques** produites par des aliments indigestes se

guérissent le plus souvent par *puls. cham. n-vom. ars. caps. hep.*

La **diarrhée** réclame de préférence, *puls.*, surtout lorsque les selles sont stercorales ou bilieuses ; — *ipec.*, surtout chez les enfants, et lorsqu'il y a en même temps nausées et vomissements ; — *coff.*, lorsqu'il y a en même temps surexcitation nerveuse, insomnie et humeur irritable ; — *n-vom.*, lorsqu'il y a des coliques qui se portent du bas en haut, causant une grande faiblesse après chaque selle.

Les **éruptions** qui surviennent souvent à la suite d'une indigestion, se guérissent dans la plupart des cas par *puls.*, surtout si elles sont accompagnées de frissons avec mauvaise humeur ; — ou par *ipec.* ou *bry.*, si elles sont accompagnées par des nausées ou une gêne de la respiration.

Enfin, la **fièvre gastrique** qui suit quelquefois les indigestions, se guérit d'ordinaire par *ipec.*, surtout lorsqu'elle est quotidienne ; — par *ant.*, lorsqu'elle est tierce ; — par *caps.*, chez les personnes phlegmatiques, paresseuses, lourdes, gauches et s'offensant facilement ; — *bry.*, chez les individus violents et emportés.

Pour les **causes** qui pourront avoir donné lieu à l'indigestion, on pourra toujours employer avec succès, lorsque ce sont des **aliments trop lourds** ou pris en **trop grande quantité,** *puls. ant.* ou *ipec.* ; — à la suite d'aliments **trop gras,** surtout de la **graisse de porc,** *puls. ipec. carb-veg. cycl.* ; — chez les **enfants** qui se sont **bourrés d'aliments,** *ipec. puls. chin. n-vom.* ; — à la suite d'aliments **trop salés,** *carb-veg. ars. nitr-spir.* ; — à la suite de **choux** ou de **choucroute,** *bry.* ; — par l'usage de **poissons** ou de **viande gâtée,** *carb-veg. chin. puls.* ; — par l'usage de la **charcuterie** ou de **saucisses corrompues,** *bry. bell. ars. phos-ac. rhus.* ; — par l'abus du **pain,** *bry. chin. puls.* ; —

par l'usage des **huîtres,** *puls. lyc.*; — par l'usage de **moules venimeuses,** *bell. copaiv. ipec.*; — par l'abus du **veau,** *ipec. sep. nitr.*; — par l'usage des **oies,** des **canards,** *puls. ipec.*; — par l'usage des aliments **flatulents,** *chin. carb-vey. bry. lyc. sep. veratr.*; — par l'abus des **pâtisseries,** *puls. ipec.*; — par l'abus des **œufs,** *puls. colch. ferr.*; — par l'abus des **fruits,** *puls. ars.*; — par l'abus des **acides,** *ars. puls. carb-veg. hep. acon.*; — par l'abus des **sucreries,** *merc. acon. cham.*; — par l'abus des mets à la **glace,** *puls. ars. op. n-vom. carb-veg. camph. bell. bry.*; — par l'abus des **oignons,** *thui. puls.*; — par l'usage des aliments imprégnés de **vert-de-gris** ou de **cuivre,** *hep. n-vom. ipec. merc. bell. aur. chin.*; — par l'usage des **champignons vénéneux,** *café noir, puls. n-vom.*

— De même pour les diverses **boissons** ou autres **liquides:** — contre les indigestions pour avoir bu **trop d'eau** pendant le repas, *ars. puls. rhus. n-vom. rhus. cocc. acon.*; — pour avoir **bu trop vite,** *sil.*; — pour avoir **bu froid** ou à la **glace,** *op. puls. ars. n-vom. camph. bell. carb-vey.*; — par l'usage de la **bière,** *ars. coloc. chin. rhus. ferr.*; — par la **bière acide,** *ars. carb-veg. acon. hep.*; — par l'abus du **vin,** *carb-vey. n-vom. ant. ipec. puls.*; — par l'usage des **vins acides,** *ant. ars. puls.*; — par l'usage de **vins soufrés,** *puls.*; — par l'abus de **l'eau-de-vie,** *n-vom. op. ars. acon. coff.*; — par l'abus du **café,** *n-vom. cham. puls. ipec. cocc. merc.*; — par l'usage du **chocolat,** *puls. bry. caus. lyc.*; — par l'usage du **lait froid,** *bry. calc. n-vom. sulf.*; — par l'abus du **thé de Chine,** *ars. chin. ferr. veratr.*

Enfin, les indigestions dues à des **émotions morales** demandent de préférence : *puls. n-vom. bry. op. cham. coloc. ign. veratr.*; — celles dues à des **coups** ou à des **contusions** reçues sur l'épigastre, *arn. puls. sulf. ipec.*

## § 96.

**Remarques générales sur les médicaments cités ci-dessus.** — Pour faciliter aux commençants le choix parmi les divers médicaments indiqués, nous allons donner encore quelques renseignements sur les symptômes particulièrement caractéristiques qui doivent les faire préférer les uns aux autres dans un cas donné. C'est ainsi qu'on trouvera toujours particulièrement efficaces :

**Pulsatilla,** lorsqu'il y aura oppression, étouffement, tremblement, frissons, manque de soif, goût amer des aliments en les avalant ; goût fade, putride ou terreux de la bouche ; langue muqueuse ; nausées après avoir bu ou mangé ; renvois d'un goût acide, gras, putride ou rappelant le goût des aliments ingérés ; diarrhée, mal de tête rhumatisant et pulsatif ou semi-latéral, s'aggravant le soir au lit ; brûlement dans le gosier à la suite de chaque vomissement ; flatulence qui s'aggrave le soir, avec borborygmes et ventre dur et tendu ; éruptions miliaires avec frissonnement et mauvaise humeur ; coliques avec nausées après avoir bu de l'eau ; pression crampoïde au creux épigastrique et dans l'estomac, plus forte après avoir mangé, et jusqu'à provoquer le vomissement des aliments ingérés, surtout lorsque l'indigestion est due à l'abus du porc ou des pâtisseries, ou d'autres substances grasses, ou bien à l'usage des fruits froids, de la glace ou de l'eau fraîche, ou à l'usage de vins soufrés ; nausées, rapport, bouche sèche avec soif, après l'abus des fruits, surtout *chez les buveurs de bière (comp. ars.* qui est préférable chez les buveurs d'eau-de-vie), ou chez les enfants doux, pleurnicheurs, qui ont peur des étrangers ou qui demandent toutes sortes de choses.

**Antimonium crudum,** lorsqu'il y a nausées, vomiturition, langue chargée, renvois d'un mauvais goût, d'odeur de moisi ou d'un goût qui rappelle les aliments ingérés; hoquet; bouche amère; aggravation des nausées par l'usage du vin; mal de tête obtus, s'aggravant en montant l'escalier ou en fumant, avec manque d'appétit; fièvre tierce, surtout lorsque l'indigestion a été produite par des aliments généralement indigestes ou pris en trop grande quantité, ou bien par l'usage de vins acides.

**Ipécacuanha,** souvent lorsque ni *puls.* ni *ant.* n'auront suffi, ou bien lorsqu'il y aura, par suite d'un repas trop copieux, et principalement chez les enfants, vomissement fréquent avec diarrhée; mal de tête, comme si les os du crâne étaient meurtris jusqu'à la base de la langue, avec nausées; langue nette; fièvre quotidienne; éruptions miliaires, urticaires ou autres, avec difficulté de respirer et envies de vomir.

**Nux vomica,** lorsqu'il y a pression et pesanteur à l'estomac avec nausées; goût putride des renvois; vomissement avec constipation; flatulence avec impossibilité de supporter l'eau froide, qui fait que, chaque fois après avoir bu, il se déclare une pression sur l'épigastre, avec oppression, compression du ventre comme par une pierre, gêne des vêtements autour des hypochondres et frissons; diarrhée, avec douleur du ventre qui se porte de bas en haut et produit une grande faiblesse après chaque selle, surtout chez les individus adonnés aux liqueurs fortes.

**Arsenicum,** lorsqu'il y a des nausées et des efforts de vomissements avec renvois âcres et amers; brûlement dans l'estomac et le ventre, avec vomissement des aliments, coliques, frissons, angoisse et soif; toux, vomissement et frisson, chaque fois après avoir bu; — violente pression dans l'estomac, avec ardeur sur un petit point circonscrit, traits anxieux, sécheresse de la langue, forte soif, goût salé de tous les aliments, nausées et vomissements bilieux ou muqueux, à tout mouvement et chaque fois après avoir bu ; nausées après l'usage de la bière, surtout chez les individus qui se sont refroidi l'estomac par des fruits, l'eau froide, la glace, la bière ou le vin acide, etc. ; — vomissements violents après l'abus des fruits, surtout *chez les buveurs d'eau-de-vie*, ou chez les enfants méchants, entêtés, qui ne veulent pas être seuls, ni se laisser regarder, ni rendre ce qu'ils tiennent dans la main.

**Bryonia,** lorsque les nausées et les efforts de vomissement sont accompagnés de renvois amers ; mal de tête brûlant et pressif, plus fort en se baissant, avec sensation comme si tout allait sortir par le front ; battements et secousses dans la tête en marchant, ou ondulation dans la tête comme par de l'eau, s'aggravant le matin et suivie de frissons ; pression au creux de l'estomac et dans le ventre, après l'usage du pain ; oppression et flatulence par l'usage des choux ou de la choucroute ; fièvre, avec prédominance du froid ou des frissons, accompagnée de diarrhée ou de constipation, surtout chez les sujets violents et emportés ; éruptions miliaires ou urticaires, avec nausées et respiration gênée ; mal de tête congestif avec douleur fortement lancinante, après l'abus des glaces ou pour avoir bu froid dans la chaleur de l'été ; coliques et diarrhée après l'abus du lait.

**Arnica,** lorsque les nausées et les efforts de vomissement sont accompagnés de rapports ayant le goût d'œufs pourris ; mal de tête pressif, avec chaleur dans le cerveau, aggravé par la marche, le manger et la lecture, et goût putride de la bouche ; froid aux mains et aux pieds.

**Carbo vegetabilis,** souvent, lorsque ni *puls.* ni *ipec.* ne suffisent contre les indigestions produites par l'abus de la graisse du porc, des pâtisseries ou du beurre rance ; ou bien, si l'abus des acides (vinaigre, bière ou vins acides) a produit une grande faiblesse, avec nausées, vomissement, brûlement dans le ventre, et grande susceptibilité au temps chaud ou froid, sec ou humide ; nausées pour avoir mangé des aliments trop salés ; pesanteur de la tête, avec endolorissement du cuir chevelu, surtout à la suite d'une débauche nocturne, avec un tremblement des mâchoires, goût salé de la bouche et crampes d'estomac ; manque d'appétit et grande faiblesse, par l'abus de l'eau glacée en été, avec gêne de toute nourriture dans l'estomac, ou vomissement aigre des aliments ingérés, endolorissement de l'estomac au toucher, ventre ballonné avec incarcération des vents et fatigue de la poitrine par les flatuosités, aggravation de souffrances à l'air libre.

**China,** lorsque, surtout chez les enfants qu'on a bourrés d'aliments trop lourds, il n'y a que diarrhée sans vomissement, mais avec évacuation de matières non digérées ; ou bien si cet état est la suite d'une indigestion chez des individus déjà affaiblis par des purgatifs ou des diarrhées antérieures ; de même, contre les diarrhées provenant de poissons ou de viandes gâtés ; flatulence produite par la bière fraîche ou autres boissons analogues ; coliques et frissons après avoir bu de l'eau, surtout lorsqu'elle provoque la sensation de froid dans le ventre et qu'elle laisse un goût putride dans la bouche.

**Aconitum,** souvent, lorsque par l'abus de la bière acide ou du vinaigre, il y a douleur dans l'estomac, nausées, vomiturition, vomissement muqueux ou sanguinolent ; — forte envie de vomir, à la suite d'une indigestion quelconque, avec mal de tête pulsatif, lancinant, aggravé en parlant ; mal de tête et toux, pour avoir bu de l'eau.

**Coffea,** lorsqu'il y a coliques pour avoir trop mangé, grande surexcitation, insomnie et humeur irritable.

**Capsicum,** lorsqu'une indigestion a produit la fièvre avec frisson et froid chez les sujets phlegmatiques, gauches, lourds et susceptibles; — diarrhée et ténesme pour avoir bu de l'eau.

**Opium,** lorsque, à la suite de *boissons froides* ou *de glace durant la forte* chaleur d'été, il se manifeste un dérangement d'estomac, avec congestion de sang vers la tête, perte de connaissance, convulsions des muscles de la face et vertiges jusqu'à faire tomber.

**Hepar,** lorsque l'abus de la bière acide ou du vinaigre a produit des vomissements acides, avec brûlement dans la gorge, colique et diarrhée.

**Rhus toxicodendron,** lorsqu'il y a nausées et coliques pour avoir bu de l'eau froide, et que *puls.* n'ait pas suffi contre cet état.

— Voyez aussi, pour d'autres renseignements, les deux articles suivants : **Dyspepsies** et **Embarras gastrique.**

## 9. DYSPEPSIES.

### § 97.

**Remarques générales.** — Nous entendons par *dyspepsies* ce *trouble habituel des digestions,* qui n'est point la suite d'une cause passagère, comme l'est l'indigestion, mais qui repose sur une lésion fonctionnelle chronique de l'estomac ou des intestins, sans nulle lésion matérielle. C'est en ceci que cet état se distingue, non-seulement de l'*indigestion* dont nous venons de parler, mais encore des diverses lésions organiques des voies digestives, telles que la gastrite, l'entérite, la gastro-entérite chroniques, etc. Il se distingue ensuite aussi de l'*embarras gastrique*, qui s'accompagne toujours de nausées, de vomissements et d'autres troubles digestifs qui peuvent manquer entièrement dans les diverses formes de la dyspepsie. La dyspepsie est, selon la plupart des auteurs, une espèce de névrose ou de faiblesse nerveuse des organes digestifs, qui fait que les aliments les plus sains même ne sont pas toujours bien supportés par l'estomac, et que la moindre quantité que le malade en prend, lui cause souvent des troubles digestifs assez forts, sinon même des indigestions complètes. Dans bien des cas cette anomalie se borne à tel ou tel aliment qui, quoique irréprochable en lui-même, n'est pas supporté par le malade ; dans d'autres cas, et ce sont là les plus graves, cette faiblesse de digestion se montre indistinctement par rapport à tous les aliments. Il en est de même des accidents qui suivent l'indigestion de ces divers aliments. Tantôt ils ne produisent que des troubles partiels, des aigreurs, de la flatulence, des oppressions, des nausées, du dégoût, des rapports, des diarrhées, des maux de tête, des coliques, des crampes d'estomac, du hoquet, etc. ; tandis que, dans d'autres cas, la moindre quantité des aliments les plus salubres ou d'un mets que le malade ne supporte pas, pourra causer jusqu'aux accidents les plus compliqués de l'indigestion la plus déclarée. D'après cela on pourra facilement concevoir qu'il n'y a rien de plus difficile que de tracer le tableau des symptômes qui caractérisent la dyspepsie ; signaler ces diversités que nous venons d'indiquer, c'est décrire le caractère de cette affection qui consiste essentiellement *dans une digestion plus ou moins dépravée, soit par rapport à tous les aliments et à toutes les boissons, soit par rapport à certaines substances alimentaires seulement.* Considérée ainsi, par rapport à ses divers degrés, cette affection est peut-être celle qui se montre la plus fréquente parmi toutes les affections de l'appareil digestif ; mais ce qu'il convient de faire observer aussi, c'est que, si elle peut se montrer d'une manière entièrement indépendante de toute lésion organique, elle ne manque jamais non plus d'accompagner ces lésions tant aiguës que chroniques. De là il suit que, dans tous les cas de phénomènes dyspeptiques, le praticien devra examiner avec soin tous ces phénomènes pour voir s'il n'y a, en effet, aucune lésion organique au fond, et ce n'est que lorsqu'on se sera bien convaincu de la nature purement *nerveuse* ou *fonctionnelle* de ces phénomènes, qu'on aura le droit de porter le diagnostic dans le sens d'une *dyspepsie simple* et *idiopathique*. Selon M. Chomel, un symptôme qui ne manque presque jamais dans les dyspepsies essentielles, et qui peut beaucoup aider au diagnostic, c'est une altération de salive, qui devient mousseuse, moins abondante et formant sur les côtés de la langue deux lignes blanches qui convergent et s'atténuent de la base vers la pointe. Outre cela, des symptômes qui ne manquent que rarement dans les cas seulement un peu développés, sont l'anorexie, une douleur, une pesanteur ou un malaise dans les régions stomacale ou intestinale, des rapports d'air, des coliques sourdes ou aiguës, l'aggravation des phénomènes après le repas, accompagnée d'un malaise général et de morosité pendant la digestion, des maux de tête fréquents, l'insomnie nocturne alternant avec des somnolences après les repas, des cauchemars fréquents, une inaptitude plus ou moins prononcée aux travaux d'esprit, etc. — Les *causes* les plus fréquentes de cette affection sont sans contredit celles qui peuvent produire des indigestions réitérées ou entraver la digestion, telles que la mauvaise distribution des repas, la mauvaise qualité des aliments, l'abus de certaines substances irritantes et de toutes sortes de drogues, surtout des purgatifs et des vomitifs, l'absence d'exercice ou d'occupation, ou l'excès des travaux corporels ou intellectuels, joint à un mauvais régime alimentaire, des affections morales tristes, les vicissitudes d'un climat malsain, et autres influences de ce genre. Dans d'autres cas, la dyspepsie peut reposer sur une certaine faiblesse primitive ou acquise des organes digestifs mêmes, ou bien sur certaines diathèses, telles que les diathèses rhumatismales, arthritiques, herpétiques ou autres. — Quant à sa marche, la dyspepsie habituelle est une maladie essentiellement chronique qui peut offrir de nombreuses variations d'intensité, selon le régime plus ou moins rationnel que suit le malade, et les autres influences nuisibles auxquelles il est exposé ; mais qui, abandonnée à elle-même, tend toujours à s'accroître avec les années. De là on peut facilement conclure que le *pronostic* de cette affection dépendra, dans tous les cas, tant de l'ancienneté de la maladie et de sa forme plus ou moins grave et compliquée, que du genre de vie que le malade a mené et qu'il continue à mener, ainsi que des autres circonstances plus ou moins défavorables qui ont exercé ou qui continuent à exercer sur lui leur influence.

§ 98.

**Traitement de la dyspepsie.** — La plupart des moyens que l'ancienne école a jusqu'ici proposés pour la guérison de cette affection se bornent à des moyens hygiéniques, et à l'emploi de quelques palliatifs contre certains symptômes prédominants ou fatigants, tels que la craie ou la magnésie contre les aigreurs, les amers, les aromatiques, le vin généreux, les soi-disant stomachiques et digestifs, etc. Quant à ce règlement du régime, c'est là en effet le premier point qu'on devra observer dans le traitement de cette affection, sous peine de voir échouer sans cela les remèdes les plus efficaces. Mais encore faut-il que le régime auquel on soumet le malade, soit véritablement rationnel et non basé sur des suppositions ou de fausses théories. En ce sens, nous ne pouvons mieux faire que de renvoyer nos lecteurs à tout ce que nous avons dit aux chapitres III, IV et VII, touchant les principes d'une hygiène véritablement rationnelle, principes qui devront être observés avec la plus stricte sévérité chez tous les sujets atteints d'une forme quelconque de dyspepsie. Quant aux *remèdes* proprement dits, pour obtenir des actions *curatives*, positives ou directes, nous sommes heureux de pouvoir dire que les règles que la méthode de Hahnemann enseigne pour la découverte des moyens curatifs les plus rationnels nous font, ici encore, trouver des substances beaucoup plus efficaces, et d'un secours beaucoup plus radical que tous les palliatifs connus jusqu'ici. Seulement, pour bien en déterminer le choix dans chaque cas donné, il faut avoir égard, non-seulement à tous les *phénomènes qui pourront caractériser l'individualité* de chaque cas donné, mais encore aux *causes occasionnelles* qui pourront les avoir amenés, aux *diathèses chroniques* qui pourront les soutenir, ainsi qu'aux phénomènes particuliers que *chaque substance alimentaire* provoque chez ces malades lorsqu'ils en usent tant soit peu. Nous fournirons, à cet effet, ci-après les indications nécessaires ; mais avant tout, disons que le médicament par excellence contre un grand nombre de dyspepsies est *sulf.*, au point que, toutes les fois qu'il n'y aura point d'indications particulières pour tel ou tel autre médicament, on pourra sans hésitation commencer le traitement par ce médicament, dont on fera prendre au malade 3 glob. de la 15ᵉ dilution, ingérés tout secs, et suivis

17.

quatre jours après d'une dose semblable, pour en laisser ensuite continuer l'action, sans nouvelle dose pendant 20, 30, 40 jours, et plus longtemps même, si le mieux qui serait survenu, continuait encore à se soutenir, sinon même à progresser. Dans bien des cas, même les plus anciens et les plus rebelles, on aura obtenu au bout de quatre, cinq, six semaines, au moins la moitié de la guérison. Souvent, on trouvera ensuite après l'action bienfaisante de *sulf.*, comme médicaments subséquents, non moins efficaces, *calc.*, *lyc.*, ou bien, *n-vom. ars. hep. lach.* Mais ce qu'il ne faut jamais perdre de vue dans le traitement de ces affections, c'est que ce sont toutes des maladies essentiellement chroniques, et qui ne se guériraient jamais d'elles-mêmes, si l'art ne parvenait pas à les faire cesser. Dans les maladies de cette sorte, qui dureraient ainsi, sans le secours de l'art, toute la vie, il est donc impossible d'espérer une guérison radicale au bout de quelques jours ou de quelques semaines seulement, ce qui fait qu'il faudra toujours bien se garder de se presser trop dans l'administration des doses, parce qu'il est indispensable de laisser, dans tous ces cas, aux doses administrées tout le temps nécessaire pour produire leur effet. Ce n'est que lorsque deux doses administrées dans le temps d'une semaine n'auront encore produit aucune amélioration quinze jours après la prise de la dernière, qu'on pourra passer sans inconvénient à un autre médicament. Un autre point qu'on ne saurait jamais assez recommander aux praticiens, c'est de bien examiner le genre de vie que le malade aura suivi jusqu'au jour où il commence le traitement. Ceci est de la plus haute importance, non-seulement pour découvrir les habitudes vicieuses qu'il faudra bannir d'une manière absolue de son nouveau régime, mais encore pour se rendre un compte exact des influences pathogénétiques contre lesquelles il pourrait devenir indispensable de choisir des remèdes particuliers. Et en cela il ne suffit point de diriger son attention sur les causes seules qui pourraient rendre malades presque tous les individus qui s'y exposeraient ; non, l'usage fréquent de certains aliments, ou la contraction de certaines habitudes qui n'auraient eu aucune suite fâcheuse pour la plupart des autres, pourront avoir déterminé des phénomènes dyspeptiques chez tel ou tel individu. C'est pourquoi le praticien ne saurait jamais s'informer avec assez de soin des diverses influences qu'exercent sur son malade les aliments, les boissons et les habitudes hygiéniques le plus généralement adoptés, et, en apparence, les plus innocents. C'est dans cette catégorie-là qu'on trouvera plus souvent qu'on ne pense la cause de certaines dyspepsies, ainsi que les indications particulières pour le choix des remèdes curatifs, comme on pourra s'en faire une idée en examinant avec soin les indications qui vont suivre.

§ 99.

**Indications particulières.** — Nous diviserons ces indications en trois catégories, savoir : 1° *causes occasionnelles et constitutionnelles ;* 2° *influences des divers aliments sur le malade ;* 3° *phénomènes morbides.*

**I. Causes occasionnelles.** — D'abord pour les **aliments** qui pourront avoir contribué à la dyspepsie, on trouvera toujours particulièrement indiqués, si elle est due à des **indigestions fréquentes** chez les personnes qui font trop bonne chère : *ant. bry. n-vom. sulf. calc. ars. hep.;* — contre celle causée par l'abus de la **graisse,** *puls. carb-veg. sulf. natr-m. sulf.;* — par l'abus du **pain,** comme nourriture trop exclusive, *bry. chin. sep. staph. sulf.*; — par l'abus du **sel** et des **salaisons,** *carb-veg. ars. nitr-spir.*; — par l'abus des **fruits acides,** *calc. caus. ferr. sep. ant. n-vom. ars. verat. lach. rhus. bell. ars. carb-veg. hep. staph.*; — par l'abus des **sucreries,** *sulf. zinc. kal. merc.*; — par l'abus du **poivre,** et d'autres **épices échauffantes,** *n-vom. ars. chin. cin.*

— De même, par l'abus du **café,** *merc. sulf. canth. n-vom. cham. ign. hep. lyc.*; — par l'abus du **thé de Chine,** *ferr. sulf. cham.*; — par l'abus du **vin,** *ars. sulf. calc. carb-veg. lach. n-vom. op. ant. puls. hell.*; — par l'abus de l'**eau-de-vie** et des **liqueurs fortes,** *n-vom. sulf. calc. ars. hep. lach. carb-veg. op.*; — par l'abus de la **bière,** *ars. rhus. sulf. n-vom. ferr. coloc.*; — par l'abus du **vinaigre,** de la bière et des vins **acides,** *ars. puls. ant. acon. hep. carb-veg.*

— De même, par l'abus du **tabac,** *n-vom. puls. sulf. phosph. arn.*; — par l'abus des **purgatifs,** *n-vom. sep. ars. puls. chin. sulf. calc. hep. lach.*; — par l'abus des **vomitifs,** *sulf. hep. chin. carb-veg.*; — par l'abus des **cubèbes,** *sulf. ars. n-vom.*; — par l'abus de la **rhubarbe,** *puls. n-vom. cham. coloc.*; — par l'abus des infusions de **camomille,** *puls. ign. n-vom. coloc. sulf. ars. coff.*; — par l'abus des **opiacés,** *n-vom. merc. sulf. bell.*; — par l'abus du **quinquina** ou du **sulfate de quinine,** *ipec. veratr. ars. sulf. calc. carb-veg. ferr. puls. bell.*; — par l'abus de l'**asa fœtida,** *puls. merc. chin.*; — par l'abus de la **valériane,** *n-vom. sulf. cham. coff.*; — par l'abus du **colchique,** *puls. n-vom. sulf.*; — par l'abus de la **salsepareille,** *sulf. merc. sep.*; — par l'abus des **cantharides,** *camph. puls. sulf.*; — par l'abus de la **magnésie,** *cham. coloc. n-vom. ars. rhab. puls.*; — par l'abus du **soufre,** *merc. puls. sep. bell.*; — par l'abus des **iodures**, *hep. merc. sulf. ars. phosph.*;—par l'abus des **mercuriaux**, *hep. aur. sulf. carb-veg. chin. calc. lach. phosph. ars. sil.*; — par l'abus du **plomb**, *plat. op. n-vom. bell. alum. cham.*;—par l'abus de l'**arsenic** comme fébrifuge, *ipec. n-vom. veratr. chin. ferr. sulf. calc.*; — par l'abus des **ferrugineux**, *puls. chin. hep. ars. sulf.*; — par l'abus des remèdes **camphrés**, *coff. op. sulf. veratr. ars. phosph.*; — par l'abus du **foie de soufre,** *bell. merc. sil. n-vom. ars. lach.*; — chez les ouvriers qui travaillent le **cuivre**, *n-vom. hep. bell. ipec. chin. aur.*; — chez ceux qui travaillent le **plomb**, *plat. op. n-vom. bell. cham. alum.*

— De même, pour les dyspepsies causées par une **vie renfermée** et **sédentaire**, *n-vom. sulf. bry. calc. sep.*; — par des **veilles prolongées**, *cocc. n-vom. sulf. carb-veg. puls. verat. arn.*; — par des **études forcées**, *n-vom. sulf. calc. puls. arn. hep. aur. lach.*; — par des **pertes d'humeurs** prolongées et affaiblissantes, *chin. carb-veg. n-vom. sulf. calc. lach. ruta.*; — par des **excès sexuels**, *n-vom. sulf. calc. merc. carb-veg. phos-ac. chin. staph.*; — par des **émotions tristes** et prolongées, *n-vom. bry. phos-ac. staph. lach. sulf. calc.*; — par des **lésions mécaniques** (contusions, coups sur l'épigastre, ou de trop grands efforts corporels), *bry. rhus. calc. amm. puls. arn. sulf. sep.*

— De même, pour les affections qui se manifestent surtout en **été,** *bry. carb-veg. bell. lyc. natr. puls. sil.*; — en **automne,** *calc. bry. lach. merc. veratr. rhus.*; — en **hiver,** *n-vom. sulf. rhus. veratr. puls. sep.*; — au **printemps,** *corb-veg. lach. puls. sulf. calc. lyc.*;—dans les lieux **marécageux,** *chin. ars. n-vom. sulf. natr-m. puls.*;—chez les individus qui sont exposés à l'**humidité,** *puls. calc. sulf. ars. ant. rhus.*

**II. Causes constitutionnelles.** — Les dyspepsies des **enfants** réclament, le plus souvent, *n-vom. sulf. calc. merc. baryt. puls. lyc. iod. hyos. ipec.*; — celles des **personnes âgées,** *carb-veg. baryt. cicut. ant. n-vom. sulf.*; — celles des individus **hypochondriaques,** *n-vom. sulf. calc. natr. arn. bry. con. chin. staph. veratr.*; — des femmes **hystériques,** *puls. sep. n-vom. sulf-calc. phosph. con. veratr. n-mosch.*; — des femmes **enceintes,** *n-vom. sulf. sep. puls. natr-m. con. ferr. ipec. lach. ars. kreos. magn-m. petr. phosph.*; — chez les individus affectés de **goutte** ou de **rhumatisme,** *ant. n-vom. sulf. calc. lyc. arn. puls. rhus. caus. lach. sep.*

— De même, les dyspepsies qui surviennent à la suite de la **répercussion d'une éruption,** *sulf. ars. caus. bry. cupr. ipec. lach. hep. sil. carb-veg. sep.*; — à la suite de la répercussion d'une **transpiration habituelle,** *sulf. sil. lach. cham. bry. chin. ars. calc. lyc.*, et particulièrement de la **sueur des pieds,** *puls. sil. sep. cupr. natr. rhus. merc.*; — par la suppression des **règles,** *puls. sulf. bry. lyc. sep. sil.*; — par la suppression d'un **flux hémorrhoïdal** habituel, *n-vom. puls. sulf. calc. carb-veg. caus. lach. ars. sep.*

§ 100.

**Suite des indications** (influence des aliments). — Une catégorie non moins importante des indications, c'est celle des *divers phénomènes* qui se manifestent, soit *à la suite de chaque repas,* soit *après l'usage* de tel ou tel aliment particulier. Nous les donnerons aussi détaillés que l'état actuel de notre science le permet, et les recommandons beaucoup à l'attention de nos lecteurs.

**I. Aliments et condiments.** — Lorsque **tous les ali-**

**ments**, n'importe leur quantité et leur qualité, incommodent le malade, on trouvera le plus souvent efficaces : *n-vom. puls. sulf. calc. carb-veg. caus. chin. natr-m. ars. hep. lach. sep. sil.*; — et en particulier, lorsque tout repas met le malade de **mauvaise humeur**, *puls. n-vom. sulf. chin. natr. kal. lach. arn.*; — lorsque tout repas produit de **l'angoisse**, *n-vom. sulf. carb-veg. ars. veratr.*; — des **vertiges** et des **congestions de sang à la tête**, *n-vom. puls. sulf. lach. lyc. natr-m. sep. petr. phosph. rhus. cocc.*; — des **maux de tête**, *n-vom. sulf. carb-veg. ars. chin. lyc. rhus. natr.*; — des **aigreurs**, *puls. n-vom. sulf. sep. carb-veg. chin. phosph. lyc. sulf-ac. bry. sil. graph.*; — des **renvois**, *bry. sulf. calc. sil. ars. n-vom. puls. lach. carb-veg. natr-m. verat. ferr.*; — des **envies de vomir, nausées**, *puls. n-vom. sulf. sil. sep. veratr. ars. natr-m. lach. carb-veg. phosph. petr. sep. rhus.*; — des **hoquets**, *veratr. sep. hyos. lyc. cycl. merc. natr. phosph.*; — des **vomissements**, *n-vom. sulf. phosph. ars. puls. ferr. calc. lach. sil. sep. veratr. arn. ipec. hyos.*; — des **pituites** (gastrorrhée), *sulf. bry. sil. natr. chin.*; — de la **plénitude**, du **ballonnement**, *chin. n-vom. sulf. carb-veg. lach. phosph. petr. sil. sep. rhus. calc. lyc. natr.*; — des **douleurs d'estomac, gastralgie**, *n-vom. puls. sulf. ars. chin. lach. sil. carb-veg. bry. cham. petr. phosph. sep. rhus. ferr.*; — des **coliques**, *sulf. ars. n-vom. puls. carb-veg. bry. caus. petr. chin. lyc. coloc.*; — des **flatuosités**, *chin. sulf. carb-veg. n-vom. puls. lach. phosph.*; — de la **diarrhée**, *chin. veratr. puls. ipec. ars. bry. ferr. phosph. coloq. calc. lach.*; — de l'**oppression**, *puls. sulf. chin. phosph. veratr. sil. lyc. n-vom. cham. lach.*; — de la **toux**, *bry. n-vom. sulf. calc. ars. carb-veg. lach. hep. chin. puls. sil.*; — des **palpitations**, *lyc. carb-veg. puls.*

*n-vom. sulf. calc. sep. sil. hep. phosph.*; — de la **faiblesse**, de la **fatigue**, *chin. n-vom. sulf. calc. phosph. lach. rhus. ant.*; — de la **paresse**, de la **lourdeur**, *chin. phosph. lach. n-vom. sulf.*; — des **défaillances**, *n-vom. phos-ac.*; — de la **somnolence**, *n-vom. sulf. chin. phosph. lach. sil. calc. carb-veg. puls. rhus. natr. natr-m. arn. ars.*; — du **froid** (frissons, horripilations), *n-vom. sulf. sil. caus. rhus*; — de la **chaleur**, *calc. phosph. n-vom. sep.*; — chaleur à la **face**, à la **tête**, *n-vom. lyc. sulf. sil. caus. petr. amm.*; — chaleur des **mains**, *phosph. sulf. lyc.*; — **sueur**, *carb-veg. natr-m. sep. con. sulf-ac. n-vom. carb-an.*; — sueur à la **face**, à la **tête**, *n-vom. natr-m. cham.*

— De même lorsque la **viande** n'est pas tolérée, *puls. sulf. calc. sep. sil. colch. ferr.*; — lorsque le **veau** fait du mal, *nitr. sep. calc. caus. ipec.*; — si le **porc** n'est pas toléré, *puls. ipec. carb-veg. sep.*; — si les **poissons** incommodent, *plumb. kal.*; — lorsque la **graisse** dérange facilement l'estomac, *puls. carb-veg. sulf. ars. sep. cycl. natr-m. chin.*; et particulièrement lorsqu'elle produit des **maux de tête**, *puls.*; —si elle produit des **renvois**, *carb-veg. puls. natr-m. sep. thui.*; —. des **pyrosis**, *puls. n-vom. natr.*; — des **nausées**, *puls. carb-veg. sep. nitr-ac. dros. carb-an.*;— lorsque le **beurre** incommode, *puls. carb-veg. ars. hep. chin. sep.*

— De même, lorsque les **farineux** font mal, *puls. sulf. bry. ars. carb-veg. veratr.*; — les **fruits à cosse**, *bry. lyc. calc. petr. chin. ars. puls. sep. kal. carb-veg. veratr.*; — les **crudités**, *ruta;* — les **pommes de terre**, *alum. amm. sep. veratr. coloq.*; — les **choux** et autres légumes de cette catégorie, *bry. lyc. chin. carb-veg. sep.*;—lorsque les **épices** (poivre, gingembre, etc.) font souffrir, *chin. ars. n-vom. cina.*; — lorsque les **salaisons** et les aliments tant soit peu

**salés** incommodent, *carb-veg. ars. calc. dros. lyc.*;—lorsque le **sucre** et les **sucreries** ne sont pas tolérés, *sulf. merc. phos-ac. ferr. staph. zinc.*

—De même, lorsque le **pain** incommode l'estomac, *chin. sulf. bry. sep. puls. rhus. phos-ac. merc. caus. baryt. n-vom. phosph. staph.*; — et en particulier lorsqu'il produit des rapports, des coliques et des vomissements, *bry.*; — s'il produit des **douleurs d'estomac**, *bry. chin. sulf-ac. puls. rhus. caus.*; — un **goût acide** dans la bouche, *bell. nitr-ac.*; — des **nausées**, *bry. zinc.*

— De même, lorsque les **substances acides** (fruits acides, oseille, plats au vinaigre) sont mal supportées, *sep. staph. n-vom. veratr. ars. calc. caus. hep. lach. ferr. rhus. sulf. bell. calc. natr-m. phosph. phos-ac.*; — et particulièrement si elles produisent des **maux de tête**, *bell.*; — un **arrière-goût prolongé**, *natr-m.*; — du **pyrosis**, *n-vom.*; — des **pituites**, *phosph.*; — des **coliques**, *staph. dros.*; — des **flatuosités**, *phos-ac. carb-veg.*; — des **diarrhées**, *staph. n-vom. bry. ant. lach.*; — des **diarrhées nocturnes**, *ant.*; — de la **chaleur fébrile**, *lach.*; — du **froid**, *veratr.*; — des **éruptions miliaires**, *bell. rhus.*

— De même lorsque les **fruits** causent facilement des incommodités, *puls. ars. bry. chin. veratr. lach. sep. natr.*; — et particulièrement, *puls.*, s'ils produisent des nausées avec rapports, bouche sèche sans soif, humeur pleurnicheuse, et craintive; — *ars.*, lorsqu'ils produisent des vomissements, envie continuelle de boire un peu à la fois, avec méchanceté, susceptibilité, peur de la solitude.


## § 101.


**Suite des indications** (influence des boissons et des liquides).—Lorsque les **boissons** et l'**eau pure** même incommodent l'estomac, on trouvera souvent principalement indiqués, *n-vom. sulf. ars. carb-veg. natr. chin. sil. fers. sulf-ac. cocc. puls. rhus. ign. caps. bell. canth. natr-m. merc.*; — et particulièrement lorsqu'elles produisent des **maux de tête**, *acon.*; — des **obnubilations**, *cocc. bell.*; — des **hoquets**, *puls. ign. lach.*; — des **rapports**, *sulf. ars. rhus.*; — un **goût putride** de la bouche, *chin.*; — des **nausées**, *puls. n-vom. cocc. rhus. natr-m.*; — des **vomissements**, *ars. ferr. sil. puls. ferr. n-vom. veratr. bry. arn.-cin.*; — des **douleurs d'estomac**, *fers. n-vom. sil. sulf-ac.*; — des **pituites** (gastrorrhée), *sep. sil.*; — des **flatuosités**, *chin. n-vom. cocc. veratr.*; — des douleurs dans les **hypochondres**, *natr.*; —une sensation de **froid** dans le ventre, *chin.*; — des **coliques**, *puls. chin. rhus. n-vom. sulf. ars. natr-m. ferr. veratr. cocc.*;—des **diarrhées**, *caps. n-vom. ars.*; — de la **toux**, *ars. acon. hep. chin. bry. carb-veg. lach. lyc. phosph. sil.*; — de l'**oppression**, *n-vom. veratr. arn. bell.*; — des **douleurs de poitrine**, *veratr. n-vom. chin. cocc. arn. rhab.*; — des **frissons**, ou des horripilations, *chin. n-vom. ars. caps. veratr. tart.*; de la **chaleur**, — *cocc.*

— De même, lorsque ce sont surtout les **boissons froides** qui incommodent, *n-vom. calc. staph. sulf-ac. bell. bry. ars. carb-vg. puls.*

— De même, lorsque le **lait** n'est pas toléré, *n-vom. bry. lyc. sulf. calc. lach. natr. natr-m. sep. ars. carb-vg. chin. phosph. puls. rhus.*; — et particulièrement, s'il produit un **goût acide** dans la bouche, *n-vom. sulf. carb-vg. lyc.*; — des **rapports acides**, *sulf. calc. carb-vg. chin. lyc. tart. zinc.*; — des **nausées**, *calc.*; — des **vomissements**, *sulf.*; — des **flatuosités**, *carb-vg. sulf-ac. con.*;

— des **coliques**, *bry. lyc.* ; — de la **diarrhée**, *sulf. lyc. bry. sep. natr.*

— De même, lorsque le **chocolat** est mal supporté, *puls. bry. caus. lyc.*

— Lorsque le moindre usage du **café** incommode fortement, ou aggrave les souffrances du malade, *cham. n-vom. ign. merc. canth. cocc. puls. sulf. rhus. bell. coloc. caps. carb-vg. caus. hep. ipec. lyc. chin.* ; — et particulièrement, s'il produit des **angoisses;** *cham. n-vom. ign.* ; — des **vertiges,** *cham. n-vom. cocc.* ; — des **maux de tête,** *n-vom. cham.* ; — des **envies de vomir,** *n-vom. cham. caps.* ; — des **douleurs d'estomac,** *cham. n-vom. cocc.* ; — des **coliques,** *cham. n-vom. ign. bell. coloc.* ; — des douleurs **herniaires,** *n-vom. cham.* ; — de l'**oppression,** *cham. n-vom.* ; — de la **toux,** *caps.*

— Lorsque le moindre usage du **thé de Chine** aggrave les souffrances, *chin. fers. selen. ars. hep. veratr. lach. coff. thui. kal-bi. selen. ruta* ; — et particulièrement lorsqu'il produit des **renvois putrides,** *ruta* ; — du **pyrosis,** *kal-bi* ; — des **maux de tête,** *selen.* ; — des **maux d'estomac,** *ferr.*

Lorsque la **bière,** la plus innocente même, incommode, *n.-vom. sulf. puls. rhus. bell. coloc. ferr. sep. ars. veratr. ign.* ; — et particulièrement, lorsqu'elle produit des **maux de tête,** *rhus. bell. ferr.* ; — de la **boulimie,** *n-vom.* ; — des **nausées,** *ars.* ; — des **vomissements,** *ars.* ; — des **coliques,** *coloc.*

Lorsque le **vinaigre,** la **bière acide,** le **cidre,** les **vins acides** aggravent les souffrances, *ars. carb-veg. ant. puls. acon. sulf. hep. lach. n-vom. sep. staph. rhus. natr-m. bell. calc. caus.* ; — et particulièrement si ces boissons produisent des **maux de tête,** *bell.* ; — des **ardeurs dans la** gorge, *n-vom. hep.*; — des **ardeurs dans l'estomac et le ventre**, *ars.*; — des **pituites**, *phosph.*; — des **nausées**, *ant. acon.*; — des **vomissements**, *puls. ars. hep. acon.*; — des **maux d'estomac**, *ars. acon.*; — des **flatuosités**, *carb-vg. phos-ac.*; — des **coliques**, des tranchées, *hep. ars. staph. dros.*; — de la **diarrhée**, *n-vom. staph. hep. ant. bry. lach.*; — des **éruptions miliaires**, *bell. rhus.*; — des **souffrances de poitrine**, *bell.*; — des **chaleurs fébriles**, *lach.*; — du **froid**, *veratr.*

— Lorsque l'usage tant soit peu modéré du **vin** aggrave les souffrances, *n-vom. lach. ars. carb-vg. ant. op. lyc. op. coff. calc. sil. zinc. sulf. puls. natr. natr-m. selen. arn. bell. petr. alum.*; — particulièrement, s'il produit des **étourdissements faciles**, *n-vom. natr. alum. con. zinc.*; — des **maux de tête**, *n-vom. carb-vg. coff. calc. sil. lach. sulf. selen. zinc.*; — des **nausées**, *carb-vg. n-vom. ant.*; — des **maux d'estomac**, *n-vom. lyc. carb-vg.*; — de la **diarrhée**, *carb-vg. n-vom.*; — de la **chaleur** et du **bouillonnement de sang**, *carb-vg. sil. natr-m. coff.*; — des souffrances **hémorrhoïdales**, *n-vom. carb-vg.*

— Lorsque la moindre goutte d'**eau-de-vie** ou de **liqueur alcoolique** aggrave les souffrances, *ign. n-vom. ars. lach. op. sulf. calc. cocc. hep. veratr.*

— Lorsque l'usage du **tabac à fumer** aggrave les souffrances, *puls. n-vom. cocc. ign. staph. chin. ars. coloc. cupr. natr-m. sulf. calc. ign. phosph. veratr. sil.*; — et particulièrement lorsqu'il produit des **vertiges**, *sil. zinc.*; — des **maux de tête**, *ant.*; — du **pyrosis**, *staph. tarax*; — des **hoquets**, *puls. ant. ign. lach,*; — des **nausées**, *ign. puls. n-vom. phosph. acon.*; — des **vomissements**, *ipec. n-vom. puls.*; — de la **constipation**, *n-vom. staph. merc.*

### § 102.

**Remarques sur les médicaments cités.** — Pour faciliter autant que possible les recherches du médicament le mieux indiqué, nous allons donner encore quelques renseignements sur le caractère prédominant de ceux qui se présenteront le plus souvent au choix.

**Nux vomica,** sera toujours indiqué de préférence, lorsqu'il y aura surtout chez les individus sujets aux hémorrhoïdes ou chez les hypochondriaques : *goût acide ou amer des aliments*, surtout du pain, ou bien insipidité de tout ce que le malade prend ; odeur aigre de la bouche, dégoût des aliments solides, avec *désir de la bière*, du lait, du vin ou de l'eau-de-vie ; accès de boulimie, avec rassasiement prompt ; *chaque fois après avoir mangé, rapports, nausées,* et *régurgitation ou même vomissement des aliments,* ou bien flatulence, malaise général, *tête entreprise, vertiges, humeur hypochondriaque,* lassitude, paresse et sommeil ; souffrances par les boissons, le pain de seigle et les acides ; *ballonnement, plénitude et tension à l'épigastre, avec grande sensibilité au contact et gêne des vêtements autour des hypochondres;* accès fréquent de *rapports aigres* ou de nausées avec efforts pour vomir; *embarras muqueux des voies gastriques, pyrosis;* pesanteur de la tête avec répugnance pour les travaux intellectuels; *rougeur et chaleur fréquentes de la face,* ou bien *teint terreux et jaunâtre,* surtout autour du nez et de la bouche; *constipation habituelle;* tempérament vif et colérique, humeur querelleuse.

**Pulsatilla,** presque dans les mêmes circonstances que *n-vom.,* mais particulièrement chez les femmes ou chez les individus d'un caractère doux, timide, aimable et d'un tempérament froid et phlegmatique; goût acide, amer ou putride de la bouche et des aliments, répugnance pour les aliments cuits ou chauds, avec désir de choses acides, piquantes, stimulantes, ou de vin et d'eau-de-vie ; *adypsie ; après avoir mangé, rapports, maux de cœur, envie de vomir* ou vomissement, *oppression, tristesse, mélancolie ;* souffrances par l'usage du pain ; embarras muqueux et *aigreurs de l'estomac ; renvois amers ou aigres,* ou *rappelant le goût des aliments ingérés ;* hoquets fréquents ; pyrosis ; *pituites de l'estomac ;* coliques fréquentes avec borborygmes ; *garderobes fréquentes, diarrhéiques,* ou bien selles tardives et difficiles.

**Sulfur,** souvent, lorsque *n-vom.* ou *puls.* aura fait tout le bien qu'il aura pu produire, sans cependant suffire, sinon même dès le début du traitement, mais surtout lorsqu'il y aura : *goût acide, putride* ou *douceâtre de la bouche,* particulièrement le *matin ;* insipidité ou goût trop salé des aliments ; répugnance pour les aliments, surtout pour *la viande,* le pain, la graisse et le lait ; désir de vin ou de *choses acides ; souffrances par les choses acides, les sucreries, le lait,* les farinages, la viande et la graisse ; *après chaque repas, renvois fréquents, oppression, nausées, douleurs d'estomac, régurgitation* ou même *vomissement des aliments ingérés, frissonnement* et lassitude ; *pyrosis, aigreurs* et *pituites de l'estomac ;* embarras muqueux des premières voies ; flatulence et inertie des organes abdominaux ; soif prononcée ; humeur triste et hypochondriaque, ou morose et irascible.

**Calcarea,** souvent après l'action accomplie et bienfaisante de *sulf.,* surtout lorsque *n-vom.* ou *puls.* se sera montré également efficace, mais principalement s'il y a : bouche sèche, pâteuse ou *goût acide* ou *amer ; soif constante avec défaut d'appétit ;* insipidité des aliments ;

faim peu après le repas ; accès de *boulimie*, surtout le matin ; *répugnance pour la viande* et les aliments chauds, avec désir de vin et de friandise ; après avoir pris du lait, nausées ou régurgitations aigres ; après chaque repas, ballonnement, mal de tête, douleurs d'estomac, coliques ou somnolence ; *pyrosis* et *aigreurs* ; *embarras muqueux de l'estomac* ; plénitude et gonflement au creux de l'estomac, avec grande sensibilité au toucher ; *tension et gêne des vêtements aux hypochondres* ; *garderobes seulement tous les deux, trois ou quatre jours*, ou bien deux, trois selles par jour ; céphalalgie lancinante ou pression, avec *sensation de froid à l'extérieur de la tête* ; constitution pléthorique et replète.

**Bryonia,** souvent, lorsque ni *n-vom.*, ni *puls.*, ni aucun des médicaments précédents ne paraît indiqué, surtout lorsque la dyspepsie se manifeste en été, ou pendant un temps humide et chaud, et particulièrement, s'il y a : anorexie alternant, surtout la nuit, avec boulimie, ou bien satiété prompte, souvent après la première bouchée ; désir de vin, de café et de choses acides ; *dégoût de tous les aliments*, dont souvent la seule odeur est déjà insupportable ; *rapports fréquents, surtout après le repas, le plus souvent à vide*, ou bien d'un goût aigre ou amer ; après chaque repas, pression et ballonnement à l'épigastre, coliques, *régurgitation ou même vomissement des aliments ingérés* ; indigestions faciles par l'usage du pain ou du lait ; *pituites de l'estomac* ; *sensibilité douloureuse de l'épigastre au toucher*, et *gêne des vêtements à la région de l'estomac* ; *constipation habituelle et selles dures* ; *humeur irascible, colérique*.

**Rhux toxicodendron,** souvent dans les mêmes circonstances où *bryon.* paraîtrait indiqué sans cependant suffire, mais surtout lorsqu'il y aura : goût fade, pâteux, de la bouche ; *goût des aliments, putride*, amer ou douceâtre ; manque d'appétit comme par *satiété, avec répugnance pour le pain et la viande,* ou désir de friandises; souffrances par le pain, la bière et les boissons en général; *après chaque repas, sommeil, plénitude, renvois,* nausées, lassitude, vertiges; *renvois fréquents,* pour la plupart *à vide, violents* et *douloureux ;* pituites de l'estomac ; pression et ballonnement à l'épigastre ; flatuosités fréquentes et fétides ; aggravation des souffrances la nuit ; humeur hypochondriaque, mélancolie, crainte de l'avenir, inquiétude sur ses affaires.

**China,** souvent, lorsque ni *bry.* ni *rhus.* ne suffisent, ou bien dès le début chez les individus épuisés par des pertes débilitantes, ainsi que dans des dyspepsies produites par des émanations malsaines, au printemps et en automne, ou dans le voisinage des marais, des canaux ou d'autres eaux stagnantes, mais principalement dans tous les cas où il y aura : *indifférence pour les aliments ou les boissons, comme par satiété ; goût des aliments, acide, amer* ou *fade ;* désir de vin et de choses fortes, acides, piquantes ; indigestions fréquentes et faciles, surtout après avoir dîné ou soupé trop tard, le soir ; *après chaque repas, malaise, somnolence, humeur hypochondriaque, plénitude; ballonnement,* grande faiblesse avec envie continuelle de rester couché, renvoi et même vomissement des aliments ingérés ; *sommeil tardif, le soir, au lit,* et *dérangement facile du sommeil nocturne ;* frissonnement fréquent et grande sensibilité au moindre courant d'air ; mauvaise humeur et répugnance pour toute occupation.

**Arnica,** souvent après l'usage favorable de *chin.,* ou bien lorsque *bry.* ou *rhus.* paraîtrait indiqué sans cependant suffire, ou même dès le début lorsqu'il y aura : *grande sensibilité* et *surexcitation nerveuse ;* langue sèche, chargée d'un enduit jaunâtre ; mauvaise odeur de la bouche ; *goût de la bouche, putride, amer* ou acide ; désir de choses acides ; après le repas, plénitude de l'épigastre, flatulence et ballonnement du ventre ; *renvois fréquents ayant le goût d'œufs pourris;* nausées fréquentes, surtout le matin ou après le repas ; paresse du corps, vertiges, tête entreprise, surtout au front, au-dessus des yeux ; chaleur dans la tête ; sommeil troublé, avec réveil fréquent en sursaut et rêves pénibles; *couleur jaunâtre, terreuse, de la peau; humeur hypochondriaque.*

**Hepar sulfuris,** souvent après *chin.* ou *arn.*, lorsque l'un ou l'autre de ces médicaments a fait du bien, sans suffire, ou même dès le début du traitement, surtout chez les individus qui ont fait abus des mercuriaux et principalement lorsqu'il y aura : *amertume de la bouche* et *goût amer des aliments en les mâchant ;* soif prononcée ; répugnance pour la graisse ; désir de vin ou de choses acides, piquantes et rafraîchissantes ; *indigestions très fréquentes et très faciles, malgré le régime le plus sévère; accumulation de mucosités dans la gorge;* nausées fréquentes, *surtout le matin,* avec *efforts pour vomir* et *renvois,* ou avec *vomissements de matières aigres,* muqueuses ou bilieuses ; pression, ballonnement et pesanteur à l'épigastre ; pression et gêne des vêtements autour des hypochondres ; coliques fréquentes ; *garderobes dures, difficiles et sèches.*

**Lachesis,** souvent après l'action favorable de *hep.*, ou s'il y a appétit irrégulier, tantôt presque nul, tantôt immodéré ; répugnance pour le pain, *avec désir de vin ou de lait,* dont l'usage incommode pourtant l'estomac; *nausées et renvois fréquents,* ou *vomissement des aliments,* quelquefoie *immédiatement après le repas; renvois qui soulagent; après chaque repas, malaise, paresse, lourdeur, plénitude,* *douleurs d'estomac,* sommeil, vertiges et beaucoup d'autres souffrances; *pression et plénitude dans les hypochondres et l'épigastre,* avec sensibilité douloureuse au moindre attouchement et gêne des vêtements; *flatulence ; constipation, selles dures, difficiles;* oppression fréquente ; sommeil agité, troublé, avec rêves abondants; *teint jaunâtre, terreux, de la face.*

**Mercurius,** souvent après l'usage de *lach.* ou de *hep.,* pourvu que le malade n'ait jamais fait abus de cette substance, et principalement s'il y a : *goût de la bouche, putride, amer* ou *douceâtre,* surtout *le matin à jeun; manque d'appétit* ou *grande voracité avec satiété prompte en mangeant; répugnance pour les aliments solides,* cuits et chauds, surtout pour *la viande,* avec *désir de choses rafraîchissantes,* de lait, de boissons froides, ou bien de vin et d'eau-de-vie; *après chaque repas,* surtout *après l'usage du pain, pression à l'épigastre, renvois, pyrosis,* et d'autres incommodités; *renvois fréquents, nausées* et *envie de vomir ;* plénitude, *pression, tension* et *sensibilité douloureuse dans l'épigastre;* flatulence; constipation, souvent avec ténesme ; tristesse et humeur hypochondriaque, suspicieuse et irascible.

**Carbo vegetabilis,** souvent après l'usage favorable de *merc.* ou de *lach.,* ou bien chez les individus qui ont fait abus des mercuriaux, et surtout s'il y a : goût amer de la bouche ; répugnance pour la viande, le lait et la graisse, avec aigreurs ou autres incommodités par l'usage de ces choses ; embarras muqueux des voies gastriques ; renvois fréquents, le plus souvent aigres, amers ou à vide ; *flatulence* avec gêne de la respiration.

**Natrum carbonicum;** souvent, lorsque *bry. chin.* ou *n-vom.* paraissent indiqués, sans cependant se montrer efficaces contre la faiblesse des fonctions digestives, et surtout s'il y a : souffrances par le lait et les boissons en général ; pression dans l'estomac , avec morosité , *grande irritabilité* et *humeur hypochondriaque très prononcée, après le repas* et les moindres écarts de régime ; nausées continuelles ; selles dures et difficiles.

**Natrum muriaticum,** souvent lorsque les substances grasses, les laitages, les choses acides ou le pain incommodent l'estomac ; appétit irrégulier, tantôt lent, tantôt vorace ; pituites fréquentes, ou vomissement des aliments ingérés.

**Sepia,** s'il y a manque d'appétit, avec répugnance pour la viande ou le lait ; ou bien, appétit immodéré, vorace, avec souffrances par l'usage des aliments gras, du lait ou des choses acides ; *aigreurs d'estomac,* surtout après avoir mangé ; *pituites fréquentes,* surtout après avoir bu.

**Ruta,** souvent, lorsqu'il y a : insipidité des aliments ; renvois putrides après l'usage de la viande ; souvent nausées subites en mangeant, avec vomissement des aliments ingérés ; souffrances par l'usage du pain, etc.

Pour de plus amples renseignements, voyez aussi les articles : **Mauvais goût de la bouche, Anorexie, Faim maladive, Pica, Rapports, Pyrosis, Pituites, Nausées et vomissements, Coliques, Diarrhées, Constipation, Hémorrhoïdes.**

10. EMBARRAS GASTRIQUES.

(Surabondance de bile, d'aigreurs, de glaires ou d'autres saburres dans l'estomac.)

§ 103.

**Remarques générales.** — Nous entendons par embarras gastrique cet état particulier des voies digestives où, par suite d'une sécrétion trop abondante ou d'un amas de *bile*, de *saburres*, d'*aigreurs* ou de *mucosités*, les malades se sentent incommodés, avec manque d'appétit, plénitude du ventre, nausées et vomissements fréquents, ou diarrhées passagères. C'est cet état où l'usage des vomitifs ou des purgatifs paraît faire merveille, en débarrassant le malade comme par enchantement de toutes ses souffrances. Aussi l'ancienne école ne se fait-elle jamais faute de recourir à ces moyens expéditifs par excellence, dès qu'un malade se plaint *d'être gêné par la bile, par les glaires ou les aigreurs*, et la plupart des gens du monde aussi demandent euxmêmes à grands cris l'emploi de ces moyens dès qu'ils sentent dans leurs voies digestives une gêne, un embarras ou une incommodité qu'ils croient devoir attribuer à un amas de cette nature. Mais rien n'est plus erroné ni plus irrationnel que cette manière de voir. Dans la plupart des cas, cet amas n'est qu'une pure supposition gratuite, et la gêne et les incommodités que les malades éprouvent reposent sur tout autres causes qu'un amas pareil ; mais lors même qu'il existerait, les moyens évacuants par lesquels on tend ordinairement à le faire cesser seraient encore les derniers qu'on devrait mettre en usage pour le guérir radicalement. Ces moyens produisent, il est vrai, des évacuations assez promptes, et par là un soulagement presque miraculeux ; mais rien n'est plus factice ni plus trompeur que ce soulagement purement passager ou palliatif. Car, comme nous l'avons déjà dit plus haut (§ 39), le fait en vertu duquel ces moyens, et surtout les purgatifs, produisent les évacuations plus promptes et plus fréquentes, c'est qu'ils causent une certaine irritation dans les voies qu'ils parcourent, par suite de laquelle les sécrétions naturelles des organes sont augmentées et versées dans le canal intestinal, où ils ramol-

lissent les matières fécales qui y séjournent et en opèrent
l'expulsion plus prompte par l'augmentation du mouvement
péristaltique qu'ils excitent par leur âcreté même. De là
vient que bien des malades qui, avant d'ingérer une de ces
drogues, n'avaient aucune saleté dans le corps, outre les
matières fécales ordinaires, s'étonnent souvent de toutes ces
« *horreurs* » que les purgatifs leur font rendre et qu'ils
croient sérieusement avoir eu « *dans le corps*, » tandis
que ce sont précisément ces drogues mêmes qui, seules, ont
produit ces saletés qu'elles font expulser. Et dans les cas
même où il y aurait, comme cela a effectivement lieu chez
beaucoup de personnes, une surabondance de bile, de
glaires ou d'autres saburres, le vrai mal ne gît point dans
l'amas de ces choses, mais dans la surabondance avec laquelle les organes les produisent, et cette production surabondante a elle-même sa cause plus profonde dans un
dérangement des fonctions normales de ces organes. En ne
faisant que faire évacuer cette surabondance, on ne s'adresse
donc point à la cause de la maladie, mais seulement à l'un
de ces produits; puisque, pour le faire cesser, il faudrait
faire cesser ce dérangement primitif des fonctions, et employer plutôt tout autre moyen qu'un tel qui, comme les
purgatifs (et les vomitifs), tend encore à augmenter cette
surabondance de sécrétions. Ajoutons à cela que cette
sécrétion surabondante tient souvent à un certain degré
de faiblesse des organes, et que toutes les substances qui les
irritent, les laissent, après elles, dans un état de faiblesse
plus grande qu'auparavant, en sorte que, par ce fait encore,
les purgatifs et les vomitifs augmentent les causes qui peuvent produire la surabondance de ces sécrétions et les divers
embarras gastriques ou autres souffrances qui s'ensuivent.
De là vient enfin ce fait suffisamment constaté par l'expé-

rience, que personne n'a ordinairement plus souvent besoin de se *purger* que ceux qui se purgent toujours. Enfin, la preuve la plus concluante de ce que les purgations ne sont pas seulement le moyen le plus irrationnel qu'on puisse employer, mais encore parfaitement superflues pour obtenir le soulagement voulu, c'est que, si l'on parvient à trouver un moyen qui fasse cesser l'action anormale de l'organe dérangé, tout l'embarras et toute la gêne que ce prétendu amas de saburres avait causés au malade cessent entièrement, et souvent tout d'un coup, sans la moindre évacuation autre que les garderobes naturelles, et que le malade se sent ainsi très souvent, plus promptement, plus doucement et plus radicalement soulagé qu'à la suite du purgatif le plus puissant. C'est ici encore la méthode proposée par Hahnemann pour la recherche du médicament le plus radicalement efficace, qui nous enseigne de trouver, pour chaque cas donné de ces divers embarras, la substance curative la plus appropriée. Nous en donnerons ci-après toutes les indications nécessaires ; mais disons tout d'abord que, dans la plupart des cas légers et assez récents, on obtiendra déjà par l'usage de *n-vom. puls. ipec.* ou *ant.*, plus que par aucun purgatif. Souvent, surtout lorsque cet embarras est accompagné d'une *constipation* plus ou moins opiniâtre, et qu'il n'y aura aucune indication précise pour un autre médicament, une dose *unique* de *n-vom.* (3 glob. de la 15ᵉ ou 18ᵉ pris à sec sur la langue) suffira pour opérer la guérison radicale dans 24 à 48 heures au plus tard. Il en sera de même d'une dose semblable de *puls.* dans bien des cas caractérisés par des *selles muqueuses plus ou moins fréquentes ;* d'*ipec.* lorsqu'il y aura beaucoup de *nausées* et d'*efforts pour vomir*, avec *langue nette*, et d'*antim*, si, dans les mêmes circonstances, la langue est chargée d'un enduit épais ; et si ces médicaments ne suffisent point, *sulf.*, employé de la même manière, enlèvera souvent tout le reste de la maladie. Cependant, quelque puissants que soient ces médicaments dans un grand nombre de cas dépourvus d'autres indications précises, il en est cependant beaucoup aussi où ils ne suffisent nullement, soit que le mal se trouve déjà plus ou moins enraciné, ou que d'autres indications réclament d'autres substances. C'est à l'effet de pouvoir y répondre que nous fournirons ci-après encore tous les renseignements nécessaires.

## § 104.

**Indications particulières.** — Les indications pour le choix du médicament reposent ici sur les mêmes données que dans les autres affections, savoir : les *causes occasionnelles*, les *symptômes*, et les *circonstances qui aggravent* l'état du malade.

I. Quant aux **causes occasionnelles** qui peuvent avoir amené un embarras gastrique, ces causes étant absolument les mêmes que celles qui pourront produire des *dyspepsies*, les médicaments seront aussi plus ou moins les mêmes, en sorte que nous pouvons, en ce qui les concerne, renvoyer le lecteur aux indications que nous avons données au § 99. Mais ce qu'il y a de particulier, dans les *embarras gastriques*, ce sont les divers symptômes qui les caractérisent, et en ceci nous pouvons d'abord dire, en général, qu'on trouvera toujours indiqués de préférence :

a. Lorsqu'il y aura surabondance de **bile**, amertume de la bouche et des renvois, évacuations bilieuses, *jaunâtres* ou *verdâtres*, par le haut ou le bas : *cham. n–vom. bry. merc. puls. acon. sep. veratr. aut. ars. sulf. tart.*

b. Lorsqu'il y aura des **saburres gastriques**, avec

manque d'appétit, goût et renvois nauséabonds, envie de vomir, dégoût des aliments et langue chargée d'un enduit épais, comme à la suite d'une **indigestion** : *ant. ipec. puls. n-vom. arn. bry. carb-vg. sulf. arn. ars. bell. cham. coff. hep. tart. veratr. cycl. tarax.*

c. Lorsqu'il y aura abondance d'**aigreurs**, goût aigre de la bouche, renvois, vomissements ou garderobes d'une odeur aigre : *n-vom. puls. sulf. rhab. phosph. carb-vg. calc. caps. sulf. cham. bell. sep. staph. chin. con.*

d. Lorsqu'il y aura embarras **muqueux** des voies gastriques, goût muqueux ou pâteux de la bouche, langue chargée d'un enduit blanc, évacuations muqueuses par le haut ou le bas : *puls. sulf. merc. chin. caps. ars. n-vom. carb-vg. ipec. petr. rhus.*

En outre, selon la prédominance de tels ou tels symptômes particuliers, on pourra choisir de préférence :

Lorsqu'il y aura **bouche sèche,** *ant. n-vom. sulf. ars. bry. chin. bell. carb-veg. lach. lyc.* ; — **salive abondante,** *puls. n-vom. ant. sulf.* ; — **mauvaise haleine,** *ipec. n-vom. arn. sulf. ars. bell. merc. rhus. sil.*

**Langue chargée,** *ant. n-vom. puls. sulf. bry. arn. chin. rhus. bell. veratr. lach. sep. sil.* ; — langue **sèche,** *arn. bry. sulf. n-vom. ars. carb-vg. cham. bell. rhus. lach. veratr. calc. phosph.* ; — **aphthes** sur la langue ou dans la bouche, *n-vom. sulf. ant. bry. natr-m. sep. bell. natr. phosph. calc. sulf.*

**Goût amer** de la **bouche,** *n-vom. puls. sulf. cham. merc. ars. arn. chin. lyc. acon. ant. ipec.* ; — des **aliments,** *n-vom. bry. cham. puls. chin. coloc. ars. acon.* ; — du **pain,** *n-vom. puls. ars. merc.* ; — du **beurre,** *puls.* ; — de la **viande,** *puls.* ; — du **tabac,** *cucc. asar.* ; — des **boissons,** *puls. chin. acon.* ; — du **vin** et du **lait,** *puls.*

Goût **putride** ou comme des **œufs pourris**, *n-vom. puls. sulf. arn. merc. acon. bell. bry. rhus. veratr. carb-veg. cham. cycl.*; — de la **bière**, *ign.*; — de la **viande**, *puls.*; — de l'**eau**, *chin.*

Goût **acide** de la **bouche**, *n-vom. sulf. bell. phosph. puls. merc. calc. chin. ars. cham. rhus.*; — des **aliments**, *n-vom. puls. chin. bell. ars. calc. lyc. tarax.*; — du **pain**, *bell. n-vom. puls. cham. chin. cocc. staph.*; — du **beurre**, *puls. tarax.*; — de la **viande**, *puls. caps. tarax.*; — des **boissons**, *chin.*; — du **lait**, *n-vom. puls.*; — de la **bière**, *puls. merc.*; — du **café**, *chin.*

Goût **muqueux, pâteux** de la **bouche**, *puls. merc. n-vom. rhus. phosph. cham. chin. dig. arn. bell. petr. rhab.* — Goût **fade, aqueux**, *puls. sulf. ipec. chin. ign. bell. acon. petr. natr-m. staph. ant. arn. ars. caps. rhus.*; — des **aliments**, *chin. calc. ars.*; — de la **bière**, *ipec.*

Goût **salé**, *merc. carb-vg. ars. lach. puls. sulf. chin. sep. lyc. n-vom. rhus. veratr. phosph.*; — des **aliments**, *carb-veg. ars. puls. sulf. bell. chin. sep. tarax.*

Goût **douceâtre** de la **bouche**, *merc. bell. chin. puls. ipec. bry. sulf. n-vom. rhus. phosph.*; — des **aliments**, *puls.*; — du **pain**, *puls. merc.*; — du **pain** et de la **viande**, *puls.*; — de la **bière** et du **lait**, *puls.*

Goût **rance, empyreumatique**, *puls. ipec. bry. cham. sulf. petr. cycl.* — Goût **âcre, astringent**, *ars. lach. rhus.* — Goût **graisseux**, *puls. rhus. lyc. caus. sil.* — Goût **herbacé**, *n-vom. puls. veratr.* — Goût **métallique, cuivreux**, *n-vom. rhus. cocc. calc. merc. lach. natr-m. sulf.* — Goût **terreux**, *chin. ipec. puls. hep. ign. phosph.* — Goût trop **sec** des **aliments**, *ferr. ruta.*; — du **pain**, *rhus.*

**Insipidité des aliments**, *puls. arn. chin. bry. ign. n-vom. merc. calc. ars. ruta.*; — du **beurre**, *puls.*; — de la **viande,** *puls. n-vom.*; — du **café**, du **lait** et du **tabac,** *n-vom.*; — de la **bière,** *puls. ipec.*

## § 105.

**Suite des indications.** — Pour les symptômes de l'*estomac* et des *intestins*, on pourra ensuite toujours employer avec succès, lorsqu'il y aura :

**Dégoût des aliments,** *ipec. puls. n-vom. bry. arn. chin. bell. cocc. ign. natr-m. rhus. sulf. ars. ant. acon. sep. tart.*; — du **pain,** *puls. sulf. chin. n-vom. rhus. natr-m. lach.*; — du **beurre,** *puls. merc. chin. carb-veg. ars.*; — de la **graisse,** *puls. sulf. carb-veg. bry. natr-m. hep. rhab. petr.*; — de la **viande,** *puls. sulf. merc. rhus. ign. sep. sil. carb-veg. ars. calc. lyc.*; — du **bouillon,** *cham. rhus. arn.*; — des choses **acides,** *sulf. bell. cocc. ferr. ign.*; — des choses **sucrées,** *sulf. caus. graph. ars. merc. phosph.*; — des aliments **cuits, chauds,** *bell. merc. ign. calc. lyc. sil. lach. graph. petr. veratr.*; — des **boissons,** *bell. n-vom. ign. cocc. merc. chin. arn. lach. natr-m.*; — de l'**eau froide,** *n-vom. chin.*; — du **lait,** *puls. sulf. bry. carb-veg. ign. sep. n-vom. calc. sil.*; — de la **bière,** *bell. chin. n-vom. puls. sulf. cham. cocc.*; — de l'**eau-de-vie,** *ign.*; — du **vin,** *lach. merc. rhus. ign.*; — du **tabac à fumer,** *puls. ign. calc. n-vom. cocc. arn. natr-m. tarax. tart.*

**Désir** de **choses acides,** *arn. acon. sulf. puls. ant. ars. chin. veratr. bry. cham. hep. ign. sep. phosph. tart.*; — de choses **piquantes,** *puls. hep.*; — de choses **amères,** *dig. natr-m.*; — de choses **rafraîchissantes,** *puls. cocc. hep. rhab. phosph.*; — de choses **salées,** *carb-veg. calc. veratr. caus.*; — de choses **sucrées,** *ipec. kal. lyc. chin. carb-veg. rhab. sulf. rhus.*; — de **fruits,** *puls. ign. tart. veratr.*; —

de **boissons froides,** *ars. cham. puls. merc. chin. veratr. bry. cocc. sulf. tart. rhus.*; — de **boissons alcooliques,** *ars. puls. sulf. hep. chin. n-vom. merc. bry. lach. acon.*; — tantôt **d'une chose,** tantôt **de l'autre,** *ipec. bry. chin. puls.*

**Renvois fréquents,** *bry. puls. carb-veg. n-vom. ant. ars. lyc. sulf. dig.*; — **pyrosis,** *puls. n-vom. sulf. calc. hep. natr-m. caps.*; — **pituites,** *bry. puls. sulf. n-vom. ars. carb-veg. calc. ipec. bell. rhus. petr. phosph. natr-m. cycl.*; — **nausées** (envies de vomir), *ipec. n-vom. ant. puls. arn. carb-veg. sulf. hep. con. sep.*; — **vomissements,** *ipec. n-vom. ars. ant. bry. cham. sulf. hep. veratr. phosph.*

**Douleurs d'estomac,** *ign. n-vom. puls. ars. veratr. sulf. bry. arn. carb-veg. ant. calc. dig.*; — **flatulence,** *chin. arn. n-vom. carb-veg. bry. puls. lyc. sulf. lach.*; — **coliques,** *cham. puls. merc. sulf. bry. n-vom, coloc.*; — **diarrhée,** *puls. ipec. ars. veratr. coloc. merc. ant. sulf. bry. cham. rhus. phosph.*; — **constipation,** *n-vom. bry. sulf. ant. sep. lach. veratr. ars.*

**Vertiges** et **congestions à la tête,** *n-vom. puls. arn. ant. veratr. lach. dig.*; — **maux de tête,** *n-vom. arn. puls. ipec. ant. sulf. cham. carb-veg. hep. lach. dig.*; — **face pâle,** *puls. sulf. lach. ipec. chin.*; — face **jaunâtre, terreuse,** *n-vom. chin. arn. sep. ars. veratr. merc.*; — **frissonnement et froid,** *puls. chin. n-vom. bry. ars. carb-veg. veratr.*; — **chaleur de la peau,** *ars. ipec. phosph. lach.*; — **sueurs fréquentes,** *chin. carb-veg. bry. n-vom. merc. sulf. calc.*; — **amaigrissement,** *ars. n-vom. sulf. calc. ipec.*; — **faiblesse,** *ars. chin. ipec. veratr. dig.*

**Aggravation des souffrances,** la **nuit,** *rhus. puls. ant. ars. n-vom. bry. sulf. chin. carb-veg. lach. veratr. calc. phosph. lyc. sep. sil.*; — le **matin, à jeun,** *n-vom.*

*sulf. dig. arn. carb-veg. lach. hep. cham. sil. lyc. sep. veratr. bry. phosph. ars. calc. rhus.*; — **en mangeant**, *puls. merc. carb-vey. cocc. dig. veratr. ipec. bell. n-vom. rhus.*; — **après le repas,** *n-vom. sulf. puls. lach. bry. merc. ars. chin. lach. veratr. calc. natr-m. sil. phosph. dig. arn. carb-veg. cham. lyc.*; — le **soir,** *puls. cham. bry. bell. calc. phosph. sil. cycl.*

**Aggravation** par le **mouvement**, les exercices, *bry. n-vom. ars. carb-veg. veratr.*; — par les exercices **échauffants,** *bry. sil.*; — par le moindre **refroidissement,** *ipec. cocc. ars. puls. bell. cham.*; — par les mouvements **passifs** (voiture, balançoire, etc.), *cocc. ars. sulf. petr. sep. sil. lyc. colch.*; — par le **grand air,** *puls. n-vom. bell. lyc. acon. cocc. carb-veg.*; — par les **travaux de cabinet,** *n-vom. puls. sulf. arn. ipec. carb-veg. cocc. veratr. calc. lach.*; — par les **émotions morales,** *cham. bry. acon. puls. n-vom. chin. coloc.*

Pour ce qui concerne les aggravations par les **divers aliments,** voyez § 100.

§ 106.

**Remarques sur les médicaments cités.**—Nous avons déjà dit que les principaux médicaments contre la plupart des embarras gastriques ordinaires sont *ipec. ant. puls. n-vom.* et *sulf.*, mais il nous reste encore à faire ressortir les symptômes caractéristiques qui indiquent de préférence chacun de ces médicaments, ainsi que les autres substances qu'on pourra employer avec succès, lorsque les premières ne suffisent point. Ainsi donc, on choisira toujours avec succès :

**Ipécacuanha,** lorsqu'il y aura : *langue nette* ou, tout

au contraire, *chargée d'un enduit épais, jaunâtre*, avec bouche sèche, haleine fétide, goût amer de la bouche et de tous les aliments ; goût nauséabond du tabac habituel, avec envie de vomir en fumant ; *dégoût de tous les aliments*, surtout des *choses grasses* ; *nausées* et *efforts inutiles pour vomir*, avec *renvois fréquents* et *afflux abondant de salive* ; vomituritions, surtout après avoir bu froid ou fumé du tabac; *vomissement facile et violent des boissons* ou *des aliments ingérés*, ou bien de *matières muqueuses*, aqueuses ou *bilieuses, verdâtres ;* pression, plénitude ou *douleurs violentes dans la région stomacale;* coliques et *selles diarrhéiques, jaunâtres* ou d'une odeur fétide, putride ; mal de tête au front, ou dans les os du crâne, comme si tout était brisé; *face pâle, jaunâtre;* éruptions miliaires ou urticaires; frissons ou horripilations fréquents.

**Antimonium crudum**, s'il y a : mauvaise odeur de la bouche, comme par l'abus du mercure; bouche sèche, ou accumulation de salive ou de mucosités; *langue chargée* ou couvertes d'aphthes; *soif prononcée*, avec *lèvres sèches*, surtout *le soir* ou la nuit; *manque d'appétit*; *dégoût des aliments, rapports* fétides ou *rappelant le goût des aliments ingérés* ; hoquets fréquents; nausées et efforts de vomissement aggravés par l'usage du vin; nausées avec vertiges; vomissement des aliments ingérés ou de matières bilieuses ou aqueuses; *vomissement avec diarrhée et angoisse excessive;* sensibilité douloureuse de l'estomac au toucher, et sensation d'une plénitude douloureuse ; coliques et flatuosités abondantes ; diarrhées ou constipation ; céphalalgie sourde , aggravée en montant l'escalier et en fumant du tabac.

**Nux vomica**, souvent, lorsque ni *ipec.* ni *ant.* n'ont suffi, ou même dès le début, surtout chez les individus menant une vie sédentaire ou adonnés aux boissons alcooliques ou au café, mais toujours s'il y a : *langue sèche* et *blanche* avec un enduit jaunâtre au fond; odeur acide de la bouche; accumulation d'eau ou d'un mucus albumineux dans la bouche; adypsie, ou bien *soif brûlante* avec pyrosis; *goût amer ou putride de la bouche; goût acide de la bouche*, surtout *le matin*, ou bien *après avoir bu ou mangé*, particulièrement *après l'usage du lait* ou en mangeant du pain ; *goût herbacé, métallique, de la bouche*, et de la bière ; *insipidité des aliments, surtout du lait, de la viande* et du café. — Anorexie avec soif continuelle ; *répugnance pour les aliments et les boissons*, surtout pour le *café* , le *pain de seigle* et le tabac à fumer ; *renvois amers ; nausées continuelles*, surtout au grand air ; *vomissement des aliments;* gastralgie passive; *tension et pression dans tout l'épigastre et les hypochondres; constipation avec efforts inutiles d'aller à la selle*, ou bien petites selles fréquentes, muqueuses ou aqueuses *; tête lourde, entreprise, avec vertiges* ; face rouge et chaude ou jaunâtre terreuse; lassitude, *nerfs fatigués et inaptitude à la méditation; humeur irascible* et *querelleuse.*

**Pulsatilla,** surtout chez les femmes et les individus d'un caractère timide, doux, aimable et d'un tempérament froid et phlegmatique, et toujours lorsqu'il y aura : *goût de la bouche, muqueux, fade ou putride;* salive douceâtre, *goût aigre* après avoir mangé, surtout après l'usage de la bière ; *goût amer des aliments*, surtout *du pain, du beurre* et *de la bière ; goût amer de la bouche, peu après avoir avalé les aliments;* goût acide et trop sec du pain, goût putride de la viande fraîche ; goût douceâtre de la bière ; *insipidité des aliments*, surtout du pain, du beurre, de la viande, du lait et de la bière. — *Répugnance surtout pour les aliments chauds, la graisse, la viande, le pain, le lait* et *la fumée du tabac; désir de différentes choses dont aucune ne plaît au* *goût lorsqu'on les a; adypsie,* ou *désir de la bière* ou *de boissons alcooliques* et de choses acides ou réconfortantes. — *Renvois fréquents, amers, aigres,* putrides, ou rappelant le *goût des aliments ingérés; régurgitation des aliments ingérés,* parfois avec un goût aigre; *hoquet fréquent,* surtout après avoir bu ou la nuit pendant le sommeil ; *maux de cœur,* et *envies de vomir insupportables,* surtout *après avoir bu ou mangé,* ou avec aggravation vers le soir ou la nuit; *pituites de l'estomac; vomissement des aliments ingérés,* soit *immédiatement,* soit longtemps après le repas, mais surtout *le soir* ou *la nuit; vomissement de matières muqueuses, bilieuses, aigres,* aqueuses ou verdâtres, surtout le soir ou la nuit. — Ventre dur et ballonné, avec borborygmes et flatuosités ; garderobes tardives et difficiles ou *selles diarrhéiques, muqueuses ou bilieuses ;* douleurs rhumatismales dans la tête, les oreilles, les dents ou les membres ; *frissonnement fréquent* avec lassitude ; humeur taciturne; *face pâle.*

**Bryonia,** surtout *en été,* pendant un temps *chaud* et *humide,* et principalement lorsqu'il y aura : odeur putride de la bouche; *sécheresse de la bouche et de la langue,* ou afflux abondant de la salive, avec *langue couverte d'aphthes* ou *chargée d'un enduit blanc* ou *jaunâtre ; goût de la bouche, fade, pâteux,* douceâtre ou nauséabond; *goût putride ou amer de la bouche,* surtout le *matin à jeun,* et parfois avec langue nette; *goût amer des aliments;* insipidité des aliments. — *Dégoût des aliments salés* et perte de l'appétit à la première bouchée; *soif violente,* surtout *le matin,* avec désir de *boire beaucoup à la fois,* mais pas trop souvent; désir de boissons froides ou acides, de *café* ou de vin, ou bien de *choses qu'on ne peut pas manger.* — *Renvois fréquents,* surtout *après le repas,* le plus souvent *à vide, amers* ou acides ; régurgitation des aliments ingérés ; *maux de cœur*, et *envies de vomir*, même après avoir mangé de bon appétit, ou bien le *matin au réveil*, mais surtout chaque fois *après avoir bu*, ou *mangé du pain ; vomissement des aliments ingérés* ou de *matières amères, bilieuses, muqueuses* ou aqueuses, verdâtres ou jaunâtres. —*Tension et plénitude dans la région de l'estomac*, surtout après le repas ; *constipation ;* tête entreprise avec vertiges, céphalalgie pressive, expansive ou brûlante *augmentant après avoir bu ; frissons et horripilations;* humeur irascible, colérique.

**Arnica,** non-seulement contre les souffrances gastriques causées par des *violences mécaniques*, mais encore contre celles provenant de *veilles prolongées*, de *travaux de cabinet fatigants*, et particulièrement s'il y a : odeur putride de la bouche ; *langue chargée d'un enduit jaune* ou *blanc ; goût de la bouche putride*, amer ou acide; goût acide de tous les aliments. — *Répugnance pour tous les aliments*, surtout pour la viande, le bouillon et le lait; désir des choses acides; répugnance pour la fumée du tabac. — *Renvois fréquents*, pour la plupart *à vide, amers* ou avec *goût d'œufs pourris ;* maux de cœur et envie de vomir surtout le matin; *vomituritions violentes*, surtout *la nuit*, parfois avec pesanteur dans le creux de l'estomac, comme par une boule. —Flatulence et ballonnement, principalement après le repas ; *forte surexcitation nerveuse;* lourdeur de tout le corps ; fléchissement des genoux; vertiges, tête entreprise, céphalalgie pressive avec chaleur dans la tête, et stupeur.

**Chamomilla,** lorsque, surtout après une forte contrariété ou colère, il y a : odeur fétide de la bouche; langue rouge et fendillée ou chargée d'un enduit jaunâtre; *goût amer de la bouche et des aliments ;* manque d'appétit avec nausées ; *renvois fréquents* et *vomissements bilieux, amers, verdâ-*

*tres*, ou bien *acides ;* grande angoisse, *pression et tension dans le creux de l'estomac,* les *hypochondres et l'épigastre ;* constipation ou bien *selles diarrhéiques verdâtres ;* selles d'une odeur acide ou muqueuse et *ressemblaant à des œufs brouillés ;* sommeil agité, avec jectations et réveil fréquent ; douleur et plénitude dans la tête ; face rouge et chaude, avec yeux rouges et brûlants ; caractère soupçonneux et susceptible.

**Cocculus,** lorsqu'il y a : langue chargée d'un enduit jaunâtre ; dégoût de tous les aliments ; sécheresse de la bouche avec ou sans soif ; renvois fétides ; *maux de cœur et envies de vomir, surtout en parlant,* en mangeant, après avoir dormi, *pendant le mouvement* et *en allant en voiture ;* plénitude douloureuse à l'estomac, avec dyspnée ; constipation ou bien selles liquides avec brûlement à l'anus ; *grande faiblesse, avec sueur au moindre mouvement ;* céphalalgie frontale avec vertiges.

**Aconitum,** s'il y a : *langue chargée d'un enduit jaunâtre, goût amer de la bouche, des aliments* et *des boissons* à la seule exception de l'eau ; *soif prononcée ; renvois amers ;* nausées excessives, vomituritions violentes, ou *vomissements amers, verdâtres* ou *muqueux ;* tension et ballonnement des hypochondres, avec sensibilité douloureuse de la région hépatique ; manque de selles, ou bien petites selles fréquentes avec ténesme ; céphalalgie pulsative ou lancinante, augmentant en parlant.

**Belladonna,** s'il y a : *langue chargée d'un enduit épais,* blanc ou jaunâtre ; *goût acide du pain ; dégoût des boissons* et des aliments ; *vomissement de matières muqueuses, amères* ou *acides,* ou bien des aliments ingérés, et parfois avec nausées continuelles, bouche sèche et soif ; *céphalalgie frontale, comme si tout allait sortir par le front,* avec pulsation des artères temporales ; garderobes nulles ou diarrhée muqueuse.

**Mercurius**, s'il y a : *langue chargée d'un enduit blanc ou jaunâtre*, mais humide, avec lèvres sèches et brûlantes ; *goût de la bouche désagréable, putride* ou *amer ; soif prononcée*, parfois avec répugnance pour toutes les boissons ; maux de cœur avec envie de vomir, ou *vomissements effectifs de bile ou de mucosités ; sensibilité seulement de l'épigastre et du ventre*, surtout la nuit, avec angoisse et agitation ; *somnolence le jour, avec insomnie nocturne.*

Pour les autres médicaments cités, voyez les articles **Indigestions** et **Dyspepsies**, et comparez : **Mauvais goût de la bouche, Faim maladive, Anorexie, Pituite** et **Renvois, Nausées** et **Vomissements.**

---

# CHAPITRE III.

## LÉSIONS LOCALES DE L'ESTOMAC ET DES INTESTINS.

### 1. GASTRALGIE.

### § 107.

**Remarques générales.** — Nous entendons par *gastralgie* ces crampes ou douleurs *nerveuses* de l'estomac, qui ne sont le symptôme d'aucune lésion organique ni d'aucun autre état pathologique de cet organe. C'est surtout chez les femmes que cette affection est fréquente ; on la voit survenir souvent lors de l'établissement difficile des règles, pendant la grossesse, si elles éprouvent des contrariétés ou des chagrins prolongés, à la suite d'un allaitement continué pendant trop longtemps, ainsi que chez celles qui sont affectées de migraines périodiques ou de flueurs blanches abondantes. Parmi les hommes, la gastralgie se rencontre le plus souvent chez les gens de lettres, ainsi que dans les chaleurs de l'été, à la suite de la masturbation ou d'autres excès vénériens, et souvent encore, elle est liée à l'hypochondrie ou à l'hystérie ; on l'observe aussi dans l'épilepsie et dans l'aliénation mentale. — Pour les symptômes qui la caractérisent, ils consistent souvent, surtout chez les femmes, dans une simple sensation de faim avec tiraillement d'estomac et faiblesse générale, et ce mal se calme alors momentanément par l'ingestion d'une certaine quantité d'aliments ou de boissons excitantes, mais qui laissent revenir la douleur aussitôt que la digestion des substances ingérées est faite. D'autres fois, la douleur consiste dans une sorte de brûlement ou d'ardeur, semblable au pyrosis, ou elle est obscure et accompagnée d'un sentiment de chaleur, de pesanteur et de gonflement dans la région de l'estomac. Il n'est cependant pas non plus rare de voir se manifester aussi la gastralgie avec des douleurs plus ou moins violentes, connues sous le nom de *crampes d'estomac*, et, dans d'autres cas encore, elle peut s'accompagner de *pica* ou perversion de l'appétit, de boulimie et de dyspepsie. La plupart des gastralgies sont, du reste, intermittentes ; il en est qui reviennent périodiquement ; la durée totale de cette affection est toujours essentiellement chronique, et pour ainsi dire indéfinie, si l'art ne parvient point à la guérir. — Quant aux *traitements* que l'ancienne école a essayés jusqu'ici contre cette affection, il n'en est aucun qui soit capable de la guérir radicalement. Les eaux spiritueuses connues sous le nom d'*élixirs* ou *liqueurs stomachiques*, que le vulgaire oppose ordinairement à ces douleurs, ne font que les calmer momentanément, les laissant ordinairement bientôt revenir avec une force redoublée, et contribuant ainsi à aggraver plutôt qu'à guérir le fond même de la maladie. Il en est presque de même des moyens que les médecins conseillent ordinairement, tels que les antispasmodiques, l'oxyde de zinc, le nitrate de bismuth, les éthers, les toniques, les amers; ces moyens produisent souvent des améliorations passagères, mais ils aggravent, d'après l'aveu même de quelques allopathes, presque toujours la maladie et en prolongent la durée. Nous ne parlerons point des émissions sanguines, conseillées par l'école de Broussais; ce moyen est le pire de tous, parce qu'il est absolument nuisible dans tous les cas de cette maladie. L'ancienne école, si elle veut bien faire, est donc absolument réduite à la mise en usage d'un régime alimentaire des plus sévères. Mais tout d'accord que nous sommes avec elle sur la nécessité absolue d'un bon régime, nous ne saurions point admettre la condamnation qu'elle y fait des viandes noires, en leur substituant l'usage exclusif des viandes blanches, et la permission du café qu'elle accorde à tous ses malades. Selon nous, le café et les liqueurs, ainsi que les acides, la bière, le vin pur, les fortes épices, et, en général, toutes les substances excitantes, stimulantes et échauffantes, sont ce qu'il y a de plus nuisible dans ces sortes d'affections nerveuses. Il en est de même de tout ce qui dérange facilement l'estomac ou le ventre, tels que les légumes venteux, les viandes blanches, trop grasses ou provenant d'animaux trop jeunes, etc. Les viandes noires provenant de bêtes pas trop âgées ni trop grasses, les fécules, les bouillons, les laitages, les compotes de fruits, l'eau rougie, ou mieux encore l'eau pure, composeront la meilleure nourriture de ces malades. Dans les paroxysmes mêmes, lorsque les tiraillements et les faiblesses d'estomac

inviteront le malade à manger, ce sera le plus souvent par
de l'eau sucrée prise en abondance, ou par du lait coupé
avec de l'eau, qu'on pourra le mieux apaiser ces *besoins factices*, qu'il faudra bien se garder de vouloir satisfaire par de
grandes quantités d'aliments. Mais le plus important, c'est
le *traitement radical* de ces affections, et quant à cela, la
méthode proposée par Hahnemann, pour la découverte des
meilleurs remèdes appropriés à chaque cas, nous enseigne,
ici encore, plus d'une substance qui, à elle seule, est souvent
plus efficace que tout l'ensemble des remèdes essayés jusqu'ici
en vain par l'ancienne école. Dans la plupart des cas récents il
suffira de 2,3 globules, comme dose *unique*, pour combattre
et l'accès et son retour ; dans quelques autres, plus anciens,
deux ou trois doses semblables suffiront également, pourvu
qu'on sache bien choisir ses médicaments, ce qui ne sera
pas difficile, d'après les instructions que nous allons donner
à cet effet.

§ 108.

**Indications homœopathiques.** — Les meilleurs médicaments contre les gastralgies sont, en général : *n-vom.
cham. ign. cocc. bry. puls. bell. chin. carb-veg. calc.
phosph. ars. sulf. lyc. sep. sil. plumb. croc. sec. arg-n.
grat. stann. magn-c. coloc.*

Dans la plupart des cas, c'est *n-vom.* qui mérite la préférence, et souvent ce sera *carb-veg.* qui enlèvera le reste de
la maladie, si *n-vom.* n'avait pas suffi. Dans d'autres cas,
cependant, *n-vom.* ne produit aussi qu'un soulagement palliatif, et c'est alors que *puls. cham.* ou *ign.* seront quelquefois d'un secours plus radical. Enfin, dans les cas où *n-vom.*
restera sans aucune efficacité, ce serait *cham.* ou *cocc.* qu'on
trouvera le plus souvent indiqué. Au reste, voici les médi-

19.

caments qui paraissent en général répondre le mieux aux diverses indications :

a) Pour les **causes occasionnelles,** lorsque cette affection est produite par l'abus du **café,** *cham. ign. n-vom. cocc.* ; — par l'abus de la **camomille,** *n-vom. puls. ign. bell.* ; — par des **émotions morales,** *n-vom. cham. ign. cocc. bry.* ; — par suite de **pertes débilitantes,** après des émissions sanguines, des transpirations abondantes, des lactations trop prolongées, des flueurs blanches abondantes, *chin. carb-veg. cocc. n-vom. sulf. sep.* ; — à la suite d'un **régime alimentaire vicieux,** *puls. n-vom. bry. carb-veg. chin. sulf.* ; — par l'abus des **boissons alcooliques,** *n-vom. carb-veg. calc. sulf. lach. ars. puls.* ; — par l'influence de la **faim** ou d'une **diète absolue** prolongée, *ign.* ; — par l'abus du **sel de cuisine,** *carb-veg.*

De même, chez les individus affectés d'**hémorrhoïdes,** *n-vom. carb-veg. sulf. sep.* ; — chez les personnes **hystériques** ou **hypochondriaques,** *n-vom. ign. cocc.* ; — chez les femmes pendant les **règles :** *cocc. cham. n-vom. puls. calc. lyc.* ; — lorsque les règles sont trop **faibles,** *cocc., puls.* ; — si elles sont trop **fortes,** *calc. lyc.*

b) Pour la **nature des douleurs,** lorsqu'elles sont **brûlantes,** *ars. carb-veg. n-vom. phosph. sulf. cham. bry. sec.* ; — sensation **de froid** dans l'estomac, *ars. calc. sep. n-vom.* ; — **pression,** *n-vom. ign. cham. cocc. bry. ars. carb-veg. lyc. phosph. puls. sulf. calc. lyc. sec. sep. sil. brom. coloc.* ; — sensation d'une **pierre,** d'un **poids,** *n-vom. ign. cham. bry. sulf. ars. calc. sep.* ; — douleur **compressive,** *lyc.* ; — comme si le **cœur allait être écrasé,** *cham.* ; — douleurs **contractives, constriction,** *n-vom. sulf. carb-veg. bry. bell. puls. ars. phosph.* ; — douleurs **crampoïdes, serrantes,** comme par des **griffes,** *n-vom. phosph. cocc. bell. puls.*

*sil. calc. carb-veg. graph. natr-m. lyc. stann.*; — avec **rétraction** du creux de l'estomac, *n-vom. bry.*; — sensation de **tournoiement**, de **tortillement**, *cocc. bell. ars. lyc.*; — **tension**, *n-vom. cham. bry. puls. bell. carb-veg.*; — sensation de **gonflement**, *bry. lyc. calc. croc. stann.*; — douleurs **incisives**, *bry. ars. calc. lyc. natr. croc.*; — **élancements**, *n-vom. bry. puls. bell. ars. phosph. ign. sulf. calc. sep.*; — **secousses** douloureuses, *n-vom. lyc. natr.*; — **pincement**, *cocc. bry. puls. bell. calc.*; — **pulsations**, battements, *n-vom. bry. puls. ars. lyc. sep. bell. sulf.*; — douleur **rongeante**, *n-vom. bell. ars. phosph. mez.*; — sensation d'**écorchure**, comme à **vif**, *n-vom. bry. puls. chin. carb-veg. ars. mez.*; — grande **sensibilité** au toucher, *n-vom. ign. bry. carb-veg. ars. calc. phosph. sulf. lyc. syl.*; — sensation de **faiblesse**, de **vide**, *ign. croc. sep.*

De même, selon le **siége des douleurs**, lorsqu'elles occupent le **cardia**, *n-vom. ign. phosph. sep.*; — le **creux de l'estomac**, *n-vom. cham. ign. bell. carb-veg. calc. phosph. ars. sulf. lyc. sep. sil. plumb. grat. bry. chin. plumb. arg-n. sec. stann. magn-c.*; — se répandant vers l'**œsophage** et la **gorge**, *bell. calc. phosph. lyc. secal. arg-n.*; — vers la **poitrine**, avec oppression, *n-vom. bell. phosph. bry. sep. plumb. croc. stann. coloc.*; — vers la **tète**, *lyc.*; — dans le **ventre**, *n-vom. cocc. bell. ars. lyc. stann.*; — jusque dans le **bassin**, *bell.*; — jusqu'au **dos** et entre les **épaules**, *n-vom. carb-veg. phosph. ars. sulf. lyc. sep. secal.*; — jusqu'au **bas des reins** et dans les **hanches**, *n-vom. carb-veg. arg-n.*; — jusqu'à l'**anus**, *n-vom.*

c) Pour les **circonstances qui aggravent**, si cette aggravation a lieu la **nuit**, *n-vom. cham. ign. carb-veg. calc. phosph. sulf. puls. lyc. sep. sil. arg-n.*; — le **matin**, *n-vom.*

*puls. chin. sulf. lyc. phosph. natr-m.*; — en **mangeant,**
*bell. bry. sep.*; — après le **repas,** *n-vom. ign. puls. chin.
ars. sulf. bry. carb-veg. cham. cocc. calc. sep. sil.*; — le
**soir,** *puls. carb-veg. phosph. lyc. sep.*; — en **appuyant
fortement** sur l'épigastre, *n-vom. cham. cocc. carb-veg.
puls. phosph.*; — en **appuyant le pied,** *bry.*; — en faisant
un **faux pas,** *bry. puls.*; — par l'**attouchement,** *n-vom.
ars. phosph. sulf. ign. bry. carb-veg. calc. natr-m.*; — par
le **mouvement,** *bry.*; — par l'**eau-de-vie,** *ign.*; — par le
**pain,** *puls. bry.*; — au **grand air,** *n-vom. lyc.*; — par la
**marche,** *puls. bry. calc. phosph. sep.*; — par l'usage du
**café,** *n-vom. cham.*; — après avoir **bu,** *n-vom. sil.*

De même, lorsqu'il y a **amélioration,** par le **manger,**
*ign. cocc.*; — par les **boissons froides,** *phosph.*; — par
l'émission de **rapports,** *bry.*; — par le **café,** *cham.*; — par
la **chaleur du lit,** *lyc. phosph. graph.*; — par le **mouvement,** *chin.*; — par le **repos,** *bry. cham.*; — en **appuyant
le dos,** *bell.*; — en se **pliant en deux,** *cham. carb-veg.*

d) Pour les **épiphénomènes,** s'il y a en même temps
**vertiges,** *n-vom. puls. lyc.*; — **céphalalgie,** *n-vom. bry.
lyc. sep.*; — **face rouge,** chaude, *bell. n-vom.*; — face **pâle,**
*puls. bry. bell. lyc. stann.*; — **teint terreux,** *n-vom.
carb-veg. chin. ars. sep.*; — **soif,** *n-vom. bell. ars.*; —
**adypsie,** *puls.*; — **faim,** *n-vom. stann.*; — **renvois fréquents,** *n-vom. bry. ars. cocc. puls. calc. sulf. lyc. grat.*;
— **régurgitation des aliments,** *n-vom. bry. phosph.*; —
**hoquet,** *secal.*; — **aigreurs, pyrosis,** *n-vom. bry. carb-
veg. calc. phosph. croc.*; — **pituites,** *n-vom. bry. cocc.
puls. sil.*; — **nausées,** *n-vom. cocc. bell. calc. carb-veg.
ars. sulf. puls. stann. sep. croc. mez. coloc.*; — **vomiturition,** *n-vom. bell. ars. lyc.*; — **vomissement,** *n-vom.
cocc. puls. bry. ars. phosph. sulf. calc. lyc. arg-n. plumb.*

*secal. carb-veg. coloc. sep.;* — **flatuosités**, *n-vom. carb-veg. lyc.;* — **constipation**, *n-vom. bry. cocc. bell. carb-vg. puls. calc. ars. sulf. sep. lyc. lach. staph. plumb.;* — **diarrhée**, *puls. n-vom. ars. calc.;* — **froid et frissons**, *puls. lyc. carb-veg. chin. ars.;* — **sueur froide**, *cocc. carb-veg. sep.;* — **angoisse**, *n-vom. cham. cocc. ars. puls. secal.;* — perte de connaissance et **défaillance**, *bell.*

§ 109.

**Remarques sur les médicaments cités.** — Parmi ces médicaments que nous venons de citer, on pourra toujours choisir de préférence :

**Nux vomica,** surtout chez les individus qui ont fait abus de café ou de boissons alcooliques, et principalement s'il y a : douleurs contractives, pressives, crampoïdes, crispantes, avec *gêne des vêtements autour des hypochondres;* sensation de flatuosités incarcérées sous les fausses côtes gauches ; *aggravation des douleurs par l'usage du café, après le repas,* ou bien *le matin* en se levant ou réveillant du sommeil; oppression de la poitrine, comme si elle était serrée par un lien, se répandant quelquefois jusqu'au dos, entre les épaules et au bas des reins; nausées avec afflux d'eau à la bouche, ou régurgitation d'un liquide aigre, amer et brûlant ; goût aigre ou putride dans la bouche; *vomissement des aliments ingérés;* ballonnement du ventre; *constipation; céphalalgie semi-latérale,* avec pression dans le front; palpitation avec anxiété.

**Chamomilla,** souvent, lorsque *n-vom.* paraît indiqué sans suffire, et surtout s'il y a : *Pression comme par une pierre,* ou *comme si le cœur allait être écrasé,* avec ballonnement dans le creux épigastrique et sous les hypochondres ; oppression et anxiété, *s'aggravant la nuit,* avec angoisse et agitation qui ne laissent de repos nulle part, jactation continuelle et *forte sueur jusqu'au cuir chevelu ;* céphalalgie pulsative, battante, dans le vertex, chassant le malade du lit ; amélioration légère de la douleur d'estomac, en se tenant tout tranquillement couché, plié en deux ; *cessation passagère des douleurs par l'usage du café ; aggravation des douleurs la nuit* ou après avoir mangé.

**Ignatia,** s'il y a : *pression comme par une pierre,* surtout après le repas ou la nuit, et *bornée sur la région du cardia ;* ou bien, sensation de faiblesse et de vide dans le creux de l'estomac, avec sensibilité de cet endroit au toucher et brûlement dans l'estomac ; hoquet fréquent ; régurgitation des aliments ingérés ; répugnance pour les aliments, les boissons et la fumée du tabac ; accumulation de mucosités dans la bouche.

**Cocculus,** s'il y a : douleurs pressives, contractives, dans l'estomac et le ventre, améliorées après l'émission de quelques vents ; *retour des douleurs après le repas,* avec afflux d'eau dans la bouche et oppression ; garderobes dures, tardives ; *morosité, mauvaise humeur* et *concentration en soi-même.*

**Bryonia,** s'il y a : *pression comme par une pierre,* surtout en mangeant ou immédiatement après le repas, avec *sensation de gonflement dans la région de l'estomac ;* douleurs contractives, incisives ou pinçantes, améliorées en pressant sur l'estomac, ou après l'émission de quelques rapports ; *aggravation des douleurs par le mouvement* et la marche ; *élancements dans la région de l'estomac en faisant un faux pas ;* constipation ; céphalalgie compressive dans les tempes, le front et l'occiput, comme si le crâne allait éclater, avec amélioration en pressant sur la tête ou en se la comprimant.

**Pulsatilla,** s'il y a : *douleurs lancinantes* s'aggravant par la marche et à chaque faux pas ; ou bien *douleurs crampoïdes*, tant à jeun qu'*après avoir mangé*, et souvent avec mal au cœur, *envie de vomir* ou *vomissement des aliments ingérés; adypsie,* excepté au plus fort des douleurs ; pulsations dans l'épigastre, avec angoisse, ou tension et compression dans la région de l'estomac ; selles molles ou liquides ; goût aigre ou amer de la bouche et des aliments ; *aggravation des douleurs vers le soir, avec frissons qui augmentent dans la même mesure que les douleurs ;* humeur triste, disposée aux pleurs ; caractère doux et aimable.

**Belladonna,** souvent dans les cas ou *cham.* paraîtrait indiqué sans se montrer efficace, et principalement chez les femmes ou les personnes tendres, sensibles, surtout lorsqu'il y a pression rongeante ou tension crampoïde forçant le malade d'appuyer le dos et de retenir la respiration, ce qui le soulage ; *douleurs tellement violentes qu'elles font perdre connaissance au malade et tomber en défaillance ;* renouvellement des douleurs en mangeant ; soif prononcée, avec aggravation de douleurs après avoir bu ; selles tardives et abondantes ; somnolence le jour, avec insomnie nocturne.

**China,** s'il y a : *grande faiblesse des fonctions digestives,* avec *ballonnement et gêne dans l'estomac après avoir mangé tant soit peu;* aigreurs, pyrosis et embarras muqueux ou bilieux des voies gastriques ; envie fréquente de vomir ; aggravation des douleurs dans le repos, amélioration par le mouvement ; anorexie et de tous les aliments et des boissons ; paresse, somnolence, humeur hypochondriaque et *inaptitude au travail, surtout après le repas ;* selles tardives ; teint jaunâtre, terreux ; couleur jaunâtre de la sclérotique.

**Carbo vegetabilis,** souvent après l'action favorable de *n-vom.,* ou s'il y a : *pression brûlante, avec angoisse,* trem-

blement et *aggravation des douleurs après le repas*, surtout *après l'usage des substances venteuses*, ainsi que la nuit
et au toucher; douleur contractive, crampoïde, forçant le
malade à se plier en deux, avec dyspnée et aggravation dans
la position couchée: pyrosis, nausées, dégoût des aliments,
même en ne faisant qu'y songer; *flatuosités abondantes*,
*avec constipation* et oppression de la poitrine.

**Calcarea**, souvent après l'action favorable de *bell.*, surtout
chez les sujets pléthoriques, et principalement, s'il y a : douleurs pressives, compressives ou *crampoïdes, comme par des
griffes*, avec anxiété ; aggravation des douleurs la nuit, ou
*après le repas, avec vomissement des aliments ingérés*, aigreurs et nausées ; sensibilité douloureuse de l'épigastre à la
pression extérieure; *constipation habituelle*, ou bien relâchement chronique du ventre; *souffrances hémorrhoïdales;*
palpitations fréquentes.

**Phosphorus**, s'il y a : *douleurs* pressives ou constrictives,
plutôt dans l'estomac même que dans le creux épigastrique
et le cardia; *extension de la douleur depuis l'estomac jusqu'au dos ;* régurgitation des aliments ingérés; *vomissement
des aliments* ou de *matières aigres ;* aigreurs après chaque
repas; aggravation des douleurs après le repas, le soir ou la
nuit; accès de boulimie avec apaisement momentané des
douleurs par l'injection de quelques aliments; *amélioration
durable par la chaleur du lit.*

**Arsenicum**, s'il y a : *douleurs brûlantes*, comme *par
des charbons ardents, dans l'estomac et les parties environ-
nantes; sensibilité excessive du creux de l'estomac au toucher ;* retour périodique des accès ; *vomissement violent des
aliments ingérés* ou de matières *aigres, âcres,* aqueuses ou
bilieuses ; goût et renvois aigres ou amers ; aggravation des
douleurs par l'attouchement ou le manger ; amélioration par

l'émission des vents, la *chaleur extérieure* et les mouvements doux; *face terreuse, pâle, amaigrie; grande angoisse* et agitation pendant les douleurs.

**Sulfur,** s'il y a : *pression douloureuse comme par une
pierre*, surtout *après le repas*, avec nausées, pituites et vomissement; *aigreurs, pyrosis* et *régurgitation fréquente des
aliments*; répugnance pour les aliments gras, le pain de
seigle, les choses acides et sucrées; tête entreprise avec inaptitude à la méditation; malaise et gêne des vêtements autour
des hypochondres, avec tension et ballonnement; disposition
aux embarras muqueux de l'estomac et aux hémorrhoïdes;
humeur mélancolique, hypochondriaque, avec disposition à
se fâcher ou à pleurer.

**Lycopodium,** s'il y a : douleurs pressives, comme si l'on
comprimait l'estomac des deux côtés, avec amélioration le
soir au lit, et *aggravation au grand air*, ou bien le matin ou
après le repas. — **Sepia,** dans quelques gastralgies très opiniâtres, surtout chez les femmes ou quand il y a couleur
terreuse, sale, de la face. — **Silicea,** contre des gastralgies
*pressives*, se montrant surtout *après avoir mangé* ou avoir
bu trop vite, avec embarras muqueux de l'estomac et vomissement. — **Plumbum,** contre quelques gastralgies qui font
des accès subits, avec douleur violente dans le creux de l'estomac, forçant le malade à se plier en arrière, avec amélioration en pressant sur l'estomac avec un corps dur, ainsi
qu'après l'émission de quelques rapports; aggravation par le
mouvement; teint jaunâtre de la sclérotique après l'accès;
sueur habituelle des pieds, d'une odeur très fétide. — **Cro-
cus,** quelquefois, lorsque la douleur commence dans la région du cœur, d'où elle passe à l'estomac, avec plénitude,
ballonnement, pyrosis, et vomissement de diverses matières
plus ou moins altérées. — **Secale,** dans quelques gastralgies

avec douleurs pressives, constrictives ou brûlantes, remontant le dos ou jusqu'à la gorge, avec extraction visible de la région épigastrique, hoquet violent, et vomissement des aliments ou de matières amères ou insipides, à la fin de l'accès.

— **Argentum nitricum,** surtout lorsque la douleur se répand vers le sacrum et les hanches, avec traits exprimant l'angoisse, dégoût des aliments, sueur froide et vomissement d'un liquide sale ou âcre, amer, aigre ou vert jaunâtre.

**Gratiola,** contre des gastralgies pressives, se manifestant surtout après le repas, avec envie de vomir, besoin inutile d'émettre des rapports, constipation et humeur hypochondriaque. — **Stannum,** contre certaines gastralgies excessivement opiniâtres, avec rapports amers, boulimie, diarrhée, nausées et teint pâle, maladif. — **Magnesia carbonica,** contre quelques gastralgies contractives, avec douleurs pressives et rapports aigres. — **Bismuthum**, dans beaucoup de cas de gastralgies très opiniâtres, surtout s'il y a *douleurs pressives*, avec *sensation d'un poids énorme* et d'un malaise indicible dans l'estomac. — **Carbo animalis,** souvent lorsque *carb-veg*. paraît indiqué, sans se montrer efficace, surtout s'il y a *pression brûlante*, avec aigreurs, pyrosis, embarras muqueux de l'estomac et constipation. — **Causticum,** contre *pression, contraction crampoïde* et *sensation de griffes dans l'estomac*, avec hérissement des cheveux au plus fort des douleurs ; aigreurs et embarras muqueux de l'estomac. — **Graphites,** s'il y a douleurs constrictives, crampoïdes, crispantes, ou douleur pressive avec vomissement des aliments ingérés. — **Lachesis,** lorsqu'il y a douleurs pressives s'apaisant après avoir mangé, mais revenant quelques heures plus tard, et s'aggravant surtout après la sieste ; avec grande faiblesse de la digestion, flatulence et constipation. — **Nitri spiritus,** lorsque, *après l'abus du sel de cui-*

*sine*, il y a *contraction pressive* et plénitude de l'estomac après chaque repas, avec vomissement de matières aigres ou muqueuses, manque d'appétit et pyrosis. — **Staphisagria**, contre des gastralgies pressives et tensives, tantôt s'améliorant, tantôt s'aggravant après le repas et surtout par l'usage du pain, avec nausées fréquentes et constipation. — **Strontiana**, gastralgie pressive après le repas, avec plénitude.

## 2. GASTRITE AIGUE.

### § 110.

**Remarques générales.** — La gastrite avec inflammation muqueuse de l'estomac n'est une maladie ni aussi rare qu'on le croyait autrefois, ni aussi fréquente que le supposait l'école de Broussais, qui voyait dans toutes les affections, même les plus légères, de l'estomac ou des intestins, des gastrites, des entérites ou des gastro-entérites. La gastrite *aiguë*, dont nous parlerons ici, est même encore plus rare que la forme chronique de cette maladie. Dans la plupart des cas, elle ne survient même qu'à la suite de l'ingestion de substances capables d'attaquer directement la muqueuse, telles que les acides et les alcalis corrosifs, les poisons âcres, les corps étrangers capables de blesser les parties qu'elles touchent, l'ingurgitation d'une quantité d'aliments telle qu'elle étend l'estomac outre mesure, etc. Il faut ranger dans la même catégorie l'abus des boissons stimulantes et alcooliques, des fortes épices, des remèdes et élixirs stomachiques, des vomitifs, ainsi que l'ingestion de boissons très chaudes ou très froides, comme celles à la glace, par exemple. Inutile de dire que les plaies de l'estomac, les contusions sur la région épigastrique et l'extension de l'inflammation des organes voisins peuvent également déterminer des gastrites. Mais souvent aussi elles surviennent effectivement sans causes apparentes, et sans qu'on puisse en expliquer l'invasion autrement que par l'état de l'atmosphère, le tempérament ou les habitudes des individus, ou d'autres circonstances pas mieux établies.

D'après les **formes** que peuvent revêtir les gastrites aiguës, quelques auteurs distinguent la gastrite *légère* et la gastrite *très intense;* mais quant à la première, elle n'est qu'une irritation plus ou moins légère, semblables à celles que nous avons citées aux articles *Indigestions, Dyspepsie* et *Embarras gastriques;* en sorte qu'il ne nous reste ici qu'à parler de la gastrite aiguë *intense.* Celle-ci se caractérise presque constamment par de fortes nausées et de violents vomissements réitérés, d'abord des aliments ingérés, puis de matières bilieuses quelquefois excessivement abondantes et suivies de vomituritions, avec douleurs vives, pressives et chaleur extérieure. La douleur augmente par la pression extérieure; la langue est ordinairement rouge, jaunâtre et sèche, la soif vive, avec désir de boissons froides ou acides, et il s'y joint plus ou moins de phénomènes sympathiques ou secondaires, tels que toux, oppression, maux de tête, vertiges, etc. Les douleurs dans la région de l'estomac sont toujours plus ou moins vives, le plus souvent continues et presque constamment accompagnées d'une grande angoisse. La région épigastrique est tendue, ballonnée, chaude, dure au toucher et très sensible à la moindre pression. La douleur augmente en éternuant, en toussant, en riant et par l'ingestion de toutes les substances, qui sont ordinairement rejetées aussitôt qu'elles sont entrées dans l'estomac. Les garderobes sont ordinairement nulles; les urines manquent, et, dans quelques cas, il s'y joint des symptômes ictériques. Le pouls est ordinairement plein, dur, tendu, ou bien petit et inter-

mittent. Souvent l'état change dans l'espace de quelques
heures ; le pouls devient filiforme, la température de la peau
irrégulièrement répandue, les extrémités froides, la face
pâle, décomposée, hippocratique ; il survient des délires, de
l'oppression, des défaillances, des spasmes à la gorge et des
phénomènes hydropiques. La *marche* de cette gastrite est
toujours plus ou moins rapide ; elle peut déterminer la mort
dans quelques jours, sinon dans vingt-quatre heures, et
même plus promptement encore. L'apparition du hoquet,
des défaillances, avec cessation des vomissements et des pulsations artérielles, sont les signes les plus fâcheux qui puissent
survenir, et qui annoncent ordinairement une fin prochaine.
Lorsque la maladie se termine d'une manière heureuse, la
marche en est beaucoup moins rapide ; mais la guérison,
abandonnée à la nature, est ordinairement excessivement
lente, et souvent la maladie passe alors à l'état chronique, si
toutefois il ne survient pas même d'autres complications ou
des lésions organiques plus graves.

Dans l'ancienne école, le *pronostic* de la gastrite intense
est, avec raison, regardé comme extrêmement grave ; mais
depuis que Hahnemann a enseigné au monde médical la
méthode de déterminer, pour chaque cas morbide, les
remèdes les plus spécifiques et les plus efficaces, cette maladie est devenue l'une de celles qui se guérissent le plus
facilement, pourvu seulement qu'elle ne soit pas due à des
substances nuisibles absolument délétères, soit par leur qualité, soit par la quantité qui en aura été ingérée ; que le
médecin soit appelé à temps, et que l'individu qui en est
atteint n'offre pas, dans sa constitution même, des obstacles
plus ou moins invincibles à une guérison sûre et prompte.
*L'emploi des émissions sanguines, des purgatifs ou des*
*vomitifs, est, dans cette maladie, un véritable homicide ;*

mieux vaudrait encore ne rien faire du tout, et abandonner entièrement la marche de la maladie à elle-même; car, lors même que les malades traités ainsi échappent à la mort, ils ne manquent jamais de conserver, à la suite, pendant longtemps, sinon pendant toute leur vie, des irritations chroniques de l'estomac, qui sont quelquefois très difficiles à guérir.

§ 111.

**Traitement de la gastrite aiguë.** — Dans tous les cas de gastrite aiguë intense, bien constatée, le principal remède auquel il faut toujours avoir recours en premier lieu, est *aconitum*, dont on fera fondre 10 globules (18ᵉ dilution) dans 100 à 125 grammes d'eau, pour en faire prendre au malade toutes les trois heures au moins, sinon plus souvent, selon la violence du cas, une grande cuillerée à café. Dans bien des cas, ce médicament suffira seul pour guérir toute la maladie, si l'on peut l'administrer dès le principe; dans d'autres cas, *acon.* opérera au moins un mieux tellement sensible qu'il suffira ensuite d'une ou de deux doses de *bell.*, chacune de 3 globules à la 24ᵉ, mis à sec sur la langue, pour enlever le reste. Seulement, si la maladie avait déjà fait des progrès avant qu'on ait pu agir, et que le malade fût sans connaissance, avec délire et une sorte de stupeur, *hyosc.* serait préférable à *acon.*, et si ce médicament restait sans effet, *bellad.* le remplacerait avec succès. Dans d'autres cas, où l'on trouverait le malade déjà très affaibli, ayant les membres froids et la face décomposée, *veratr.* serait le meilleur médicament; et, s'il ne suffisait pas, *ars.* — Enfin, il y a encore des cas où la fièvre est moins forte, mais les souffrances gastriques, telles que nausées, vomissements, etc., plus prononcées; dans ces cas moins intenses, *ipec.* ou *ant.* peuvent quelquefois être beaucoup plus efficaces que *acon.* ou *bell.* — Lorsque la gastrite a été causée par une indigestion, *puls.* ou *n-vom.* mériteront quelquefois aussi la préférence ; et lorsqu'elle est due à l'usage de boissons froides ou à tout autre refroidissement, et que la fièvre a été apaisée par *acon.*, c'est quelquefois *bry.* ou *ipec.* qui guériront le reste, si toutefois *n-vom.* ne sera pas encore mieux indiqué. — Pour les gastrites causées par l'ingestion de morceaux de glace, *ars.* ou *puls.* sont quelquefois indispensables.

Au reste, voici les indications particulières pour chacun des médicaments cités.

**Aconitum,** presque toujours au début de la maladie, lorsqu'il y a *forte fièvre, douleur vive*, lancinante, pressive ou brûlante, avec *grande angoisse et crainte d'une mort inévitable*, soif fréquente, vomissement même du moindre liquide ingéré.

**Belladonna,** souvent après l'action favorable d'*acon.* surtout dans les *inflammations franches*, avec forte fièvre ; ou bien, s'il y a des *douleurs incisives*, brûlantes ou lancinantes ; ou un état cérébral avec stupeur, délires et perte de connaissance contre lequel *hyosc.* reste sans effet.

**Hyoscyamus,** toutes les fois que les symptômes cérébraux prédominent à un haut degré, que le malade n'a aucun sentiment de la gravité de son état et qu'il reste couché dans une sorte de stupeur, sans connaissance, et avec délires.

**Veratrum,** dans les cas les plus graves, lorsque les *membres deviennent froids*, avec face décomposée, hippocratique, et chute rapide des forces, ainsi que, lorsqu'il y a *brûlement violent jusque dans l'œsophage*, vomissement de matières muqueuses, verdâtres, grande angoisse, pouls lent et intermittent.

**Arsenicum,** toutes les fois que *veratr.* se montre insuffisant contre les phénomènes qui l'indiquent, et surtout lorsque l'enduit épais de la langue, le dégoût des aliments, la *douleur brûlante continuelle dans le creux de l'estomac* et des évacuations de matières purulentes, annoncent l'établissement de la suppuration ; ainsi que lorsque les forces diminuent subitement, avec cessation de la douleur, ballonnement de plus en plus fort du ventre, hoquets fréquents, extrémités froides et pouls petit ; ou même dès le début, lorsque la maladie est due à l'ingestion de morceaux de glaces.

**Ipecacuanha,** souvent, lorsque les vomissements prédominent, surtout lorsque la gastrite a un caractère plus ou moins *saburral*, avec gonflement de la région de l'estomac, douleurs violentes et grande angoisse ; ou bien lorsque la maladie est due à un refroidissement ou à l'usage des boissons froides pendant la chaleur, et qu'*acon.* n'a pas suffi contre cet état.

**Antimonium crudum,** également lorsque la gastrite a un caractère plus ou moins saburral, mais avec *langue fortement chargée* d'un enduit blanc ou jaunâtre, avec vomissement fréquent.

**Bryonia,** quelquefois après l'action favorable d'*acon.* ou d'*ipec.*, dans les cas où la maladie a été causée par des boissons froides.

**Pulsatilla,** souvent lorsque la maladie est due à une forte indigestion, ou à un refroidissement de l'estomac, et surtout lorsque ni *ipec.*, ni *ars.* n'ont suffi contre l'un ou l'autre de ces états.

**Nux vomica,** souvent après l'action favorable d'*acon.*, d'*ipec.*, d'*ars.* ou de *bry.*, lorsque la maladie a été causée par des indigestions ou par un refroidissement de l'estomac, par des boissons froides.

Pour d'autres renseignements, voyez aussi les articles : **Indigestions** et **Empoisonnements, Dyspepsie** et **Embarras gastriques.** -

### 3. GASTRITES CHRONIQUES, GASTROMALACIE, SQUIRRHE ET CANCER DE L'ESTOMAC.

### § 112.

**Remarques générales.** — Nous réunissons, dans cet article, toutes ces diverses *lésions organiques chroniques* de l'estomac, non point parce que nous méconnaîtrions les différences pathologiques essentielles qui séparent les unes des autres, mais simplement parce que la plupart de ces affections se ressemblent souvent, dans leurs premières périodes, d'une telle manière, qu'il est quelquefois très difficile de les distinguer les unes des autres, et que les mêmes médicaments peuvent être efficaces tant contre l'une que contre l'autre, lorsque les mêmes épiphénomènes caractéristiques les indiquent. Cela entendu, nous pouvons dire que la **gastrite chronique,** bien qu'elle ne soit pas aussi fréquente que les broussaitistes veulent bien le dire, n'est pourtant pas non plus une maladie trop rare, lors même qu'on en excepte les embarras *gastriques* et les *dyspepsies chroniques,* dans lesquels il n'y a aucune trace de fièvre et qui ne reposent souvent que sur de simples lésions de fonctions. Dans tous les cas de véritable inflammation chronique de la muqueuse stomacale, le malade éprouve une douleur plus ou moins continuelle, pressive ou constrictive, à la base de la poitrine, au creux de l'estomac ou derrière le sternum ; l'appétit est faible, la digestion lente et pénible, avec des nausées, du malaise, de l'agitation, des rapports, des vomissements, des flatuosités et des constipations plus ou moins opiniâtres. Pour peu que cet état dure, il s'y joint la perte de l'embonpoint et des forces, la face se ride, la physionomie devient triste et souffrante, la peau du corps très sèche et très adhérente, et quelquefois, à la face surtout, d'une couleur d'un rouge vineux. Vers la fin, il survient une fièvre hectique, et les malades succombent ordinairement dans le dernier degré du marasme.

Dans la **gastromalacie,** qui consiste dans un ramollissement ou amincissement de la muqueuse stomacale, et qui atteint de préférence les enfants, il y a ordinairement des *selles diarrhéiques d'un vert de gazon*, ou des évacuations de *matières putrides*, muqueuses et aqueuses, ressemblant souvent à celles de la lientérie et ne cessant presque jamais que peu de temps avant la mort. Dans la plupart des cas, il s'y joint des vomissements tout aussi opiniâtres, avec rejet de matières bilieuses, muqueuses ou aigres, verdâtres, jaunâtres ou même rougeâtres. La langue est ordinairement blanche, les lèvres sèches, les mains chaudes ; plus tard, il y a alternative de chaleur et d'un froid presque cadavérique. Le ventre est presque toujours ballonné et douloureux, il y a oppression et une toux particulière, très douloureuse, provenant de l'estomac. Les enfants à la mamelle sont de très mauvaise humeur, demandent toujours d'être portés sur les bras et refusent toute nourriture en dehors du sein ; les enfants un peu plus âgés crient beaucoup, ne peuvent pas supporter qu'on les regarde et rétractent les cuisses vers le ventre ; tous ont une soif violente qui les fait boire avec précipitation, et un grand désir de vin et d'acides. En outre, la face prend une expression langoureuse, le malade maigrit d'une manière visible, le cou devient rapidement ridé, la figure se creuse, les cris se transforment en gémissements ; à la fin, il y a un peu plus de repos, les enfants restent couchés sur le dos et paraissent comme plongés dans un coma vigil. Quelquefois cette maladie peut se terminer par la mort, dans cinq à neuf jours, lorsqu'elle a atteint son état; dans la plupart des cas, sa marche est de plusieurs mois.

Chez les **adultes,** la **gastromalacie** affecte un autre caractère, et commence ordinairement par une perte complète d'appétit, à laquelle se joignent des douleurs dans l'épigastre, des frissons entremêlés de chaleur, de la soif avec désir de boissons fraîches; puis il survient des nausées et des vomissements qui sont souvent provoqués par les boissons les plus douces. Au reste, ces vomissements ne sont point constants chez tous les malades, de même que les douleurs sont tantôt légères et obtuses chez les uns, tantôt des plus vives et des plus aiguës chez les autres. La terminaison de cette maladie est, dans la plupart des cas, fâcheuse; elle peut durer d'un à plusieurs mois et se prolonger au delà, ou être, au contraire, fort courte.

Pour ce qui concerne le **squirrhe** et le **cancer** de l'estomac, rien n'est souvent plus obscur que le début de ces affections, puisqu'elles ne fournissent, dans leur première période, aucun signe qui les fasse distinguer d'une foule d'autres maladies. La lenteur des digestions, les renvois, les vomissements qui en caractérisent le début, peuvent être produits par un simple embarras gastrique, par une faiblesse purement fonctionnelle des organes digestifs, par une gastrite chronique des plus légères, ou parfois encore par une gastromalacie commençante des adultes. Ce n'est donc que par la marche même de la maladie qu'on peut quelquefois éclaircir le doute; car les progrès que le mal fait sont, ici, plus rapides que dans aucune des autres affections chroniques de l'estomac. Bientôt les digestions se pervertissent, les aliments, jusqu'alors les plus faciles à digérer, deviennent indigestes, et *vice versâ*; plus tard, il s'y joint une soif vive, avec un sentiment de chaleur et des douleurs passagères dans l'estomac qui se propagent jusqu'à la partie postérieure du tronc; il survient des renvois fétides ou aigres pendant la digestion, surtout après l'usage du vin, et quelquefois des vomissements glaireux vers le matin. Dans cette période de la maladie, le diagnostic en est excessivement difficile, sinon même absolument impossible. Ce n'est que lorsque les douleurs deviennent plus vives et qu'il survient des vomissements après chaque ingestion de substances alimentaires, qu'on pourra soupçonner l'affection cancéreuse, surtout lorsque ces vomissements contiennent des matières noires ou brunâtres, comme mêlées de suie ou de marc de café, et que la palpation fait découvrir en même temps une tumeur plus ou moins saillante et vive dans la région épigastrique.

Nous ne dirons rien des *ulcérations*, des *pustules* et d'autres *éruptions ou lésions* qui peuvent accompagner *symptomatiquement* les diverses gastrites chroniques; de toutes les lésions dont on ne peut constater l'existence qu'après la mort, aucune n'est capable de fournir des indications sûres pour le traitement à suivre.—Pour le **catarrhe chronique** de l'estomac, voy. **Pituites** (§ 83).

§ 113.

**Traitement des lésions organiques chroniques de l'estomac.** — Dans toutes ces affections, où les médicaments conseillés selon les principes de l'ancienne école restent ordinairement sans efficacité réelle, la méthode de Hahnemann nous apprend à trouver des substances assez puissantes pour les guérir, souvent même jusqu'au cancer déclaré. Selon les expériences cliniques parvenues à notre connaissance, les médicaments qui se sont montrés les plus efficaces jusqu'ici sont les suivants :

a) Contre les gastrites **chroniques simples**, *n-vom. bry. sulf. ars. puls. lyc. sil. carb-veg. phosph. sep. kreos. mez. n-mosch.*

b) Contre la **gastromalacie des enfants**, *kreos. merc. calc.*

c) Contre les dégénérations **squirrheuses** et **cancéreuses**, *n-vom. phosph. lyc. sulf. carb-veg. ars. sep. kreos. mez. n-mosch. ipec.*

Dans tous ces cas, on pourra choisir de préférence :

**Nux vomica**, lorsqu'il y aura : douleurs pressives, con-strictives, *crispantes*, comme si l'on froissait l'estomac, s'aggravant surtout *après le repas* ou *le matin à jeun;* sen-sation d'un obstacle au cardia, en avalant les aliments; esto-mac comme à vif dans la région du cœur épigastrique, avec douleur rongeante, forte faim, mais peur de manger, pituites fréquentes, aigreurs et pyrosis; *vomissement des aliments ingérés* ou de matières glaireuses et aigres; selles difficiles, tardives et dures, teint jaunâtre, terreux; surtout chez les personnes qui ont fait abus du café ou des liqueurs alcooli-ques.

**Bryonia**, s'il y a : *douleurs lancinantes* ou *pressive comme par une pierre;* sensibilité de l'estomac à la pression extérieure, comme s'il était à vif : pulsations dans le creux de l'estomac; retour des douleurs quelque temps après le repas; face pâle, mauvaise mine ; manque d'appétit avec langue nette ou blanche ; *pituites fréquentes; renvois d'air sans goût* ; régurgitation des aliments; constipation ou selles dures, tardives ; surtout dans les souffrances chroniques par abus des boissons froides, ou à la suite d'un coup sur l'es-tomac; aggravation des souffrances par tout mouvement.

**Sulfur**, s'il y a : *douleur continuelle dans la région de l'estomac et le dos*, pressive ou *brûlante, renvois aigres fréquents,* vomissement des aliments ingérés ou de matières aqueuses ; constipation ; sensibilité de la région gastrique à la pression extérieure, avec plénitude et tension ; sensation d'une tumeur dure dans la région stomacale ; flatulence fréquente ; amaigrissement prononcé, avec mauvaise mine, pâleur, etc. ; surtout après la répercussion de la gale ou d'autres dermatoses chroniques.

**Arsenicum**, s'il y a : *douleurs brûlantes, comme par des charbons ardents,* ou bien pressives ; *sensibilité excessive du creux de l'estomac au toucher* ; extension des douleurs vers la gorge, le dos et les omoplates ; *vomissement des aliments ingérés*, tantôt immédiatement, tantôt plusieurs heures après le repas ; *vomissements d'une acidité âcre* ; soif prononcée ; langue rouge, renvois aigres ; constipation opiniâtre ; face pâle, avec traits qui expriment la souffrance ; *grand amaigrissement, avec teint pâle, terreux.*

**Pulsatilla,** douleurs *pressives, pulsatives,* ou comme si l'estomac était à vif ou ulcéré ; digestion laborieuse, avec douleur vive et continuelle dans l'estomac, *envie constante de vomir,* renvois aigres, pituites et *vomissements journaliers,* soit des aliments, soit de matières aigres ou bilieuses ; frissonnements fréquents avec manque de soif ; garderobes tardives ou diarrhéiques et muqueuses ; *aggravation par l'ingestion de tous les aliments,* surtout des aliments chauds, des pâtisseries et des choses grasses, ainsi que par la marche et en faisant un faux pas.

**Lycopodium,** s'il y a : *douleurs compressives,* crispantes, ou secousses dans l'estomac jusque dans la gorge ; brûlement, crispation, pulsation et douleurs incisives dans le creux de l'estomac, avec inquiétude ; *les douleurs se pro-*

*pagent jusqu'au dos*; face pâle, maladive, bouffie; régurgitation des aliments'; vomissements des aliments ou de matières muqueuses, aigres ou amères; garderobes sèches et tardives; aggravation par l'ingestion du moindre aliment, surtout par les fruits secs, à cosse.

**Silicea,** s'il y a: *douleur pressive dans l'estomac* pour avoir bu tant soit peu vite : *endolorissement du creux de l'estomac en pressant dessus ; crispation comme si la partie était froissée, dans le creux de l'estomac*, surtout après le repas ; *gastralgie pressive chronique, après chaque repas, avec pituites* et *vomissement*, l'un après l'autre; fouillement et tortillement dans l'estomac après la moindre gorgée de boisson, suivie de vomiturition et de vomissement d'une eau d'une amertume salée.

**Carbo vegetabilis,** *douleurs brûlantes*, ou *comme si l'estomac était à vif ou ulcéré*, suivies de vomissement de matières liquides d'une acidité âcre ; douleurs tellement violentes qu'elles coupent la respiration ; *aigreurs fréquentes*; coliques ; flatulence; embarras muqueux de l'estomac, aggravation par l'attouchement et dans la position couchée; amélioration par la pression extérieure.

**Phosphorus,** s'il y a : *régurgitation des aliments par bouchées*, avec amaigrissement *prononcé ; douleur rongeante dans l'estomac et au cardia ; extension des douleurs jusqu'au dos*, à la poitrine, au cœur et aux omoplates; renvois et régurgitations aigres; *vomissement des aliments* ou de *matières noires ressemblant au marc de café*, ou bien de liquides aigres; aigreurs après chaque repas ; augmentation des douleurs par l'ingestion des aliments ; boulimie fréquente que les aliments apaisent pour un moment.

**Sepia,** s'il y a : douleurs pressives se propageant de l'estomac au dos, avec angoisse, oppression, constipation opiniâtre, sueur froide et aggravation par l'ingestion des aliments les plus innocents, vomissement de matières muqueuses ; sensation d'une dureté au pylore. — (Quelquefois en l'alternant avec *aur-m.*)

**Kreosotum**, s'il y a : amaigrissement rapide ; vomissement avec soif ardente ; ballonnement de l'épigastre ; diarrhée avec évacuation de matières fétides gris-blanchâtres, comme des œufs brouillés ; vomissement des aliments immédiatement après les avoir ingérés.

**Mercurius**, ballonnement, chaleur et endolorissement de la région épigastrique, vomissement fréquent de matières muqueuses très aigres et très abondantes ; diarrhée fréquente, avec évacuation de matières vert-grisâtre, filamenteuses et comme des œufs brouillés ; amaigrissement excessif ; teint grisâtre ; traits longs, d'un vieillard.

**Mezereum**, s'il y a : amaigrissement excessif, aspect cachectique de toute la peau, *anorexie complète*, répugnance pour toute sorte de viandes, *vomissement de matières couleur de chocolat*, avec chaleur et ardeur dans la gorge ; *vomituritions fréquentes*, avec transes mortelles et *nausées continuelles* ; rejet immédiat de tous les aliments ingérés ; constipation opiniâtre.

**Nux moschata**, douleur pressive, serrante, brûlante, avec aggravation par l'injection des aliments les plus innocents ; renvois, nausées continuelles, langue chargée au côté gauche seulement ; sensibilité douloureuse du creux de l'estomac, avec dureté au toucher et douleurs au dos.

Pour d'autres indications qui pourraient se présenter, voyez aussi les articles : **Mauvais goût de la bouche, Rapports, Nausées et Vomissements, Dyspepsie, Embarras gastriques et Gastralgie.**

## 4. HÉPATITE AIGUE.

### § 114.

**Remarques générales.** — L'hépatite débute ordinairement par une douleur tantôt vive et lancinante, tantôt obtuse et pressive, dans l'hypochondre droit, qui est tendu et sensible à la pression ; la douleur se propage à l'épaule et à la clavicule du même côté ; le décubitus est difficile tantôt sur un côté, tantôt sur l'autre ; il y a dyspnée, toux sèche, hoquet, souvent même nausées et vomissements. Si l'inflammation occupe la partie convexe, la douleur, alors lancinante et comme pleurétique, s'exaspère davantage par le palper, et le malade peut difficilement se coucher sur le côté droit ; si la maladie siége dans la partie concave, les symptômes gastriques sont plus développés ; il y a nausée, vomissements bilieux, tension de l'épigastre, hoquet et phénomènes ictériques plus ou moins prononcés. Dans les cas où la maladie occupe la partie postérieure et supérieure du foie, le hoquet est plus fréquent, la dyspnée et la toux plus pénibles, la douleur s'aggrave pendant l'inspiration, et il existe une douleur lombaire qui paraît avoir son siége dans le rein droit ; il s'y joint une grande angoisse, avec une sensation de plénitude et de suffocation, comme s'il y avait un poids énorme en bas de la poitrine. Dans l'hépatite aiguë, les déjections alvines sont le plus souvent supprimées, et lorsqu'il y a ictère, elles sont blanches ; dans d'autres cas, il y a des selles liquides, bilieuses et parfois sanguinolentes, avec coliques ; l'urine est pâle dans les premiers jours, à moins qu'il n'y ait ictère, plus tard elle prend une couleur rouge plus ou moins foncée. — Dans quelques cas, la maladie est précédée de mouvements fébriles ou de phénomènes gastriques ; mais le plus souvent elle s'annonce dès le début par les symptômes locaux que nous venons d'écrire, et qui restent les seuls qui se montrent pendant toute la durée de la maladie.

La *durée* ordinaire de cette maladie varie de cinq à quatorze jours, et elle peut se terminer par la *résolution*, par des *phénomènes critiques*, par la *suppuration*, ou en passant à l'état *chronique*. La terminaison par résolution, qui est la plus fréquente de toutes, arrive ordinairement du septième au dixième jour, lorsque la maladie reste abandonnée à elle-même ou sous l'influence d'un traitement inefficace ; toutes les fonctions reprennent alors peu à peu leur type naturel.

Les *crises* favorables qui peuvent amener une terminaison prompte, sont les *hémorrhagies* spontanées, par le nez ou l'anus. Quant à la terminaison par la *suppuration* ou *formation d'un abcès*, elle ne s'observe guère que dans les hépatites qui ont pour cause des influences mécaniques extérieures, telles qu'un coup, une chute et une blessure dans la région hépatique. Cette terminaison assez fâcheuse est toujours à soupçonner lorsque la douleur, de lancinante qu'elle était jusqu'alors, devient pulsative, et qu'à la place de la chaleur continue, il survient des frissons réitérés avec chaleur fugace et sueurs. En même temps, l'enflure de la région hépatique augmente ordinairement, la pression et la pesanteur deviennent plus fortes, les phénomènes gastriques continuent, et il survient des selles diarrhéiques sanguinolentes. Quelquefois, le pus reste renfermé dans la substance du foie, dont il détruit alors peu à peu la plus grande partie, si tant est qu'il n'attaque pas même les parties voisines. Dans d'autres cas, le pus de l'abcès se fait jour par une ulcération des parois abdominales, ou dans une portion du tube intestinal, sinon même dans le péritoine ; on a même vu des abcès hépatiques se vider dans l'estomac ou dans le poumon. Quant à la terminaison par la *gangrène*, dont parlent quelques auteurs, elle est excessivement rare, et lorsqu'elle a lieu, cela n'arrive que le huitième jour de la maladie. Les signes qui annoncent cette issue fâcheuse sont la sécheresse extrême de la bouche, la cessation subite des douleurs, des sueurs froides, la faiblesse du pouls, le ballonnement du ventre, le refroidissement des extrémités, et l'odeur fétide des renvois et des déjections alvines.

Les *causes* les plus fréquentes de cette maladie sont le refroidissement du corps par l'influence de l'humidité, des émotions morales, surtout la colère et les contrariétés, l'abus des boissons alcooliques, la suppression d'hémorrhagies habituelles, surtout des hémorrhoïdes, la répercussion d'une fièvre intermittente, des lésions mécaniques qui exercent leur influence sur l'abdomen, les travaux de cabinet trop fatigants, l'abus des plaisirs vénériens, etc. Au reste, elle attaque le plus souvent les individus dans la force de l'âge, entre trente et quarante ans, et se montre le plus fréquemment dans les étés chauds, dans les pays tropicaux, et dans les endroits plus ou moins marécageux. — Le *pronostic* de l'hépatite aiguë dépend tant des *causes occasionnelles* qui l'ont produite que de l'intensité des phénomènes, de la nature de la fièvre, et de la constitution du malade. Les hépatites traumatiques sont ordinairement les plus dangereuses ; celles qui sont produites par l'irritation que causent des calculs biliaires préexistants sont également très graves ; la terminaison par la suppuration ou par la gangrène est ordinairement mortelle. Cependant, dans les cas les plus graves même, le médecin qui pourra se décider à choisir ses médicaments d'après la méthode enseignée par Hahnemann, pourra souvent espérer la guérison, là encore où toutes les autres méthodes se montrent impuissantes pour sauver le malade, ainsi que nous verrons cela dans le paragraphe suivant.

## § 115.

**Traitement de l'hépatite aiguë.** — Les médicamens qui, selon les expériences cliniques connues, méritent le plus d'attention dans l'hépatite aiguë, sont : *acon. bry. cham. bell. merc. n-vom. sulf. lyc. puls. chin. ars. cocc. phosph* — Dans tous les cas d'une inflammation très intense, avec forte chaleur fébrile et grande agitation, le médicament principal, auquel il faudra toujours songer en premier lieu, est *acon.*, apr ès l'action favorable duquel, on trouvera bien souvent d'un grand secours, *bry.* ou *bell.*, sinon *cham. puls.* ou *n-vom.*, selon les indications que nous donnerons ci-après. Quelquefois, lorsque aucun de ces médicaments ne paraît suffire et que la maladie menace de traîner en longueur, *sulf.* se montrera d'un grand secours. — Outre cela, on pourra toujours consulter de préférence.

a) Lorsque l'hépatite est due à des **émotions morales tristes**, *acon. bry. cham. n-vom.*; — à un **refroidissement,** *acon. cham. bry.*; — à des **hémorrhoïdes répercutées,** *acon. n-vom. sulf.*; — chez les individus d'une **constitution laxe,** *merc. puls. chin. cocc.*

De même, dans les inflammations **rhumatismales,** *bry. n-vom. puls. merc. acon. sulf.*; — dans les inflammations de la **surface convexe,** *bell. merc. n-vom. puls.*; — de la surface **concave,** *cham. merc.*; — du **parenchyme,** *acon. cham. n-vom.*; — lorsque la **suppuration** a lieu, *ars.*; — lorsque la maladie **traîne en longueur,** *sulf. lyc. nitr.*; — lorsqu'il y a **gangrène** imminente : *ars. sulf. chin.*

De même, si la **face du malade est pâle** ou **jaune,**

*bell. lycop.*; — si elle est **rouge,** *acon. chin. n-vom. cocc. merc.*

En outre, on trouvera particulièrement efficaces :

**Aconitum,** surtout lorsque les douleurs sont profondes, d'une pression obtuse, ou bien brûlantes et lancinantes, toux courte, grande agitation et jactation, forte chaleur fébrile, grande angoisse et crainte de la mort.

**Chamomilla,** lorsque les douleurs obtuses *ne s'aggravent ni par la pression, ni par le mouvement, ni en respirant,* avec pression dans l'estomac, tension dans les hypochondres, oppression de la poitrine, *couleur jaune de la peau,* langue chargée d'un enduit jaune, goût amer de la bouche et accès d'angoisses.

**Bryonia,** lorsqu'il y a *violente oppression de la poitrine,* avec respiration très accélérée et anxieuse, constipation, pression obtuse et tension dans les hypochondres, aggrava-tion des douleurs par le mouvement, gonflement sensible du foie, ou bien douleur plutôt superficielle, brûlante et lancinante, avec sensibilité excessive au moindre attouche-ment; peu de symptômes ictériques.

**Belladonna,** souvent après *acon.,* et surtout s'il y a : douleurs pressives qui se propagent jusque dans la poitrine et à l'épaule; ballonnement de l'épigastre avec tension; res-piration difficile et anxieuse; congestion du sang à la tête, avec obscurcissement de la vue; vertiges avec défaillance; soif ardente; jactation anxieuse et insomnie.

**Mercurius,** souvent, lorsque *bell.* n'a pas suffi, ou bien s'il y a : *goût amer de la bouche;* manque d'appétit avec *soif ardente; face rouge et bouffie,* lèvres sèches et brû-lantes; renvois d'air violents; *vomissement fréquent de bile* et des boissons ingérées; *douleur violente,* lancinante et brûlante dans toute la partie convexe du foie, jusque dans le dos; ou bien douleurs pressives qui ne permettent pas d'être couché sur le côté droit; aggravation des douleurs par la pression, en éternuant, en toussant et en respirant profondément; jactation anxieuse et insomnie; foie sensiblement gonflé, dur et chaud; garderobes nulles; urines brûlantes, flamboyantes; frissonnements continuels; sueurs abondantes; grande faiblesse.

**Nux vomica,** rarement dès le début de la maladie, mais souvent après l'action favorable d'*acon.* ou de *bry.*, et surtout lorsqu'il y a : douleurs pressives, lancinantes ou pulsatives, avec grande sensibilité au toucher; extension des douleurs jusqu'au dos et à l'épaule; gonflement de la région du foie; goût de la bouche amer ou acide; renvois putrides ou d'une amertume aigre; envie de vomir et vomissement de matières bilieuses ou muqueuses; plénitude et sensibilité douloureuse de l'épigastre, avec gêne des vêtements; céphalalgie pressive, vertiges, bourdonnement d'oreilles et accès d'angoisse; urines rouges, foncées; couleur ictérique de la peau; chaleur brûlante par tout le corps; nécessité d'être couché sur le dos, et surtout impossibilité d'être couché sur le côté gauche.

**Sulfur,** souvent après *n-vom.*, surtout lorsque les douleurs lancinantes continuent, ou bien lorsque aucun des médicaments précédents n'a suffi, et que la maladie menace de traîner en longueur.

**Lycopodium,** souvent contre les cas qui, sous les traitements allopathiques, ont traîné pendant des semaines, avec des douleurs lancinantes ou pressives, plus ou moins vives.

**Nitrum,** quelquefois dans les mêmes circonstances que *lycop.* et *sulf.*, après l'action favorable ou insuffisante de l'un ou de l'autre de ces deux médicaments.

**Pulsatilla,** lorsque les accès d'angoisse sont très fréquents, surtout la nuit, avec selles diarrhéiques muqueuses, verdâtres, et envie fréquente de vomir.

**China**, lorsqu'il y a douleur lancinante, avec sensation, au toucher, comme si la partie était ulcérée, gonflement de la région hépatique, selles diarrhéiques, pouls dur et accéléré, rougeur des joues, veines de la tête enflées.

**Arsenicum**, quelquefois, lorsque la région hépatique est très douloureuse et gonflée, avec brûlement violent, vomissement de matières noires, peau brûlante, soif violente, grande angoisse, pouls des plus accélérés et menace d'une suppuration imminente.

**Cocculus**, s'il y a : douleurs lancinantes ou bien fortement pressives, aggravées en se penchant en avant, en toussant et en respirant ; extension de la douleur à l'épigastre et à l'estomac, avec sensibilité excessive au moindre attouchement ; ventre ballonné, avec vomissement fréquent de matières aqueuses ou muqueuses, suivi d'aggravation énorme des douleurs ; rougeur et chaleur brûlante de la face, avec forte soif.

**Phosphorus**, quelquefois après *bry.*, lorsque, après la cessation de la fièvre, il reste encore une grande sensibilité avec endolorissement de la partie affectée, et un gonflement assez prononcé.

**Carbo vegetabilis**, lorsque, après l'action favorable de *bry.*, il reste encore des phénomènes dyspeptiques, avec douleur sourde, plénitude et pesanteur de la région du foie et symptômes ictériques.

## 5. HÉPATITE CHRONIQUE, ICTÈRE ET AUTRES LÉSIONS CHRONIQUES DU FOIE.

### § 116.

**Remarques générales.** — Dans l'**hépatite chronique**, les symptômes sont ordinairement on ne peut plus obscurs; la douleur, obtuse et pressive, n'est souvent ressentie qu'en exerçant une forte pression sur la région hépatique; quelquefois il y a un sentiment de pesanteur, rarement des douleurs lancinantes se propageant vers l'omoplate ou la clavicule. Dans certains cas, il y a une sorte de pression sous l'omoplate; dans d'autres, le palper peut découvrir un gonflement ou une dureté dans la région hépatique. La plupart de ces malades souffrent, en outre, de phénomènes dyspeptiques plus ou moins développés; ils ont les digestions lentes et pénibles, des gastralgies, la bouche amère, de la flatulence, des hémorrhoïdes, des constipations opiniâtres ou des garderobes dures, grisâtres, avec humeur hypochondriaque, face creuse, jaunâtre et terreuse, ou d'autres symptômes ictériques plus ou moins prononcés. Quelquefois il s'y joint des épistaxis fréquents, des ulcères à la jambe droite, une toux sèche avec oppression, œdème des pieds, puis une hydropisie générale et une fièvre hectique qui finit par enlever les malades. Les urines sont ordinairement d'un rouge brun foncé, à la fin noires et chargées de bile. Par là, on voit que le diagnostic de cette maladie n'est pas toujours facile, à moins qu'on ne puisse constater par le palper l'état du foie; souvent elle est confondue avec de simples dyspepsies. — La durée de l'hépatite chronique est, du reste, absolument indéterminée; souvent les symptômes disparaissent subitement pendant un temps plus ou moins long; puis ils reparaissent sous l'influence de la moindre cause capable d'irriter tant soit peu le foie.

Nous joignons à cette description celle de l'**ictère,** puisque, malgré la manière indépendante dont cette maladie puisse exister, elle se joint cependant si fréquemment aussi, comme symptôme prédominant, aux hépatites chroniques, que, dans tous les ictères opiniâtres, on est facilement porté à supposer une affection occulte du foie, lors même que l'examen le plus attentif ne peut découvrir aucun signe de cette dernière. Au reste, tous les auteurs distinguent ordinairement *quatre* espèces d'*ictères*, savoir : 1° l'*ictère* **symptomatique,** celui qui accompagne les affections aiguës ou chroniques du foie, et qui est peut-être le plus fréquent de tous ;—2° l'*ictère* **spasmodique** ou *essentiel,* celui qui se développe sans altération organique de l'appareil biliaire, à la suite d'une affection morale très vive, d'une douleur physique très intense et d'autres causes accidentelles ; — 3° l'*ictère* **calculeux,** produit par des concrétions biliaires qui oblitèrent les conduits excréteurs de la bile ;—4° l'*ictère* par **pléthore bilieuse,** celui qui résulterait de la surabondance des éléments de la bile dans le sang.—Au reste, quelles que soient les causes pathologiques de cette maladie, elle se caractérise presque toujours par les mêmes phénomènes, tels que la coloration jaune de la peau, des conjonctives et de l'urine, la teinture gris blanchâtre des matières fécales, une douleur sourde à la région du foie et un gonflement plus ou moins sensible de tout l'abdomen. Quelquefois aussi la teinte ictérique de la peau n'est que partielle, n'occupant que la face ou toute autre partie du corps. Dans l'ictère spasmodique, les fonctions digestives restent ordinairement dans toute leur activité ; dans d'autres cas, il y a une douleur plus ou moins vive à l'hypochondre droit, des nausées, des vomissements, des dégoûts, un état plus ou moins saburral de la langue et de la bouche, avec goût amer des aliments et des boissons, des rapports aigres et même de la fièvre. Quelquefois aussi les selles conservent leur couleur naturelle pendant toute la durée de la maladie ; les urines ne prennent souvent leur teinte *safranée* qu'à une époque plus avancée de la maladie, et, lorsque cette dernière commence à décroître, elles se montrent souvent troublées par un sédiment rougeâtre extrêmement ténu et qui dépose très lentement. Quant à la *durée* de l'ictère, elle est extrêmement variable, selon les causes auxquelles ce mal est dû. Jointe à une affection chronique du foie ou produite par des calculs biliaires, cette maladie peut être d'une durée des plus longues et absolument indéterminée ; pour l'ictère qui est produit par des causes accidentelles, sa durée dépend de la constitution du malade, de l'intensité du mal et du traitement plus ou moins spécifique que le médecin sait y opposer.

Enfin, disons encore un mot des **calculs biliaires**. Ce sont des concrétions de diverses grandeurs, qui ont leur siége dans la vésicule biliaire, le foie ou canal cholédoque, et qui sont formées, dans la plupart du temps, de cholestérine unie aux matières colorantes de la bile. Ces concrétions sont assez communes, et il est rare que leur présence cause des accidents, quoiqu'elles soient en très grand nombre. Cependant, pour peu qu'ils grossissent et qu'ils ferment les canaux excrétoires de la bile, les accidents qui en résultent peuvent devenir plus ou moins graves. Ce sont surtout les personnes qui mènent une vie sédentaire, et partant les femmes, qui sont le plus sujettes à ces calculs, et encore les trouve-t-on de préférence chez les personnes âgées, et très rarement avant l'âge de trente ans. Lorsque toute issue est fermée à ces concrétions, et que les canaux biliaires sont très distendus par leur nombre ou leur grosseur, elles provoquent ordinairement une inflammation et une suppuration au moyen de laquelle il se fait une ouverture d'où les corps étrangers sortent et qui peut rester longtemps fistuleuse. Les *causes* qui disposent à ces affections calculeuses sont en général celles qui hydrogénisent la masse des humeurs, comme les boissons spiritueuses, et les circonstances qui favorisent l'accumulation de la graisse. Comme symptômes de ces affections, quelques auteurs signalent une douleur gravative ou pressive à l'hypogastre, un sentiment profond de gêne et une douleur sourde dans la région du foie, des nausées, des vomissements, des accès de coliques hépatiques, ainsi qu'un ictère local ou général ; mais le seul signe capable d'éclairer le diagnostic, ce sont les calculs rendus de temps en temps avec les déjections alvines, et ceux que, chez les personnes maigres, offre le palper de la région hépatique.

Dans toutes ces affections, le *pronostic*, selon les traitements d'après les principes de l'ancienne école, n'est pas plus favorable que dans toutes les autres affections chroniques; ce n'est qu'en suivant la méthode de Hahnemann qu'on pourra parvenir à découvrir des substances véritablement curatives dans bien des cas, ainsi que nous le ferons voir ci-après.

§ 117.

**Traitement des affections chroniques du foie.** — Les médicaments qui, selon les expériences cliniques connues, se sont montrés les plus efficaces dans ces affections, sont en général : *aur. n-vom. bell. lyc. lach. sulf. magn-m. calc. sep. ars. chin. sil. phosp. kal. hep. merc. amm. con. dig. ferr.*; et, en particulier :

Dans l'**hépatite chronique,** *magn-m. n-vom. sulf. bell.*

*aur. lyc. merc. calc. sil. puls. graph. ars. alum. ambr. natr. natr-m. chin.*; — avec **gonflement** et **dureté** du foie, *n-vom. sulf. magn-m. calc. ars. n-mosch. caps. chin. lyc. magn-c. sil. puls. natr-m. con. dig. ferr. laur.*; — dans l'**hépatalgie**, *n-vom. merc. chin. acon. dig.*; — dans le **rhumatisme** du foie, *acon. bry. merc. chin. n-vom.*; — dans la **suppuration** du foie, **phthisie hépatique**, *kal. sil. lach. hep. merc.*

Dans l'**ictère**, *n-vom. aur. bell. dig. merc. chin. acon. phosph. sep. sulf. lyc. sil. ars. carb-veg. cham. iod.*; — et surtout dans l'**ictère** *aigu* ou **spasmodique**, *n-vom. merc. chin. bell. cham. bry. puls. sulf. amm.*; — dans l'**ictère chronique**, *aur. dig. lyc. chin. bell. phosph. sep. sulf. sil.*; —avec **hépatite** chronique : *aur. n-vom. ars. bell. magn-m. calc. kal, sep. iod. chin. dig. sep. sulf.*—Contre les **ictères récents**, plusieurs praticiens citent comme les remèdes les plus efficaces : *merc. acon. chin. n-vom.*;—de même, avec peau **jaune de soufre :** *acon.*; jaune de **bile,** *ars. bell. calc. carb-veg. cham. dig. iod. merc. n-vom. sep.*; jaune **foncé,** *aur.*; jaune **verdâtre,** *sulf.*

Contre les **calculs biliaires**, on cite : *calc. hep. sil. sulf.*

Au reste, on pourra toujours consulter de préférence :

**Aconitum,** dans la plupart des *ictères récents*, ainsi que dans les *hépatites chroniques*, et surtout lorsqu'il y a : goût et renvois amers, vomissement des aliments ingérés ou de matières amères ; épigastre et ventre ballonnés, durs, tendus ; garderobes tantôt diarrhéiques, tantôt tardives et de couleur jaune ; *toute la peau du corps d'un jaune de soufre.*

**Arsenicum,** lorsque, dans une *jaunisse* ou une *hépatite chronique*, il y a chaleur, inquiétude, angoisse, humeur irritable, alternant avec une mélancolie profonde.

**Aurum,** souvent dans les *jaunisses* à la suite d'une colère ou de toute autre cause, ainsi que dans les *hépatites chroniques*, lorsqu'il y a : conjonctive d'un jaune foncé ; *pression violente dans l'épigastre*, le creux de l'estomac ou la région du foie ; *garderobes tardives, grisâtres, comme de l'argile ; urines d'un jaune foncé ou verdâtre ;* grande lassitude et fatigue, surtout dans les jambes ; *peau du corps d'un jaune foncé.*

**Belladonna,** souvent dans les *jaunisses chroniques*, avec dureté du foie, grande faiblesse et beaucoup de symptômes dyspeptiques.

**Bryonia,** dans quelques hépatites chroniques, avec dureté et élancements dans la région hépatique, douleurs dans les jambes et constipation opiniâtre.

**Calcarea,** dans quelques cas de gonflement chronique du foie avec jaunisse périodique, dyspepsie, couleur jaune surtout de la face, constipation opiniâtre et garderobes blanc grisâtre.

**Carbo vegetabilis,** lorsque la jaunisse se montre compliquée de gale et de diabète ; ainsi que, lorsqu'il y a humeur irascible, colérique, répugnance pour la viande, le beurre et la graisse, constipation ou excréments pâles, blanchâtres, urines d'un rouge foncé, comme mêlées de sang.

**Chamomilla,** dans quelques ictères dus à des causes accidentelles, telles que des écarts de régime, de vives affections morales, des refroidissements, etc.

**China,** dans la plupart des *ictères aigus*, souvent en l'alternant avec *merc.*, surtout lorsque les urines sont rouges teignant le linge en jaune, avec excréments argileux, ventre tendu, région hépatique douloureuse au toucher.

**Conium,** dans quelques cas de *gonflement du foie*, avec douleur pressive dans la région épigastrique droite, avec aggravation par la pression extérieure, garderobes irrégulières, tantôt dures et tardives, tantôt verdâtres, diarrhéiques ; urines rares, brunes comme de la levûre, brûlantes pendant l'émission ; surtout lorsqu'il y a en même temps dureté de l'ouïe et des verrues sur la peau.

**Digitalis,** surtout contre des *ictères spasmodiques*, avec ou sans gonflement du foie, et surtout lorsqu'il y a : céphalalgie comme si la tête allait tomber ; répugnance pour les aliments ; langue nette ou blanche ; goût amer, renvois fréquents, *nausées continuelles avec envie de vomir* et vomiturition ; vomissements d'eau ou de mucosités ; *région épigastrique sensible et ballonné* ; garderobes nulles ou tardives ; *excréments grisâtres ou blanc de craie* ; *urines rares, brunes ou noirâtres* ; *pouls très lent* ; humeur pleureuse.

**Ferrum,** dans quelques *hépatites chroniques*, avec gonflement prononcé, sensibilité à la pression extérieure ; douleurs continuelles le long du dos, principalement *à tous les endroits sur lesquels le malade est couché* ; impossibilité de rester longtemps couché sur les côtés.

**Iodium,** contre certaines *jaunisses* avec peau d'un *jaune sale*, amaigrissement excessif ; humeur triste, irritable ; couleur de la face d'un jaune-brun ; langue chargée d'un enduit épais ; soif fréquente, nausées, diarrhées blanchâtres alternant avec constipation ; urines foncées, jaune verdâtre, corrosives ; surtout après l'abus du mercure, ou dans des lésions organiques chroniques du foie.

**Kali carbonicum,** médicament excellent dans les *hépatites chroniques* avec pression dans la région hépatique et *douleur de foulure en se baissant*, ainsi que dans les *abcès chroniques* du foie avec les symptômes d'une *phthisie hépatique*, tels que : faiblesse extrême, défaillances fréquentes, amaigrissement du plus haut degré ; teint terreux, jaunâtre, avec rougeur des joues pendant la chaleur fébrile ; chaleurs fugaces suivies de sueur froide; foie gonflé, dur, douloureux à la pression profonde ; douleur sourde, pressive dans la profondeur ; douleurs lancinantes, déchirantes, se propageant de la poitrine au bras droit et à l'épaule, et passant entre les omoplates et au sacrum ; aggravation en étant couché sur le côté droit; urines déposant un sédiment rougeâtre, gras, floconneux.

**Lachesis,** quelquefois indispensable, non-seulement dans les *affections hépatiques chroniques* des buveurs, mais dans bien d'autres cas encore.

**Lycopodium,** souvent d'un grand secours dans l'*hépatite chronique*, avec douleurs lancinantes et pressives, ainsi que dans quelques cas d'*ictère chronique*, et surtout lorsque les poumons sont en même temps affectés.

**Magnesia muriatica,** souvent indispensable dans les *indurations du foie*, avec *gonflement de cet organe*, ainsi que dans les *hépatites chroniques* en général, et surtout lorsqu'il y a: face d'un jaune sale et foncé; langue sale, jaunâtre; *pression dans le foie* se propageant jusqu'au dos ou à l'estomac; *douleur de foulure dans le foie en se baissant ; région hépatique et ventre tendus, ballonnés et durs*, avec sensation de pesanteur; flatulence; selles tardives, dures et grisâtres; oppression de poitrine; palpitations de cœur; enflure des pieds; grande faiblesse et amaigrissement.

**Mercurius,** l'un des médicaments les plus puissants contre les *ictères spasmodiques* dus à des causes accidentelles, et même dans ceux qui accompagnent les hépatites aiguës ou chroniques.

**Nux vomica,** contre bien des cas d'*hépatite chronique* avec ou sans jaunisse, ainsi que dans quelques cas d'*ictère essentiel*, surtout s'il y a : *vertiges fréquents ;* goût amer, langue chargée d'un enduit jaunâtre; *nausées fréquentes, vomiturition et vomissements de bile ; sensibilité douloureuse de la région hépatique et de l'épigastre, au toucher ;* dureté du foie ; ventre douloureux, avec sensation de plénitude et de constriction ; garderobes dures, blanchâtres; *affections hémorrhoïdales ;* lassitude dans tous les membres; urines chargés, jaunes, foncées ou rouges; peau jaune de tout le corps.

**Pulsatilla,** souvent indispensable dans l'*hépatite chronique,* avec trouble de la sécrétion biliaire et selles.diarrhéiques.

**Phosphorus,** dans quelques cas d'*ictère* des femmes enceintes, avec toux sèche au moindre mouvement ; céphalalgie, émission involontaire des urines, frissonnement avec soif, et secousses ou coups dans la région du foie.

**Sepia,** lorsque dans l'*ictère* la douleur se borne au foie, ou bien, s'il y a, douleurs lancinantes, au front, dans le creux de l'estomac et aux lombes ; douleurs rhumatisantes dans les articulations des genoux et des pieds, urines qui teignent en jaune les objets qu'elles touchent.

**Silicea,** dans quelques cas d'*hépatite chronique* avec dureté et gonflement du foie, douleurs pulsatives ou comme si tout était à vif ou ulcéré; aggravation insupportable en posant par terre le pied droit; tête entreprise, douleur sourde dans l'occiput et *pression vers le dehors, au front; vertiges en se baissant ; pression dans l'estomac après avoir mangé;* selles tardives; toux qui trouble le sommeil de nuit, aggravée par le mouvement; déchirement, élancements et reptation dans les membres; amaigrissement et flaccidité des muscles; *après chaque repas, frissonnement dans le dos, congestion à la tête, chaleur des joues et brûlement à la plante des pieds; froid glacial des pieds chaque soir;* sueur

au moindre mouvement, et le matin au lit ; somnolence le
jour ; *sommeil de nuit agité, avec rêves effrayants et réveil
en sursaut.*

**Sulfur,** dans beaucoup de cas d'*ictère récent* et de *jaunisse chronique*, ainsi que dans les *hépatites chroniques* avec
gonflement et induration du foie, surtout après la *répercussion de la gale* ou de toute autre dermatose chronique, et
quand il y a : couleur jaune, maladive **ou** terreuse de la face ;
renvois continuels, nausées et *vomissement des aliments
ingérés* ou de matières sanguinolentes ; région épigastrique
ballonnée ; *région hépatique gonflée, dure comme une pierre*
et douloureuse au toucher ; rate hypertrophiée ; pression
au cardia après avoir mangé tant soit peu ; *ventre fortement
gonflé, lourd,* avec sensation de plénitude, élancements
et picotements ; *selles nulles ou dures,* rougeâtres ou pâles ;
urines avec un sédiment couleur rose ; toux sèche ou grasse,
muqueuse ; dyspnée ; peau du corps d'un jaune verdâtre ;
grande faiblesse ; fièvre hectique.

## 6. SPLÉNITE ET AUTRES AFFECTIONS DE LA RATE.

### § 118.

**Remarque générale.** — Les affections de la rate appartiennent sans contredit à la catégorie des maladies dont le
diagnostic est entouré de la plus grande obscurité, ce qui vient
en grande partie du peu d'influence que les fonctions de cet
organe, presque entièrement inconnues encore, paraissent
avoir sur l'ensemble de la vie organique. Dans la **splénite
parenchymateuse** aiguë, on trouve ordinairement dans
l'hypochondre gauche, des douleurs plus ou moins vives,
pour la plupart *lancinantes,* térébrantes ou pulsatives, qui,
comme celles du foie, se propagent vers l'épaule, la clavicule,

l'estomac, le dos ou le rein du côté souffrant, avec oppression, constriction de l'épigastre, et aggravation par la pression extérieure, le mouvement, la respiration profonde, ainsi qu'en toussant, en éternuant et en se couchant sur le côté gauche. Dans la plupart des cas, le palper fait découvrir aux environs des fausses côtes une tumeur dure, ronde et très douloureuse à la pression extérieure. En même temps, il y a souvent une oppression plus ou moins forte, des accès d'angoisse, de la toux, des phénomènes dyspeptiques, avec *vomissement sanguinolent plus ou moins fréquent*, gastralgie, goût amer ou aigre, dans la bouche, pyrosis, vomiturition, hoquet, et parfois même, vertiges, éblouissements et défaillances. Le sang rejeté par les vomissements est ordinairement d'abord mêlé à des matières bilieuses et muqueuses; plus tard il devient plus abondant, plus épais et de plus en plus noir. La fièvre est celle de toutes les maladies inflammatoires, avec des rémissions, une soif pénible, pouls quelquefois intermittent au bras gauche; urines brûlantes, d'un rouge-brun foncé, quelquefois d'une couleur sale, safranée.

— La *durée* de cette maladie est de cinq à quinze jours, et elle se termine ordinairement par des crises, avec des sueurs, la sécrétion d'une urine sédimenteuse, des éruptions herpétiques autour de la bouche ou des hémorrhagies diverses. La terminaison immédiate par la mort est rare, dans cette maladie; le plus souvent elle se termine par le ramollissement ou la suppuration; comme suites, on y trouve des adhérences, l'induration ou la tuméfaction permanente.

— Les *causes* les plus connues de la splénite sont des lésions mécaniques, les commotions du tronc, des courses trop précipitées ou trop prolongées, l'abus de la danse, les refroidissements, la suppression d'une hémorrhagie habituelle, d'une fièvre intermittente, ou des ulcères chroniques aux pieds. En général, on l'observe de préférence chez les individus âgés ou dans la force de l'âge, et plus souvent chez les hommes que chez les femmes. Dans les étés très chauds on la voit quelquefois aussi régner épidémiquement.

Le **ramollissement** de la rate se trouve le plus fréquemment comme suite de certaines *fièvres graves*, le typhus, la fièvre intermittente pernicieuse, la péritonite puerpérale, le scorbut et d'autres affections de ce genre.

Les **médicaments homœopathiques** qui répondent le mieux à cette affection sont : *chin. arn. n-vom. ars. bry. berb. brom. ferr. plumb. caps. ign. sulf. agn.* — Et en particulier, contre la **splénite aiguë,** *chin. arn. n-vom. ars. bry.*; — contre la splénite **chronique,** avec **gonflement,** *chin. ars. sulf. caps. ferr. plumb. agn. n-mosch. ign. berb. brom.*; — contre l'**induration** de la rate : *chin. ars. caps. sulf. ign. n-mosch. agn.*; — contre la **splénalgie,** *arn. chin. bry. natr. con. amm-m. natr-m. sulf. carb-veg. nitr.*

Parmi ces médicaments on pourra toujours consulter de préférence :

**China,** s'il y a douleurs pressives ou lancinantes, avec type intermittent de la fièvre et sueurs abondantes, tant dans la *splénite aiguë* que dans les cas chroniques.

**Arnica,** toujours lorsque *chin.* n'a pas suffi dans la splénite aiguë, surtout lorsqu'il y a des douleurs pressives et lancinantes, ou des symptômes cérébraux ou typhoïdes, abattement, apathie, stupeur et indifférence complète pour son état.

**Nux vomica,** souvent après *chin.* ou *arn.*, lorsque l'un ou l'autre de ces deux médicaments a produit du bien, mais que la tuméfaction et la douleur pressive persistent encore, sans changement notable, même dans l'état général du malade.

**Arsenicum,** lorsqu'il survient des diarrhées fréquentes avec selles sanguinolentes et douleur brûlante, ou que la maladie revêt un caractère intermittent, et que *chin.* n'a pas suffi contre cet état.

**Bryonia,** lorsque, après l'usage de *chin.*, d'*arn*, ou de *n-vom.*, la tuméfaction persiste, avec douleurs lancinantes à chaque mouvement.

**Berberis,** lorsqu'il y a accès fréquents de défaillance; *élancements, tension et brûlement dans l'hypochondre gauche*; goût douceâtre dans la bouche, comme du sang; garderobes noires; paralysie de la jambe gauche; frisson extérieur avec chaleur intérieure.

**Bromum,** quelquefois contre la tuméfaction et l'induration de la rate, à la suite d'une gonorrhée mal traitée.

**Ferrum,** dans certains cas d'inflammation chronique de la rate, avec gonflement et induration.

### 7. COLIQUES OU DOULEURS INTESTINALES.

### § 119.

**Remarques générales.** — Les pathologistes ont distingué un grand nombre de *coliques* ou *douleurs abdominales*, selon les causes qui peuvent les produire, et dont les plus importantes sont les suivantes : 1° la colique *bilieuse*, douleur de ventre produite par une surabondance de bile; — 2° la colique *flatulente*, produite par une accumulation de gaz dans les intestins; — 3° la colique *hémorrhoïdale*, douleur abdominale produite par la suppression du flux hémorrhoïdal, ou le précédant; — 4° la colique *idiopathique, nerveuse* ou *spasmodique*, douleurs de ventre considérées comme produites par un trouble primitif de la sensibilité; — 5° la colique *métallique*, douleur abdominale produite par l'action de quelques métaux, particulièrement du cuivre ou du plomb ; — 6° la colique *végétale*, produite par les cidres, les vins nouveaux et les fruits acerbes. — Quant aux autres maladies auxquelles on a donné le nom de coliques, telles que les coliques *hépatiques, néphrétiques, menstruelles, utérines, vermineuses, inflammatoires*, etc. ; elles appartiennent à des affections particulières, telles que l'hépatite, la néphrite, la métrite, les affections vermineuses, l'entérite, etc., et ne peuvent nous occuper dans cet article, où nous nous occupons exclusivement des *douleurs intestinales* sans inflammation ni fièvre. Nous n'avons même que peu à dire au sujet des coliques *bilieuses, flatulentes* et *hémorrhoïdales*, attendu que les symptômes prédominants auxquels elles doivent leur dénomination les caractérisent assez pour pouvoir les distinguer des autres. Mais il n'en est ainsi, ni des coliques *idiopathiques*, ni des coliques métallique et végétale, lesquelles demandent en effet une attention particulière.

Quant à la *colique* **idiopathique**, *nerveuse* ou *spasmodique*, reposant uniquement sur un trouble primitif de la sensibilité, sans nulle autre lésion, elle paraît avoir son siége dans les intestins mêmes, et survient quelquefois sans cause connue, quoiqu'elle soit souvent aussi produite par des émotions vives, agréables ou désagréables, les fortes contentions d'esprit, l'impression du froid, la suppression d'une évacuation habituelle, etc. L'invasion de cette colique a ordinairement lieu d'une manière soudaine, par une douleur vive ressentie dans un ou plusieurs points du ventre, et offrant presque toujours des exacerbations et une certaine mobilité. À cette douleur que la pression soulage ordinairement, il se joint des contractions spasmodiques des parois abdominales, des borborygmes, des angoisses, de la constipation ; la face devient pâle, les traits altérés ; il y a abattement général, inquiétude physique et morale, un pouls petit, et quelquefois inégal, des sueurs froides et même des défaillances, et les douleurs sont souvent assez vives pour arracher des gémissements et même des cris aux hommes les plus courageux. Les paroxysmes de cette colique sont ordinairement de courte durée, ils cessent souvent dans l'espace de quelques heures, et se terminent toujours d'une manière heureuse. Mais ils reviennent ordinairement après un temps plus ou moins long, chez les personnes qui y sont sujettes, et se montrent quelquefois périodiquement. Alors la durée de la maladie totale est presque toujours indéterminée, et souvent elle alterne alors avec des migraines ou d'autres névralgies, si tant est qu'elle n'est pas quelquefois même entièrement remplacée par l'une ou l'autre de ces dernières.

La *colique* **métallique** ou *saturnine* s'observe surtout chez les ouvriers qui travaillent la *céruse* ou les autres préparations saturnines, tels que les peintres, les broyeurs de couleurs, les mineurs, etc. Dans certains cas, l'usage des vins et des beurres mêmes sophistiqués avec la litharge, des eaux pluviales qui ont coulé dans les gouttières de plomb, ou des aliments qui ont séjourné dans les vases de ce métal, peuvent produire aussi cette maladie. Le plus souvent, elle débute par la rareté et la dureté des évacuations avec des douleurs obscures et passagères dans le ventre ; plus tard, ces douleurs deviennent très aiguës et assez intenses pour arracher des cris au malade, le forcer de se tortiller de toutes les manières et de prendre les positions et les attitudes les plus bizarres, sans pouvoir trouver du soulagement. C'est ordinairement la nuit que ces douleurs, qui offrent des rémissions, ont leurs exacerbations les plus violentes ; elles sont, le plus souvent, térébrantes, déchirantes, dans les pa-

roxysmes, et ne consistent plus, dans les intervalles, que dans
la sensation d'une constriction douloureuse ; leur siége principal est dans la région ombilicale et dans celle du rachis.
Outre cela, le ventre est dur, plus sensible à une pression
forte qu'à une pression modérée ; la région ombilicale est ré-
tractée et les testicules fortement ramenés en haut, surtout
pendant les accès. Mais un des symptômes les plus constants
de cette maladie, c'est une constipation des plus opiniâtres
qui résiste quelquefois aux purgatifs les plus énergiques. Les
excréments sont durs, petits, noirs, semblables aux crottes
de mouton. Enfin, outre l'inappétence, les nausées, les vomissements verdâtres, la fétidité de l'haleine et les borborygmes, qui complètent les phénomènes locaux de cette maladie, on y trouve la face pâle et jaunâtre avec traits qui
expriment la souffrance, des douleurs et des crampes dans
les membres, quelquefois aussi de la strangurie et des urines
rares et presque toujours une insomnie opiniâtre. La durée
de cette maladie varie à raison des moyens plus ou moins
rationnels qu'on lui oppose ; abandonnée à elle-même, elle
fait des progrès continuels, jusqu'à ce qu'elle finisse par
être remplacée par la paralysie des avant-bras et des jambes ;
et pour peu qu'elle ne soit pas bien guérie, elle laisse toujours une grande disposition aux récidives. Cependant, tant
que la maladie n'en est pas encore arrivée à ce point, le
pronostic n'en est jamais trop grave.

La *colique* **végétale,** qui s'observe surtout dans le *Poitou,*
*à Madrid,* dans le Devonshire et à Amsterdam, où elle
paraît produite par l'usage de fruits acerbes, de vins et de
cidres nouveaux, offre beaucoup d'analogie avec la colique
de plomb. Elle débute le plus souvent par une douleur soudaine qui se fait sentir avec une violence extrême dans plusieurs points du ventre et s'étend quelquefois aux épaules,

aux mamelles, à la poitrine et aux membres supérieurs et inférieurs. Il y a également une constipation opiniâtre comme dans la colique de plomb ; mais le ventre, au lieu d'être rétracté, s'y trouve au contraire distendu quelquefois à un tel degré qu'il semble devoir se rompre. Dans quelques cas, il s'y joint des nausées, un enduit verdâtre de la langue, une haleine fétide, des vomissements verdâtres, une agitation continuelle, un affaiblissement progressif, et quelquefois même une paralysie incomplète des pieds et des mains, sinon même la cécité.

§ 120.

**Traitement des diverses coliques.** — D'abord, il va sans dire que tous les malades affectés plus ou moins fréquemment d'une sorte de colique quelconque doivent constamment se soumettre au régime le plus sévère, tant pour la quantité que pour la qualité des aliments. Toutes les substances venteuses, excitantes, relâchantes, soi-disant rafraîchissantes, toutes les crudités, les acides, les salaisons et les pâtisseries ou autres choses trop lourdes ou trop grasses, les fruits mêmes, peuvent leur causer les incommodités les plus grandes. Mais ce qu'il y a de plus nuisible pour eux, c'est l'usage des purgatifs et des vomitifs ; ce sont là pour eux de véritables poisons. Aussi, le praticien qui sait appliquer la méthode de Hahnemann pour choisir, dans chaque cas donné, le spécifique le plus approprié aux phénomènes indicateurs, n'aura-t-il jamais besoin d'administrer ces drogues-là à ses malades, et il les guérira toujours plus sûrement, plus promptement et d'une manière plus durable. Les médicaments parmi lesquels on trouvera le plus souvent le remède le plus efficace dans la plupart des coliques, sont en général, *coloc. n-vom. ars. cham. chim. cocc. ign. merc.*

*puls. lyc. bry. carb-veg. sulf. aur. hyos. phosph. plat. asa.* — Et, en particulier :

a) Dans les coliques **idiopathiques**, *coloc. n-vom. ars. cham. cocc. ign.*; — dans les coliques **bilieuses**, *cham. ars. cocc. coloc. hyos. n-vom. chin. merc. bry. sulf. aur.*; dans les coliques **flatulentes**, *cham. bell. carb-veg. arn. ant. merc. chin. cocc. coloq. n-vom. puls. veratr. phosph. zinc.*; — dans les coliques **hémorrhoïdales**, *sulf. n-vom. ars. carb-veg. puls. coloq. lach.*;—dans la colique de **miséréré**, *sulf. plumb. sulf-ac. op. n-vom. bry.*; — dans la colique **satur-nine**, *cham. op. plat. alum. bell.*; —dans la colique **végé-tale**, *ars. acon. puls. staph.*

— De même, dans les coliques produites par une **indi-gestion**, *puls. n-vom. ars. caps. hep. bell. bry. carb-veg. sulf.*;— par des **émotions vives** (colère, etc.), *cham. coloc. bry. n-vom. cocc. sulf.*; — par un **refroidissement**, *coloc. carb-veg. cham. chin. merc. n-vom. puls.*; — par la suppres-sion d'une **hémorrhagie habituelle** (règles, hémorrhoï-des), *ars. n-vom. cocc. puls. carb-veg. sulf.*;—par des **excès sexuels**, *coloc. bell. puls. chin. carb-veg. n-vom. sulf.*; — par des **lésions mécaniques**, *arn. rhus. carb-veg. lach.*

— De même chez les **enfants**, *cham. rhab. coff. bell. acon. n-mosch. cin.*; — chez les individus **nerveux, hy-pochondriaques**, *ign. puls. asa. calc. chim. natr. natr-m.*; —chez les femmes **hystériques**, *cocc. ign. puls. asa. n-vom. bell. bry. ars.*; — pendant la **grossesse** ou les **couches**, *arn. cham. bell. hyos. puls. sep. n-vom. veratr. bry. lach.*; — pendant les **règles**, *cocc. puls. n-vom. cham. bell. coff. secal. sulf. zinc*; — chez les sujets **pléthoriques**, disposés aux **congestions sanguines**, *bell. n-vom. arn. chim. sep.*

b) Lorsqu'il y a **douleurs brûlantes**, *ars. carb-veg. bell. cocc. merc. n-vom. serati. secal. acon. sep.*; — sensation de

**chaleur,** *n-vom. puls. bell. sil. phosph.*; — sensation d'une **boule,** *cham.* — douleurs **contractives, constrictives, crampoïdes,** *coloc. cocc. chin. bell. plat. cham. hep. merc. sulf.*; — douleurs **crispantes,** comme par des **griffes** ou des **ongles,** *coloc. bell. cocc. puls. lyc. sep. hep.*; — douleurs **déchirantes,** *cham. ars. coloc. hyc. n-vom. op. puls. cocc. merc. lach. secal. sulf.*; — douleurs **lancinantes,** *coloc. n-vom. cham. ign. merc. sep. sulf. op. lyc. puls. phosph. aur.*; — douleurs **pressives,** *n-vom. chin. cham. sulf. carb-veg. bell. cocc. coloc. puls. hyos. calc aur. lach. merc. phosph. sep. plat. plumb.*; — douleurs **rongeantes,** *bell. ars.*; — douleurs **pulsatives,** *puls. ign. acon. op. plumb. caps.*; — douleurs **tensives,** *coloc. chin. cocc. n-vom. puls. veratr. merc. lyc. cham. carb-veg.*; — douleurs **tortillantes, fouillantes,** *n-vom. bell. ign. sep.*; — douleurs **tractives,** *coloc. cocc. n-vom. ars. bry. bell. cham. chin. lach.*; douleurs comme si les parties étaient **à vif,** *bell. n-vom. ars. asa. hyos. phosph. calc. hep.*; — sensation de **froid** dans le ventre, *ars. calc. asa. sep. phosph.*; — douleurs qui **poussent** au dehors ou en bas, *bell. cham. chin. n-vom. lyc.*

— De même **ventre ballonné,** *ars. bell. carb-veg. chin. sulf. cocc. coloc. n-vom. merc. phosph. puls. veratr. lyc. hyos. cham. calc. lach.*; — comme des **bourrelets,** *bell. cocc. lyc.*; — **dur,** *coloc. carb-veg. merc. veratr. n-vom. ars. phosph. puls. merc. hyos. calc. chin. lach.*; — **rétracté, petit,** *coloc. cocc. ars. n-vom. op. zinc. puls. acon. plumb.*; — comme atteint de **faiblesse,** *n-vom. ars. merc.*; — comme trop **lourd,** *puls. n-vom. ars.*; — **sensible au toucher,** *n-vom. coloc. bell. puls. sulf. hyos. acon. coff. cham. merc. veratr.*; — avec **vents incarcérés,** *cham. ign. chin. carb-veg. n-vom. puls. sulf. lyc. phosph. calc. hep.*

*lach. sil.*; — avec **borborygmes,** *bell. cham. n-vom. carb-veg. veratr. chin. ign. puls. sulf. hyos. asa. zinc.*; — avec **accumulation de vents,** *chin. carb.-veg. n-vom. lyc. cocc. merc. arn. puls. ant. rhus. sep. zinc.* — avec **émission fréquente de vents,** *chim. carb-veg. phosph. puls. rhus. veratr. bell. lyc. merc.*; avec sensation de **plénitude,** *n-vom. sulf. carb-veg. chin. cocc. lyc. ant.* — Avec **constipation,** *coloc. cocc. n-vom. ars. bell. bry. carb-veg. alum. op. lyc. natr-m. sep. sil. plumb. secal.*; —avec **diarrhée,** *coloc. cham. puls. sulf. merc. ars. bell. veratr. tart. phosph. n-vom. bry. rhab.*

— De même, **avec soif,** *coloc. ars. cocc. n-vom. lyc. chin. veratr.*; — avec **langue nette,** *coloc.*; — langue **chargée,** *coloc. cocc. n-vom. bell. puls. chin. ars. lyc. op. merc. cham. sulf.*; — accumulation **d'eau dans la bouche,** *cham. puls. carb-veg. merc.*; — **pituites,** *bry. sil. sulf.*; — **boulimie,** *merc.*; — **renvois,** *coloc. carb-veg. n-vom. merc. lyc. bell. secal.*; — avec **envies de vomir,** *coloc. cham. cocc. ars. puls. veratr. op. lyc. hyos. n-vom. bell. sulf. tart.*; — avec **vomissement,** *ars. n-vom. coloc. cocc. cham. puls. op. lyc.*

— En outre, avec **vertiges** et **congestion du sang à la** tête, *bell. lyc. n-vom. calc. carb-veg.*; —avec **céphalalgie,** *bell. n-vom. hyos. puls. carb-veg.*; —avec **face pâle,** *puls. ars. coloc. n-vom. phosph. cham. secal. lyc.*; —face **chaude, rouge,** *n-vom. cham. op. bell. acon. merc. hep.*; — face **jaune,** *cocc. chin. n-vom. ars. sep.*; — **yeux cernés,** *cham. n-vom. merc. cina. ars. sep.*; — **oppression,** *ars. carb veg. n-vom. lyc. puls. sulf. chin. cham. cocc. ign. lyc.*; — **douleurs au dos** et **aux lombes,** *coloc. bell. n-vom. lyc hyos. puls. sulf. acon. cham. calc. alum. phosph. secal.*; — **frissons** et **froid,** *puls. ars. coloc. merc. phosph. coff* *secal. carb-veg. n-vom.* ; — **chaleur** et **sécheresse de la peau,** *coloc. ars. n-vom. op. puls. carb-veg.* ; — avec **pieds froids,** *n-vom.* ; — **mains froides,** *n-vom.* ; — **ongles bleus,** *sil.* ; — **mains jaunes,** *sil.* ; — **sueur froide,** *veratr. ars. cocc. bell.* ; — sueur **visqueuse,** *cham.* ; — **faiblesse, dé-faillance,** *ars. veratr. carb-veg. coloc. merc. op.* ; — **an-goisse,** *ars. cham. carb-veg. veratr. coloc. cocc. chin. acon. coff. n-vom. op. lyc. merc. puls. sulf. rhus. secal. hep. lyc. plat. sep.* ; — **agitation, surexcitation nerveuse,** exaspération, *acon. n-vom. ign. coff. ars. cham. chin. veratr. coloc. cocc. op.* ; — **convulsions,** *coff. cic. secal.* ; — **veines enflées,** *bell. puls.* ; — **cris,** *hyos. coff.*

c) Lorsque les douleurs ont leur **siége principal,** à l'**épigastre,** *coloc. n-vom. carb-veg. puls. veratr. op. aur. cham. chin. cocc. ign. merc. lyc. sulf.* ; — dans la région **ombilicale,** *n-vom. ars. bell. cham. cocc. coloc. puls. merc. veratr. lyc. zinc.* ; — dans les **côtés** du ventre, *ars. cham. coloc. lyc. asa. bell. bry. carb-veg. chin. cocc. ign. sulf. rhus.* ; — dans les régions **iliaques,** *coloc. cocc.* ; — à l'**hy-pogastre,** et dans les régions de la vessie et du pubis, *bell. n-vom. carb-veg. sulf. bry. chin. cocc. aur. coloc. ign. lyc. phosph.* ; — au côté **droit** du ventre, *cocc.* ; — au côté **gau-che,** *coloc. carb-veg. aur.* ; — au **rectum,** *n-vom.*

d) Lorsque l'**aggravation** a lieu, la **nuit,** *ars. cham. merc. bell. sulf. puls. rhus. sil. chin. ign. ant.-n-vom. arn. acon. bry. calc. hep. petr. phosph. sep.* ; — **après minuit,** *cocc. merc. puls.* ; — le **matin,** *cham. n-vom. hyos. phosph. bry. calc. sep.* ; — au **lever du soleil,** *cham.* — **après le repas,** *coloc. cham. ars. carb-veg. bry. calc. n-vom. puls. lyc. chin. ign. sulf. bell. rhus. sil. sep.* ; — en **mangeant,** *ars. coloc.* ; — le **soir,** *puls. chin. bell. ars. chin. lach. lyc. merc. phosph. sep. zinc.* ; — par l'ingestion

de la **moindre quantité d'aliments,** *coloc. carb-veg. lyc.*;
— par les **fruits,** *veratr.*; — par le **vin,** *zinc.*; — par le **café,**
*ign.-n-vom.*; — par l'usage du **lait,** *bry. carb-veg.*; — par
le **mouvement,** *bell. n-vom. puls. merc. thui.*; — en
**marchant,** *bell. n-vom. chin. hyos. ign. sep. sulf. veratr.*;
en **toussant,** *bell. cocc. n-vom. puls. ars. coloc. veratr.*;
— en **riant,** *ars. n-vom.*; — dans la position **assise,** *puls.*;
— dans la position **couché,** *puls. phosph.*; — pendant le
**repos,** *zinc. puls.*; — en étant **couché** sur le **dos** ou les
**côtés,** *lyc.*; — en se **redressant,** *coloc.*; — en se **baissant,**
*cocc.*; — par l'**attouchement,** *cocc. coloc. n-vom. puls.
sulf. hyos. merc. carb-veg. arn. sulf. rhus. lyc. sep. sil. ars.
acon. bell. cham. phosph. veratr.*; — par la **pression,** *bell.
n-vom. cocc. coloc. hyos.*; — après avoir **bu,** *n-vom. ars.
puls. sulf. chin. veratr. bry. rhus.*; — par les choses
**sucrées,** *ign. sulf.*

—De même, s'il y a **amélioration,** dans le **repos,** *n-vom.*;
— dans la position **couchée,** *n-vom.*; — en se couchant sur
le **ventre,** *calc. phosph.*; — en se **levant** de son siége,
*puls.*; — pendant la **marche,** *puls.*; — en se **repliant en
arrière,** *n-vom. sulf.*; — en se **pliant en deux,** *bell.
coloc. lyc.*; — par la **pression** extérieure, *coloc. bell. zinc.
asa.*; — par l'**émission de vents,** *n-vom. carb-veg. ign.
veratr. bell. asa.*; — par l'émission de **rapports,** *cocc. lyc.*;
— par la **fumée du tabac,** *coloc.*

## § 121.

**Remarques sur les médicaments cités.** — Parmi ces
médicaments, on pourra toujours employer de préférence :

**Colocynthis,** lorsqu'il y aura : *douleurs excessivement
violentes, constrictives* ou *crampoïdes,* ou tranchées, pincements, crispations, ou *élancements comme par des cou-*

*teaux;* ventre très sensible et comme meurtri; *ballonnement* ou sensation de vacuité dans le ventre; frissons, douleurs dans les jambes ou *crampes dans les mollets pendant les paroxysmes; grande angoisse, agitation et jactation;* garderobes nulles ou *diarrhée avec vomissement bilieux* renouvelé par l'ingestion de la moindre quantité d'aliments; *soulagement des douleurs par l'usage du café.*

**Nux vomica,** s'il y a *constipation opiniâtre* ou selles dures, difficiles; *pression dans le ventre comme par une pierre,* avec *borborygmes* et sensation d'une chaleur intérieure; *douleurs compressives, contractives,* tractives ou pinçantes; *pression dans le creux de l'estomac,* avec ventre ballonné et sensible au toucher; *tension et plénitude, surtout dans les hypochondres, avec gêne des vêtements;* pendant les paroxysmes, mains et pieds froids, ou étourdissement jusqu'à faire perdre connaissance; tranchées et flatuosités dans la profondeur du ventre; *pression dure et aiguë sur la vessie et le rectum,* comme si les vents allaient y sortir par force et obligeant à se plier en deux; aggravation des douleurs à chaque pas; soulagement pendant le repos, ainsi que dans la position assise ou couchée; maux de reins violents et céphalalgie pressive.

**Pulsatilla,** s'il y a douleurs lancinantes, avec pulsations dans le creux de l'estomac, inquiétude, pesanteur et plénitude dans le ventre; *ballonnement et tension,* avec douleur de contusion et grande sensibilité au toucher; vents incarcérés, avec borborygmes, chaleur inquiétante dans le ventre et douleurs déchirantes, pincement ou tranchées, surtout à l'épigastre, avec aggravation au toucher; gêne des vêtements autour des hypochondres; chaleur générale, avec enflure des veines aux mains et au front; *aggravation de tous les phénomènes dans la position assise* ou couchée, ou bien *le* *soir, et alors avec frissonnements qui augmentent dans la même mesure que les douleurs ;* soulagement par la marche; reins comme brisés, en se levant de son siége ; envies de vomir ; *diarrhée ; face pâle,* avec yeux cernés de bleu ; céphalalgie pressive ou tensive.

**Belladonna,** lorsqu'il y a des pincements et des tiraillements comme si tout allait sortir par en bas ; *sortie du côlon en forme de bourrelet,* avec apaisement des douleurs en pressant sur le ventre ou en se pliant en deux ; *douleurs comme si l'on saisissait les intestins avec des ongles,* ou *constrictions crampoïdes* dans le ventre, avec brûlement et pression au-dessus du pubis ; selles liquides, puriformes; aggravation en marchant, amélioration dans le repos et la position couchée ; *face très rouge, avec congestion de sang à la tête* et veines enflées; douleurs d'une violence telle que le malade en perd la raison et devient furieux.

**Arsenicum,** s'il y a des *douleurs excessives, avec grande angoisse dans le ventre;* tranchées violentes ou *douleurs crampoïdes,* tractives, déchirantes ou rongeantes, souvent avec *brûlement violent* ou sensation de froid dans le ventre ; renouvellement des douleurs, surtout *la nuit,* ou *après avoir bu ou mangé;* envie de vomir et *vomissement aqueux* ou bilieux; *diarrhée* ou constipation ; soif violente ; *grande faiblesse* et *frissonnements.*

**Chamomilla,** s'il y a *douleurs tractives* et *déchirantes,* avec grande surexcitation et agitation, forçant à courir çà et là ; sensation comme si les entrailles s'amassaient en boule, ou comme si le ventre était vide ; dégoût, *vomissement amer,* ou *diarrhée bilieuse;* maux de reins, comme si tout le sacrum était brisé ; *vents incarcérés, avec angoisse, tension, pression* et *plénitude dans le creux de l'estomac et les hypochondres,* ou avec pression sur l'anneau inguinal ; yeux cernés de bleu.; bouche pleine de salive; *borborygmes* avec envie d'aller à la selle, et évacuations petites, muqueuses et aqueuses ; face alternativement pâle et rouge; sueurs visqueuses; *apparition des douleurs, surtout la nuit*, ainsi qu'*après le repas* ou le matin au lever du soleil.

**China**, lorsque le ventre est fortement ballonné, comme dans la tympanite, avec *plénitude, pression comme par un corps dur* ; douleurs crampoïdes, constrictives, *avec vents incarcérés et pression dans les hypochondres*, surtout lorsque les douleurs se manifestent la nuit, ou chez les individus affaiblis par des sueurs, des évacuations sanguines ou d'autres pertes débilitantes.

**Cocculus**, lorsqu'il y a des *douleurs constrictives, crampoïdes, dans l'hypogastre, avec flatuosités abondantes,* nausées, dyspnée, plénitude et ballonnement; ou bien, *sensation de vide dans le ventre;* déchirement et brûlement dans les intestins, avec *compression dans l'estomac*; envie de vomir ; constipation ; grande angoisse, surexcitation nerveuse et disposition à s'effrayer.

**Ignatia**, surtout chez les femmes d'un caractère tendre et sensible, avec *douleurs troublant le sommeil de nuit*; élancements dans l'hypochondre gauche ; plénitude et ballonnement des hypochondres ; flatuosités incarcérées, émission difficile des vents, mais qui soulage.

**Mercurius**, s'il y a douleurs violentes, contractives, avec ballonnement et dureté du ventre, surtout autour du nombril, ou *douleurs lancinantes*, brûlantes ou tensives; hoquet, boulimie et répugnance pour les choses sucrées ; envie de vomir avec salivation; ténesme fréquent ou *diarrhée muqueuse; aggravation des douleurs la nuit, surtout après minuit;* frissonnements, avec rougeur et chaleur des joues; grande sensibilité du ventre au toucher; grande lassitude.

**Aconitum,** lorsque les douleurs atteignent en même temps la vessie, avec *contractions crampoïdes*, rétraction de l'hypogastre dans la région vésicale, envie continuelle d'uriner, mais sans résultat ; *grande sensibilité du ventre* ; maux de reins, comme si tout y était brisé ; grande angoisse, agitation et jactation.

**Carbo vegetabilis,** s'il y a : plénitude et *ballonnement du ventre*, comme s'il allait éclater, avec *borborygmes, flatuosités incarcérées,* pincements dans le ventre, dyspnée, *renvois à vide,* congestion à la tête avec douleur pressive ; *inertie des intestins* ou *constipation*; chaleur du corps et surtout de la tête ; *renouvellement des douleurs après l'ingestion de la moindre quantité d'aliments.*

**Coffea** , lorsque les douleurs sont *tellement violentes qu'elles portent au désespoir*, avec angoisse et pression sur l'épigastre ; grande surexcitation et agitation, avec cris, grincement de dents, convulsions, froid des membres, soupirs et accès d'étouffement.

**Lycopodium,** lorsqu'il y a *production* et *accumulation prodigieuse de flatuosités,* surtout *après avoir mangé tant soit peu; tension, plénitude* et *ballonnement du ventre,* avec pression dans l'estomac et l'épigastre ; *constipation* ou selles tardives, dures.

**Sulfur,** souvent contre la *colique hémorrhoïdale*, après l'usage infructueux de *carb-veg.* ou de *n-vom.* ; ou bien contre des coliques *bilieuses*, lorsque ni *cham.* ni *coloc.* n'ont suffi ; — contre des coliques *flatulentes*, lorsqu'elles ne cèdent point à l'usage de *cham. cocc. n-vom.* ou *carb-veg.* ; —contre des coliques *vermineuses*, lorsqu'il reste encore des souffrances après l'emploi de *merc.* ou de *cin.*

**Veratrum,** dans quelques cas de coliques flatulentes, avec nausées ; ventre dur, ballonné et sensible ; *vents incar-*

*cérés*, avec douleurs serrantes, pinçantes, tensives, fouillantes et constrictives, siégeant surtout dans l'épigastre ; selles dures, étourdissements, face bouffie, yeux proéminents, déglutition impossible, insomnie, sueur froide, grande faiblesse, angoisse et agitation.

**Zincum,** dans les coliques flatulentes, lorsque les douleurs pressives s'aggravent par l'usage du vin, ou qu'elles apparaissent surtout le soir, dans le repos, avec borborygmes bruyants, sensation de fermentation dans les intestins, rétraction du ventre, constipation et émission fréquente de vents sans soulagement.

**Secale cornutum,** s'il y a : coliques avec maux de reins, douleurs dans les cuisses, avec renvois et vomissements ; — de même, si, chez les femmes, pendant les règles surtout, il y a douleurs brûlantes dans le côté droit du ventre, comme pendant le choléra ; — ou encore s'il y a : tranchées déchirantes, avec face pâle, extrémités froides, pouls faible et petit et sueur froide.

**Phosphorus,** lorsque les coliques flatulentes siégent dans la profondeur du ventre, avec aggravation dans la position assise.

**Hyoscyamus,** lorsqu'il y a douleurs crampoïdes et tranchées, avec vomissement, cris, céphalalgie, ventre ballonné et sensible au toucher.

**Asa fœtida,** quelquefois dans les coliques flatulentes des personnes hystériques ou hypochondriaques, avec douleur comme si une portion des intestins était à vif et qu'on coupât ou déchirât les intestins, *avec amélioration par la pression extérieure.*

**Aurum,** dans quelques coliques flatulentes qui se manifestent surtout la nuit avec douleurs pressives, flatuosités incarcérées sous les fausses côtes gauches, où elles causent des élancements; renouvellement de ces coliques, même après les aliments les plus légers et les plus innocents.

**Bryonia,** souvent lorsque toute boisson froide ou le plus léger refroidissement cause, dans la profondeur du ventre, des tiraillements douloureux, soulagés en y appuyant de la main ; apparition quotidienne des accès et terminaison par des sueurs et une émission abondante de vents; selles dures, comme des croûtes de mouton; urines rares.

**Platina,** non-seulement dans la colique *saturnine,* mais encore dans bien des cas de coliques flatulentes, surtout chez les femmes.

### 8. PLÉTHORE ET CONGESTION ABDOMINALES.

### § 122.

**Remarques générales.—** Les congestions abdominales, ainsi que les *stagnations de sang* dans l'abdomen, proviennent d'un manque d'inertie dans le système de la veine porte, et se trouvent le plus fréquemment chez les personnes menant une vie sédentaire (femmes, hommes de cabinet, etc.), ainsi que chez les individus affectés d'hémorrhoïdes. Les malades atteints de ce mal éprouvent ordinairement une impression fatigante de chaleur et de brûlement, avec dureté, tension, douleur obtuse et un certain embarras dans le ventre, ou une sensation d'inertie dans les intestins, comme si tout y était arrêté. Il se joint à cela souvent une sorte d'*hypochondrie* plus ou moins prononcée, et presque toujours des *constipations habituelles* très opiniâtres, ou des selles dures, noires, difficiles, en sorte que la plupart de ces malades sont toujours portés à se purger, à faire des cures d'herbes laxatives, à prendre des remèdes rafraîchissants et autres choses qui puissent leur faciliter les garderobes ou leur débarrasser le ventre. Mais rien n'est plus irrationnel que l'emploi de ces moyens, attendu que les soulagements momentanés qu'ils procurent sont toujours suivis bientôt d'une augmentation de cet embarras et de cette inertie dans les intestins, en sorte que la maladie ne fait, au fond, que s'empirer d'année en année sous l'influence de ces moyens perfides. Le seul moyen efficace contre cet état, c'est l'usage des remèdes qui puissent attaquer le mal dans sa source, tels que la méthode de Hahnemann nous apprend à les trouver par les règles qu'elle donne à cet effet. Et en cela nous pouvons dire que rien n'égale l'efficacité que manifestent dans la plupart des cas, contre ces affections, quelques petites doses de *n-vom.* ou de *sulf.*, dont il suffit quelquefois de 2, 3 globules pris en une seule fois, ou répétés huit jours après, pour faire plus de bien au malade que toutes les autres cures réunies ne sauraient produire. Dans d'autres cas, on pourra aussi employer avec succès : *cupr. ars. carb-veg. puls. bell. veratr. bry. cham. rhus.* — En somme, on pourra toujours administrer de préférence :

**Nux vomica,** chez les personnes qui mènent une vie sédentaire, qui abusent du vin ou du café, ou qui sont sujettes aux hémorrhoïdes, et surtout s'il y a : *endolorissement pénible et tension dans la région hypochondriaque, l'épigastre* et la région de l'estomac ; *beaucoup de souffrances après chaque repas;* maux de reins comme si tout y était brisé ; *constipation* et *grande inertie dans le ventre* ; hémorrhoïdes ; *maux de tête, pression au front* ou *sensation d'un clou dans le crâne;* vertiges et étourdissements fréquents ; répugnance pour le grand air; *envie continuelle d'être couché,* avec grande faiblesse après la moindre promenade; *inaptitude aux travaux intellectuels* ; sommeil agité avec *réveil de trop bonne heure* et *aggravation des souffrances le matin;* *humeur hypochondriaque, irritable.*

**Sulfur,** souvent après l'action favorable de *n-vom.*, ou s'il y a : *digestion lente et difficile,* avec *sensation d'un poids à l'épigastre, après avoir mangé* ; constipation opiniâtre ; plénitude et pression dans l'estomac et le creux épigastrique ; *grande paresse corporelle et intellectuelle ; tête entreprise avec inaptitude à la méditation* ; grande faiblesse après la moindre contention d'esprit ; accès d'angoisse, avec impatience, agitation et disposition à se fâcher ; hémorrhoïdes fluentes, mais arrêtées momentanément.

**Arsenicum,** lorsque la constipation est remplacée par des selles fréquentes, petites, muqueuses ou aqueuses, avec grande faiblesse.

**Capsicum,** principalement chez les individus paresseux, lourds, susceptibles, et lorsqu'il survient de petites selles aqueuses ou muqueuses, contre lesquelles *ars.* n'aura pas suffi.

**Carbo vegetabilis,** lorsqu'il y a grande inertie du canal intestinal, avec forte flatulence, constipation, souffrances dyspeptiques et manque d'appétit.

**Pulsatilla,** surtout chez les femmes affectées d'hémorrhoïdes et de constipation alternant avec des diarrhées muqueuses, douloureuses ; maux d'estomac fréquents ; flueurs blanches ; règles en retard.

**Belladonna,** chez les personnes d'une constitution replète et sanguine, avec congestions fréquentes à la tête, céphalalgie et vertiges.

Pour les autres médicaments, voyez **Embarras gastriques, Coliques, Hémorrhoïdes, Constipation** et **Diarrhée.**

9. INFLAMMATIONS ABDOMINALES. — DIAPHRAGMITE, ENTÉRITE, PÉRITONITE.

## § 123.

**Remarques générales.** — Nous réunissons ces diverses inflammations dans un seul article, par ce fait seul que ce sont ordinairement, et à très peu d'exceptions près, les mêmes médicaments qui guérissent aussi bien les unes que les autres, lorsque les mêmes épiphénomènes, en dehors des symptômes de la lésion locale, les indiquent. Ce n'est que pour le *diagnostic* qu'il y a différence, et pour celui-ci encore il y a avantage de réunir les phénomènes qui caractérisent ces différences, pour en rendre la distinction plus facile.

1° La **diaphragmite,** ou inflammation du diaphragme, s'annonce par une douleur très violente dans la partie inférieure du thorax, descendant en expirant fortement, avec une sensation de constriction depuis le sternum jusqu'au dos et aux lombes; l'épigastre, surtout dans le creux de l'estomac, est chaud, très sensible, rétracté ou gonflé, avec un brûlement à l'intérieur. La fièvre est ordinairement assez violente, le pouls quelquefois intermittent, le plus souvent avec délires, forte angoisse et agitation, *hoquets, rires sardoniques,* tremblement, toux sèche et très pénible, vomissements, convulsions, face pâle et évanouissements. Tout ce qui est propre à exercer une influence sur les mouvements du diaphragme augmente la douleur au plus haut point; souvent la déglutition même devient impossible; la respiration est gênée, suspirieuse, avec grande anxiété; le malade ne trouve du soulagement dans aucune position, excepté lorsqu'il se tient debout et penché en avant. Le *pronostic* est toujours plus ou moins grave.

2° **L'entérite,** ou inflammation des intestins, n'importe la portion du canal intestinal qui en est attaquée, peut avoir pour siége soit la *muqueuse* (entérite *muqueuse, érythémateuse* ou *érysipélateuse* de quelques auteurs), soit toute la *membrane intestinale* (entérite *phlegmoneuse* ou *parenchymateuse* de quelques auteurs), soit la membrane *séreuse* ou extérieure (entérite *séreuse* ou *périentérite* de quelques auteurs), soit enfin les *villosités* ou bien encore les *follicules* des intestins, comme on trouve cette dernière ordinairement dans les fièvres typhoïdes.—L'entérite la plus fréquente est sans contredit l'entérite *muqueuse*, forme la plus légère de toutes. La douleur est ici celle d'une simple colique, plus ou moins prononcée, intermittente ou rémittente, sourde, tensive ou tranchante, avec sensation de plénitude autour du nombril ou dans la région iliaque droite, n'augmentant qu'à la pression profonde. Dans la plupart des cas, il y a plutôt diarrhée que constipation, le plus souvent la nuit, avec évacuations floconneuses. Les phénomènes augmentent le soir; la fièvre est ordinairement peu violente. — Dans la *vraie entérite* (entérite *phlegmoneuse*), au contraire, les douleurs sont excessivement violentes, pénétrantes, brûlantes ou déchirantes, fixes et continues, augmentant fortement par le moindre attouchement, la respiration, les efforts de toux ou de vomissement, etc. Le malade est couché sur le dos, les cuisses rétractées vers le ventre; la douleur s'aggrave par paroxysmes; le ventre est chaud, dur et fortement ballonné; il y a constipation opiniâtre, des flatuosités douloureuses qui remontent vers l'estomac et la poitrine, et des vomissements par lesquels le malade rejette d'abord des mucosités, de la bile ou des aliments ingérés, puis des matières verdâtres, quelquefois même stercorales. La fièvre débute ordinairement par un frisson violent, qui est bientôt remplacé par une forte chaleur intérieure, avec soif inextinguible, extrémités fraîches, traits qui expriment la douleur et l'angoisse, respiration très difficile et anxieuse, langue sèche ou chargée de blanc, peau sèche, urines rares et rouges. Quelquefois il s'y joint même des hoquets, des défaillances et des symptômes cérébraux. La durée de cette inflammation est de vingt-quatre heures jusqu'à quinze jours, selon la violence du cas; elle peut passer à la forme chronique ou se terminer soit par la résolution, soit par la gangrène, la paralysie ou la suppuration. Le pronostic est toujours plus ou moins grave.

3° La **péritonite** se caractérise par des douleurs aiguës, lancinantes, augmentant par la moindre pression extérieure, par les fortes inspirations et les divers mouvements du corps, avec tension de l'abdomen, hoquets, vomissements, diarrhée ou constipation, fièvre inflammatoire, pouls petit et concentré, face pâle et affaissée, traits comme tirés en haut et portés vers le front, peau sèche ou couverte de sueur froide. Lorsque la péritonite est très aiguë, elle peut accomplir son cours dans vingt-quatre à quarante-huit heures. Dans d'autres cas, elle peut durer trois à quinze jours; la péritonite chronique a une durée indéterminée. Lorsque cette maladie est idiopathique, elle a ordinairement une forte étendue; mais elle est circonscrite lorsqu'elle est causée par l'extension de l'inflammation d'un organe voisin. Elle peut se terminer par la *résolution*, la *gangrène*, l'*exsudation lymphatique* ou même *purulente*, ainsi que par l'*ascite*. Les dernières terminaisons sont les plus fréquentes, lorsque la résolution n'est pas obtenue à temps. Le pronostic de la péritonite est toujours grave (1).

_______

(1) Voyez *De la péritonite puerpérale, de sa nature et de son traitement*, communication à l'Académie impériale de médecine, Paris, 1858.

## § 124.

**Traitement des inflammations abdominales.**—Quelque grave que soit, dans les maladies que nous venons de citer, le pronostic, pour peu que la maladie soit violente et abandonnée à sa marche naturelle ou mal traitée, le praticien qui saura profiter des règles que Hahnemann donne pour la découverte du médicament le plus efficace dans chaque cas donné, guérira souvent les cas les plus graves et les plus violents de la manière la plus prompte et la plus satisfaisante possible. Mais ce qu'il y a de plus dangereux et de plus condamnable dans le traitement de ces inflammations, ce sont, d'une part, les émissions sanguines, et, d'autre part, les purgatifs que l'ancienne école ne se fait jamais faute d'y mettre largement en usage. Rien n'augmente plus la gravité de l'état que l'affaiblissement du malade par des pertes débilitantes, et souvent l'état adynamique, les exsudations et les autres phénomènes fâcheux qui se prononcent dans quelques cas, ne sont dus qu'aux émissions sanguines. Il en est de même des purgatifs et des vomitifs, dont l'usage inconsidéré peut souvent amener une issue absolument fatale, ou du moins des maladies chroniques les plus opiniâtres. Qu'on veuille donc bien se persuader, une fois pour toutes, que la *constipation opiniâtre* qui accompagne ces maladies est ordinairement un des phénomènes les plus heureux, et que rien n'est plus fâcheux que lorsqu'il survient des selles liquides, sinon même involontaires. Ce n'est pas la constipation qui cause ces inflammations, c'est l'inflammation qui produit la constipation, et dès que la première cesse, toutes les fonctions abdominales se rétablissent d'elles-mêmes. Le plus pressé que le praticien ait à faire, c'est donc toujours de combattre l'inflammation par un moyen plus efficace, plus doux, moins dangereux et partant plus rationnel que les émissions sanguines. Ce moyen, c'est *acon.* toutes les fois que l'inflammation sera plus ou moins violente ou prononcée, et quel qu'en soit le nom, diaphragmite, entérite ou péritonite, on en fera prendre au malade toutes les deux ou trois heures une cuillerée à café de la solution aqueuse de 10 glob. de la 18ᵉ, et l'on continuera ces doses jusqu'à ce que la fièvre soit considérablement apaisée, sinon entièrement tombée. Le reste des symptômes locaux cédera alors ordinairement à quelques doses de *bell.* ou de *bry.*, selon les indications que fournira le cas donné et que nous donnerons plus bas. S'il y avait la gangrène à craindre, *ars.* serait le remède le plus efficace ; et si, dans la péritonite, des exsudations étaient imminentes, *bry.* ou *merc.* pourront être d'un grand secours. En général, on trouvera le plus souvent indiqués :

1° Dans la **diaphragmite**: *acon. bry. lyc. cham.*

2° Dans l'**entérite muqueuse**: *acon. bell. merc.*

3° Dans l'**entérite phlegmoneuse** : *acon. bell. bry. coloc. lach. merc.*

4° Dans la **péritonite**: *acon. bell. bry. lyc. merc.*

Et, en particulier :

**Aconitum**, dans *tous les cas* d'inflammation aiguë avec *forte fièvre, grande angoisse, agitation* et *jactation*, oppression, douleurs violentes, insupportables, diarrhée ou constipation, forte soif, cris, gémissements, crainte de la mort.

**Belladonna ,** presque toujours après l'action favorable d'*acon.*, lorsque ce médicament a apaisé la fièvre, tant dans toutes les entérites que dans la diaphragmite et la péritonite aiguës.

**Bryonia**, dans la *péritonite*, immédiatement après l'action d'*acon.*; dans les entérites, après l'action favorable d'*acon.*

et de *bell.*; dans la *diaphragmite* quelquefois dès le principe.

**Chamomilla,** quelquefois dans la *diaphragmite*, avec gonflement considérable du creux de l'estomac et des hypochondres; respiration très anxieuse et très courte; grande agitation et jactation.

**Colocynthis,** quelquefois indispensable dans la *vraie entérite phlegmoneuse*, avec douleurs brûlantes et cuisantes comme si tout était à vif.

**Lachesis,** dans l'entérite *phlegmoneuse*, lorsque, malgré l'usage de *bell.* et d'*acon.*, le ventre reste toujours encore sensible à la pression.

**Lycopodium,** quelquefois indispensable dans les inflammations aiguës ou chroniques du diaphragme, ainsi que dans la péritonite, lorsque ni *bell.* ni *merc.* ne suffisent.

**Mercurius,** souvent d'un grand secours dans l'*entérite phlegmoneuse*, ainsi que dans la *péritonite*, après l'action de *bell.*; mais c'est surtout dans l'entérite *muqueuse* que ce médicament est souvent indispensable dès le début.

**Phosphorus,** souvent d'un grand secours dans l'inflammation de la *veine cave*.

**Rhus toxicodendron,** souvent indispensable dans la *péritonite* avec gonflement considérable, indurations ou même exsudation purulente.

Pour les indications que pourraient fournir la *nature des douleurs* et d'autres symptômes, voy. l'article **Coliques.**

### 10. MISÉRÉRÉ ET HERNIES INCARCÉRÉES.

### § 125.

**Remarques générales.** — L'affection connue sous les noms de *miséréré* ou de *passion iliaque*, et qui consiste dans une constipation opiniâtre, avec coliques plus ou moins fortes et *vomissement de matières stercorales*, peut être la suite tant d'un *volvulus* ou d'*intussusception* des intestins que d'une hernie incarcérée. La première cause de ces accidents est toujours un *spasme ;* mais pour peu que ce spasme dure, il s'y joint une inflammation des parties affectées et qui peut se terminer soit par la *gangrène*, soit par des exsudations qui forment des adhérences et peuvent, par suite, également amener la mort, en bouchant le canal des intestins. L'ancienne école ne connaît qu'un seul moyen de combattre ces accidents : l'*opération*. Mais heureusement la méthode enseignée par Hahnemann nous a conduit aussi à trouver des médicaments suffisamment efficaces pour combattre soit le spasme, lorsqu'il existe encore sans inflammation, soit cette dernière, lorsqu'elle s'est déjà déclarée et qu'elle menace de compliquer le mal des symptômes les plus graves. Ces moyens sont, en général : *acon. sulf. n-vom. ars.* — Dans tous les cas, et ce sont là les plus graves, où l'inflammation s'est déjà déclarée, et n'importe qu'il y ait seulement vomissements bilieux ou déjà stercoraux, mais forte fièvre, *acon.* sera le médicament le plus efficace. On en fera prendre au malade toutes les heures ou même plus souvent, selon la violence des cas, une cuillerée à café de la solution aqueuse de 10 globules de la 18e, jusqu'à ce que les symptômes les plus alarmants cessent ou que les vomissements, de bilieux ou d'excrémentitiels qu'ils étaient, se changent en vomissements de matières aigres, signes qui seront alors une indication pour l'emploi de *sulf.*, dont on administrera une seule dose de 2, 3 globules, pris à sec, laissant ensuite le malade pendant quelques heures sous l'influence de cette dose, sans la répéter. S'il se montre des signes d'une *gangrène* imminente, *ars.* ou *lach.* mériteront la préférence. — Ce n'est que dans les cas où le spasme existerait encore seul, avec une inflammation peu prononcée, qu'on verra quelquefois d'excellents résultats de *n-vom.* ou d'*opium ;* dans d'autres cas, on pourra aussi employer avec succès : *veratr. bell.* ou *cham.*, selon les indications que l'on trouvera ci-après. En général, on pourra toujours consulter de préférence :

**Aconitum,** toutes les fois qu'outre les *symptômes inflammatoires généraux plus ou moins violents,* il y a douleurs brûlantes, comme par des charbons ardents, avec sensibilité excessive au moindre attouchement, nausées, *vomissements amers, bilieux,* grande angoisse et sueur froide, délires furibonds.

**Sulfur,** souvent, lorsque *acon.* ne suffit point contre l'inflammation locale, surtout, lorsque les vomissements bilieux sont remplacés par des vomissements aigres.

**Nux vomica,** lorsque les symptômes inflammatoires sont moins prononcés, la tumeur et les parties affectées moins douloureuses, les vomissements moins violents, mais avec évacuation de *matières excrémentitielles,* forte dyspnée, angoisse.

**Opium,** souvent lorsque *n-vom.* reste sans effet, ou qu'il y a, dès le principe, forte rougeur de la face, ventre dur et ballonné, renvois putrides et vomissement de matières stercorales.

**Veratrum,** quelquefois, lorsque les vomissements de matières excrémentitielles sont accompagnés de sueur froide et de frigidité des membres, avec faiblesse excessive et accès d'évanouissement, surtout lorsque *op.* est resté sans effet.

**Belladonna,** surtout, lorsque ni *veratr.*, ni *op.*, ni aucun des médicaments précédents n'a suffi contre les vomissements excrémentitiels, et que l'état inflammatoire est moins violent dès le principe, ou préalablement apaisé par l'usage d'*acon.*

**Bryonia,** souvent, lorsque ni *bell.*, ni *op.*, ni *veratr.* ne suffisent contre les vomissements excrémentitiels, et surtout lorsque les douleurs sont tranchantes et constrictives, avec face rouge et pression au front.

**Lycopodium,** quelquefois lorsque les accidents sont accompagnés de *fortes accumulations de flatuosités* qui sortent par la bouche, et se reproduisent constamment.

**Cuprum,** quelquefois lorsque les vomissements excrémentitiels sont accompagnés de violentes coliques, avec *hoquet* et *angoisse inexprimable ;* ainsi que lorsqu'il y a la gangrène à craindre.

**Arsenicum,** toutes les fois que la gangrène paraît imminente, ou bien, s'il y a : face hippocratique, *sueur froide au front, ballonnement excessif du ventre*, grande angoisse, douleurs brûlantes, accès de défaillance, extrémités froides.

**Lachesis,** souvent lorsque ni *ars.*, ni *cupr.* n'ont suffi contre les phénomènes d'une gangrène imminente.

# CHAPITRE IV.

## ANOMALIES DES ÉVACUATIONS ET DES FONCTIONS DU RECTUM.

### 1. CONSTIPATION.

### § 126.

**Remarques générales.** — La constipation n'étant point une maladie, mais simplement un symptôme, nous n'en aurions point parlé ici, s'il n'y avait pas aujourd'hui encore, non-seulement une foule de gens du monde, mais bien des médecins mêmes qui croient devoir agir exclusivement contre ce symptôme seul, par des purgatifs ou d'autres moyens semblables, et qui le considèrent comme un des symptômes

des plus graves et des plus alarmants. Il y a même des praticiens qui agissent comme s'ils ne connaissaient que deux
genres de remèdes : l'un pour ouvrir la porte de derrière,
lorsqu'elle est fermée, et l'autre pour la refermer lorsqu'elle
est trop ouverte. Cette terreur sans nom qu'inspire à certains praticiens, ainsi qu'à bien des malades, l'idée d'un
amas délétère d'infarctes ou d'excréments amassés dans tout
le ventre, pour peu que ce dernier ne soit pas libre tous les
jours, est certainement tout ce qu'on saurait imaginer de
plus insensé ; les meilleures constitutions sont ordinairement
celles qui sont plutôt un peu *resserrées*, surtout lorsqu'une
vie plus ou moins sédentaire y contribue. Les constitutions
facilement *relâchées* sont les plus faibles, les plus débiles,
et dans toutes les maladies tant soit peu graves, la *constipation*, lorsqu'elle existe, est toujours un signe infiniment
plus favorable que l'état contraire. Il est cependant vrai
de dire que ce symptôme peut devenir aussi plus ou moins
gênant, surtout pour les personnes qui ont les selles non-
seulement tardives, mais encore plus ou moins dures et
difficiles; mais malheur à eux, s'ils croient alors pouvoir y
remédier par l'usage des purgatifs, puisque rien n'est plus
en état de rendre leurs garderobes, par la suite, plus tardives
et plus dures qu'elles n'étaient auparavant. La seule chose
qu'on puisse leur permettre sans inconvénient, c'est l'usage
de simples lavements d'eau tiède, légèrement savonnée, lorsqu'elles sentent le besoin d'évacuer, sans pouvoir y parvenir
sans de grands efforts. Les lavements pris hors de ces
moments sont ordinairement peu efficaces, et en en abu-
sant on parvient souvent encore à faire que la nature ne
fonctionne plus du tout sans être aidée artificiellement. Outre
cela, si l'on veut employer, contre cet état habituel, des
moyens véritablement rationnels, il faudrait moins viser à

obtenir des évacuations immédiates qu'à faire cesser l'état morbide, c'est-à-dire cette espèce d'inertie chronique des intestins qui donne lieu aux constipations habituelles ; résultat qu'on n'obtiendra ordinairement qu'en employant à d'assez longs intervalles quelques petites doses d'un médicament parfaitement approprié à la constitution du malade. Toutefois, comme il peut y avoir des cas où la constipation existant depuis plusieurs jours sans être causée par une autre maladie, deviendrait pourtant assez gênante pour exiger des secours immédiats, on pourra, si les lavements ne suffisent pas, obtenir encore des résultats parfaitement suffisants par les plus petites doses (2, 3 globules) d'un moyen homœopathique.

Les moyens les plus efficaces pour **combattre promptement** une constipation **accidentelle**, sont, en général : *bry. n-vom. op. lach. plat. puls. sulf. cann.*

Pour agir radicalement contre les **constipations habituelles,** *sep. sulf. calc. lyc. veratr. n-vom. bry. caus. merc. con. graph.*

En outre, en ayant égard aux **causes** des constipations, on trouvera souvent particulièrement efficaces, chez les personnes qui mènent une **vie sédentaire,** *n-vom. sulf. lyc. bry. op. plat.* ; — chez les individus adonnés aux **boissons spiritueuses,** *n-vom. sulf. calc. lach. op.* ; — après l'abus des **purgatifs,** *n-vom. op. lach. ant. ruta* ; — chez les **vieillards,** lorsque les constipations **alternent** avec de la **diarrhée,** *phosph. bry. ant. op. lach. rhus. ruta.* ; — chez les femmes **enceintes** et les **accouchées,** *n-vom. bry. sep. ant. lyc. op. plat. alum.* ; — à la suite d'un **voyage en voiture,** *plat. op. alum.* — après l'abus du **plomb,** *op. plat. alum.* ; — par **inertie des intestins,** *plumb. op. lach. n-vom. veratr. natr-m. alum. kal.*

Enfin, pour la **nature des excréments,** lorsque les selles sont **très dures**, *n-vom. sulf. calc. lyc. bry. plumb. op. sep. sil.*; — **insuffisantes,** *n-vom. sulf. calc. lyc natr-m. lach. alum. sep. sil.*; — **noueuses,** comme des **crottes de mouton,** *sulf. lach. op. sil. alum.*; — trop **volumi-neuses,** *n-vom. bry. calc. veratr. graph. kal. merc.*

§ 127.

**Remarques sur les médicaments précités.** — Par rapport aux symptômes qui peuvent fournir des indications détaillées, on pourra toujours consulter de préférence :

**Nux vomica,** surtout chez les personnes menant une vie sédentaire, ou adonnées aux boissons alcooliques ou au café, ainsi que chez les individus affectés d'hémorrhoïdes, et sur-tout lorsqu'il y a : manque d'appétit, nausées, ballonnement et tension du ventre avec pression et pesanteur ; *conges-tion à la tête avec céphalalgie* et chaleur à la face; inapti-tude à la méditation; sommeil troublé; oppression, pesan-teurs d'estomac et mauvaise humeur; *sensation comme si l'anus était bouché ou rétréci, avec envie fréquente mais inutile d'aller à la selle.*

**Opium,** contre cette même sensation d'*occlusion de l'anus,* mais sans cette même envie fréquente que pour *n-vom.* , avec pulsations et sensation d'un poids dans le ventre; gastralgie pressive, bouche sèche, manque d'appétit; *congestion à la tête, avec céphalalgie et face rouge,* angoisse aux précors; surtout lorsque la constipation est la suite d'une pression exercée sur le rectum, comme dans la grossesse ou lorsqu'il y a des tumeurs dans le ventre.

**Bryonia,** souvent lorsque *n-vom.* ni *op.* ne suffisent pour combattre une constipation opiniâtre, surtout en été, ou chez les individus affectés de rhumatisme, avec disposition

23.

aux frissons, *congestion à la tête et céphalalgie*, caractère irritable et colérique.

**Veratrum**, souvent, lorsque aucun des médicaments précédents n'a suffi pour combattre une constipation accidentelle, mais opiniâtre.

**Pulsatilla**, quelquefois dans les mêmes circonstances qui indiqueraient *n-vom.*, mais chez des personnes d'un caractère doux et d'un tempérament froid et phlegmatique, disposé aux catarrhes des membranes muqueuses.

**Mercurius**, quelquefois, lorsque la constipation est accompagnée d'un mauvais goût de la bouche, avec gencives scorbutiques.

**Sulfur**, dans la plupart des *constipations habituelles*, surtout après l'usage précédent de *n-vom.*, chez les sujets hypochondriaques ou affectés d'hémorrhoïdes, avec *envie fréquente, mais inutile, d'aller à la selle*, vents incarcérés, malaise général, ventre ballonné, inaptitude à la méditation, phénomènes dyspeptiques de toutes sortes, etc.

**Calcarea**, souvent d'un secours des plus efficaces, dans la constipation habituelle, surtout après l'usage précédent de *sulf.* ou de *n-vom.*, et lorsque les selles sont dures, trop volumineuses et insuffisantes ; selles seulement tous les deux, trois jours.

**Lycopodium**, souvent, lorsque ni *sulf.* ni *calc.* n'ont suffi pour combattre victorieusement la disposition aux constipations, avec selles très dures et envie inutile d'aller à la garderobe ; selles difficiles, ne sortant qu'avec beaucoup d'efforts ; constipation de plusieurs jours.

**Sepia**, dans bien des cas de constipation habituelle ou opiniâtre, surtout après l'usage insuffisant de *sulf.* ou de *n-vom.*, ainsi que particulièrement chez les femmes ou chez les individus sujets aux rhumatismes.

**Lachesis**, souvent indispensable dans les constipations opiniâtres, avec gastralgie pressive et envie inutile d'émettre des rapports.

**Natrum muriaticum**, quelquefois dans les cas les plus opiniâtres, et lorsque aucun autre médicament n'a suffi, surtout *lorsque les intestins paraissent entièrement inactifs, sans nulle envie d'aller à la selle;* en outre, lorsque la constipation a lieu tous les deux jours, ou que les *selles difficiles* sont accompagnées de douleurs lancinantes et déchirantes dans l'anus et le rectum.

**Platina**, dans bien des cas de constipation habituelle, surtout chez les femmes, ou lorsque le malade, malgré tous les efforts, ne peut faire sortir que de petits morceaux, avec ténesme et *fourmillement dans l'anus après chaque selle;* en outre, frissonnements fréquents, avec sensation de faiblesse; douleur constrictive dans le ventre, avec pression, gastralgie et envie inutile de rendre des rapports.

**Plumbum**, souvent, en l'alternant avec *op.*, chez des sujets d'ailleurs bien portants, mais souffrant habituellement de constipations très opiniâtres, avec selles des plus difficiles et des plus dures.

## 2. DIARRHÉES ET LIENTÉRIES.

### § 128.

**Remarques générales.** — Envisagée sous le point de vue pathologique, la *diarrhée*, en elle-même, n'est pas plus que la constipation une maladie indépendante ou idiopathique, mais au contraire un simple phénomène *symptomatique*, quoiqu'elle soit souvent aussi le symptôme le plus saillant, au milieu des phénomènes qui l'accompagnent. Cela ne veut pourtant pas dire que les adhérents de l'école physiologique soient dans le vrai, lorsqu'ils rangent toutes les diarrhées dans la catégorie des *entérites* ; au contraire, dans les *vraies entérites* (phlegmoneuses), il y a ordinairement la constipation la plus opiniâtre. Ce ne sont que les entérites muqueuses qu'on trouve quelquefois accompagnées de diarrhée, et ces diarrhées se caractérisent alors plutôt comme des *dysentéries* que comme des *diarrhées simples* et bénignes. Dans la plupart des cas de diarrhées simples, celles-ci dépendent même plutôt de toute autre cause que d'une inflammation des intestins ; souvent elles ne sont qu'une espèce de *catarrhe* de la membrane muqueuse ; d'autres fois elles ne sont dues qu'à une sécrétion trop abondante de bile ; dans d'autres cas encore, elles sont produites par des *saburres gastriques*, ou même par des affections *rhumatismales*. De là ces divisions connues des diarrhées en *catarrhales, bilieuses, gastriques, rhumatismales* et *inflammatoires*. Ces divisions sont donc on ne peut plus rationnelles, et peuvent même, pour le choix du médicament homœopathique, fournir quelques bons points d'appui. Au reste, les médicaments les plus puissants contre toutes les diarrhées qui reposent sur une simple augmentation des sécrétions, sans inflammation des tissus intestinaux, sont, en général : *merc. cham. puls. veratr. ars. chin. ipec. bry. rhus. sulf. dulc. sec. phosph. phos-ac. ferr. calc. coloc. caps. n-vom. sep. ant. arn. ign. cupr. lach. petr. kreos. agar.*

Et, en particulier, dans les **diarhées catarrhales, les plus ordinaires,** *merc. cham. ars. veratr. chin. puls. bry. ipec.*; — dans les diarrhées **bilieuses,** *cham. merc. puls. secal. sulf. calc. dulc. ipec. chin. ars. phosph. petr.*; — dans les diarrhées **gastriques,** *ant. puls. ipec. bry. merc. dulc. sulf. ars.*;—dans les diarrhées se rapprochant des formes

**inflammatoires,** *merc. ars. n-vom. cham. bry. rhus. acon. bell. coloc.*; — dans les diarrhées **rhumatismales,** *merc. cham. dulc. ars. sec. puls. acon. bry. rhus.*;—dans les **lientéries,** *chin. ferr. phosph. ars. bry. n-vom. calc. rhus. petr.*; dans les lientéries **cœliaques,** *calc. rhus. petr.*; dans les lientéries **hépatiques,** *petr.*; — dans les diarrhées **chroniques,** *sulf. calc. phosph. veratr. ars. petr. phos-ac. ferr. arn. chin. dulc. kreos. graph. hep. lach. nitr-ac. sep.*;— dans les diarrhées **colliquatives,** *phosph. ferr. sulf. chin. ars. ipec. phos-ac. secal.*

En outre, dans la diarrhée des **enfants,** *cham. merc. ipec. sulf. calc. ars. ferr. rhab. magn-c. secal.*;—pendant la **dentition,** *cham. merc. ars. ipec.*; — chez les femmes, pendant la **grossesse,** *sulf. petr. sep. phosph. ant. rhab. lyc. dulc. hyos.*;—pendant les **couches,** *ant. rhab. hyos. dulc.*; —chez les **vieillards,** alternant avec diarrhée, *phosph. secal. bry. ars. ant. n-vom. lach. op. ruta. natr-m.*; — chez les sujets **phlegmatiques,** *caps. natr-m.*;—chez les personnes **débilitées, épuisées,** *chin. phosph. ferr. phos-ac. sec.*;— chez les **poitrinaires,** *phosph. calc. sulf. ferr. ars. chin.*; — chez les sujets **scrofuleux,** *ars. sulf. calc. sil. lyc. dulc. sep. baryt. chin.*

De même, lorsque la diarrhée a été **causée** par un **refroidissement,** *cham. chin. bry. ipec. ars. dulc. sulf. n-vom. veratr. bell. puls.*; — pour avoir **bu froid,** *bry. i"s. carb-veg. puls. n-mosch.*;—par les **chaleurs de l'été,** *bry. dulc. phos-ac. carb-veg. ars. merc. puls. n-mosch.*; pendant l'**automne,** *dulc. ars. merc. sulf. bry. carb-veg. puls. n-mosch.*; — par une **indigestion,** *puls. ant. ipec. coff. n-vom. bry. carb-veg. ars. chin. sulf.*; —par le **lait,** *sulf. lyc. bry. sep. natr.*; — par les **fruits,** *puls. ars. chin. lach. rhod. bry.*;—par des **acides,** *staph. ant. bry. n-vom.*

*lach.*; — par la **choucroute**, *bry.*; — par l'**abus du mercure**, *hep. nitr-ac. sulf. carb-veg. chin.*; — par l'abus de la **magnésie**, *puls. rhab.*; — par l'abus de la **rhubarbe**, *puls. cham. merc. coloc. n-vom. magn-c.*; — par l'abus du **tabac**, *puls. cham.*; — par de vives **émotions morales**, *cham. coloc. veratr. acon. op. puls. ant.*;—par le **chagrin**, *phos-ac. staph. ign.*; — par la **colère**, *cham. coloc.*; — par la **peur**, *veratr. op. ant. puls. acon. coff.*

De même, pour la **nature** des **évacuations**, lorsqu'elles sont **stercorales**, *merc. n-vom. phos-ac. puls. rhus. ars. cham. rhab. sulf.*; — avec **matières non digérées**, *chin. ferr. phosph. bry. sulf. calc. cham. dulc. secal. arn. ipec. phos-ac. veratr. merc.*; — **bilieuses**, *cham. merc. puls. puls. secal. sulf. calc. dulc. ipec. chin. ars. phosph. petr.*; — **muqueuses**, *merc. puls. sulf. chin. bell. cham. ipec. phosph. ars. caps. carb-veg. dulc. ferr. n-vom. petr. secal. magn-c. rhus.*; — **gélatineuses**, *dulc. rhus. calc.*; — comme **fermentées**, *ipec. merc. rhab. sulf. magn-c.*; — comme des **œufs brouillés**, *cham. rhus. puls. merc. sulf. ipec. rhab. magn-c.*; — **aqueuses**, *cham. ipec. chin. ant. ars. arn. dulc. merc. phosph. secal. veratr. ferr. rhus. sulf. calc. petr. n-vom. natr-m. kreos. magn-c. phos-ac.*; — **écumeuses**, *chin. rhus. sulf. coloc. calc. merc. arn. magn-c.*; —d'une **odeur aigre**, *rhab. magn-c. sulf. calc. graph. hep. merc. cham. sep. coloc.*; — âcres, **corrosives**, *merc. ferr. puls. ars. sulf. cham. veratr. chin. n-vom. phosph.*; — **sanguinolentes**, *merc. sulf. puls. cham. ars. ipec. rhus. chin. puls. kreos. n-vom. phosph.*; — **purulentes**, *merc. lach. sulf. calc. sil. lach. bell. arn. puls. sep.*; — **fétides**, putrides, *chin. ars. carb-veg. ipec. merc. puls. sulf. sil. arn. bry. calc. lach. cham. n-vom.*; — **brunâtres**, *chin. ars. veratr. sulf. bry. dulc. merc. phosph. secal. kreos. lach.*

*magn-c.*; — **jaunâtres,** *chin. ipec. ars. dulc. merc. cham. rhab. secal. sulf. calc. coloc. rhus. puls. phosph. petr. lach. magn-c.*; — **gris blanchâtre,** *merc. phos-ac. veratr. puls. phosph. sulf. chin. ars. acon. ant. calc. sec.*; — **ver-dâtres,** *merc. cham. puls. ars. dulc. sulf. calc. ipec. phosp. veratr. sep. secal.*; — **noires,** *merc. veratr. ars. chin. ipec. sulf. phosph. capr.*; — **involontaires,** *phosph. secal. bry. arn. dulc. ferr. rhus. bell. hyos. ars. veratr. carb-veg. calc. op. phos-ac. secal. sulf.*

De même, lorsque les **évacuations surviennent** princi-palement le **soir,** *dulc. puls. rhus.*; — la **nuit,** *merc. puls. cham. chin. ars. puls. dulc. sulf. veratr. arn. bry. rhus.*; — le **matin,** *bry.*; — avant la **pointe du jour,** *sec.*; —après avoir **mangé,** *coloc. chin. ars. ferr. veratr. lach.*; — après avoir **bu,** *caps. ars. n-vom.*; — par suite de chaque **mouve-ment,** *ars.*

Enfin, lorsque, parmi les **épiphénomènes,** il y a : **tête entreprise,** mal à la tête, *ars. dulc. rhus.*;—**face décom-posée, pâle,** *ars. ferr. secal. arn. rhab.*; — **face froide,** *ars. dulc. phosph. calc.*; — **langue chargée,** *ant. ars. chin. merc. puls. phosph. secal. calc.*; — langue **sèche,** *ars. bry. cham. n-vom. phosph. lach.*;—**boulimie,** *ferr.*; —**soif,** *ant. ars. bry. calc. cham. chin. dulc. ferr. kreos. lach. merc. n-vom. petr. phosph. phos-ac. rhab. secal. sulf. veratr.*;—**renvois fréquents,** *merc. arn. ars. cham. chin. dulc. puls.*;—**nausées,** *ipec. veratr. ars. merc. carb-veg. n-vom. puls. bell. lach. bry. cham. dulc. calc. petr.*; — **vomissements,** *ipec. veratr. ars. dulc. secal. rhab. bell. coloc. ant. cupr. sulf. calc. cham. merc. puls. ferr. petr. magn-c. kreos.*; — **gastralgie,** *ars. ferr. bry. bell.*; — **ventre ballonné,** *veratr. ars. cham. merc. sulf. ipec. dulc. ferr. kreos.*; — ventre **dur,** *ars. chin. ferr.*; — ventre

**affaissé,** *ars. sulf. phosph.* ; — **borborygmes fréquents,** *veratr. ars. chin. phosph. phos-ac. secal. sulf. bry. cham. agar. calc.* ; — émission abondante de **vents,** *cham. merc. puls. secal. sulf. arn. agar.* ; — **coliques,** *merc. cham. coloc. chin. ars. bry. puls. rhab. rhus. sulf. veratr. phosph. secal. dulc. n-vom. phos-ac. ant. calc. ipec.* ; — douleurs **avant** les selles, *cham. merc. ars. dulc. n-vom. puls rhus. secal. sulf.* ; — douleurs **pendant** les selles, *cham. ars. merc. caps. secal.* ; —douleurs **après** les selles, *ars. n-vom. rhab.* ; — **douleurs nulles,** diarrhée indolore, *veratr. ars. phosph. dulc. secal. ipec. chin. ferr. hyos. petr. sulf.* ; — **ténesme,** *merc. cham. sulf. ars. rhab. n-vom. caps. ipec. rhus. lach. dulc. phosph. secal. veratr.* ; — **cuisson, brûlement** à **l'anus,** *merc. cham. ars. caps. chin. dulc. puls. sulf. petr.* ; — **amaigrissement,** *ars. calc. dulc. ferr. kreos. lach. merc. petr. phosph. rhab. sec. sulf.* ; — grande **faiblesse,** *veratr. ars. chin. ipec. secal. arn. sulf. phosph. phos-ac. merc. sep. rhab. calc. dulc. ferr. petr.*

§ 129.

**Remarques sur les médicaments précités.** — Selon les divers symptômes qui peuvent caractériser chaque cas donné, on *pourra* toujours consulter de préférence :

**Mercurius,** toutes les fois que les évacuations ont principalement lieu, *la nuit,* avec *évacuations aqueuses, muqueuses, bilieuses,* écumeuses ou même *sanguinolentes,* de *couleur verdâtre,* blanchâtre ou jaunâtre; selles de l'aspect des œufs brouillés; *ténesme fréquent* avec brûlement, prurit et érosion à l'anus; *coliques et tranchées violentes;* pyrosis, nausées et renvois; *frissonnements fréquents ;* sueur froide et grande lassitude avec tremblement.

**Chamomilla,** contre les *diarrhées aqueuses, bilieuses* ou

*muqueuses*, d'une *couleur verdâtre*, *jaunâtre*, blanchâtre ;
*ressemblant à des œufs brouillés*, ou contenant des matières
non digérées ; borborygmes, manque d'appétit, soif, langue
chargée, coliques déchirantes ou tranchées, plénitude dans
le creux de l'estomac. ventre dur et ballonné, renvois fréquents, avec envie de vomir ou *vomissements bilieux* ; amertume de la bouche, inquiétude, agitation et jactation, surtout
chez les enfants, avec désir continuel d'être portés sur les
bras.

**Pulsatilla,** contre des *diarrhées muqueuses*, bilieuses ou
aqueuses, *blanchâtres*, jaunâtres ou verdâtres, ou changeant
d'aspect après chaque évacuation ; diarrhées stercorales en
forme de bouillie, ou bien selles liquides et fétides, avec érosions à l'anus ; amertume de la bouche, langue chargée d'un
enduit blanc, nausées, envie de vomir, renvois désagréables
ou vomissements muqueux ou bilieux, coliques et tranchées,
surtout la nuit.

**Veratrum,** *diarrhées brunâtres, bilieuses, liquides,*
avec ou sans coliques, mais avec *beaucoup de borborygmes,*
aggravées par un travail manuel et le manger ; manque d'appétit avec forte soif, ou bien *évacuations complétement blan-*
*ches,* comme de la colle de pâte dissoute ; *grande faiblesse*
avec *sueur froide ;* de même dans la plupart des *diarrhées*
*d'automne,* avec sensation de froid et de faiblesse dans le
ventre, sans coliques.

**Rhabarbarum**, lorsque les évacuations ont *une odeur*
*aigre* ; selles liquides, muqueuses, comme fermentées, avec
face pâle, salivation, *coliques violentes, envies fréquentes*
*d'aller à la garderobe et ténesme ;* évacuations abondantes,
avec vomissements, grande faiblesse, soif ardente, sueur
générale, grande angoisse, agitation et *crainte de mourir.*

**Arsenicum,** dans la plupart des diarrhées gastriques ou

légèrement inflammatoires, avec ténesme, *grande faiblesse et amaigrissement*; *évacuations aqueuses, muqueuses, brunâtres*, jaunâtres ou blanchâtres, se manifestant surtout *la nuit, après minuit*, ou bien vers le matin, ou bien *après avoir bu ou mangé*, avec tranchées, douleurs brûlantes ou déchirantes dans le ventre; *forte soif*; manque d'appétit avec nausées et vomissements; insomnie et angoisse nocturnes; ventre ballonné, extrémités froides; face pâle, avec joues creuses, yeux caves et cernés de bleu.

**China**, s'il y a *évacuations brunâtres*, abondantes, aqueuses, *contenant des matières non digérées*, et se manifestant principalement *la nuit* ou *après le repas*, avec coliques violentes, pressives, crampoïdes et constrictives, ou bien *sans nulle douleur*; sensation d'une grande faiblesse dans le ventre; borborygmes, renvois fréquents, vents très fétides, douleurs brûlantes à l'anus; manque d'appétit, forte soif et chute complète des forces.

**Ipecacuanha**, s'il y a : *évacuations aqueuses* ou *muqueuses, jaunâtres*, blanchâtres ou verdâtres, avec nausées ou même vomissement de mucosités blanchâtres ou verdâtres; coliques déchirantes ou tranchées, avec agitation et jactation; accumulation de salive dans la bouche; *ballonnement du ventre*; faiblesse avec désir continuel de rester couché; face pâle, avec yeux cernés de bleu; frissons, humeur irritable et irascible.

**Dulcamara**, souvent, dans les *diarrhées nocturnes pendant les chaleurs de l'été*, avec coliques et tranchées surtout dans la région ombilicale ou même sans nulle douleur; *évacuations muqueuses* ou *jaunâtres*, bilieuses ou bien *verdâtres*, et très liquides; *forte soif* et manque d'appétit; nausées ou même vomissements; face pâle, avec grande lassitude et agitation.

**Bryonia,** souvent indispensable dans les diarrhées qui surviennent *pendant les chaleurs de l'été,* surtout *pour avoir bu froid,* ou après tout autre refroidissement ; ainsi que lorsqu'elles sont produites par l'usage des fruits, ou pour avoir trop mangé, en général ; de même, lorsqu'elles surviennent immédiatement après le repas, par l'usage de la choucroute, à la suite d'une colère, etc. ; surtout lorsqu'il y a : coliques pinçantes ou tranchées, immédiatement après avoir bu ou mangé, avec évacuations promptes contenant souvent des matières non digérés ; forte soif ; chaleur avec frissonnements ; bouche sèche ; contraction et serrement dans le ventre ; évacuations presque involontaires, brunâtres, liquides, d'une odeur nauséabonde, avec fermentation dans le ventre.

**Rhus toxicodendron,** contre des diarrhées avec *évacuations stercorales,* ne se manifestant qu'*avant minuit* et précédées de coliques qui cessent après les évacuations ; évacuations gélatineuses, jaunâtres, en forme de bouillie ; douleurs rhumatismales dans les membres, mal à la tête et maux de ventre qui s'aggravent chaque fois après avoir bu ou mangé.

**Sulfur,** souvent d'un grand secours dans les diarrhées les plus opiniâtres, surtout lorsque les *évacuations sont abondantes,* ayant principalement lieu *la nuit,* avec *coliques, ténesme,* ventre ballonné, dyspnée, frissons et grande faiblesse ; de même s'il y a *évacuations muqueuses,* aqueuses, écumeuses ou putrides, de *couleur blanchâtre* ou verdâtre ; *évacuations de matières aigres,* non digérées, ou même sanguinolentes ; renouvellement de la diarrhée par le moindre refroidissement ; *fort amaigrissement.*

**Secale cornutum,** lorsque les évacuations ont lieu *sans nulle douleur,* mais qu'elles sont suivies de *grande faiblesse ; selles aqueuses,* jaunâtres ou verdâtres, avec *évacuation prompte, violente,* quelquefois même involontaire ; évacuation de matières non digérées; coliques et tranchées, surtout la nuit; langue chargée d'un enduit muqueux; goût pâteux de la bouche; borborygmes fréquents, flatuosités abondantes, avec plénitude dans le ventre.

**Phosphorus,** souvent indispensable dans certaines diarrhées chroniques, *avec évacuations indolores,* chute lente des forces, amaigrissement prononcé, beaucoup de symptômes dyspeptiques, face pâle, terreuse, manque d'appétit et soif; *évacuations aqueuses, brunâtres,* verdâtres ou gris-blanchâtre, avec ou sans fièvre hectique; *selles contenant des matières non digérées;* diarrhées alternant avec constipation chez les personnes âgées.

**Phosphori acidum,** souvent contre des *diarrhées aqueuses* très opiniâtres qui résistent aux autres médicaments, surtout dans celles qui surviennent *pendant les chaleurs de l'été,* avec *évacuations abondantes, indolores,* borborygmes, production abondante de flatuosités, forte soif et mains chaudes, mais sans chute notable des forces; ou bien, diarrhées muqueuses, avec évacuation de matières non digérées ou selles involontaires.

**Ferrum,** lorsque la diarrhée se manifeste surtout *la nuit,* ou *après avoir bu ou mangé,* avec *selles faciles et indolores,* évacuations aqueuses, contenant des matières non digérées; face pâle, amaigrissement; ventre dur et ballonné, sans flatuosités; soif, manque d'appétit alternant avec boulimie, gastralgie pressive, douleurs crampoïdes dans le dos et dans l'anus.

**Calcarea,** souvent après l'usage de *sulf.,* d'*ars.* ou de *phosph.,* contre des diarrhées chroniques, plus ou moins opiniâtres, surtout chez les enfants scrofuleux ou les poitrinaires, avec faiblesse, amaigrissement, face pâle et fièvre prononcée; évacuations brunâtres, jaunâtres, grisâtres, *mu-*

*queuses*, gélatineuses, ou aqueuses; parfois avec des matières non digérées ; mains et pieds brûlants, peau sèche et pâle.

**Colocynthis,** souvent contre des *diarrhées bilieuses* ou aqueuses, *avec coliques crampoïdes, violentes,* surtout lorsqu'elles sont dues à l'influence d'une colère, et que *cham.* n'a pas suffi contre cet état.

**Capsicum,** contre des *diarrhées muqueuses* avec ténesme et brûlement à l'anus, surtout lorsque les évacuations ont lieu la nuit.

**Nux vomica,** souvent, lorsque les *évacuations sont très fréquentes mais peu abondantes,* avec déjection de *matières muqueuses,* aqueuses, blanchâtres ou verdâtres, coliques et ténesme.

**Sepia,** dans quelques *diarrhées chroniques,* surtout chez les femmes, avec flueurs blanches, accidents hystériques, migraine, accès de chaleur fugace ; frissonnements fréquents, surtout en allant à la garderobe.

**Antimonium crudum,** dans quelques *diarrhées gastriques,* avec estomac dérangé, langue chargée d'un enduit blanc ; ainsi que chez les vieillards, lorsque les diarrhées alternent avec de la constipation.

**Ignatia,** quelquefois contre les diarrhées par suite d'une peur, avec évacuations nocturnes, sans douleurs, mais avec beaucoup de vents bruyants, amaigrissement et grande disposition à s'effrayer.

**Cuprum,** dans bien des diarrhées aiguës sans autres symptômes caractéristiques, surtout après l'usage inefficace de *dulc.* — Quelquefois aussi contre les diarrhées produites par le *vert-de-gris,* avec évacuations nocturnes, jaunâtres et soif ardente.

**Lachesis,** quelquefois dans les diarrhées opiniâtres, avec évacuations très fréquentes, jour et nuit, ainsi qu'après chaque ingestion d'aliments; selles indolores, brun jaunâtre, liquides, d'une odeur cadavéreuse, entremêlées de petits morceaux d'excréments de la grosseur d'un grain de millet; soif ardente, avec aggravation de la diarrhée après avoir bu; sommeil troublé avec rêves fréquents.

**Magnesia carbonica,** quelquefois dans les diarrhées *d'une odeur aigre,* ou bien avec évacuations aqueuses, brun jaunâtre ou comme des œufs brouillés, vomissement muqueux et amaigrissement, surtout chez les enfants.

**Petroleum,** dans quelques-diarrhées chroniques, muqueuses, avec coliques, se caractérisant comme des *flux hépatiques* ou *cœliaques,* surtout chez les individus d'un tempérament phlegmatique, ou bien s'il y a : répugnance pour la viande et la graisse, soif fréquente, goût amer et aigre de la bouche, nausées, vomissement, sensation de froid dans le ventre; douleurs tranchantes dans les intestins, comme par des couteaux; *évacuations promptes,* aqueuses, jaunâtres, suivies de brûlement dans l'anus et d'une grande faiblesse.

**Kreosotum,** dans quelques cas de diarrhée chronique chez les enfants, avec évacuations aqueuses, liquides, brun foncé, d'une odeur cadavéreuse; déjection de matières non digérées, flatuosités abondantes, ventre ballonné et tendu, soif violente, répugnance pour toute sorte de viande, qui est rejetée par des vomissements sitôt qu'elle a été prise; peau pâle, amaigrissement.

**Agaricus muscarius,** contre quelques diarrhées qui surviennent surtout le matin, immédiatement .après s'être levé, ainsi qu'après avoir mangé, avec tranchées crampoïdes, borborygmes fréquents et émission abondante de vents.

*Voyez* aussi les articles **Coliques** et **Inflammations abdominales.**

### 3. DYSENTÉRIES.

### § 130.

**Remarques générales.** — Les dysentéries sont une espèce de *cutarrhe inflammatoire* ou de *rhumatisme fébrile*, et, selon quelques auteurs, une sorte d'*érysipèle* du gros intestin, caractérisé par une envie constante d'aller à la selle, avec ténesme et coliques violentes, sans évacuations excrémentitielles proprement dites ; il n'y a que des mucosités mêlées de sang, et fièvre. Dès que les évacuations excrémentitielles reparaissent, avec diminution des douleurs et de la fièvre, la maladie est en voie de guérison. Quelquefois la maladie est précédée, pendant quatre à huit jours, de manque d'appétit, avec sensation d'un poids lourd dans la région de l'estomac, coliques sourdes, dégoût, nausées, envie de vomir, langue sale, mauvais goût de la bouche, flatulence, diarrhée, abattement général et malaise, sommeil agité, douleurs dans les membres, grande sensibilité au froid, frissonnements et pouls accéléré. La maladie même débute alors ordinairement par la cessation des évacuations bilieuses, qui sont remplacées par des ténesmes avec évacuation de quelques mucosités qui constituent, tant qu'il n'y a point de sang, la *dysentérie blanche*. Bientôt, cependant, il s'y joint les coliques et les tranchées les plus violentes, avec douleurs brûlantes, incisives, précédant chaque fois les évacuations, qui finissent bientôt par devenir *sanguinolentes*, ce qui constitue la *dysentérie rouge*. Les évacuations, toujours accompagnées du ténesme le plus douloureux, répandent alors une odeur particulière, et peuvent atteindre une fréquence énorme dans les vingt-quatre heures. La fièvre ne s'y joint ordinairement que lorsque la maladie est parvenue à son *état*; elle est rémittente, avec exacerbation dans les dernières heures de la journée et la nuit, et débutant ordinairement par des frissons réitérés, suivis d'une chaleur modérée. Cette maladie se rencontre le plus souvent vers la fin de l'été, dans les mois d'août et de septembre, où elle règne parfois épidémiquement, comme suite des journées chaudes suivies de nuits froides. Outre cela, elle peut être produite par l'usage des fruits verts et acerbes, des poisons caustiques, la présence de vers intestinaux, des congestions hémorrhoïdales, la dentition difficile et autres causes de ce genre. Ensuite le tempérament, la constitution individuelle et d'autres circonstances peuvent imprimer des nuances particulières à cette maladie, ce qui a fait distinguer aux pathologistes les formes suivantes :

1° Dysentérie *catarrhale* ou *rhumatismale*, accompagnée de douleurs rhumatismales dans les extrémités, la nuque, la tête et les épaules, avec évacuations muqueuses, sanguinolentes, peu violentes et fièvre rémittente.

2° Dysentérie *inflammatoire*, avec fièvre franchement *inflammatoire*, quelquefois assez violente, et symptômes locaux plus ou moins ceux d'une *entérite*, avec vomiturition et vomissement de tous les aliments ingérés.

3° Dysentérie *bilieuse*, accompagnée de tous les symptômes d'une *fièvre bilieuse*, évacuations verdâtres ou brunâtres, dès le principe, et accidents plus ou moins ceux de la dysentérie inflammatoire.

4° Dysentérie *gastrique*, accompagnée de symptômes propres aux embarras gastriques.

5° Dysentérie *muqueuse* ou *blanche*, accompagnée de symptômes qui la rapprochent de la fièvre muqueuse, avec peu ou point de symptômes inflammatoires ; selles fréquentes, muqueuses, rarement sanguinolentes.

6° Dysentérie *vermineuse*, celle causée par la présence de vers dans les intestins, accompagnée des coliques et d'une fièvre qui caractérisent les affections vermineuses.

7° Dysentérie *putride*, caractérisée par des évacuations d'une fétidité extrême, avec grande faiblesse, pouls presque imperceptible, selles excessivement abondantes.

8° Dysentérie *typhoïde*, accompagnée de tous les symptômes d'une fièvre typhoïde ou d'une fièvre cérébrale.

Le pronostic de cette maladie dépend entièrement de la légèreté et de la gravité de la forme qu'elle revêt dans un cas donné. Les formes putrides et typhoïdes sont les plus dangereuses, viennent ensuite les formes inflammatoires, muqueuses et bilieuses ; les plus bénignes sont les formes rhumatismales et catarrhales. Mais toutes ces formes, sans exception, peuvent passer aux formes les plus graves, pour peu que la maladie soit traitée par des moyens irritants ou débilitants. Les purgatifs et les émissions sanguines sont les moyens les plus dangereux qu'on puisse y employer. On aura toujours à craindre une issue délétère dès que les douleurs, jusqu'alors très violentes, la décomposition de la face, le refroidissement des extrémités, un pouls petit et intermittent et l'apparition d'évacuations involontaires ou inaperçues et très fétides, annoncent le passage de la maladie à la gangrène.

§ 131.

**Traitement des dysentéries.**— Les médicaments que les expériences cliniques faites en homœopathie ont confirmés comme les plus efficaces contre ces maladies sont, en général, *merc. acon. bell. hep. coloc. ipec. sulf. rhus. ars.*

*n-vom. carb-veg. chin. colch. puls. cham. bry. caps. staph. canth. baryt. aloes.*

Et, en particulier, contre la dysentérie **catarrhale** ou **rhumatismale,** *merc. bell. ars. chin. acon. cham. rhus. puls.*; — contre la dysentérie **inflammatoire,** *acon. merc. bell. ars. canth.*; — la dysentérie **gastrique,** *merc. bell. ipec. puls. colch. veratr.*; — dysentérie **bilieuse,** *merc. acon. ars. sulf. coloc. cham. chin. bry. puls. veratr.*; — dysentérie **muqueuse,** *puls. merc. dulc. colch. caps. carb-veg. rhus. staph.*; — dysentérie **vermineuse,** *merc. sulf. acon.*; — dysentérie **putride,** *carb-veg. ars. merc. chin. sulf. n-vom.*; — dysentérie **typhoïde,** *carb-veg. ars. rhus. bry. chin. merc.*

Parmi ces médicaments, on pourra toujours consulter de préférence :

**Mercurius,** dans presque tous les cas le remède principal (10 glob. de la 18ᵉ dans 90 à 100 grammes d'eau, et dont le malade prendra une cuillerée à café toutes les deux ou trois heures ou même plus souvent, si les selles se renouvelaient avant cet intervalle), surtout lorsqu'il y a : *ténesme violent avant*, mais surtout *après chaque évacuation*, comme si tous les intestins allaient être poussés au dehors, *suivies d'évacuation de sang pur*, sans mucosités; ou bien, selles muqueuses, verdâtres, sanguinolentes, ayant l'aspect d'œufs brouillés; coliques violentes, nausées, renvois, *frissons et horripilations*, sueur froide au front; grand épuisement et tremblement des membres.

**Aconitum,** toutes les fois que les symptômes inflammatoires sont fortement prononcés, surtout lorsque la dysentérie se montre pendant des journées chaudes suivies de nuits froides, et qu'il y a : frissons violents suivis de chaleur interne et soif, douleurs rhumatismales dans les membres, *céphalalgie, délires, nausées et vomissements muqueux,* coliques tranchantes, ventre ballonné et douloureux; selles verdâtres, muqueuses et sanguinolentes, avec des filaments de chair; miction douloureuse, frissons, peau sèche.

**Belladonna,** souvent après l'usage d'*acon.* ou de *merc.* surtout dans les dysentéries *inflammatoires,* avec *forte soif,* vomissement de mucosités verdâtres, coliques violentes aggravées par les vomissements; ventre douloureux au toucher; évacuation de mucosités verdâtres ou sanguinolentes, ou de quelques gouttes de sang pur; frissons pendant chaque évacuation; ténesme après les selles; brûlement dans le rectum et dans l'anus; *rectum proéminent et rouge,* urines nulles; voix enrouée, extrémités froides, pouls petit, à peine sensible.

**Hepar sulfuris,** quelquefois d'un grand secours dans les cas qui ont une marche plus ou moins lente, avec peu d'irritation fébrile, surtout chez les sujets scrofuleux ou affectés d'hémorrhoïdes, lorsque ni *merc.* ni *bell.* ne suffisent pour prévenir les rechutes, et que les évacuations sanguinolentes reviennent toujours de temps en temps.

**Colocynthis,** souvent un des médicaments les plus efficaces, lorsque *merc.* n'a pas suffi, surtout dans les dysentéries *inflammatoires,* avec *coliques cramproïdes des plus violentes,* grande agitation, évacuation de mucosités sanguinolentes, pression et plénitude dans le ventre, avec *ballonnement tympanitique; frissons qui partent du ventre;* langue chargée d'un enduit blanc.

**Ipecacuanha,** souvent de la plus haute efficacité dans les dysentéries d'automne, après l'usage précédent d'*acon.,* ou même dès le début, surtout s'il y a : *forte répugnance pour tous les aliments, nausées et vomissements,* douleurs dans le creux de l'estomac, céphalalgie pressive au front; violente envie d'aller à la selle, avec évacuation de *matières* *bilieuses* ou muqueuses et fétides, *suivies de mucosités san-guinolentes;* ténesme après les évacuations.

**Sulfur,** dans bien des cas les plus opiniâtres, où aucun des médicaments précédents n'a voulu se montrer efficace, ou même dès le début, surtout chez les sujets affectés d'hé-morrhoïdes, ou s'il y a : besoin excessivement fréquent d'aller à la selle ; *ténesme violent,* surtout *la nuit;* évacuation de *mucosités striées de sang* ou de matières purulentes ; coliques excessivement violentes, avec sueurs énormes ; dyspnée.

**Rhus toxicodendron,** souvent, lorsque, dans les cas déjà assez avancés, il survient des évacuations nocturnes, involontaires, sans douleur ni ténesme, mais avec urines troubles, brun foncé, état soporeux, soubresauts des tendons ou d'autres *symptômes typhoïdes* ou *cérébraux.*

**Arsenicum,** souvent lorsque les évacuations commencent à devenir *putrides,* très *fétides* et involontaires, avec grande faiblesse, urines fétides, mauvaise haleine, état soporeux, éruption de pétéchies, grande agitation et jactation, avec crainte de la mort, face bouffie; — ou bien, s'il y a, dans une période moins avancée : *forte soif qui force à boire sou-vent, mais peu à la fois;* langue blanche ou brune ; nau-sées et vomissement ; *coliques excessivement violentes, brûlantes,* avec cris, plaintes, pleurs et gémissements, ventre ballonné et douloureux; évacuation de *mucosités sanguino-lentes* ou de sang pur.

**Nux vomica,** souvent lorsque les selles putrides ont été plutôt aggravées que diminuées sous l'influence d'*ars.*; ou bien, lorsque *acon.* ou *bry.* n'ont pas suffi contre la dysen-térie produite par les chaleurs de l'été, et qu'il y a : *selles petites, mais très fréquentes,* avec ténesme ; évacuation de *mucosités sanguinolentes;* coliques violentes dans la région ombilicale ; forte chaleur et grande soif.

**Carbo vegetabilis,** souvent lorsque ni *ars.* ni *n-vom.* n'ont suffi contre l'état putride, surtout lorsque l'*haleine du malade devient froide*, et qu'il se plaint de *douleurs brûlantes* dans le ventre ; — ou bien, s'il y a évacuation de mucosités sanguinolentes, avec brûlement autour du nombril ; pression sur le sacrum, la vessie et le rectum ; angoisse, faiblesse avec tremblement et chaleur sèche pendant la nuit.

**China,** souvent lorsque ni *ars.*, ni *n-vom.*, ni *carb-veg.* ne suffisent pour combattre les évacuations putrides ; — ou bien contre les dysentéries qui règnent dans les pays marécageux, et prennent un caractère intermittent.

**Colchicum,** dans quelques cas où les évacuations sont plutôt muqueuses que sanguinolentes ; déjections blanches, gélatineuses, comme de la raclure de boyaux ; ténesme ; frissons dans le dos pendant les évacuations ; peu de douleurs mais beaucoup de borborygmes ; vomissements bilieux laissant après eux un goût amer dans la gorge ; œdème des pieds.

**Pulsatilla,** souvent lorsque les évacuations ne contiennent que des mucosités peu sanguinolentes, avec goût pâteux de la bouche, langue blanche, envie de vomir ou même *vomissements muqueux ; frissons, surtout vers le soir ;* dyspnée et humeur pleureuse.

**Chamomilla,** quelquefois dans la dysentérie rhumatismale, lorsque, après l'usage bienfaisant d'*acon.*, il reste encore des douleurs dans la tête, avec grande agitation, forte chaleur et soif.

**Bryonia,** quelquefois après l'usage d'*acon.*, lorsque la dysentérie inflammatoire est due à un refroidissement par des boissons froides, dans la chaleur de l'été.

**Capsicum,** quelquefois, lorsque après l'usage de *merc.*, il reste encore une douleur pressive dans l'estomac et le duodénum, avec évacuation de mucosités sanguinolentes ou verdâtres, filandreuses ou écumeuses.

**Staphisagria**, quelquefois lorsque les évacuations sont très fréquentes, muqueuses et jaunâtres, avec ténesme fréquent et aggravation des tranchées après les évacuations, abattement général et courbature de tout le corps.

**Cantharis**, quelquefois lorsque les évacuations muqueuses sont blanches, comme de la raclure de boyaux, avec stries de sang, douleurs brûlantes dans le ventre, chaleur brûlante, bouche sèche, soif, angoisse et pouls intermittent.

**Baryta**, quelquefois, surtout chez les enfants, lorsqu'il y a des évacuations fréquentes de mucosités sanguinolentes, sans beaucoup de douleurs, mais avec pâleur de la face et fort amaigrissement.

**Aloes**, quelquefois dans les cas les plus violents, avec *évacuations presque continuelles, ténesme des plus doulou- reux* et accès de défaillance pendant les évacuations.

#### 4. CHOLÉRA ET AFFECTIONS CHOLÉRIQUES.

### § 132.

**Remarque générale.** — Le *choléra asiatique* n'étant, pas plus que la *fièvre typhoïde*, une maladie exclusive des organes gastro-intestinaux, mais, au contraire, une affection générale de l'organisme, ce n'est pas dans cet ouvrage-ci que nous devons en exposer le traitement, d'autant moins que nous avons écrit sur cette affection un ouvrage *ex professo* auquel nous pouvons renvoyer le lecteur (1). Cepen-

(1) *Du traitement homœopathique du choléra*, par le docteur Jahr. Paris, 1849.

dant, comme la science a, depuis la publication de cet ouvrage, fait certains progrès assez notables pour le traitement le plus efficace des diverses formes du choléra, nous ne voulons pas laisser passer cette occasion sans en donner un petit aperçu, surtout comme ces progrès sont, pour la plupart, encore entièrement inconnus aux homœopathes français, et que plusieurs nous paraissent être de la plus haute importance. Voici donc ce que nous croyons digne de soumettre à l'appréciation des praticiens :

A) Comme remède **prophylactique**, le docteur Hering conseille, avant tout, et comme bien supérieur à l'usage de *veratr.* et de *cupr.*, l'emploi extérieur du *magistère de soufre* (*magisterium* ou *lac sulfuris*). Il dit : « Le moyen le plus sûr de se préserver du choléra, c'est le soufre. Prenez une cuillerée à café de la poudre la plus fine, la plus légère, de cette substance (*lait de soufre*); saupoudrez de cette préparation la semelle intérieure de vos bas *de laine ;* renouvelez cela toutes les fois que vous changez de bas, et vaquez à vos affaires. Ayez soin de ne pas sortir à jeun, mais ne mangez en sortant qu'un morceau de pain sec, et abstenez-vous de toute sorte d'acide. *De tous ceux qui ont employé ces préservatifs, aucun n'a eu une attaque de choléra, et nous l'avons conseillé à des milliers d'individus.* C'étaient pour la plupart des travailleurs journaliers exposés constamment à l'humidité et surtout à avoir les pieds mouillés, et, à beaucoup d'entre eux, le genre de leurs travaux ne permettait pas même de se passer entièrement de l'usage de l'eau-de-vie, comme ils auraient dû le faire, à la rigueur. » — Quant à nous, qui connaissions cette méthode du docteur Hering depuis 1850, et qui en avons fait l'essai dans les années suivantes, nous pouvons en confirmer pleinement l'efficacité. Non-seulement aucun de ceux qui ont suivi nos conseils n'a eu une attaque de choléra, mais, ce qui est plus, c'est que tous ceux qui auparavant avaient toujours souffert de diverses incommodités pendant le règne de cette épidémie, et qui ne pouvaient manger aucun brin de légumes sans avoir immédiatement le corps dérangé, ont pu, sous l'influence de ce préservatif, user de tous les légumes cuits sans en être nullement incommodés.

B) Pour les **premiers signes du choléra commençant,** chez ceux qui auront négligé l'usage du soufre, comme préservatif, Hering conseille ensuite la même substance en doses homœopathiques. Il dit : « Dans le début du choléra, lorsque le malade a des selles diarrhéiques, le remède le plus efficace est *sulf.*, pris sur-le-champ, ou, s'il faut le répéter, quelques globules (3ᵉ, 18ᵉ, 30ᵉ, peu importe), dissous dans un demi-verre d'eau, et dont le malade reprendra une cuillerée à café après chaque nouvelle évacuation. Quand les malades se réveillent après minuit, avec diarrhée violente, vomissements réitérés, crampes dans les mollets, refroidissement et couleur plus ou moins bleuâtre de toute la peau, c'est également *sulf.* qui sera le médicament le plus efficace, lorsqu'on peut l'employer sur-le-champ. Si le malade reste alors tranquille en gardant le lit, en ne mangeant, ce jour, que du pain de froment bien rassis, si toutefois il ne peut pas se mettre à une diète absolue, le lendemain toute la maladie sera guérie. L'efficacité de ce conseil s'est confirmée en 1849, à Philadelphie, dans plus de *cinq cents* cas. Ce n'était que dans des cas absolument exceptionnels que d'autres médicaments furent encore nécessaires après l'usage de *sulf.*, et ces cas étaient de ceux où les malades avaient suivi un mauvais régime, soit avant, soit pendant la médication. Mais de tous ceux qui ont commencé le traitement par l'usage de *sulf., aucun n'est mort.* »

C) Outre cela, voici les indications les plus importantes que l'état actuel de la science nous permet de fournir.

Contre les **diarrhées** qui précèdent ou suivent le choléra : *sulf. veratr. ars. calc. carb-vg. secal. phosph. phos-ac. canth.* ; — lorsqu'elles sont **fétides,** *carb-veg.* ; — lorsqu'elles restent longtemps **incolores,** *secal.* ; — lorsqu'elles persistent longtemps **après la cessation de tous les autres symptômes,** *canth.* ;—lorsqu'elles sont accompagnées d'un enduit **visqueux** de la langue, *phos-ac.*

Contre les **cholérines,** *sulf. phos-ac. secal. phosph. veratr. ipec. ars. merç.* ;—lorsque les évacuations sont encore plus ou moins **stercoreuses,** *phosph. veratr. ars. ipec.* ; — **opiniâtres,** *ars.*

Contre le **vrai choléra** (*cholera genuina*), dans la **période des évacuations,** *sulf. veratr. ipec. ars. cham. arg-n. iatroph. secal.* ; — lorsque les **vomissements** prédominent, *ipec. ars. veratr.* ; — lorsque la **diarrhée** prédomine , *sulf. veratr. arg-n. iatroph. secal. cham.* ;—lorsque les **évacuations** sont **aqueuses,** *veratr. ars. secal. ipec. phosph. tart. merc.* ; — comme du **petit-lait ,** *veratr. iatroph.* ;—avec **flocons blancs,** *veratr. ars. secal. iatroph. merc.* ; — **muqueuses,** *veratr. ipec. asar. tabac.* ; — **gélatineuses,** *ipec. iatroph.* ; — **verdâtres,** *secal. ars. ipec. phosph. phos-ac. merc. cham. tart. acon.* ; — avec **lombrics,** *secal. acon.*

Dans la période des **crampes** (*cholera spastica*), *camph. cupr. veratr. ars. n-vom. sulf. cicut. ipec. hell. merc. tart. plumb. stram.* ; — crampes **des membres ,** *camph. veratr. ars. cupr. seçal. merc. tabac. tart.* ; — crampes **toniques,** *camph. secal. veratr. ars. ipec. cupr. n-vom. tart. cicut.* ; — crampes **cloniques,** *cupr. ars. ipec. con.* ; — crampe **des doigts** et des **orteils,** *cupr. veratr. ars.*

*secal. ipec.* ; — **crampes des mollets,** *veratr, camph. cupr. secal. ipec. tart. iatroph.*

Dans la période de la **circulation troublée** (*cholera asphyctica*), *veratr. ars. camph. cupr. carb-veg. kal-hydroc. op. amm. caus. iatroph. ipec. n-vom. dig.*

Dans la période de la **réaction,** contre les **congestions à la tête,** *acon. bell. merc.* ; — contre l'état **typhoïde,** *hyos. op. lach. bell. ars. phosph. phos-ac. camph.*

En outre, selon les diverses **indications symptomatiques,** lorsqu'il y a dans l'une ou l'autre des diverses périodes : grande **angoisse,** *veratr. ars. camph. cupr. kal-hydr. ipec.* ;—**crainte de mourir,** *ars. veratr. carb-veg. ipec.* ; état **apoplectique,** *kal-hydr. n-vom.* ; — **vertiges,** *acon. bell. camph.* ; — **congestions à la tête,** *acon. bell. veratr. cicut.* ; — état **vaporeux,** *bell. veratr. cicut. tart.* ; — **ouïe affectée,** *phosph. ars. kal-hydr. secal.* ; — **trismus, grincement de dents,** etc., *bell. secal. kal-hydr.* ; —**soif violente,** *acon. ars. camph. cupr. carb-veg. iatroph. ipec. merc. phosph. phos-ac. veratr.* ; — désir de **bière** ou **d'acides,** *ars.* ; —**hoquet,** *hyos. ipec. phos-ac. iatroph. kal-hydroc.* ; — **vomissements,** *sulf. ipec. ars. veratr. camph. secal. cupr. phos-ac. acon. cham. arg-n. cicut. tabac. asar. iatroph.* ; — **brûlement** dans l'estomac ou le ventre, *ars. bell. canth. iatr. camph.* ; — **diarrhée,** *sulf. veratr. ars. secal. phosph. phos-ac. camph. ipec. iatroph. arg-n. tart. kal-hydroc. merc. carb-veg.* ; —**urines rares** ou nulles, *sulf. veratr. ars. camph. phosph. carb-veg. acon. amm-caus.* ;—**besoin inutile** d'uriner, *cupr. secal.* ;—**voix enrouée,** *veratr. ars. camph. ipec. cupr. phosph. carb-veg. stram.* ; — **oppression de la poitrine,** *veratr. ars. camph. phosph. carb-veg. ipec. cupr. cicut. kal-hydroc.* ; — **paralysie imminente** des **poumons** ou du cœur, *phosph. amm-*

*caus. kal-hydroc.*; — **haleine froide,** *veratr. carb-veg.*;— **crampes,** *camph. cupr. veratr. ars. n-vom. sulf. cicut. ipec. hell. merc. tart. plumb. stram.*;—**paralysie des muscles,** *kal-hydroc. iatroph. n-vom.*; — **peau chaude,** *bell.*; — **peau froide,** *veratr. ars. camph. cupr. carb-veg. kal-hydroc. iatroph. tabac. amm-caus.*; — peau **flasque,** ridée, *veratr. ars. cupr. secal.*; — **cyanose,** *sulf. veratr. ars. camph. cupr. secal. carb-veg. kal-hydroc. arg-n. iatroph. git. n-vom.*;—**chute rapide des forces,** défaillance, *veratr. ars. camph. secal. carb-veg. phosph. phos-ac. kal-hydroc.*; —**asphyxie,** *camph. carb-veg. phosph. kal-hydroc. amm-caus.*; — **frigidité de tout le corps,** *camph. carb-veg. cupr. tart. kal-hydroc. iatroph.*; — **extrémités froides,** *veratr. camph. ars. ipec. secal. phos-ac. acon.*; — **sueur froide, visqueuse,** *veratr. camph. ars. cupr. phosph. iatroph. tabac.*; — **pouls nul** ou presque nul, *carb-veg. veratr. camph. ipec. cupr. phosp. tart. acon. amm-caus. kal-hydroc. iatroph.*

<h3 style="text-align:center">5. AFFECTIONS VERMINEUSES.</h3>

<h3 style="text-align:center">§ 133.</h3>

**Remarques générales** (1). — Les *vers intestinaux* qui sont la cause de bien des souffrances gastriques, sont de *quatre espèces,* savoir : 1° les *ascarides,* qui se trouvent le plus fréquemment et même d'ordinaire dans le gros intestin, mais qui se répandent non rarement de l'anus jusqu'à la vulve chez les femmes; — 2° les *lombrics,* qui siégent d'ordinaire dans l'intestin grêle, mais qui remontent souvent jusque dans l'estomac et même dans la gorge; — 3° le *trichocéphale dispar,* qui séjourne dans le *cæcum* et le côlon,

(1) Voyez Bremser, *Traité zoologique et physiologique des vers intestinaux de l'homme.* Paris, 1837, avec fig.

mais qui est, en général, très rare, et cause peu de souffrances ; — 4° le *ver solitaire*, résidant dans l'intestin grêle, et dont on distingue *deux* espèces, savoir : a.) le *tænia cucurbitain*, et b.) le *tænia nana*, qui atteint quelquefois une longueur de 20 mètres et au-delà. — Les accidents que peuvent causer ces vers, varient beaucoup. Souvent, on trouve des coliques qui surviennent sans cause appréciable, plus souvent à jeun qu'après avoir mangé, mais fréquemment après l'usage de l'ail, du raifort, et qui s'apaisent à la suite d'une alimentation douce, surtout par l'usage du lait et des farinages. En même temps, on trouve de temps en temps, sinon continuellement, le ventre ballonné avec des endroits durs à différentes parties de l'abdomen, des constipations alternant avec des diarrhées, tantôt une forte faim, tantôt manque d'appétit, langue ordinairement plus ou moins chargée, accumulation de salive dans la bouche, vomissements le matin à jeun et mauvaise haleine. Il s'y joint quelquefois aussi un prurit au nez, des éternuments fréquents, des saignements de nez, pupilles dilatées ou rétrécies, des faiblesses de la vue, des yeux cernés, face pâle et bouffie, des vertiges fréquents, des maux de tête, et parfois encore du délire, des douleurs çà et là, des vulsions musculaires, des battements de cœur, de la toux et de la dyspnée, sinon même des accès de fièvre, de chorée, de catalepsie, de convulsions épileptiformes, des enflures œdémateuses et des hydropisies. — Les *ascarides* produisent le plus souvent un prurit plus ou moins violent à l'anus ou à la vulve, chez les femmes, du ténesme et même des écoulements muqueux ou sanguinolents par l'anus. Les *lombrics* causent souvent des coliques violentes, des gastralgies, des vomissements même, lorsqu'ils remontent dans l'estomac ou dans la gorge ; on en a trouvé dans le sinus maxillaire, où ils causent alors ordi-

nairement les souffrances les plus violentes.—Le *ver solitaire*
produit également des coliques violentes, souvent aussi la
sensation d'une ondulation dans la région ombilicale, ou des
élancements qui se dirigent du nombril vers l'estomac ; l'état
général du malade s'en ressent en même temps, et souvent
il s'y joint des convulsions et des hydropisies. — La *fièvre*
qui accompagne quelquefois ces affections vermineuses se
caractérise ordinairement par une chaleur et rougeur prononcée des joues, et ressemble souvent, surtout lorsqu'elle
traîne en longueur, à une fièvre hectique ; quelquefois aussi
elle produit des accès de frissons violents, qui la font ressem-
bler à une fièvre intermittente ; souvent encore il survient des
symptômes cérébraux, qui, joints à l'état gastrique et à la faiblesse générale qui l'accompagnent quelquefois, lui donnent
le caractère d'une fièvre cérébrale plus ou moins prononcée.
— Les *causes* les plus ordinaires des vers sont une prédisposition héréditaire et constitutionnelle, l'usage d'aliments
lourds, indigestes, comme en général tout ce qui est en
état de troubler profondément les fonctions digestives. D'ordinaire on les trouve plus souvent chez les femmes que
chez les hommes ; le plus fréquemment ce sont les enfants
qui en sont affectés. — Les accidents produits par les vers
cessent ordinairement dès que ces parasites sont expulsés ;
mais souvent aussi cette expulsion n'est point facile, et dans
bien des cas ils se reproduisent au fur et à mesure qu'on
s'efforce de les expulser, tant que l'état particulier des organes
qui favorise leur reproduction et leur existence n'est point
guéri. C'est là ce qui arrive ordinairement après l'usage des
soi-disant *vermifuges*, que l'ancienne école emploie ordinairement pour combattre ces affections. Tous ces parasites étant
eux-mêmes le plus souvent le produit d'un état morbide
des intestins, ce qu'il faut guérir, c'est cet état morbide

primitif; car dès que cet état cesse, les vers se perdent d'eux-
mêmes sans qu'on ait besoin de les expulser par des moyens
qui sont quelquefois pires que la maladie même, et qui,
en affaiblissant les organes, ne manquent jamais d'aggraver
cet état morbide qui favorise l'existence des vers. Aussi la
méthode de Hahnemann, qui enseigne constamment aux praticiens de combattre, dans tous les cas, non pas les produits
morbides, mais les causes primitives du mal, nous apprend-
elle, dans ces affections encore, à trouver, par l'étude des
phénomènes, des substances capables de répondre parfaitement à cette indication fondamentale. C'est là ce qui fait
que le médecin qui suit cette méthode n'aura jamais besoin
d'employer aucun de ces *vermifuges*, et qu'il n'en guérira
pas moins toutes ces affections d'une manière plus prompte,
plus douce et plus radicale que par aucune autre méthode.

<h2 style="text-align:center">§ 134.</h2>

**Traitement homœopathique des affections vermi-
neuses.** — Pour peu qu'on réfléchisse sur ce que nous
venons de dire sur le caractère presque purement *symptomatique* de la présence de vers dans les intestins, il doit être
facile de comprendre que le meilleur vermifuge sera toujours le médicament qui répondra le plus à l'ensemble des
phénomènes qui caractériseront le cas donné, et que l'homœopathie connaîtra moins que l'ancienne école des *spécifiques exclusifs* contre les vers. Au contraire, tout médicament qui répondra aux indications caractéristiques du cas
donné, se montrera un *remède vermifuge*, lors même qu'il
n'aurait jamais été connu sous ce rapport, et il y a dans
les annales cliniques de l'homœopathie bien des cas où les
guérisons les plus magnifiques de *ver solitaire* même ont
été obtenues par de tels médicaments, par ce fait seul que

ces derniers répondaient parfaitement à l'individualité des cas. Malgré cela, il y a cependant aussi certaines substances, telles que *cina. spigel. granat. fil-mas.* et d'autres, qui paraissent être en effet dans un rapport plus spécifique avec ces affections, et il est sûr qu'elles mériteront d'être employées de préférence toutes les fois que les symptômes caractéristiques du cas donné n'exigent pas positivement un autre médicament. Mais ce sur quoi nous insistons, c'est de bien faire comprendre que le praticien le plus heureux sera toujours celui qui saura trouver, dans tous les cas, un médicament qui s'adapte aussi exactement que possible au caractère individuel des phénomènes. Nous avons nous-même guéri radicalement par des médicaments entièrement *inusités* plusieurs cas de ver solitaire, contre lesquels nous avions jusqu'alors employé en vain toutes les substances les plus usitées en pareil cas, et ce n'est que lorsque nous eûmes abandonné le traitement spécial de ce ver, en ne nous occupant que des souffrances constitutionnelles de notre malade, que nous vîmes le même médicament qui améliora le plus ces dernières, faire sortir aussi le ver solitaire (deux fois presque tout desséché), et ne plus causer aucune souffrance au malade. Et ces guérisons-là (dont une a été notamment produite par *plat.*) furent toutes obtenues, non pas par des doses massives ou des purgations capables de faire sortir presque toutes les entrailles, mais par des doses d'une petitesse telle que le malade n'en ressentait absolument aucun autre effet que celui de la disparition de ses souffrances. Et tels seront les résultats qu'obtiendront constamment tous ceux qui sauront bien choisir d'après les symptômes constitutionnels indicateurs.

En général, les médicaments qui ont été employés jusqu'ici avec le plus de succès, contre des affections vermineuses, sont : *merc. acon. sulf. cina. spig. calc. lyc. cicut.*

*phosph. spig. ars. bell. chin. stann. teucr. fil-mas. granat. sabad. arg-n. plat. ferr.*

Et en particulier : contre les **ascarides**, *acon. merc. sulf. cin. ars. teucr. ferr. calc. chin. ign.*; — contre les **lombrics,** *cina. merc. acon. bell. lach. cic. sil. spig. ars. calc. stann.*; — contre le **tænia**, *merc. sulf. calc. lyc. phosph. spig. sabad. arg-n. plat. fil-mas. granat.*

De même, contre la **fièvre vermineuse,** *acon. cina. merc. cic. sil. spig. chin. bell. lach.*; — contre les **coliques,** *merc. cina, acon. bell. lach. cic. spig. sil.*; — chez les personnes **scrofuleuses,** *sil. calc.*; — chez les **enfants,** *merc. acon. sulf. ign. cicut. bell. spig. sil.*; — lorsque l'**aggravation** des souffrances a lieu le **matin,** *lyc.*; — après le **repas,** *lyc.*; — la **nuit,** *calc. chin.*; — à la **pleine** ou à la **nouvelle lune,** *sulf. merc. calc. chin. ferr.*

Outre cela, pour les **symptômes indicateurs,** s'il y a symptômes **cérébraux,** *bell. cin. gran.*; — état d'**imbécillité,** *cina.*; — **vertiges,** *lyc. bell. acon. gran.*; — **céphalalgie,** *cin. calc. lyc. gran.*; — **yeux affectés,** *lyc. merc. acon. sulf.*; — **yeux cernés,** *cin. calc. fil-mas. chin. ars.*; — **pupilles dilatées,** *cin. spig. gran. bell. gran.*; — **diplopie,** *calc.*; — **face pâle,** décolorée, *cin. chin. ferr. ars. lyc. spig. fil-mas. gran.*; — **face froide**, *cin.*; — **face rouge, chaude,** *acon. merc. cin. calc.*; — **face jaunâtre,** *spig. ars. chin. gran.*; — **nez pruriteux,** *cin. spig. fil-mas.*; — **nez saignant,** *acon. merc. fil-mas.*; — **nez bouché, sec,** *cin. sil. calc. lyc. fil-mas.*; — **pituites,** eau dans la bouche, *sil. acon. chin. lyc. merc. sulf. gran.*; — **boulimie,** faim immodérée, *cin. spig. chin. calc. sulf. merc. graph. lyc. natr-m. gran.*; — **soif,** *bell. acon. cin. calc. lyc. spig.*; — **répugnance** pour les aliments, *cin. sulf. merc.*; — **renvois,** *cin. lyc.*; — **hoquet,** *cicut.*; — sensa-

.tion de quelque chose qui **remonte** de l'estomac vers la gorge, *acon. spig. gran..*; — **vomissements,** nausées, vomiturition, *cin. acon. lyc. spig. chin. arg-n. gran.*; — région **ombilicale dure,** *cin. acon.*; — **douloureuse,** *calc. arg-n.*; — **chaude,** *cin.*; — **ventre ballonné,** *cin. acon. merc. chin. lyc. bell. lach. gran.*; — **coliques,** *merc. cin. acon. bell. lach. cic. spig. sil. calc. chin. lyc. sabad. arg-n. gran.*; — **constipation,** *cin. sulf. calc. lyc. fil-mas.*; — **diarrhée,** *merc. sulf. cin. acon. calc. spig. bell. lach.*; — **prurit à l'anus,** *acon. merc. sulf. cin. lyc. spig.*; — **urines** comme du **petit-lait,** *cin. acon. merc. sulf.*; — **pissement au lit,** *cin. bell. sulf.*; — **palpitations** de cœur, *spig. acon. gran.*; — **convulsions,** *cin. merc. ign. cicut. bell. chin. sabad. gran.*; — **somnolence,** état soporeux, *cin. bell.*; — **sommeil agité,** *acon. ign. sulf. cin. calc. chin. bell. lach. gran.*; — **faiblesse, tremblement,** *spig. cicut. chin. calc. ars.*; — **fièvre,** *acon. cin. merc. cic. sil. spig. bell. lach. calc.*; — **amaigrissement,** *calc. lyc. graph. natr-m.*

§ 135.

**Remarques sur les médicaments précités.** — Dans tous les cas, on pourra consulter de préférence :

**Aconitum,** toutes les fois qu'il y a fièvre avec coliques, envie de vomir, ventre dur et ballonné, ténesme ou petites selles muqueuses causées par des *lombrics*; — ou bien, lorsque les *ascarides* produisent une forte agitation fébrile, surtout la nuit, avec insomnie et jactation; — ou encore, s'il y a : toux violente, ébranlante, surtout après les repas, et suivie de fatigue et de meurtrissure de la poitrine; dans l'estomac, sensation fréquente *de cuisson* et *de quelque chose qui remonte vers la gorge;* vomissements de lombrics.

**Cina,** souvent après l'usage d'*acon.*, lorsque ce médicament n'a pas suffi contre la fièvre par les *lombrics*, ou bien s'il y a : céphalalgie, une sorte d'imbécillité, yeux cernés, pupilles dilatées; face tantôt pâle et froide, tantôt rouge et chaude; répugnance pour les aliments : langue muqueuse; renvois, nausées et vomissements; *coliques*, surtout dans la région ombilicale, ventre dur et ballonné; *garderobes dures*; prurit à l'anus; sortie de *lombrics* ou d'ascarides; urines blanchâtres, troubles; *pissement au lit*; *nez pruriteux*, saignant facilement et bouché; *sommeil agité avec sursauts*; *mouvements fébriles;* convulsions.

**Mercurius,** souvent, lorsque ni *acon.* ni *cin.* n'ont suffi contre la fièvre et les coliques; ainsi que contre le *tœnia*, l'alternant avec *sulf.*, à la nouvelle ou la pleine lune.

**Ignatia,** souvent, lorsque *acon.* n'a pas suffi contre l'agitation fébrile, l'insomnie et la surexcitation nerveuse causée par les ascarides; ou encore, lorsqu'il se joint des convulsions à cet état.

**Sulfur,** souvent, lorsque aucun des médicaments précédents n'a suffi contre l'agitation fébrile causée par les *ascarides* et le prurit à l'anus, surtout lorsque le mal revient à chaque nouvelle ou pleine lune, où il faudra donner *sulf.* pendant la lune croissante ou décroissante; — contre le *tœnia* de la même manière en l'alternant avec *merc.*

**Calcarea,** souvent, lorsque ni *acon.*, ni *ign.*, ni *sulf.* n'ont suffi contre l'agitation fébrile, l'insomnie et la surexcitation causée par les ascarides; ou bien, s'il y a : céphalalgie continuelle, yeux cernés, joues rouges et bouffies; soif fréquente; ventre gros; région ombilicale douloureuse; diarrhée; transpiration facile au moindre mouvement, n'importe que ces souffrances soient causées par des *ascarides*, des *lombrics*, ou le *ver solitaire.*

**China,** quelquefois, après l'usage de *calc.*, lorsque ce médicament n'a pas suffi contre l'agitation fébrile et nerveuse causée par les *ascarides*; ou bien, s'il y a : aggravation noc-- turne des souffrances abdominales ; coliques pressives au-dessous du nombril, après chaque repas, avec plénitude du ventre, pyrosis, pituites, gastralgie et vomituritions ; forte sensibilité de tout le système nerveux, avec palpitation mus- culaire, grande faiblesse et tremblement.

**Ferrum,** quelquefois après l'usage de *chin.*, lorsque ce médicament n'a pas suffi contre l'agitation fébrile, la surexci- tation nerveuse causée par les *ascarides*.

**Belladonna,** souvent, lorsque, à la fièvre et aux coliques causées par les *lombrics*, il se joint : soif violente, forte sur- excitation nerveuse, sommeil agité avec réveil en sursaut, et grande disposition à s'effrayer ; ou bien s'il y a : fonctions cérébrales troublées, état soporeux, convulsions, hallucina- tions, selles et urines involontaires, ou bien rétention d'urine.

**Lachesis,** souvent, lorsque *bell.* n'a pas suffi contre la fièvre et les coliques accompagnées de soif, de surexcitation et de sommeil agité.

**Cicuta,** souvent, lorsque, à la fièvre avec coliques, il se joint des convulsions; ou bien s'il y a pleurs et hoquet, *dou- leur dans la nuque*, avec crampes qui tirent la tête en ar- rière; *tremblement de mains*, face pâle, yeux cernés.

**Spigelia,** lorsque la fièvre vermineuse est accompagnée de *boulimie*, avec frissonnements et diarrhée ; ou bien s'il y a : pupilles dilatées, face pâle, prurit au nez, soif; *nausées, surtout dans la matinée;* sensation comme si quelque chose remontait de l'estomac à la gorge; coliques et sensation de froid dans le ventre; *palpitation de cœur ; aggravation dans la matinée* ou après le repas: amélioration après avoir déjeuné.

**Silicea,** souvent, contre la fièvre et les coliques vermineuses chez les enfants scrofuleux.

**Arsenicum,** quelquefois tant contre des masses d'ascarides que contre des lombrics chez des personnes d'un aspect éminemment cachectique.

**Teucrium,** quelquefois d'une grande efficacité contre des ascarides qui causent un violent prurit à l'anus.

**Granatum** (*cortex radicis*), souvent d'une grande efficacité contre le *ver solitaire*, surtout s'il y a : mouvements convulsifs, catalepsie, épilepsie, syncopes; amaigrissement avec faim continuelle; réveil fréquent et subit; hallucinations, hypochondrie, vertiges, étourdissement, pupilles dilatées et tremblement devant les yeux; face jaunâtre; grincement de dents; accumulation d'eau dans la bouche; appétit capricieux; régurgitations aqueuses; vomissements; sensation d'un corps étranger qui remonte de l'estomac; ventre ballonné, coliques; palpitations de cœur.

**Lycopodium,** souvent très efficace contre le *tænia*, surtout lorsqu'il y a beaucoup de souffrances dyspeptiques, flatulence, incommodités après avoir mangé tant soit peu; fouillement et fourmillement dans les intestins, maux de reins, dartres squameuses.

**Phosphorus,** quelquefois contre le *tænia*, s'il y a : brûlement violent dans le creux de l'estomac, se dirigeant tantôt vers la gorge, tantôt vers le ventre, avec faiblesse et accès de défaillance; sensation d'érosion dans la bouche et la gorge, avec goût muqueux et désagréable de la bouche; face entièrement décomposée; amaigrissement; diarrhées fréquentes.

**Graphites,** quelquefois contre le ver solitaire, surtout chez les sujets affectés de dartres, ou chez les femmes ayant les règles trop pâles.

**Filix mas,** quelquefois d'une grande efficacité contre le *ver solitaire*, surtout chez les femmes, et s'il y a *constipation opiniâtre*, coliques rongeantes et térébrantes, manque d'appétit, langue chargée, face pâle; yeux cernés, humeur irritable et irascible, prurit au nez.

**Platina,** quelquefois contre le *ver solitaire*, surtout chez les femmes d'un caractère hautain, ayant les règles trop abondantes, avec fourmillement dans l'anus et les parties.

**Argentum nitricum,** quelquefois contre le *ver solitaire*, surtout lorsqu'il y a des coliques périodiques autour du nombril et dans la région hépatique, avec nausées, vomituritions, teint gris jaunâtre, règles tantôt trop fortes, tantôt trop faibles, trop tardives ou trop hâtives, mais *chaque fois avec un sang épais, coagulé et noir.*

**Sabadilla,** quelquefois contre le *ver solitaire*, chez les jeunes gens pléthoriques, avec face rouge, céphalalgie semilatérale et tiraillement de la tête jusque dans l'épaule, convulsions et mouvements convulsifs du bras du même côté.

**Stannum,** médicament que plusieurs homœopathes ont, par des raisons théoriques, prôné comme un remède des plus puissants contre le *ver solitaire* et les *lombrics*, mais pour l'emploi pratique duquel, dans ces affections, nous ne possédons encore aucune indication tant soit peu caractéristique.

**Fragaria vesca** a été employé par *Gross*, avec succès, contre plusieurs cas de *ver solitaire*, mais sans que nous possédions aucune indication positive pour son usage rationnel.


### 6. AFFECTIONS HÉMORRHOÏDALES.

### § 136.

**Remarques générales.** — La *maladie hémorrhoïdale*

prise dans son ensemble, consiste dans une congestion veineuse anormale dans les vaisseaux sanguins abdominaux, et surtout dans le système de la *veine porte*, d'où vient que le *flux hémorrhoïdal* constitue quelquefois, chez certains individus, une fonction non moins importante que le *flux menstruel* chez les femmes. Mais la maladie est loin de produire toujours ces soulagements par des flux plus ou moins périodiques; dans la plupart des cas, il se forme, dans les diverses veines de ce système, des dilatations qui occupent ordinairement la partie inférieure du rectum sous forme de petites boules plus ou moins volumineuses (*boutons hémorrhoïdaux*), mais qui peuvent aussi envahir les veines des voies urinaires, des organes génitaux et, chez les femmes, celles de la matrice, ce qui constitue alors les *hémorrhoïdes vésicales, hémorrhoïdes utérines*, etc. — Les auteurs qui prennent cette maladie dans son ensemble, en distinguent ordinairement *trois périodes*. La *première*, qui est celle de la **pléthore veineuse**, se caractérise par des pulsations abdominales, divers phénomènes dyspeptiques, ballonnement périodique des hypochondres, surtout du côté gauche, engorgements passagers du foie ou de la rate, avec endolorissement de ces parties au toucher, et selles très irrégulières, tantôt diarrhée, tantôt constipation de plusieurs jours; phénomènes qui s'aggravent ordinairement par un temps chaud, ou lorsque les chaleurs alternent avec un temps froid, ainsi que par l'usage du vin, du café, des boissons alcooliques et d'autres substances qui irritent le système vasculaire. — La *seconde* période est celle des **congestions abdominales** *déclarées*, caractérisée par des maux de reins plus ou moins violents, et l'*enflure des veines du rectum*, sinon même de celles des cuisses, enflures qui forment les *boutons hémorrhoïdaux*, et qui portent le nom d'*hémorrhoïdes externes*, lorsqu'elles sont placées en avant du sphincter de l'anus, tandis qu'on les appelle hémorrhoïdes *internes* lorsqu'elles occupent l'intérieur du rectum. Cette congestion peut se répandre, comme nous venons de le dire, jusqu'à la vessie, aux parties génitales et à l'utérus même, à la suite de quoi il survient alors souvent chez les hommes des érections douloureuses, une envie particulière d'exercer le coït, la rétraction crampoïde des testicules vers l'anneau inguinal, divers phénomènes dysuriques, et chez les femmes, des douleurs tractives dans le parcours des ligaments ronds de l'utérus, la sensation comme si la matrice allait descendre dans le vagin, et des irrégularités dans le flux menstruel. — Dans la *troisième* période, celle de la **sécrétion,** tous ces phénomènes deviennent plus intenses; il survient des besoins fréquents d'aller à la garderobe, et les malades rendent, souvent avec des douleurs comme pour accoucher, des matières fécales mêlées de mucosités et de sang. Plus tard, il survient des écoulements plus ou moins abondants de sang pur, qui soulagent ordinairement ces malades pour un temps plus ou moins long. — La marche de cette maladie est pourtant loin d'être toujours aussi régulière que nous venons de l'énoncer. Dans la plupart des cas, elle reste à la seconde période, ne se manifestant, extérieurement, que par la présence des *boutons hémorrhoïdaux* à l'entrée de l'anus (*hémorrhoïdes aveugles*), mais s'accompagnant quelquefois, à des intervalles indéterminés, de tous les accidents particuliers à cette période.

Les divers accidents qui peuvent survenir à la suite de la maladie hémorrhoïdale sont tantôt *externes*, tantôt *internes*. Parmi les premiers, nous devons noter, en premier lieu, l'*inflammation* des boutons hémorrhoïdaux, par suite de laquelle il peut même y avoir une *incarcération* de ces boutons, et enfin la *gangrène*, quoique ce dernier accident soit très rare; mais souvent il se joint, à ces inflammations, un mouvement fébrile plus ou moins prononcé et des douleurs assez fortes et fatigantes. D'autres phénomènes ultérieurs sont la *sueur* et les *dartres hémorrhoïdales*, qui, chez les personnes affectées de cette maladie, se montrent dans la région de l'anus, à la surface interne des cuisses et aux parties génitales, et causent ordinairement beaucoup de prurit sinon même des excoriations dans ces endroits. Souvent aussi il sort de l'anus un *mucus* tantôt albumineux, gélatineux, tantôt purulent et corrosif, avec plus ou moins de douleurs et de ténesme pendant sa sortie; affection connue sous le nom d'*hémorrhoïdes blanches*, et dans laquelle l'évacuation de ces mucosités soulage souvent aussi toutes les souffrances des malades pour un temps plus ou moins long.

Parmi les accidents *internes*, les plus importants, ce sont les *coliques hémorrhoïdales*, qui se manifestent ordinairement soit au moment où un écoulement sanguin va survenir, soit à la suite de la suppression d'un tel écoulement. Au reste, rien n'est, en général, plus dangereux que la suppression brusque d'un *flux hémorrhoïdal* accidentel ou habituel; ces congestions peuvent alors se jeter tantôt sur les intestins grêles, tantôt sur la rate, les reins, la vessie, la matrice, les poumons, sinon même sur le cerveau et la moelle épinière.

Les *causes* les plus fréquentes de cette maladie, qui se manifeste rarement avant l'âge de trente à quarante ans, sont, outre une prédisposition héréditaire, l'abus des boissons alcooliques, des vins rouges, de la bière, du café, des fortes épices, des purgatifs drastiques, ainsi que toutes les affections morales déprimantes, les études trop prolongées, une vie sédentaire, tous les vêtements qui serrent trop la taille, enfin toutes les compressions prolongées sur le bas-ventre, ce qui fait qu'elle se présente souvent aussi, accidentellement et d'une manière purement symptomatique, dans la grossesse.

L'ancienne école ne connaît, pour combattre les accidents qui peuvent résulter des hémorrhoïdes, que des traitements palliatifs, tels que l'observation d'un régime doux, l'usage de bains froids ou tièdes, de lavements émollients et de purgatifs, l'application de sangsues au pourtour de l'anus, etc. Inutile de dire que si l'on peut avoir des moyens qui s'adressent à la cause, la congestion et la pléthore veineuse même, au lieu de n'en combattre que les produits, ces moyens mériteront toujours la préférence, sans parler même des dangers qui sont souvent attachés à l'usage des palliatifs, attendu que tous, sans exception, tout en combattant les accidents, ont le grave inconvénient d'aggraver le fond de la maladie et de faire revenir plus souvent tous ces accidents. Nous verrons, dans le paragraphe suivant, les moyens que la méthode de Hahnemann a fait découvrir pour un traitement plus radical.

§ 137.

**Traitement homœopathique des hémorrhoïdes.** — Les médicaments qui, selon les expériences cliniques, se sont montrés jusqu'ici les plus efficaces contre les diverses souffrances hémorrhoïdales, sont en général : *n-vom. sulf. calc. nitr-ac. carb-veg. ars. caps. ign. mur-ac. acon. bell. cham. puls. ant. caus. graph. kal. phosph. phos-ac. sep. sabin. thui.*

Et en particulier :

a) Selon les diverses **constitutions**, chez les tempéraments **colériques**, *n-vom. sulf. cham. phosph.*; — chez les caractères **doux, chagrins,** *ign. calc. puls. graph. caus.*; — chez les tempéraments **phlegmatiques,** *puls. caps. carb-veg. caus. graph.*;—chez les tempéraments **sanguins,** *sulf. acon. n-vom. calc. ars.*; — chez les **femmes,** *puls. n-vom. calc. graph. bell. acon.*; — lorsque les **règles** sont **trop abondantes,** *calc. bell. nitr-ac. acon.*; — lorsqu'elles sont **trop faibles,** *puls. graph.*; — pendant la **grossesse,** *n-vom. puls. carb-veg.*

b) Selon les **causes,** lorsque ces souffrances ne sont qu'**accidentelles** et **récentes,** *n-vom. puls. ign. bell. acon. cham.*; — lorsqu'elles sont **chroniques,** *n-vom. sulf. calc. nitr-ac. sep. puls. carb-veg. phosph. caus. graph. kal. phos-ac. sabin. thui. ant.*; — lorsqu'elles sont produites par l'abus du **café** ou d'autres **boissons échauffantes,** *n-vom. puls. carb-veg. calc. ars. sulf.*; — par l'abus du **mercure,** *nitr-ac. sulf. carb-veg. phos-ac. thui.*; — par des affections **syphilitiques,** *nitr-ac. thui.*

c) Selon les **symptômes locaux,** et en particulier les **boutons hémorrhoïdaux,** *n-vom. puls. sulf. calc. nitr-ac. carb-veg. ars. caps. phos-ac. thui. phosph. ant. caus.*; — lorsque ces boutons sont **sortis,** *sulf. calc. nitr-ac. thui. sep.*; — lorsqu'ils sont **gonflés,** *n-vom. puls. sulf. calc. carb-veg. graph. mur-ac. bell. kal. phos-ac. thui.*; — lorsqu'ils sont **douloureux,** *ars. carb-veg. graph. sulf. calc. bell. mur-ac. natr-m.*; — lorsqu'ils sont **enflammés,** *puls. n-vom. sulf. ars. mur-ac. acon. cham.*; — lorsqu'ils sont **ulcérés,** *puls. ign. n-vom. cham.*; — lorsqu'ils sont **durs,** *sep.*; — lorsqu'ils sont **incarcérés,** *n-vom. sulf. acon. sil.*; —lorsqu'ils forment un **bourrelet** autour de l'anus, *n-vom. calc. caus. mur-ac.*;—lorsqu'ils **saignent** facilement, *calc. sep. kal. puls. nitr-ac. cham. acon. bell*; — lorsqu'ils **suintent,** *sulf. sep. caus. natr-m.*

De même, lorsque le **rectum** est resserré par une **constriction,** *n-vom. ign. sep. bell.*; — lorsqu'il y a **chute** du
rectum, *ign. sep. calc. mur-ac. merc. arn. ruta;* — chute
du rectum en **urinant,** *mur-ac.*; — **fistules** du rectum,
*sulf. ign. sil.*; — **fissures**, *ign. ant. cham. sil. n-vom.*;
— **brûlement,** dans le rectum ou dans les hémorrhoïdes,
*ars. carb-veg. n-vom. sulf. calc. ign. caps. nitr-ac. sabin.*;
— **prurit** aux parties affectées, *ign. acon. n-vom. sulf. ars.
carb-veg. sabin. graph.*;—**élancements,** *ign. n-vom. sulf.
carb-veg. ars. kal. natr-m.*

De même, lorsqu'il y a **écoulement de sang,** *acon. bell.
cham. n-vom. sulf. calc. nitr-ac. carb-veg. mur-ac. phosph.
puls. chin.*; — en **allant à la selle,** *n-vom. carb-veg.
mur-ac. graph. nitr-ac.*; — en **urinant,** *kal.*; — comme
une **hémorrhagie,** *bell. sulf. calc. nitr-ac. caps. sabin.
phosph. ipec.*; — écoulement de **sang et de mucosités,**
*caps. ign. puls. n-vom. sabin.*; — de **mucosités** non sanguinolentes, *ant. phosph. carb-veg. sulf. graph.*

d) Pour les **épiphénomènes** et les souffrances à la suite
d'une **suppression** des hémorrhoïdes; s'il y a **congestions
à la tête,** *n-vom. sulf. calc. carb-veg. mur-ac.*; — **vertiges,** *n-vom. sulf. calc. bell. acon.*; — **épistaxis,** *carb-
veg.*;—**nausées** et vomiturition, *n-vom. sulf.*;—dureté de
la **région hépatique,** *graph.*; — **coliques,** *n-vom. sulf.
puls. carb-veg. caps. caus. sabin. lach.*; — **constipation,**
selles dures, tardives, *n-vom. sulf. calc. nitr-ac. graph.
ars.*;—**pression** sur le rectum, comme des **besoins** d'aller
à la garderobe, *n-vom. sulf. ign. cham. caus. thui. puls.
sabin.*; — **diarrhée,** *puls. sulf. calc. nitr-ac. phosph. sep.*;
— **urines sanguinolentes,** *n-vom. ars.*;— **palpitations**
de cœur, *acon. sulf.*; — **maux de reins,** *n-vom. sulf.
carb-veg. ars. cham. bell. acon. caps. nitr-ac. sabin.*; —

grande **faiblesse,** *ars. carb-veg. mur-ac.;* — **pulsations** dans le corps, *puls. sulf.;* — **transpiration** facile, pendant le mouvement, *sulf.*

e) Lorsque les souffrances s'**aggravent** : par le **mouve-ment,** *n-vom. sulf. calc. caus. thui.;* — par l'**attouche-ment,** *n-vom. calc. bell. mur-ac. thui.;* — dans la position **assise,** *puls. sulf. calc. mur-ac. ars. thui. phos-ac.;* — par la **marche,** *sulf. calc. caus. thui.;* — en se **baissant,** *ars.;* — pendant la **méditation,** *n-vom. caus.;* — la **nuit,** *sulf. cham. ars puls.*

§ 138.

**Remarques sur les médicaments précités.** — Pour l'ensemble des symptômes, on pourra toujours consulter de préférence :

**Nux vomica,** surtout chez les personnes qui mènent une vie sédentaire, ou qui font abus de boissons alcooliques, de vin et de café, ainsi que chez les individus d'un tempérament vif et colérique, de même que chez les femmes enceintes, et en général toutes les fois qu'il y a : élancements, brûlement ou prurit à l'anus; *courbature dans les reins, ne permet-tant pas au malade de se redresser,* avec élancements et secousses; *constipation habituelle* ou *selles dures, tardives,* avec *envie fréquente, mais inutile, d'aller à la garderobe; sensation comme si l'anus était fermé;* congestions fré-quentes à la tête ou au ventre, avec ballonnement de l'épi-gastre et des hypochondres; tête lourde, avec méditation difficile et accès fréquents de vertige; strangurie et réten-tion d'urine; écoulement de sang ou de mucosités par l'anus.

**Sulfur,** dans les mêmes circonstances que *n-vom.,* toutes les fois que ce médicament n'a pas suffi, et surtout lorsque la constipation alterne avec des évacuations diarrhéiques de mucosités sanguinolentes ; sensation d'écorchure à l'anus, avec prurit et élancements ; congestion fréquente à la tête ; battements de cœur ; surexcitation facile du système vasculaire ; pulsations par tout le corps, avec angoisse et oppression après la moindre émotion morale ; dyspepsie ; strangurie ; saignement, brûlement et sortie fréquente des boutons hémorrhoïdaux.

**Calcarea,** souvent lorsque les hémorrhoïdes fluent fortement avec sortie et endolorissement des boutons en marchant ; aggravation dans la position assise ; sortie des hémorrhoïdes, pendant la selle, comme un bourrelet ; constipation, et congestions faciles à la tête, pour peu que le flux hémorrhoïdal s'arrête ; vertiges continuels ; embarras sourd et pressif de la tête, comme dans l'ivresse ; faiblesse de la mémoire ; tête lourde ; selles dures et tardives ; sueur forte et fétide des pieds, avec écorchure de la plante des pieds.

**Nitri acidum,** médicament très important dans les hémorrhoïdes des individus syphilitiques, ou bien, s'il y a : selles rares, très difficiles, dures et sèches ; sortie des boutons hémorrhoïdaux à chaque garderobe ; écoulement de sang pendant la selle et en dehors de ces moments ; maux de reins continuels qui permettent à peine au malade de se redresser ; selles diarrhéiques, en forme de bouillie ; brûlement à l'anus ; prurit aux parties génitales ; boutons rouges de la figure.

**Carbo vegetabilis,** lorsqu'il y a écoulement de sang à chaque selle, avec prurit et brûlement à l'anus ; gonflement volumineux des boutons hémorrhoïdaux, avec douleurs lancinantes ; sécrétion continuelle de mucosités de l'anus, faisant des taches sales dans le linge ; congestions fréquentes à la tête et saignement de nez fréquent ; grande faiblesse.

**Arsenicum**, souvent, lorsque *carb-veg.* n'a pas suffi contre la grande faiblesse, avec douleur brûlante dans l'anus ; ou bien, s'il y a : maux de reins, comme si le sacrum était brisé, ne permettant pas de se baisser ; garderobes tardives, dures, comme brûlées, ou bien diarrhéiques et sanguinolentes ; douleurs brûlantes, surtout la nuit ; boutons volumineux à l'anus, avec douleurs lancinantes et empêchant de s'asseoir ; urines sanguinolentes, comme de l'eau incarnate, avec brûlement pendant l'émission ; agitation continuelle, insomnie et brûlement sous la peau du corps, toute la nuit.

**Capsicum,** souvent, lorsque les hémorrhoïdes sont fortement gonflées, avec écoulement de sang ou de mucosités sanguinolentes par l'anus, douleurs brûlantes au fondement, tiraillement douloureux dans le sacrum et le dos, et coliques ; ou bien, s'il y a écoulement continuel de sang avec douleurs brûlantes.

**Ignatia,** lorsqu'il y a des élancements jusqu'au fond du rectum ; prurit et fourmillement à l'anus ; écoulement abondant de sang ; chute du rectum pendant la selle ; douleur d'écorchure ou de contraction dans le rectum, avec envie fréquente, mais inutile, d'aller à la selle, et écoulement de mucosités et de sang ; rhagades douloureuses et ulcérées à l'anus.

**Muriatis acidum,** souvent lorsque les boutons hémorrhoïdaux sont fortement gonflés, formant un bourrelet autour de l'anus, et qu'ils sont rouge bleu, enflammés, avec douleurs violentes au toucher ; écoulement d'un sang rouge vif, pendant la selle ; douleur d'érosion, fourmillement et élancements violents qui traversent les boutons ; céphalalgie congestive ; extrémités froides, avec engourdissement facile en restant tranquillement assis.

**Aconitum,** souvent, lorsque les hémorrhoïdes saignent

beaucoup, avec élancements et pression dans l'anus; sensation de plénitude dans le ventre, avec tension, pression et coliques; maux de reins comme si le dos et le sacrum étaient brisés.

**Belladonna**, lorsque les hémorrhoïdes saignent beaucoup, mais avec des maux de reins violents, comme si le sacrum était brisé; boutons hémorrhoïdaux incarcérés, par constriction du rectum et avec les douleurs les plus violentes.

**Chamomilla**, lorsque les hémorrhoïdes fluent fortement, avec douleurs compressives dans le ventre, et besoin fréquent d'aller à la selle; diarrhée, de temps en temps, avec brûlement et cuisson pendant les selles; douleurs déchirantes au sacrum, surtout la nuit; rhagades douloureuses et ulcérées à l'anus.

**Pulsatilla,** surtout chez les femmes, ou lorsque, pendant les selles, il y a écoulement de mucosités sanguinolentes, avec pression douloureuse sur les boutons; douleurs dorsales et maux de reins; face pâle; défaillances faciles.

**Antimonium crudum**, souvent avant ou après l'usage de *bell.*, surtout lorsqu'il y a sécrétion abondante de mucosités jaune clair, avec fourmillement, prurit, brûlement et même des rhagades à l'anus.

**Causticum,** quelquefois lorsque les boutons hémorrhoïdaux empêchent les évacuations alvines, avec des envies fréquentes, mais inutiles, d'aller à la garderobe, surtout lorsque les douleurs s'aggravent par la marche et la méditation.

**Graphites,** lorsqu'il y a la sensation d'un poids dans le ventre, avec constipation, dureté dans la région du foie; garderobes dures, noueuses, avec écoulement de sang et de mucosités; douleur dans les boutons hémorrhoïdaux; chute du rectum, avec sensation comme si l'anus était paralysé;

chez les femmes, règles tardives et flueurs blanches aqueuses.

**Kali carbonicum**, quelquefois, lorsqu'il y a boutons fortement gonflés et saignant à chaque selle, mais surtout en urinant ; constipation comme par inertie du rectum, avec selles difficiles, trop volumineuses.

**Phosphorus**, quelquefois lorsque les hémorrhoïdes sont accompagnées d'un état de relâchement chronique du ventre, avec garderobes molles, liquides, même involontaires, et écoulement de mucosités par l'anus, qui est constamment ouvert.

**Phosphori acidum**, quelquefois lorsque, dans les boutons hémorrhoïdaux fortement gonflés, il y a des douleurs insupportables pendant que le malade reste assis.

**Sepia**, quelquefois lorsque les selles sont molles, avec ténesme urinaire, surtout le matin, et la sensation illusoire comme s'il sortait quelques gouttes d'urine ; douleurs contractives dans le rectum, se dirigeant le long du périnée, avec suintement d'humeur par l'anus, chute du rectum pendant la selle et induration des boutons hémorrhoïdaux.

**Sabina**, quelquefois lorsque l'écoulement sanguin devient excessif, avec sang rouge clair ou mêlé de mucosités ; pression incisive au fond du bassin ; douleur poussante dans le sphincter de l'anus, élancements saccadés dans le sacrum.

**Thuia**, quelquefois chez les individus affectés de sycose, avec sensation d'une pression sur les hémorrhoïdes, et de constriction ; boutons très volumineux et proéminents, avec ténesme, prurit et brûlement dans l'anus ; brûlement et élancements dans les boutons, aggravés par la marche, la position assise et l'attouchement ; selles non sans de grands efforts et avec brûlement violent ; envie inutile d'aller à la selle ; roideur dans le sacrum ; élancement dans l'urèthre en urinant ; goût de la bouche et renvois douceâtres.

# TROISIÈME PARTIE.

## RÉPERTOIRE HYGIÉNIQUE

### A L'USAGE

### Des personnes qui suivent un traitement homœopathique.

NOTA. — Nous donnons, dans ce répertoire, non-seulement les substances alimentaires et les diverses drogues dont on a l'habitude de se servir plus ou moins dans la vie ordinaire, mais encore tout ce dont il peut être question sous le point de vue de l'hygiène, comme, par exemple, l'*air atmosphérique*, le *vêtement*, les habitudes diverses dans les *exercices*, etc. Pour les articles que nous avons déjà traités dans le chapitre consacré à l'hygiène, nous nous contenterons d'y renvoyer le lecteur, au lieu de les répéter ici. En outre, pour ne pas avoir besoin de revenir constamment aux mêmes explications, nous prévenons une fois pour toutes nos lecteurs que l'usage de toutes les substances auxquelles nous avons ajouté l'épithète de *médicinales* est absolument défendu pendant le traitement homœopathique.

**Abricot.** Fruit qui n'est point sans danger pour les personnes sujettes à la diarrhée; mais il perd ses qualités nuisibles par le blanchissage et la cuisson, en sorte que presque tous les malades même peuvent en manger en compote.

**Absinthe.** Plante *médicinale* qui sert à fabriquer une liqueur dont l'abus est dangereux, même aux personnes le mieux portantes.

**Abstinence sexuelle.** L'abstinence absolue convient aussi peu que les excès aux personnes bien portantes qui sont en état de remplir les fonctions. Elle ne doit être absolue que lorsque l'exercice des fonctions fatigue le malade.

**Acerbes** (fruits). Ce sont des fruits qui ne sont pas encore arrivés à maturité, et qui doivent être absolument rejetés de l'alimentation, tant par les gens bien portants que par les malades, à cause de l'irritation qu'ils ne manquent jamais de causer aux intestins.

**Acétique.** Voy. **Vinaigre.**

**Acides.** Purs et concentrés, tous les acides sont des poisons ; dans les végétaux alimentaires ils sont beaucoup tempérés par les autres éléments qui s'y trouvent joints, mais ils ne conviennent dans aucun cas aux malades en traitement, parce qu'ils contrarient toujours les effets du médicament administré. L'abus du vinaigre, du jus de citron et d'autres acides du même degré, pourra même faire beaucoup de mal aux personnes bien portantes, parce qu'ils causent toujours de l'irritation dans les voies gastriques.

**Affections morales.** Voy. **Passions.**

**Agaric.** Voy. **Champignon.**

**Agneau.** Viande peu convenable aux malades, comme, en général, celle de tous les animaux trop jeunes; les estomacs délicats en éprouvent facilement des relâchements.

**Aiglefin.** Poisson de mer de facile digestion et parfaitement convenable à la nourriture des malades qui ne doivent pas suivre une diète plus ou moins absolue.

**Aigre.** Voy. **Acerbes** et **Acides.**

**Ail.** Assaisonnement qui ne convient nullement aux malades en traitement, et dont l'abus n'est pas même sans inconvénient pour les personnes bien portantes. Les anciens lui attribuaient le pouvoir d'altérer les facultés intellectuelles.

**Aimant.** Agent physique qui a de fortes propriétés médicinales, et dont l'usage doit être défendu d'une manière absolue aux malades en traitement, à moins que leur médecin ne le leur ordonne pour raison particulière.

**Air atmosphérique.** Celui qui entoure les malades doit toujours être aussi pur que possible, et les endroits où il ne l'est point, tels que le théâtre, les bals, les réunions nombreuses, certains ateliers chargés de diverses émanations, etc., ne leur conviennent point.

**Airelle myrtille.** Fruit sucré qui, lorsqu'il est cuit, constitue une nourriture assez agréable et sans inconvénient, même pour les malades.

**Alberge.** Espèce de pêche rouge. Voy. **Pêche.**

**Albumine.** Substance organique qui se trouve dans presque toutes les viandes, mais que le blanc d'œuf présente isolée, et qui constitue un très bon aliment pour les malades mêmes, lorsqu'elle est crue ou à demi cuite seulement.

**Alcool.** Liquide qui donne aux boissons fermentées leurs propriétés enivrantes ; les malades ne doivent faire usage d'aucune boisson de cette nature. ·

**Ale.** Bière anglaise plus enivrante que la bière française, qui ne convient nullement au malade en traitement.

**Alicante.** Vin d'Espagne assez échauffant et stimulant, et dont aucun malade en traitement ne pourrait faire usage sans nuire aux effets du médicament administré.

**Aliment.** Toute substance qui procure à l'organisme, par le travail de la digestion, les éléments nécessaires pour réparer ses pertes, est un aliment. Les aliments se distinguent des *assaisonnements* en ce que ces derniers ne servent qu'à donner un goût plus agréable et des propriétés plus stimulantes aux premiers. Ce qui distingue les *médicaments* des aliments, c'est que ces premiers ne servent point à la réparation des pertes de l'organisme, mais à changer l'action normale des organes. La plupart des *assaisonnements* sont de véritables *médicaments*, dont aucun malade en traitement ne saurait faire usage dans l'alimentation.

**Alise.** Fruit âpre et astringent dont l'usage ne convient nullement aux malades en traitement.

**Allaitement.** La nourrice qui allaite un enfant en traitement doit suivre le même régime que si elle était elle-même malade, attendu que toutes les infractions qu'elle ferait au régime agiraient, par son lait, sur son nourrisson, dont elles dérangeraient le traitement.

**Alose.** Poisson un peu lourd, dont les estomacs faibles et délicats, ainsi que tous les malades en traitement, feront b en de s'abstenir.

**Alouette.** Petit oiseau dont la chair convient à tous les estomacs, même aux malades auxquels toute alimentation n'est point interdite pour d'autres raisons.

**Amandes.** Les amandes *douces* constituent un aliment très convenable même pour les malades en traitement, pourvu qu'on ne s'en surcharge pas l'estomac. Les amandes *amères* qui doivent ce goût à l'acide prussique qu'elles contiennent, ne sauraient, sous aucune condition, être accordées aux malades en traitement, pas plus que les pâtisseries et les aliments qui en contiennent.

**Ambre.** Substance *médicinale* fortement odorante et dont on fait des liqueurs et des pommades, mais dont l'usage, quel qu'il soit, doit être absolument défendu aux malades.

**Amères** (substances). Tous les *amers* sont des *médicaments* que le malade ne saurait prendre sans permission du médecin.

**Amidon** ou **Fécule.** Substance blanche qui donne aux grains, aux pommes de terre et à d'autres racines de première classe, leurs propriétés alimentaires par excellence.

Les fécules sont la nourriture la plus convenable aux malades de toute sorte.

**Amour.** Les plaisirs de l'amour doivent être goûtés avec modération et réglés selon le besoin naturel et les forces du malade. Un amour passionné ou contrarié est ce qu'il y a de plus nuisible, même pour les personnes bien portantes.

**Ananas.** Fruit originaire de l'Amérique méridionale, mais dont le mucilage est mêlé à une trop grande quantité d'acide citrique, pour être permis, comme aliment habituel, aux malades en traitement.

**Anchois.** Petit poisson de mer, de facile digestion lorsqu'il est grillé. Mais confit dans le vinaigre et le sel, il devient excitant et ne convient alors ni aux malades en traitement, ni aux estomacs délicats.

**Andouille.** Espèce de saucisse assaisonnée de fines herbes, de poivre, de sel et d'autres épices qui en font une nourriture stimulante et échauffante ; elle ne convient ni aux malades en traitement, ni aux personnes qui souffrent tant soit peu des voies digestives.

**Anet.** Plante dont on emploie souvent les fleurs fraîches à la confiture des concombres, mais dont l'usage doit être défendu pendant le traitement homœopathique, à cause des vertus médicinales qu'elle contient. L'anet affaiblit la vue et les organes sexuels.

**Angélique.** Substance aromatique dont l'usage habituel doit être défendu à tous les malades en traitement.

**Anguille.** Poisson très gras et d'une digestion très difficile. Aussi ni les malades en traitement ni les personnes d'un estomac faible ne sauraient en faire usage.

**Anis.** Substance *médicinale*, dont aucun malade en traitement ne saurait faire usage ni en liqueurs ni en assaison-

nement ; l'abus de cette semence peut même avoir les
suites les plus fâcheuses pour les personnes les mieux portantes, à cause de l'excitation qu'elle cause dans les voies
gastriques ; le moindre inconvénient en est de produire
toujours des flatuosités.

**Antidotes.** La plupart des substances *aromatiques*, *stimulantes*, excitantes, calmantes, *piquantes*, *acides*, ou autrement *médicinales*, sont des *antidotes* de plusieurs médicaments homœopathiques et doivent être évitées pendant
le traitement.

**Apéritifs.** Substances qui favorisent les sécrétions de la bile,
des urines, etc. Toutes ces substances étant des médicaments capables de troubler l'effet de ceux que le médecin
ordonne, l'usage en doit être exclu d'une manière absolue
pendant tout le traitement homœopathique.

**Aphrodisiaques.** Substances médicinales ou alimentaires
qui excitent les désirs sexuels. L'usage en doit être défendu, non-seulement aux malades en traitement, mais
même aux personnes bien portantes qui tiennent à conserver leur santé.

**Appartements.** Ils doivent être secs, bien aérés, éloignés
de toute émanation nuisible, exposés au soleil, pas trop
chauffés, ni remplis de fleurs ou d'autres substances odoriférantes.

**Applications extérieures** (à la peau, etc.).—Tous les excitants appliqués à la peau, tels que sinapismes, rubéfiants,
vésicatoires, etc., sont des choses absolument défendues
pendant un traitement homœopathique. Il en est de même
des cautères, des sétons, ainsi que de tous les onguents,
les emplâtres, etc. (Voyez notre *Traité des maladies de
la peau.*)

**Apres** (substances). Tout ce qui a un goût *acide*, *acidule*, *âcre* ou *âpre*, peut devenir plus ou moins nuisible aux constitutions délicates, et doit par conséquent être rayé d'une manière absolue du régime des malades.

**Arack.** Espèce d'eau-de-vie faite de riz, et qui ne convient pas plus à l'usage des malades que toute autre espèce de liqueur alcoolique.

**Aromates.** Substances qui répandent une odeur forte et agréable, et qui, par là même, décèlent assez leur qualité *médicinale* pour que l'usage ne puisse en être permis aux malades en traitement.

**Arow-root.** Espèce de fécule qui forme un aliment excellent pour les convalescents et les personnes d'un estomac délicat.

**Artichauts.** Végétal qu'on mange cru ou cuit. Cru, il est d'une digestion difficile, et ne saurait être accordé aux malades en traitement, ni aux personnes qui souffrent plus ou moins des voies digestives. Cuit, il est un des légumes les plus nourrissants ; il convient à tous les malades mêmes qui ne doivent pas s'abstenir de toute nourriture, pourvu seulement que la manière dont on le prépare ou l'assaisonne ne le rende pas nuisible.

**Asperges.** Légume assez nourrissant, mais qui contient des propriétés *médicinales* assez fortes, et que la cuisson ne lui enlève point d'une manière suffisante pour le rendre convenable à la nourriture des malades en traitement ; il irrite à un haut degré les organes de la génération ; il agit fortement sur les reins et sur les poumons.

**Assaisonnements.** Substances qui servent à relever le goût des aliments, et dont la plupart possèdent des vertus médicinales plus ou moins prononcées, qui les rendent impropres à l'usage des malades en traitement. Voy. le § 18 de cet ouvrage.

**Aubergine.** Aliment assez innocent, lorsqu'il est bien mûr, quoique peu nourrissant ; mais très indigeste et nuisible, lorsqu'il est encore âcre, faute de maturité complète.

**Avoine.** Céréale qui n'est pas sans propriétés médicinales, à l'état cru, mais qui les perd entièrement par la cuisson. Son gruau forme un aliment excellent pour les malades en convalescence.

**Azerole** ou **Pommette.** Fruit trop astringent et trop lourd pour servir de nourriture aux malades et aux personnes en traitement.

**Bains.** Les bains *chauds* énervent et affaiblissent même les personnes bien portantes qui en abusent ; l'usage habituel n'en saurait donc être accordé à aucun individu en traitement. Les bains de *rivière* conviennent mieux, mais ne sauraient non plus être accordés à tous les individus, ce qui fait que les malades en traitement devront toujours prendre l'avis de leur médecin, avant d'en faire usage. Tous les *bains médicinaux*, quel qu'en soit le nom, ainsi que l'usage des *eaux minérales*, doivent être absolument défendus pendant tout traitement homœopathique.

**Balançoire.** Le jeu de la balançoire ayant une influence trop marquée sur les organes de la digestion pour ne pas souvent incommoder même les personnes les mieux portantes, doit être absolument défendu pendant le traitement.

**Bambou.** Les jeunes pousses de ce végétal n'étant point sans vertus médicinales, que la cuisson n'enlève pas d'une manière suffisante, les personnes en traitement feront beaucoup mieux de s'abstenir entièrement de l'usage de cet aliment.

**Banane.** Fruit que son goût aigrelet rend inconvenable à

l'usage des personnes en traitement, et qu'elles ne devraient, en tous cas, jamais manger *cru*.

**Barbeau.** Poisson de rivière dont les œufs ont des propriétés purgatives et vomitives, et dont la chair fournit une alimentation peu substantielle, en sorte qu'on ne saurait point le regarder comme une nourriture convenable aux personnes qui sont en traitement.

**Barbe-de-capucin.** Espèce de chicorée dont l'usage, comme celui de toutes les crudités, doit être absolument interdit, non-seulement à tous les malades, mais encore à toutes les personnes qui ont les organes de la digestion plus ou moins irritables.

**Barbue.** Poisson d'une chair assez innocente, quoique peu nutritive, mais dont l'usage pourra être permis sans inconvénient à tous les malades auquel l'usage de la viande n'est pas défendu par d'autres raisons.

**Bavaroise.** Boisson *médicinale*, dont l'usage doit être absolument exclu du régime de toutes les personnes en traitement.

**Bécasse.** Oiseau dont la chair en elle-même pourra, sans inconvénient, être permise dans les maladies chroniques, pourvu qu'elle ne soit pas faisandée ou rendue autrement nuisible par la manière dont on la prépare ou les assaisonnements qu'on y ajoute ; les malades qui ont la digestion faible feront cependant mieux de s'en abstenir.

**Bécasseau, Bécassine.** Mêmes remarques que pour la bécasse.

**Becfigue.** Petit oiseau dont la chair est de facile digestion et sans inconvénient pour les malades auxquels l'usage de la viande est permise.

**Beignets.** Aliment assez difficile à digérer, comme toutes les pâtes frites, et dont l'usage ne saurait être permis à aucun malade en traitement.

**Betterave.** Cuite, elle perd presque toutes ses qualités médicinales; mais, malgré cela, elle est peu convenable à la nourriture journalière des personnes en traitement, tant parce qu'elle est toujours indigeste qu'à cause des ingrédients qui entrent dans sa préparation.

**Beurre.** Assaisonnement le plus innocent qu'on puisse employer, pourvu qu'on n'en abuse point. Mangé en trop grande quantité, il donne des nausées et même des diarrhées, ce qui fait qu'on doit toujours en user avec modération. En outre, il ne doit être ni trop salé, ni trop vieux, ni rance.

**Beurre de cacao.** Même remarque que pour le beurre ordinaire.

**Bière.** C'est, de toutes les boissons fermentées, celle dont l'usage modéré offre encore le moins d'inconvénients, et dont les personnes qui y sont accoutumées pourront souvent continuer l'usage dans les maladies chroniques, pourvu seulement que cette boisson ne soit ni frelatée, ni préparée avec d'autres substances médicinales que le houblon. La bière la plus innocente est celle dite légère, qui se prépare avec de la cassonade ou de la mélasse.

**Bigarreau** ou **Guigne.** Fruit beaucoup trop indigeste pour être permis aux malades, quels qu'ils soient.

**Biscotin.** Pâtisserie sèche dont l'usage convient à tous les malades auxquels toute nourriture solide n'est pas momentanément défendue.

**Biscuits.** Pâtisserie légère et d'une digestion assez facile pour en permettre l'usage modéré dans toutes les maladies chroniques, pourvu qu'elle soit sans aromates et sans autre mélange que la farine, le sucre et les œufs,

**Biscuits de mer.** Aliment tout aussi convenable que le pain de froment.

**Bishop.** Boisson préparée au vin, et dont l'usage ne convient à aucun individu pendant qu'il est en traitement, à cause des épices qui entrent dans la composition de ce breuvage.

**Bisque.** Potage beaucoup trop composé pour fournir une nourriture convenable aux personnes qui sont en traitement ou qui ont les organes digestifs plus ou moins irritables.

**Blanchissage.** Les substances dont se servent les blanchisseurs pour nettoyer le linge ne sont pas toujours sans inconvénient pour la santé ; il faut donc faire attention à ce point, surtout pour les incommodités qu'on ressentirait régulièrement les jours où l'on changera de linge.

**Blanc-manger.** Nourriture trop difficile à digérer pour des estomacs délicats, et ordinairement trop aromatisée pour que l'usage ordinaire en puisse être accordé aux personnes qui suivent un traitement homœopathique.

**Blanquette.** Voyez **Vins.**

**Blanquettes** ou **Plats à la sauce blanche.** Tous ces plats doivent être rayés d'une manière absolue du régime journalier de tous les individus qui suivent un traitement homœopathique, à moins qu'ils ne soient point assaisonnés à la manière dont on les prépare ordinairement ; sans vinaigre ni épices, ni aromates, ils pourront être accordés.

**Blés.** Toutes les fécules et tous les aliments préparés des blés sont bons et sans inconvénient, pourvu que la préparation elle-même en soit saine. Voyez **Pain, Pâtisserie, Pâtes,** etc.

**Bluets.** Fleur bleue qui orne les champs de blé, et dont

quelques personnes se préparent une tisane qu'elles croient excellente pour la santé. Ces fleurs appartiennent à la catégorie des *médicaments,* dont le médecin seul pourra ordonner l'usage.

**Bœuf.** La meilleure de toutes les viandes, surtout lorsqu'elle est rôtie. Bouillie, elle est moins riche en principes nutritifs et plus indigeste que la première, puisque cette espèce de cuisson fait passer les parties les plus nutritives dans le bouillon, en sorte qu'il ne reste quelquefois, dans la viande bouillie, que la fibre dépourvue de toute matière alimentaire. — Le *bœuf à la mode* est une préparation culinaire qui doit être défendue aux malades, à cause des assaisonnements avec lesquels on a l'habitude de l'apprêter. Il en est de même du *museau* de bœuf et de toute espèce de gras-double.

**Boissons.** Voyez ce qui en est dit aux paragraphes 19 et 54 de cet ouvrage.

**Bonbons.** L'usage de ces friandises, absolument inutiles et peu favorables aux organes de la digestion, doit être absolument exclu du régime alimentaire, non-seulement des enfants qui sont en traitement, mais encore de ceux dont on veut conserver intacts et l'appétit et les fonctions digestives.

**Bonite.** Poisson de trop difficile digestion pour être admis dans le régime ordinaire des malades.

**Bonitot.** Poisson dont on peut, sans inconvénient, accorder l'usage modéré à tous les malades auxquels l'usage des viandes est permis.

**Bouche** (propreté de la). Voyez ce que nous en avons dit aux paragraphes 25 et 55 de cet ouvrage.

**Bouilli** (ou bœuf qui a servi à faire le bouillon). Il est de moins facile digestion que le bœuf rôti, et lorsqu'il est trop cuit, il a perdu ses meilleures qualités nourrissantes, qui ont passé dans le bouillon.

**Bouillie.** Farine ou fécule cuite dans du lait et de l'eau, et qui forme une nourriture saine et parfaitement réparatrice.

**Bouillon.** Excellente nourriture, lorsqu'il provient de la viande de *bœuf* ou de la chair de tortue. Les bouillons de *veau*, de *mouton*, de *poulet*, ainsi que le bouillon *aux herbes*, *dépuratifs*, etc., ne sont point sans propriétés *médicinales*, et par conséquent ne conviennent pas à tous les malades sans exception. Pour les malades auxquels le bouillon de *bœuf* seul serait une nourriture trop forte, le bouillon fait de *bœuf* et de *poule* conviendrait mieux que tout autre.

**Brandade.** Espèce de purée faite de morue, d'ail et d'huile; elle est beaucoup trop indigeste pour convenir à l'usage journalier, et devra être entièrement exclue du régime homœopathique.

**Breddes.** Tiges de différents végétaux bouillies et assaisonnées. C'est une nourriture peu substantielle et qui ne convient point aux personnes sujettes aux relâchements plus ou moins fréquents du ventre.

**Brème.** Poisson trop gras et de trop difficile digestion pour être admis dans le régime des personnes en traitement.

**Brioches.** Pâtisserie indigeste et produisant facilement des aigreurs. L'usage journalier n'en saurait être accordé aux personnes en traitement, ni aux individus d'un estomac délicat.

**Brochet.** Peu convenable à la nourriture ordinaire des personnes en traitement, surtout à cause des assaisonnements avec lesquels on le prépare pour en relever le goût toujours plus ou moins fade. En outre, le brochet vieux est dur et indigeste, par conséquent peu propre à l'usage des malades.

**Cabillaud.** Morue fraîche, de facile digestion et parfaitement admissible dans le régime de tous les malades auxquels l'usage de la viande n'est pas défendu.

**Cacao.** Amande du cacaotier, et qui, grillée, broyée, et cuite, donne une boisson propre à remplacer le café chez les personnes en traitement; seulement il faut avoir soin d'en ôter d'abord la graisse.

**Cachou.** Résine qui contient des propriétés *médicinales*, et dont l'usage doit être absolument exclu du régime de toutes les personnes en traitement.

**Café** (graine du **cafier**). La boisson qu'on en prépare et qui est assez connue sous le nom de *café*, ne saurait être admise sous aucune condition dans le régime d'aucun malade; ni le *café au lait*, ni le *café à l'eau* ne sauraient leur être permis, attendu qu'outre son action nuisible sur le système nerveux et les organes de la digestion, le café est encore l'antidote de bien des médicaments dont il pourrait empêcher les bons effets pendant le traitement.

**Caille.** Petit oiseau d'assez facile digestion, et dont l'usage modéré est sans inconvénient.

**Caillé.** Voy. **Lait**.

**Calmants.** Tous les calmants étant des substances *médicinales*, l'usage en doit être absolument évité par tous les individus en traitement.

**Calomel.** Préparation mercurielle très nuisible, et dont aucun malade en traitement ne saurait faire usage à l'insu de son médecin.

**Camomille.** Plante *médicinale*, d'un usage assez connu dans la pratique domestique, mais dont aucun malade en traitement ne devra faire usage sans la permission de son médecin. Elle produit facilement des hémorrhagies, des convulsions, des étouffements, des gastralgies, des maux de dents et bien d'autres souffrances habituelles à ceux qui en abusent.

**Camphre.** Substance *médicinale* qui, outre son action généralement nuisible, a encore la propriété d'anéantir les effets de presque toutes les autres substances végétales, de telle sorte que les malades en traitement devront même en fuir l'odeur.

**Canard.** Le canard *domestique* fournit une chair beaucoup trop lourde et trop indigeste pour être permise aux malades. La chair du canard *sauvage* est plus facile à digérer, et les malades peuvent en manger sans crainte, pourvu qu'ils en usent rarement et avec modération.

**Cannelle.** Substance aromatique beaucoup trop puissante pour que l'usage en puisse être permis pendant un traitement homœopathique; elle agit fortement sur le système vasculaire et les *organes sexuels* de la femme, et produit des hémorrhagies, sinon même des inconvénients beaucoup plus graves, lorsqu'elle est prise en grande quantité.

**Câpres.** Assaisonnement trop riche en vertus *médicinales* pour en permettre l'usage aux individus en traitement.

**Capucines.** Même remarque que ci-dessus.

**Cardamome.** Graine dont la saveur aromatique et âcre, ainsi que son goût de camphre, annonce assez ses propriétés médicinales capables de troubler les effets des médicaments ordonnés, pour la proscrire d'une manière absolue de tout régime homœopathique.

**Cardes.** Aliment peu nourrissant, mais sans propriétés nuisibles, lorsqu'il est bien cuit et sans assaisonnements aromatiques.

**Cardinal.** Vin chaud et épicé dont l'usage doit être proscrit de tout bon régime homœopathique.

**Cardons.** Même remarque que pour les cardes (voy. ce mot).

**Carminatifs.** Toutes les substances connues sous ce nom sont des *médicaments* dont l'usage doit être exclu absolument du régime homœopathique.

**Caròttes.** Aliment peu nutritif, et qui, par les estomacs peu solides, est souvent rejeté comme il a été pris. Les malades en traitement n'y perdront rien en s'abstenant entièrement de son usage.

**Carpe.** Poisson d'une digestion assez facile lorsqu'elle n'est pas trop grasse. L'usage modéré de ce poisson est sans inconvénient pour la santé, pourvu qu'on ne choisisse pas les carpes d'*étang*, mais celles de *rivière*. Les premières sont absolument inadmissibles dans le régime, à cause des matières dont on les nourrit.

**Carrelet.** Poisson de facile digestion, et dont l'usage n'offre aucun inconvénient.

**Carvi.** Substance *médicinale*, dont l'usage doit être absolument défendu pendant le traitement.

**Cassave.** Gâteau fait de la fécule du manioc, et sans inconvénient pour la santé.

**Cassis.** Fruit trop doué de vertus *médicinales* pour en permettre l'usage pendant un traitement homœopathique. Il en est de même de la *liqueur* qu'on en prépare.

**Cassolettes** (ou flacons remplis de différentes odeurs). L'usage en doit être absolument défendu pendant tout traitement.

**Cassonade.** Voy. **Sucre.**

**Cataplasme.** L'application en doit être ordonnée par le

médecin, et jamais le malade ne devra en faire usage de son propre chef.

**Cautères, Sétons.** La perte d'humeurs que ces applications causent affaiblit toujours le malade, en sorte qu'on ne saurait point en permettre l'usage, à moins qu'une longue habitude qu'en a le malade ne défende de les supprimer brusquement.

**Caviar.** OEufs marinés de l'esturgeon, plus ou moins indigestes, et non sans inconvénient pour les personnes en traitement.

**Cédrat.** Confiture ou liqueur faite de la grosse variété de citron, et non admissible pendant le traitement.

**Céleri.** Plante douée de trop de vertus *médicinales* pour pouvoir, sans inconvénient, faire partie du régime homœopathique, surtout des personnes souffrant des voies urinaires ou du système génital.

**Cerf.** La viande du cerf exige une force digestive plus grande que celle des autres sortes de gibier. Faisandée, elle est nuisible aux malades; mais on peut la rendre plus tendre en la battant longtemps.

**Cerfeuil.** Mise rarement et en très petite quantité dans la soupe, cette plante nuira peu à l'effet du traitement; mais il ne faudrait pas en user habituellement.

**Cerises.** Crues, elles relâchent quelquefois lorsqu'on en abuse, surtout les cerises acidules. Cuites, en compote ou en confiture, elles forment une alimentation agréable, sans nul inconvénient, et préférable de beaucoup aux compotes ou aux confitures de prunes.

**Cerneau** ou noix verte. Nourriture peu convenable pendant un traitement homœopathique.

**Cervelas.** Espèce de saucisse d'une digestion trop difficile pour convenir aux estomacs délicats et pendant le traitement.

**Cervelle.** Substance animale peu convenable à la nourriture ordinaire ; elle est trop lourde et empâte l'estomac.

**Chagrin.** Les personnes qui s'abandonnent trop à cette affection morale rendent souvent par là leur guérison absolument impossible, et toute médication sans effet.

**Champagne.** Le plus mauvais et le plus indigeste de tous les vins. Pendant le règne du choléra épidémique, il agit comme un véritable poison.

**Champignons.** Végétal d'une assez difficile digestion et peu nutritif ; toutes les personnes en traitement feront bien de s'en abstenir entièrement.

**Chapon.** Viande beaucoup trop lourde, trop grasse et trop indigeste pour former une nourriture convenable aux personnes en traitement.

**Charbons ardents.** La vapeur en est toujours nuisible, et si elle n'est pas respirée jusqu'à produire l'asphyxie, elle peut toujours contrarier les effets des médicaments employés.

**Charcuterie.** Tout ce qui appartient à la charcuterie doit être exclu du régime homœopathique ordinaire.

**Charlotte.** Compote d'une digestion parfois trop difficile pour en user autrement que par occasion.

**Chartreuse.** Liqueur dont l'usage doit être absolument défendu pendant le traitement.

**Châtaigne.** Fruit qui, cuit dans l'eau ou grillé, fournit une nourriture agréable, substantielle et dépourvue de toute propriété médicinale, quoique la fécule en soit bien inférieure à celle du froment ou du maïs même ; les estomacs délicats s'en trouvent quelquefois incommodés. Il en est de même du café de châtaignes.

**Chélidoine.** Plante *médicinale* qui joue un rôle plus ou moins important dans la médecine domestique, mais dont l'usage doit être absolument interdit pendant tout traitement homœopathique.

**Chevreuil.** Gibier qui fournit une viande parfaitement saine et de facile digestion, pourvu seulement qu'elle ne soit ni faisandée, ni rendue autrement malsaine par la manière de l'apprêter et les assaisonnements qu'on y ajoute. On peut la manger rôtie ou bouillie.

**Chicorées.** Plantes qui ne sont point dépourvues de vertus médicinales; la chicorée *sauvage* en contient encore plus que celle des *jardins*. Le *café de chicorée* est très nuisible, surtout aux personnes qui souffrent des yeux. La *chicorée en légume* perd par la cuisson une grande partie de ses vertus; mais comme elle n'est point indispensable à l'alimentation de l'homme, les malades en traitement homœopathique feront beaucoup mieux de s'en passer entièrement. La *salade de chicorée* doit leur être interdite, comme toutes les crudités.

**Chiendent.** La tisane de chiendent, contenant des vertus *médicinales*, est absolument interdite à toutes les personnes en traitement.

**Chocolat.** Aliment sain et agréable, de facile digestion et sans inconvénient aucun pour les malades qui peuvent prendre de la nourriture substantielle, pourvu seulement qu'il soit sans aromates et non frelaté avec des substances nuisibles. Lorsqu'il contient des fécules, il est encore plus nourrissant que lorsqu'il ne contient que du cacao. Il va sans dire que tous les chocolats *médicinaux*, tels que celui de *quinquina*, le chocolat *ferrugineux*, etc., doivent être absolument interdits pendant un traitement homœopathique, et que même les personnes bien portantes qui ne veulent pas perdre leur santé, ne doivent point en user.

**Chou.** Légume qui ne convient ni aux estomacs faibles, ni

aux convalescents, et dont toutes les personnes en traitement feront beaucoup mieux de s'abstenir entièrement.
Il est peu nourrissant et produit des gaz et même de la
diarrhée. Pendant le règne du choléra il agit, comme un
véritable poison.

**Choucroute.** Nourriture plus réparatrice, plus saine et de
plus facile digestion que les choux qui n'ont point fermenté;
mais pour pouvoir en faire usage pendant le traitement
homœopathique, il faut qu'elle soit simplement préparée
avec du bouillon, de la graisse ou du beurre, et encore
doit-elle n'être mangée qu'avec grande modération par les
estomacs peu robustes.

**Choufleur.** Légume qui présente tous les inconvénients du
chou, quoique à un moindre degré. Les personnes en traitement ne doivent en user que rarement.

**Ciboule** et **Ciboulette.** Assaisonnement qui trouble facilement la digestion, en produisant des vents et des renvois,
et dont on devra, par conséquent, s'abstenir autant que
possible pendant le traitement.

**Cidre.** Boisson assez saine et agréable, lorsqu'il est bien fait
et assez vieux. Le cidre nouveau trouble la digestion et
produit parfois même des coliques assez violentes, semblables à la colique de plomb (voyez *Annales d'hygiène*,
1853, t. XLIX, p. 69). Toutes les personnes en traitement doivent s'en abstenir.

**Citron.** L'acide que contient ce fruit est doué de vertus *médicinales* trop prononcées pour qu'il puisse être admis
dans le régime homœopathique.

**Citrouille.** Fruit qui fournit une alimentation peu réparatrice, mais sans nul inconvénient pour la santé.

**Coing.** Fruit astringent, mais dont la gelée a perdu toutes les
vertus médicinales du fruit, en sorte qu'elle est sans nul

inconvénient pour la santé. Il n'en est pas tout à fait ainsi des quartiers confits de ce fruit, ni de la marmelade de sa pulpe, qui sont d'une digestion difficile.

**Colère.** Les accès violents de cette passion peuvent détruire entièrement l'effet des médicaments employés, sans compter les autres mauvaises suites qu'ils peuvent avoir pour la santé.

**Compotes.** Tous les fruits non acidulés ni aromatiques, lorsqu'ils sont légèrement cuits avec du sucre, forment une nourriture saine, de facile digestion et sans nul inconvénient.

**Concerts.** Distraction assez bienfaisante pour tout malade qui pourra sortir, surtout lorsque les concerts se donnent au grand air. Mais donnés dans des salles remplies de monde et de toutes sortes d'odeur, leur fréquentation ne convient point aux personnes en traitement.

**Concombre.** Aliment peu convenable aux estomacs faibles et aux personnes en traitement.

**Condiment.** Voyez **Assaisonnement.**

**Confitures.** Tous les sucs de fruits, de végétaux, de fleurs non acides ni aromatiques, fournissent des confitures parfaitement convenables à la santé et de facile digestion.

**Conserves.** Même remarque que pour les confitures.

**Consommé.** Bouillon fort, le plus restaurant et le plus sain de tous les aliments.

**Contrariétés.** Les personnes en traitement doivent s'en garantir autant que possible, parce qu'elles sont de la plus fâcheuse influence sur l'effet des médicaments employés.

**Coq.** Jeune et non engraissé contre nature, cet animal fournit une chair d'assez facile digestion, mais dont on ne saurait cependant pas non plus faire, sans inconvénient, sa nourriture habituelle.

**Coquillages.** La plupart sont d'une digestion trop difficile pour en permettre l'usage habituel aux personnes en traitement.

**Coriandre.** Assaisonnement doué de vertus *médicinales* assez fortes pour en interdire entièrement l'usage pendant le traitement homœopathique; il produit, même sur les personnes bien portantes, facilement des flatuosités.

**Cornichon.** Aliment trop acide pour en permettre l'usage aux personnes en traitement.

**Corroborants.** Toutes les substances auxquelles on donne ce nom sont des *médicaments* dont l'usage doit être absolument exclu du régime homœopathique.

**Corsets.** L'usage des corsets peut être, surtout pour les personnes qui se serrent trop, de la plus fâcheuse influence sur les organes de la digestion et sur ceux de la poitrine. On ne saurait appeler trop fortement l'attention sur les dangers de cette partie de la toilette. (On consultera un intéressant *Mémoire sur l'usage des corsets*, par M. le docteur Bouvier, dans *Bulletin de l'Académie de médecine*, 1853, t. XVIII, pages 353, 359.)

**Cosmétique.** Tous les cosmétiques, à la seule exception de l'huile d'amandes douces et de la pommade à la moelle de bœuf, sont des substances *médicinales* dont l'usage doit être défendu à tous les individus en traitement.

**Coucou de mer.** Poisson de facile digestion et sans nul inconvénient pour la santé.

**Courge.** Fruit peu nourrissant, et moins facile à digérer que le potiron; elle donne facilement la diarrhée.

**Crabes.** Sorte de cancre d'une digestion trop lourde pour en permettre l'usage aux personnes ne souffrant même que de maladies chroniques en dehors des voies digestives.

**Crème de lait.** Aliment trop lourd pour être mangé seul,

mais sans nul inconvénient comme assaisonnement.

**Crèmes.** Entremêts sucrés, sans nul inconvénient pour la santé, lorsqu'ils sont préparés sans aromates.

**Crème de tartre.** Substance *médicinale vomitive*, et dont l'usage doit être absolument interdit à toutes les personnes en traitement.

**Crème de riz.** Farine de riz en bouillie, qui forme une nourriture tout à fait saine et substantielle.

**Cresson.** Crudité indigeste et douée de trop de vertus *médicinales* pour que l'usage puisse en être permis pendant un traitement homœopathique ; il possède des propriétés apéritives et diurétiques très prononcées.

**Crevettes.** Aliment trop lourd pour les personnes malades et pour les estomacs délicats.

**Crudités.** Toutes les crudités sont d'une digestion difficile, et doivent être absolument exclues du régime homœopathique, ainsi que de celui de tous les estomacs peu robustes.

**Crustacés.** Même remarque que pour les **Coquillages, Crabes, Crevettes, Homard, Huîtres, Moules.** MM. Chevallier et Duchesne ont publié (*Annales d'hygiène*, 1851, t. XLV, p. 387, t. XLVI, p. 108) un mémoire sur les empoisonnements par les huîtres, les moules, les crabes et par certains poissons de mer et de rivières, qui mérite d'être consulté.

**Cumin.** Assaisonnement pourvu de propriétés *médicinales*, et qui doit, par conséquent, être absolument exclu du régime homœopathique ; il produit, même sur les personnes bien portantes, facilement des flatuosités.

**Cures de printemps, Cures d'herbes.** Aucune de ces cures n'est compatible avec un traitement homœopathique ; toutes en détruiraient entièrement les effets.

**Danse.** Exercice et distraction sans nul inconvénient pour la santé, pourvu qu'elle n'ait pas lieu dans un milieu où l'air serait corrompu par la foule et toutes sortes d'odeurs, et qu'on évite les courants d'air et tout ce qui pourrait causer des refroidissements.

**Dard.** Poisson de facile digestion et sans nul inconvénient pour la santé.

**Dattes.** Fruit sans inconvénient pour la santé, lorsqu'on en use avec modération ; mangées d'une manière trop abondante, elles surchargent l'estomac.

**Daurade** et **Dauradon.** Poissons de mer d'une digestion trop lourde pour être compris dans la nourriture habituelle pendant un traitement homœopathique.

**Dentifrices.** Toutes les substances dentifrices, tant les poudres que les essences, sont des *drogues médicinales* dont tout usage doit être absolument défendu pendant un traitement homœopathique. Le *lait caillé* et l'*eau pure* sont les seules substances admissibles à cet effet.

**Dépuratifs.** Même remarque que pour les *Dentifrices*.

**Digitale.** Plante *médicinale*, sorte de poison dont personne ne devrait faire usage sans ordonnance du médecin.

**Dinde.** Oiseau domestique dont la chair est d'assez facile digestion, lorsqu'elle n'est pas trop grasse. Cependant, les estomacs délicats doivent toujours en user avec modération, attendu qu'elle produit, comme celle du poulet, assez facilement la diarrhée chez les personnes qui y sont sujettes ou qui ne sont pas accoutumées à l'usage de cette chair. Au reste elle ne pourra jamais, pas plus qu'aucune sorte de volaille, former la nourriture animale exclusive. Les parties les plus convenables, sont, en outre, la poitrine, le dos ou les ailes ; les cuisses sont une partie plus difficile à digérer,

**Diurétiques.** Toutes les substances qui augmentent la sécrétion des urines, sont des *médicaments* dont l'usage doit être absolument défendu pendant tout traitement homœopathique.

**Doucelle.** Poisson de mer d'assez facile digestion et sans inconvénient pour la santé.

**Douches.** Ces sortes de bains exercent une réaction trop puissante sur l'économie vitale pour ne pas troubler l'action des médicaments dont on ferait usage ; elles doivent être absolument bannies du régime homœopathique.

**Dragées.** Bonbons plus ou moins indigestes, sans compter les substances plus ou moins nuisibles qu'une industrie peu consciencieuse emploie quelquefois pour les colorer ; en sorte que toutes les personnes en traitement feront bien de s'en passer entièrement.

**Eau.** Boisson des plus naturelles et des plus saines, lorsqu'elle est pure, ce qu'elle est cependant rarement, surtout dans les grandes villes. L'eau de pluie est la plus pure ; celle des sources est quelquefois imprégnée de parties terreuses de diverses sortes ; celle des fleuves et des rivières contient d'autres impuretés ; mais clarifiée par la filtration, elle est encore ce qu'on peut avoir de mieux.

**Eau de Cologne.** Liqueur composée de diverses substances *médicinales* et *odoriférantes* qui en rendent l'usage absolument contraire au régime homœopathique.

**Eau de Luce.** Liqueur *médicamenteuse* dont l'usage est absolument incompatible avec le régime homœopathique.

**Eaux de senteur.** Même remarque que pour l'eau de Cologne.

**Eau-de-vie.** Boisson alcoolique dont l'usage doit être entièrement défendu pendant tout traitement homœopathique, et dont personne, même en bonne santé, ne devrait prendre l'habitude, à cause des ravages terribles que son abus peut causer dans toute l'économie vitale.

**Eau sédative.** Composé médicamenteux dont aucune personne en traitement ne pourra faire usage.

**Eaux gazeuses.** Il n'y en a aucune qui soit absolument sans propriétés médicinales, en sorte qu'aucun malade ne devrait en faire usage sans prendre l'avis de son médecin.

**Eaux minérales.** Composés *médicamenteux* de la plus haute puissance, de telle sorte que l'usage en doit être le plus sévèrement défendu pendant tout traitement homœopathique. Les personnes mêmes qui ne seraient pas en traitement, ne devraient jamais non plus en faire usage sans l'avis de leur médecin.

**Échaudés.** Pâtisserie très légère, mais d'une digestion plus difficile qu'on ne paraît le croire à cause de son poids insignifiant en regard de son volume. Une livre d'échaudés pèse plus sur l'estomac qu'une livre de viande. En permettant les échaudés aux malades en convalescence, on trompe donc à la fois leurs yeux et leur estomac, et il vaudrait quelquefois beaucoup mieux leur permettre un morceau de pain bien cuit et bien rassis, sinon même de la viande *du même poids* qu'un ou deux échaudés.

**Écorces.** Toutes les écorces possèdent des vertus *médicinales*, de telle sorte que toutes les tisanes, les décoctions et les infusions qu'on a l'habitude d'en préparer doivent être absolument défendues pendant tout traitement homœopathique.

**Écrevisse.** Crustacé dont la chair est d'une digestion assez difficile. Les estomacs délicats doivent s'en abstenir, et tout malade en traitement fera très bien de n'en user qu'avec la plus grande modération. Il n'est pas même rare de voir cette chair produire des éruptions urticaires, des ophthalmies, des malaises, des vomissements et autres inconvénients.

**Électricité.** Agent *médicinal* assez puissant pour troubler profondément, sinon même pour anéantir entièrement l'effet salutaire des médicaments dont on ferait usage, et dont l'application doit être absolument défendue pendant le traitement homœopathique. Les personnes bien portantes même ne devraient jamais se faire électriser sans avoir pris l'avis de leur médecin.

**Élixirs.** Liqueurs préparées de diverses substances *médicinales*, et dont l'usage est, par conséquent, entièrement incompatible avec le régime homœopathique, quels que soient le nom et la réputation de ces liqueurs, parce que toutes contiennent les substances médicinales les plus actives qui, administrées à propos, peuvent rendre de très grands services, mais qui, par cela même, ne doivent jamais être prises sans ordonnance d'un médecin.

**Émanations.** Toutes les émanations pouvant troubler l'action normale de nos organes, et partant aussi les effets des médicaments dont on ferait usage, les personnes en traitement devront faire leur possible pour en éviter l'influence.

**Émissions sanguines.** Voir ce que nous en avons dit au paragraphe 37 de cet ouvrage.

**Emplâtres.** Tous les emplâtres étant composés de substances *médicinales* très puissantes dont l'absorption faite par la peau pourra réagir sur les organes internes, aucun malade ne devra en faire usage sans en prendre l'avis de son médecin.

**Éperlan.** Petit poisson de facile digestion et sans nul inconvénient pour la santé.

**Épices.** Voy. **Assaisonnements.**

**Épinards.** Mauvaise nourriture, quoi qu'en dise l'ancienne école. Les épinards relâchent, ne nourrissent point et glissent ordinairement sur l'estomac et les intestins, comme on les a pris. Que les personnes bien portantes en mangent pour se rafraîchir, soit; mais pour les malades en convalescence, il vaudrait beaucoup mieux leur faire prendre quelques cuillerées d'un bon potage que des épinards.

**Épine-vinette.** Fruit *médicinal* dont l'usage doit être absolument exclu du régime homœopathique.

**Équitation.** Exercice qui est bien inférieur, pour sa convenance hygiénique, aux promenades à pied, outre qu'il ne convient quelquefois nullement dans certaines affections, de telle sorte qu'aucun malade en traitement ne devrait en user sans prendre l'avis de son médecin.

**Escargot.** Le bouillon de cet animal vaut mieux que sa chair, qui est lourde et indigeste.

**Esprit-de-vin.** Voy. **Alcool** et **Eau-de-vie.**

**Estragon.** Plante aromatique et *médicinale* dont l'usage est défendu pendant le traitement homœopathique, à cause des troubles qu'elle pourrait porter dans les effets des médicaments ordonnés par le médecin.

**Esturgeon.** Poisson de difficile digestion et dont l'usage habituel doit être absolument interdit pendant le traitement homœopathique.

**Éther.** Substance *médicinale* dont l'usage doit être entièrement exclu du régime homœopathique.

**Exercices.** Voyez ce que nous en avons dit au paragraphe 26 de cet ouvrage.

**Faisan.** La chair du faisan est plus délicate et de plus facile digestion que celle du poulet et de la dinde, et elle est aussi plus nourrissante; cependant les malades qui auraient envie d'en manger, feront beaucoup mieux d'attendre que leur traitement soit fini.

**Falsifications.** Toutes les falsifications sont de nature à rendre les aliments dangereux pour la santé. On ne saurait donc jamais faire assez d'attention, sous ce rapport, à tout ce qu'on mange, pour être sûr que les substances dont on se nourrit sont pures et naturelles.

**Farces.** Toutes les farces assaisonnées par de fortes épices, des aromates et d'autres substances *médicinales*, sont interdites dans le régime homœopathique journalier.

**Fard.** Toutes les espèces de fard étant des poisons plus ou moins dangereux, ou du moins des substances *médicinales*, l'usage en doit être absolument interdit dans le régime homœopathique.

**Farines.** Toutes les farines non altérées, séparées des débris de leur enveloppe ligneuse et décantées par l'action de la chaleur, forment une nourriture saine et substantielle qui convient également à tous les âges, à toutes les constitutions et à tous les malades auxquels, pour le moment, toute nourriture n'est pas interdite. Mais il faut faire une grande attention à la pureté de toute farine, parce que les falsifications en sont très fréquentes. La meilleure est la farine de froment, préparée en gruau; les malades peuvent la manger dans de l'eau, du bouillon ou du lait. Mais en pâtes faites avec des œufs, elle ne peut être permise qu'autant qu'il n'y a pas trop de beurre; toutes les pâtes feuilletées doivent être évitées par les malades souffrant des voies digestives.

**Farineux (Aliments).** Même remarque que pour les *farines.*

**Fatigue.** Les trop grandes fatigues, tant du corps que de l'esprit, doivent être soigneusement évitées par tous les malades.

**Fauvette.** Petit oiseau d'une chair facile à digérer et sans nul inconvénient pour la santé.

**Fécules.** Même remarque que pour les *farines*.

**Fenouil.** Fruit *médicinal* dont l'usage doit être absolument exclu du régime homœopathique.

**Fébrifuges.** Tous les *fébrifuges* étant des *médicaments*, aucun malade ne pourra en faire usage sans consulter son médecin.

**Fèves.** Aliment nourrissant, mais flatulent et difficile à digérer, et dont les personnes en traitement feront mieux de ne point user du tout, ou du moins peu fréquemment.

**Figues.** Fruits sans inconvénient pour la santé, pourvu qu'on en use avec modération.

**Flatulents.** Tous les aliments qui causent des vents doivent être évités par les personnes qui souffrent plus ou moins des organes de la digestion.

**Fleurs.** L'odeur des fleurs doit être bannie d'une manière absolue de toute chambre de malade, et en général des chambres à coucher, de même que des appartements, dès que le soleil s'est couché, attendu que l'acide carbonique que toutes les plantes exhalent la nuit est de la plus fâcheuse influence sur la santé.

**Foie.** Les foies de veau, de mouton, de porc sont sans inconvénient, pourvu qu'on n'en use qu'avec une sage réserve.

**Foies gras.** Les foies gras sont, sans exception, ce qu'il y a de plus indigeste et de plus incompatible avec un bon régime homœopathique.

**Fortiflants.** Même remarque que pour les *Élixirs* (voyez ce mot).

**Fraise.** Ce fruit n'est point sans inconvénient pour la santé, en sorte que l'usage habituel en doit être exclu du régime homœopathique.

**Fraise de veau.** Nourriture un peu difficile à digérer, et, par conséquent, soumise à réserve pour beaucoup de malades.

**Framboise.** Fruit sans nul inconvénient pour la santé, pourvu qu'on en use avec modération. Le sirop qu'on en fait, mêlé à l'eau, fournit une excellente boisson pour bien des malades que l'eau pure commence à dégoûter.

**Frangipane.** Aliment qui est bien loin de convenir à tous les estomacs et dont les personnes en traitement feront bien de se passer dans leur régime journalier.

**Frictions.** Toutes les frictions médicinales doivent être absolument interdites pendant le traitement homœopathique ; c'est le médecin seul qui pourra en ordonner l'emploi.

**Fritures.** Aliments qui ne conviennent pas non plus à tous les estomacs, et dont toutes les personnes en traitement ne devront user qu'avec plus ou moins de réserve.

**Fromage.** Les fromages trop faits doivent être interdits pendant le traitement homœopathique. Pour les autres, leur usage modéré n'offre aucun inconvénient pour la santé. En général, pour que le fromage soit sans inconvénient, il faut qu'il ne soit ni trop salé, ni vieux, ni poreux. Le fromage de Brie, le roquefort, le chester, ainsi que les fromages de chèvre doivent être défendus. Les plus admissibles sont le Gruyère, le fromage de Neufchâtel et celui de Hollande.

**Froment.** Ce blé connu fournit la meilleure farine. Voyez **Farines.**

**Fruits.** Tous les fruits succulents, tels que les prunes, les poires, etc., ainsi que les mucoso-sucrés, tels que les figues, les dattes, etc., sont, à l'état cru, quelquefois un peu relâchants, mais ils perdent cette propriété par la cuisson et l'addition du sucre. Crus, ils ne sauraient donc point être accordés au malade sans réserve, et les fruits acidules devront être entièrement exclus du régime. Les fruits secs et huileux, tels que les noix, etc., ne sauraient être non plus accordés sans réserve.

**Fumigations.** Toutes les fumigations faites avec des substances aromatiques, odoriférantes ou autrement *médicinales*, sont absolument défendues pendant tout traitement homœopathique. Il en est de même des aspersions de chlore ou de vinaigre dans les chambres des malades alités. Si l'on ne peut pas ouvrir les fenêtres pour changer l'air, les fumigations faites avec le sucre brûlé sont les seules admissibles.

**Galvanisme.** Même remarque que pour l'électricité. Voyez **Électricité.**

**Gargarismes.** Aucun gargarisme ne pourra être permis aux malades sans l'ordonnance expresse de leur médecin, parce que tous nuiraient à l'action du médicament prescrit.

**Gâteaux.** Sans compter les substances aromatiques qui peuvent entrer dans la pâte des gâteaux et en rendre l'usage incompatible avec le régime homœopathique, ils sont, en général, une nourriture plus ou moins indigeste dont il faudrait toujours user avec une sage modération.

**Gaufre.** Gâteau parfaitement innocent, mais indigeste lorsqu'on en abuse.

**Gélatine.** Substance animale qu'on croyait autrefois nourrissante par excellence, mais qui est reconnue aujourd'hui comme n'étant nullement alimentaire.

**Gelées.** Toutes les gelées faites de fruits non acidules ni aromatiques peuvent être regardées comme une nourriture facile à digérer et sans inconvénient pour la santé.

**Genièvre.** Fruit *médicinal* dont l'usage doit être absolument interdit pendant tout traitement homœopathique. Il en est de même de la liqueur, du vin, du ratafia et de toutes les boissons qui se font avec ce fruit.

**Gentiane.** Substance *médicinale* dont l'usage est absolument incompatible avec le régime homœopathique.

**Gibier.** Aliment des plus sains et de facile digestion, pourvu que la préparation et les assaisonnements qu'on y ajoute ne lui fassent pas perdre ces qualités (voyez **Assaisonnements**). Les meilleures espèces sont le cerf, le lièvre, le chevreuil, le sanglier, le lapin de garenne.

**Gingembre.** Substance *médicinale* dont l'usage est absolument incompatible avec le régime homœopathique.

**Girofle.** Épice douée de vertus *médicinales*, et dont l'usage doit être interdit pendant tout traitement homœopathique.

**Glaces.** Rien de plus dangereux que l'usage des glaces et de l'eau glacée pendant les chaleurs de l'été. Nous avons vu résulter de leur usage inconsidéré des indigestions d'une violence telle, qu'on aurait pu les prendre pour un accès de choléra (voyez *Mémoire sur les accidents qui peuvent succéder à l'ingestion des boissons froides lorsque le corps est échauffé*, par le docteur Guérard, dans *Annales d'hygiène*. Paris, 1842, t. XXVII, p. 43). Les glaces doivent donc être entièrement exclues du régime homœopathique, d'autant plus que la plupart sont composées de sirops, de liqueurs et d'autres substances plus ou moins douées de propriétés médicinales.

**Gland.** Le fruit du chêne n'est point sans propriétés médicinales, tant qu'il est cru. Grillé ou cuit, il perd ces propriétés, au point que le *café de gland d'Espagne* peut, sans inconvénient, remplacer le café ordinaire chez les personnes auxquelles ce dernier est défendu.

**Gomme arabique.** Mucilage végétal sans inconvénient pour la santé, et dont le *sirop non aromatisé* peut fort bien servir à composer une boisson pour les malades.

**Goudron.** L'eau de goudron étant une *drogue* assez nuisible pour l'estomac, son usage doit être absolument proscrit du régime homœopathique.

**Goujon.** Petit poisson d'une digestion facile et sans nul inconvénient pour la santé.

**Graisse.** Toutes les graisses, mangées seules, sont indigestes et malsaines. On ne doit même les employer qu'avec grande réserve, comme assaisonnement. En outre, il faut qu'elles soient toujours fraîches et bien conservées; les vieilles graisses devenues rances cessent d'être alimentaires et développent quelquefois même un poison plus redoutable que l'arsenic. En outre, celles de porc, d'oie et de canard doivent être absolument exclues du régime homœopathique. Elles produisent facilement des éruptions cutanées, des maux de poitrine et des douleurs d'estomac. Les graisses les plus admissibles sont le beurre frais, la graisse de bœuf et de mouton et l'huile d'olive.

**Gras-double.** Aliment tiré des estomacs du bœuf, et d'une digestion assez difficile, en sorte qu'il doit être interdit à toutes les personnes en traitement.

**Grenade.** Fruit doué de trop de propriétés médicinales pour qu'on puisse en permettre l'usage pendant un traitement homœopathique.

**Grive.** Petit oiseau que les substances dont il se nourrit ne rendent pas toujours sans inconvénient pour la santé, et dout les personnes en traitement feront, par conséquent, mieux de se passer entièrement ou du moins de n'user qu'avec grande réserve.

**Grog.** Boisson alcoolique absolument inadmissible dans le régime homœopathique.

**Groseille.** La grande quantité d'acide citrique que contient ce fruit le rend impropre à l'alimentation pendant un traitement homœopathique. Il en est de même de la *gelée* et du *sirop* préparés de ce fruit.

**Groseille à maquereau.** Fruit un peu moins chargé d'acide citrique que le précédent, cependant pas plus admissible que ce dernier dans le régime homœopathique.

**Gruau.** Nourriture de facile digestion et des plus saines, qu'elle soit faite de blé sarrasin ou d'avoine. Les malades pourront toujours en user sans crainte.

**Gruyère.** Voyez **Fromage.**

**Guigne.** Voyez **Cerises.**

**Guimauve.** Plante *médicinale* qui fournit une boisson mucilagineuse, et dont l'eau bouillante paraît détruire toutes les autres propriétés, en sorte que la tisane de guimauve pourra être accordée à tous les malades qui auraient besoin d'une boisson chaude.

**Habitations.** Voir ce qui en est dit aux paragraphes 22 et 23 de cet ouvrage.

**Hareng.** Frais, ce poisson fournit une nourriture d'assez facile digestion et sans inconvénient pour la santé. Salé et fumé, il devient plus indigeste et doit être interdit aux personnes en traitement.

**Haricot.** Sec et en grain, il est très nourrissant et sans in convénient pour la santé, si on a soin de le dépouiller de son enveloppe ligneuse et de le préparer en *purée;* autrement, il gonfle et charge l'estomac. Les haricots *verts* sont moins nourrissants que les haricots secs. Au reste, les estomacs délicats devront toujours user de ce légume avec plus ou moins de réserve, à cause de sa digestion plus ou moins difficile.

**Herbes.** Presque toutes les herbes étant des substances *médicinales*, leur usage doit être absolument interdit pendant tout traitement homœopathique.

**Herbes potagères.** Même remarque que pour les précédentes.

**Homard.** Crustacé d'une chair trop difficile à digérer pour être accordée sans grande réserve aux personnes en traitement.

**Houblon.** Plante *médicinale* dont l'usage doit être interdit pendant le traitement homœopathique. Il en est de même des bières qui en contiendraient une trop grande quantité.

**Huile de croton.** Purgatif des plus violents et dont l'usage doit être absolument interdit pendant tout traitement homœopathique.

**Huile de foie de morue.** Substance médicamenteuse dont l'usage doit être absolument interdit pendant le traitement homœopathique.

**Huile de Harlem.** Composé *médicamenteux* des plus puissants, et dont l'usage est absolument contraire au régime homœopathique.

**Huile de ricin.** Même remarque que pour l'*huile de croton.*

**Huiles essentielles et volatiles.** Toutes ces huiles étant des substances *médicinales*, les personnes en traitement n'en devront jamais faire usage ni à l'intérieur ni à l'extérieur.

**Huiles grasses.** Même remarque que pour la graisse. Voyez **Graisse.**

**Huîtres.** Fraîches, elles sont d'une digestion assez facile pour la plupart des personnes bien portantes, et les malades en convalescence en usent souvent sans le moindre inconvénient, quoique d'autres en éprouvent des rapports assez désagréables. En tout cas, les personnes en traitement feront toujours mieux de n'en user qu'avec réserve, d'autant plus qu'elles excitent quelquefois à un haut point le système génital chez l'homme. En tout cas, les malades mêmes auxquels on pourrait en permettre l'usage devraient les manger sans poivre ni citron.

**Injections.** Toutes les injections de substances *médicinales* doivent être absolument interdites pendant le traitement homœopathique. Il n'y a que celles d'eau pure qui pourront être permises.

**Iode.** Substance *médicamenteuse* et même poison assez violent, et dont aucun malade ni aucun individu bien portant ne devra faire usage sans ordonnance du médecin.

**Iodure de potasse.** Même remarque que pour le précédent.

**Ipécacuanha.** Même remarque que pour toutes les autres substances *médicinales*. C'est un des vomitifs les plus violents.

**Jalousie.** Passion qui, chez ceux qui la nourrissent, pourra faire perdre tous les fruits du traitement en empêchant les médicaments de déployer leur action.

**Jambon.** La plus saine de toutes les substances de la charcuterie, mais participant aux inconvénients du porc et des salaisons, en sorte que l'usage du jambon ne saurait point être accordé sans réserve aux personnes en traitement. Voyez **Porc** et **Salaisons.**

**Jeûnes.** Les jeûnes fatiguent et sont incompatibles avec le régime homœopathique.

**Jeux.** Tous les jeux qui n'excitent pas les passions et qui ne fatiguent pas les organes de la digestion sont un exercice parfaitement convenable à la santé. Les meilleurs sont ceux qui procurent beaucoup d'exercice au grand air.

**Julienne.** Potage composé de racines et de légumes verts, mais dont l'usage n'est point admissible sans réserve dans le régime homœopathique.

**Jus d'herbes.** Même remarque que pour les herbes. Voyez **Herbes.**

**Jus de viande.** Nourriture excellente, éminemment réparatrice et parfaitement convenable à l'alimentation des convalescents.

**Lait.** Le meilleur lait est celui de *vache*, et pour toutes les personnes dont l'estomac le supporte, il n'y a pas d'aliment plus sain, pourvu seulement qu'il ait été bouilli. Le lait non bouilli participe quelquefois aux propriétés médicinales des plantes dont les vaches se nourrissent. Il en est de même du lait d'*ânesse* et de celui de *chèvre*, dont l'usage ne convient nullement pendant un traitement homœopathique, sans que ce lait ait été bouilli. Mais ce à quoi il faut prendre garde, ce sont les *falsifications* auxquelles le lait est exposé, et surtout les falsifications que la police ne punit point, nous voulons dire celles à l'aide desquelles on tend à empêcher le lait de s'aigrir. C'est toujours par l'addition d'une substance alcaline quelconque, dite *conservateur*, et ordinairement par le sous-carbonate de soude que les laitières obtiennent ce résultat.

Mais cette substance étant une *drogue*, elle a pour résultat de rendre le lait plus ou moins purgatif; de là, bon nombre de coliques et de diarrhées qu'éprouvent, pendant les temps chauds, les Parisiens qui font un usage plus ou moins fréquent du lait. Qu'il y ait un peu plus ou moins d'eau ou de crème dans le lait, peu importe, ce n'est que la *bourse* de l'acheteur qui s'en ressentira en dernier lieu ; mais qu'il y ait plus ou moins de ce *conservateur*, c'est sa *santé* qui en souffrira, ce qui est bien loin de revenir au même. Au reste, tous les plats préparés au lait sont un excellent aliment pour tous les malades qui n'ont pas une répugnance particulière contre cet aliment, et pourvu que ces plats soient préparés sans épices ni trop de beurre.

**Lait caillé.** Sans nul inconvénient pour la santé, si l'estomac le supporte et qu'on n'en use qu'avec modération.

**Lait de beurre.** Espèce de petit-lait qui reste comme résidu de la crème dont on a extrait le beurre. Il est, avec la même réserve, tout aussi admissible que le lait caillé, dans le régime homœopathique. Mais il n'en est pas de même du *petit-lait proprement dit*, ou le lait aigre, à cause de la manière dont il est souvent préparé.

**Lait d'amandes douces.** Cette boisson adoucissante est sans nul inconvénient pour la santé et peut, atténuée d'eau dans des proportions convenables, servir de boisson à tous les malades.

**Laitue.** Légume aqueux peu nourrissant et doué de propriétés *médicinales*. Crue, la laitue doit, comme toutes les crudités, être exclue du régime homœopathique, tant à cause de ces propriétés qu'à cause du vinaigre avec lequel on la prépare, et dont l'addition du sucre masque bien le goût, mais ne corrige nullement les mauvais effets,

quoi qu'en disent certains critiques peu capables d'approfondir aucune question. Cuite, elle ne vaut guère mieux
que les épinards. Voyez **Épinards.**

**Langouste.** Même remarque que pour le homard. Voyez
**Homard.**

**Lapin.** La chair de cet animal étant, comme toutes les
viandes blanches, laxatives pour certaines personnes, son
usage ne saurait point être accordé sans réserve dans le
régime homœopathique.

**Lard.** Matière graisseuse difficile à digérer, et dont l'usage
doit être exclu du régime homœopathique.

**Laurier-cerise.** Plante *médicinale* qui contient de l'acide
prussique, et dont l'usage doit être absolument interdit.

**Laurier-sauce** ou **d'Apollon.** Moins dangereux que le
précédent, mais également inadmissible dans le régime
homœopathique, à cause de ses propriétés *médicinales*.

**Lavements.** Tous les lavements composés de substances
*médicinales* sont absolument inadmissibles dans le régime
homœopathique ; les seuls qui soient permis sont ceux
d'eau pure tiède.

**Lectures.** Voyez ce qui a été dit au paragraphe 27 de cet
ouvrage.

**Légumes.** Aliments beaucoup moins nourrissants que la
viande. Les plus nourrissants sont les légumes *secs*, mais
la plupart sont d'une digestion plus ou moins difficile, et
ne conviennent pour l'usage journalier qu'aux estomacs
robustes. Les légumes *verts* sont souvent plus ou moins
relâchants et très peu nutritifs, ce qui fait que leur usage
ne saurait point être accordé sans réserve à tous les malades.

**Lentilles.** Légume très nourrissant, mais qui partage tous
les inconvénients des légumes à cosse, et ne saurait être

accordé qu'aux personnes bien portantes et d'un estomac robuste. La purée de ces légumes est plus facile à digérer.

**Lieux.** Voyez ce qui a été dit au paragraphe 22 de cet ouvrage.

**Lièvre.** Aliment sans nul inconvénient pour la santé, comme toute sorte de gibier, pourvu qu'il ne soit ni faisandé ni rendu autrement malsain par les préparations que l'art culinaire lui fait subir; on peut le piquer, mais le malade ne devra pas manger le lard. Voyez **Assaisonnements.**

**Limande.** Poisson d'assez facile digestion et sans nul inconvénient pour la santé.

**Limonade.** Boisson faite au jus de citron ou d'orange, et qui, pour cela, doit être exclue du régime homœopathique.

**Linge.** Voyez ce qui en a été dit au paragraphe 25 de cet ouvrage.

**Liniments.** Composés *médicamenteux* dont l'usage doit être absolument exclu de tout régime homœopathique.

**Liqueurs.** Boissons spiritueuses qui ont pour base l'eau-de-vie ou l'alcool, et dont l'usage doit être absolument exclu du régime homœopathique. Les personnes bien portantes même feraient très bien de s'en abstenir entièrement, vu les ravages que toutes ces boissons alcooliques peuvent causer dans le cerveau, la vessie et les reins, aussi bien que dans les organes de la digestion.

**Liqueurs médicinales.** Voyez **Élixirs.**

**Lits.** Voyez ce que nous en avons dit au paragraphe 22 de cet ouvrage.

**Lotions.** Toutes les lotions autres que celles de pure propreté ne peuvent être que nuisibles à l'action des remèdes homœopathiques ordonnés.

**Lumière.** Voyez le paragraphe 57.

**Macarons.** Pâtisserie assez indigeste et qui contient, en outre, des amandes amères et divers aromates, ce qui fait qu'elle ne saurait être accordée qu'avec grande réserve aux personnes en traitement.

**Macaroni.** Aliment très nourrissant, de facile digestion et sans nul inconvénient pour la santé, pourvu qu'il ne contienne pas de fromage trop fort et qu'il ne soit pas rendu trop gras par un excès de beurre.

**Mâche.** Légume qui se mange en salade et pour lequel nous ferons la même remarque que pour toutes les crudités. Voyez **Crudités.**

**Madère.** Voyez **Vins.**

**Magnétisme.** Même remarque que pour l'électricité. Voyez **Électricité.**

**Maigre.** L'idée de faire *maigre* un ou deux jours de la semaine n'est pas mauvaise en elle-même, et a, pour la variation qu'elle donne à l'alimentation, sa raison aussi bien dans les principes hygiéniques que dans les usages de la religion. Pour toutes les personnes dont l'estomac ne se refuse point aux poissons, aux farinages et aux œufs, les jours maigres ne sont donc point contraires au régime homœopathique.

**Maïs.** La farine de maïs fournit une nourriture substantielle de facile digestion et sans nul inconvénient pour la santé. La meilleure manière de la préparer, c'est la bouillie.

**Maison.** Voyez ce que nous avons dit des *habitations* au paragraphe 22 de cet ouvrage.

**Majoran.** Plante *médicinale* dont l'usage doit être absolument interdit aux personnes en traitement.

**Malpropreté.** Voyez ce que nous avons dit des soins de la *propreté* au paragraphe 25 de cet ouvrage.

**Marais.** Tous les lieux marécageux exercent la plus fâcheuse influence sur la santé; ils disposent, plus qu'aucune autre cause, aux fièvres intermittentes, et tous les malades qui peuvent s'en éloigner devraient le faire.

**Maquereau.** Poisson gras, d'une digestion assez difficile et dont l'usage ne saurait point être accordé sans réserve dans le régime homœopathique.

**Marinades.** Toutes les marinades étant préparées au vinaigre et assaisonnées de substances plus ou moins aromatiques et *médicamenteuses*, il n'y en aucune dont l'usage soit compatible avec le régime homœopathique, si ce n'est à de rares exceptions.

**Marjolaine.** Plante aromatique qui doit être exclue du régime homœopathique, à cause de ses propriétés médicinales.

**Marmelades.** Toutes les marmelades faites de fruits bien mûrs, non acidules ni aromatiques, sont parfaitement compatibles avec le régime homœopathique; seulement toutes les personnes disposées aux relâchements du ventre feront mieux de s'en abstenir.

**Marrons.** Même remarque que pour les *Châtaignes.* Voyez **Châtaignes.**

**Massepain.** Pâtisserie assez lourde et dont l'usage ne saurait point être accordé sans réserve aux personnes en traitement.

**Mauve.** Plante médicinale dont l'usage doit être absolument proscrit pendant le traitement homœopathique.

**Mauviettes.** Même remarque que pour les allouettes. Voyez **Allouettes.**

**Mauvis.** Voyez **Grives.**

**Médicaments.** Tout ce qui est capable de déranger en quoi que ce soit l'action normale des organes, que ce soit d'une manière agréable ou désagréable, est un *médicament*. Les médicaments se distinguent des *aliments* en ce que ces derniers ne fournissent à l'organisme que les éléments dont il a besoin pour la réparation de ses pertes, sans exercer aucune autre influence. L'usage de toutes les substances *médicamenteuses*, outre ceux que le médecin ordonne, doit être soigneusement évité par toutes les personnes en traitement.

**Méditation.** Voyez ce que nous avons dit de l'exercice des facultés mentales au paragraphe 27 de cet ouvrage.

**Mélisse.** Substance *médicinale* dont l'usage doit être absolument exclu du régime homœopathique.

**Melon.** Légume froid et assez indigeste pour beaucoup de personnes. Son usage ne saurait donc point être accordé sans réserve pendant le traitement homœopathique, à moins que le malade n'en mange avec grande modération. L'abus de ce fruit produit facilement la dysentérie, ou du moins des vents et des coliques.

**Menthe.** Plante *médicinale* dont les personnes en traitement ne devront jamais faire usage ni en pastilles ni autrement.

**Mercure.** Poison dont l'usage médicinal est absolument défendu pendant le traitement homœopathique.

**Meringue.** Pâtisserie légère et sans nul inconvénient pour la santé.

**Merise.** Même remarque que pour les cerises. Voyez **Cerises.**

**Merlan.** Poisson d'une chair légère, de facile digestion et sans nul inconvénient pour la santé.

**Merle.** Petit oiseau dont la chair fournit un aliment substantiel et sain.

**Merluche.** Morue sèche et salée, trop indigeste pour être admise sans réserve dans le régime homœopathique.

**Métalliques (Chaînes, plaques).** Même remarque que pour le galvanisme et l'électricité. Voyez **Électricité.**

**Miel.** Ce produit des abeilles n'est point toujours sans vertus médicinales, ce qui fait qu'il ne saurait être accordé qu'avec grande réserve aux personnes en traitement. L'abus du miel cause facilement des coliques et des maux de gorge.

**Millefeuille.** Plante médicinale dont l'usage est absolument interdit aux personnes en traitement.

**Millet.** Dépouillée de son enveloppe et cuite au lait, cette céréale donne un aliment parfaitement sain et de facile digestion.

**Minium.** Substance métallique et poison assez violent et dont personne ne devrait faire usage sans l'ordonnance de son médecin.

**Miroton.** Mélange culinaire qui, à cause des substances qui entrent quelquefois dans sa composition, ne saurait être admis qu'avec une grande réserve dans le régime homœopathique.

**Mixtures.** Toutes les mixtures qu'on trouve chez les pharmaciens étant des composés *médicamenteux*, leur usage doit être absolument exclu du régime homœopathique.

**Moelle de bœuf.** Mangée en petite quantité, elle est sans inconvénient pour la santé ; mangée en abondance, elle est tout aussi indigeste que toutes les graisses.

**Moral.** Voyez ce que nous avons dit de l'exercice des fonctions morales au paragraphe 27 de cet ouvrage.

**Mortadelles.** Saucisson d'Italie qui partage tous les inconvénients des autres objets de la charcuterie. Voyez **Charcuterie.**

**Morue.** Fraîche, elle fournit un aliment de facile digestion et sans inconvénient pour la santé ; salée et sèche, elle ne saurait point être admise sans réserve dans le régime homœopathique, attendu qu'elle est toujours plus ou moins corrompue et dure, exigeant beaucoup de graisse pour passer.

**Moules.** Coquillage d'assez difficile digestion, offrant parfois des propriétés vénéneuses, ce qui fait qu'elles doivent être exclues du régime homœopathique.

**Moutarde.** Assaisonnement qui possède trop de vertus *médicinales* pour être admis dans le régime homœopathique ; l'abus qu'on en fait produit facilement des hématuries et d'autres affections des voies urinaires. Il en est de même de la moutarde blanche.

**Mouton.** Viande de facile digestion et aliment des plus sains, qui se rapproche beaucoup du bœuf par ses qualités nutritives. Cependant, celle du mouton vieux est coriace et indigeste, et doit être défendue aux malades dont l'estomac d'ailleurs ne pourra pas supporter la graisse.

**Mulet de mer.** Poisson d'assez facile digestion et sans nul inconvénient pour la santé, lorsqu'il n'est pas trop gras.

**Mûres.** Fruits qui, mangés en petite quantité, n'offrent aucun inconvénient pour la santé ; seulement, les individus sujets à la diarrhée devront s'en abstenir.

**Mûres sauvages.** Même remarque que pour les précédentes.

**Murène.** Poisson d'une digestion assez difficile et qu'on ne peut point admettre sans réserve.

**Musc.** Substance *médicinale* dont tout usage, quel qu'il soit, doit être absolument exclu du régime homœopathique.

**Muscade (Noix).** Fruit dont l'usage doit être également proscrit d'une manière absolue. Pouvant facilement causer des accès de syncope et de catalepsie, les personnes robustes et bien portantes ne devront même en user qu'avec la plus grande modération.

**Myrtilles.** Baies qui, crues, ne sont point sans propriétés *médicinales* et doivent, par conséquent, être exclues du régime homœopathique. Cuites, elles fournissent un aliment de facile digestion et sans nul inconvénient pour la santé ; seulement les personnes sujettes aux diarrhées devront s'en abstenir.

**Natation.** Exercice parfaitement convenable à la santé ; cependant les personnes en traitement feront bien de ne point s'y livrer sans prendre l'avis de leur médecin, attendu qu'il est des cas où cet exercice ne serait point sans inconvénient.

**Navets.** Crue, cette racine n'est point sans propriétés *médicinales* et ne saurait être accordée aux personnes en traitement. Cuite, elle fournit un aliment d'assez facile digestion et sans nul inconvénient pour la santé, pourvu qu'on n'en use qu'avec modération et qu'on n'en fasse point son repas principal.

**Nèfle.** Fruit qui n'est point sans inconvénient, ce qui fait que les personnes en traitement feront mieux de s'en abstenir.

**Noisettes.** Mangées en très petite quantité et fraîches, elles sont sans inconvénient pour la santé, quoique difficiles à digérer; sèches, elles sont encore plus difficiles à digérer et excitent la toux en rendant la voix rauque.

**Noix.** Les noix vertes ont des propriétés médicinales très prononcées et doivent être rayées absolument du régime homœopathique; sèches, elles participent à tous les inconvénients que nous venons de signaler pour les *noisettes*. Voyez ce mot.

**Noix muscade.** Voyez **Muscade.**

**Nougat.** Aliment difficile à digérer, et inadmissible dans le régime homœopathique.

**Noules.** Aliment de facile digestion, très nourrissant et très sain.

**Odeurs.** Toutes les substances odoriférantes étant des substances *médicinales*, leur usage doit être absolument exclu du régime homœopathique.

**Œufs.** Rien de plus sain, de plus nourrissant, de plus facile à digérer que les œufs bien frais, à la coque; seulement les personnes affectées de diarrhée doivent s'en abstenir; les œufs durs ne conviennent qu'aux estomacs robustes; les œufs brouillés et les omelettes se digèrent plus facilement et peuvent être permis aux malades, tant qu'il n'y a pas de lard ni trop de beurre. Les œufs farcis et ceux au vinaigre ont plus d'inconvénients et doivent être exclus du régime.

**Oie.** Sa chair est difficile à digérer et dispose à la diarrhée et à des éruptions; les personnes en traitement feront donc mieux de s'en abstenir.

**Oignon.** Légume difficile à digérer et non dépourvu de propriétés *médicinales*, ce qui fait qu'il doit être exclu du régime homœopathique; il est irritant et diurétique,

**Oille.** Voyez **Julienne.**

**Oiseaux.** Les oiseaux fournissent, en général, une chair moins nourrissante que les mammifères; mais on peut en permettre l'usage aux malades qui ne s'en trouvent point incommodés. La chair blanche est plus tendre et plus savoureuse que la noire, mais elle est plus indigeste pour certains estomacs. En tous cas, la chair des oiseaux sauvages est toujours préférable à celle des oiseaux domestiques.

**Olives.** Fruit lourd et indigeste, et qui doit être exclu du régime homœopathique journalier.

**Onguents.** Tous les onguents étant composés de substances *médicinales* qui, bien qu'appliquées seulement sur la peau, peuvent cependant, par voie d'absorption, réagir sur toute l'économie vitale et troubler l'action des médicaments, les personnes en traitement ne devront faire usage d'aucun onguent sans avoir consulté à cet effet leur médecin.

**Opium.** Substance *médicinale* et poison *narcotique* dont l'usage doit être absolument exclu du régime homœopathique.

**Orange.** Fruit qui contient une trop grande quantité d'acide citrique pour être admissible dans le régime homœopathique.

**Oranger (Fleurs, feuilles d').** Substances *médicinales* dont aucune personne en traitement ne saurait faire usage sans porter préjudice à l'action des médicaments sous l'influence desquels elle se trouve. Il en est de même de l'écorce d'orange.

**Orge.** Aliment sain, très nourrissant et de facile digestion.

**Orgeat.** Les amandes amères qu'on fait entrer dans sa composition le rendent inadmissible dans le régime homœopathique.

**Ortolan.** Petit oiseau qui, lorsqu'il n'est pas trop gras, fournit une chair d'assez facile digestion et parfaitement saine.

**Oseille.** Plante *médicinale* dont l'usage alimentaire est absolument incompatible avec le régime homœopathique; elle entre souvent aussi dans la préparation des épinards, dont les malades ne pourront alors pas user non plus.

**Oursin esculent.** Coquillage difficile à digérer et qui doit être exclu du régime homœopathique.

**Outarde.** Oiseau qui fournit une chair d'assez facile digestion et sans nul inconvénient pour la santé.

**Oxycrat.** Boisson composée d'eau et de vinaigre, et dont l'usage doit être absolument exclu du régime homœopathique.

**Pain.** Le pain bien cuit et rassis est l'aliment le plus doux, le plus sain et le plus nourrissant; le meilleur de tous est celui de froment; le pain de seigle est plus lourd et dispose facilement aux diarrhées, lorsqu'il n'est pas bien levé; le pain non levé ni fermenté est malsain; le pain d'épautre vaut celui de froment pour toutes ses bonnes qualités. Quant aux pains d'orge, d'avoine, de sarrasin, de millet, de châtaigne, ils sont beaucoup moins nourrissants que le pain de seigle ou de froment : cependant il ne faudra pas non plus abuser de ces derniers. Les personnes qui, comme certains ouvriers de Paris par exemple, ne vivent pour ainsi dire que de pain ou en font leur nourriture principale, ont ordinairement le sang très lourd et épais, et souffrent de constipations et de stagnations de sang dans le ventre.

**Panade.** Soupe faite de pain et parfaitement saine, nourrissante et facile à digérer.

**Panais.** Racine aromatique dont l'usage doit être exclu du régime homœopathique.

**Parfums.** Tous les parfums étant doués de vertus *médicinales*, aucun n'est admissible dans le régime homœopathique.

**Passions.** Voyez ce que nous en avons dit paragraphe 27.

**Pastilles.** Bonbons aromatisés de substances *médicinales*, ce qui fait qu'elles doivent être, toutes, absolument exclues du régime homœopathique.

**Patates.** Racines tuberculeuses de facile digestion et fournissant, lorsqu'elles sont cuites, un aliment nourrissant et parfaitement sain.

**Pâtes de farine.** Toutes les pâtes de farine fournissent des aliments nourrissants très salubres et de facile digestion.

**Pâtes medicinales.** Toutes ces pâtes, quelles qu'en soit le nom, doivent être exclues du régime homœopathique.

**Pâtés de viande.** Aliments plus ou moins indigestes dont on ne devra jamais user qu'avec la plus grande modération ; cependant lorsque la viande n'est pas trop grasse, trop épicée, ni assaisonnée par des drogues et qu'on laisse la pâte, le malade pourra en manger.

**Pâtisseries.** Toute pâtisserie dans laquelle il entre beaucoup de beurre doit être défendue aux malades.

**Pavot.** La graine du pavôt comestible est sans danger pour la santé. Les décoctions des têtes de pavôt sont une préparation *médicinale* dont l'usage doit être absolument exclu du régime homœopathique.

**Pêche.** Fruit un peu froid et disposant facilement à la diarrhée, ce qui fait qu'il ne saurait point être admis sans réserve dans le régime homœopathique. Il y a certains estomacs qui ne le supportent point du tout.

**Pectoraux.** Toutes les substances, pâtes, tisanes, pilules, etc., dites *pectorales*, sont des substances *médicamenteuses* qui doivent être absolument exclues du régime homœopathique.

**Peintures.** Les personnes en traitement doivent éviter tout séjour trop prolongé dans les appartements fraîchement peints, attendu que l'odeur de ces couleurs pourrait même indisposer les personnes les mieux portantes.

**Perche.** Poisson de facile digestion, mais non sans inconvénient pour la santé, attendu que son usage produit quelquefois des éruptions à la peau, ce qui fait qu'il ne saurait point être admis sans réserve dans le régime homœopathique.

**Perdrix.** Oiseau dont la chair est de facile digestion, et sans nul inconvénient pour la santé, pourvu seulement qu'on n'en abuse point et que cette chair ne soit pas trop grasse.

**Persil.** Herbe potagère qui contient des vertus *médicinales*. Le persil doit donc être absolument exclu du régime homœopathique, et notamment dans toutes les maladies des voies urinaires et du système génital, sur lesquels il a une forte action.

**Pigeon.** Petit oiseau domestique qui fournit une chair de facile digestion et parfaitement saine ; les jeunes pigeons qui ont déjà toutes leurs plumes peuvent donc sans crainte être permis aux malades ; plus jeunes ou plus vieux, ils sont d'une digestion trop difficile.

**Pilules.** Toutes les pilules sont composées de substances *médicamenteuses*, ce qui fait que leur usage doit être absolument exclu du régime homœopathique.

**Piment.** Assaisonnement doué de trop de propriétés médicinales pour en permettre l'usage pendant un traitement homœopathique.

**Pimprenelle.** Même remarque que pour le précédent.

**Pintade.** Oiseau domestique dont la chair a les mêmes qualités que celle de la poule. Voyez **Poule.**

**Pissenlit.** Cuite, cette plante *médicinale* ne paraît offrir aucun inconvénient pour la santé ; crue, en salade, ses propriétés médicinales la font exclure du régime homœopathique.

**Pistache.** Amande douce, mais assez indigeste à cause de la grande quantité d'huile qu'elle contient ; ce qui fait que son usage ne saurait être permis qu'en grande réserve pendant un traitement homœopathique ; les estomacs délicats doivent s'en abstenir entièrement.

**Plongeon.** Oiseau aquatique de difficile digestion et dont l'usage ne saurait être accordé qu'avec plus ou moins de réserve aux personnes en traitement.

**Pluvier.** Oiseau de facile digestion et sans inconvénient pour la santé.

**Poiré.** Liqueur fermentée qu'on retire du suc des poires, et qui n'est point sans inconvénient pour la santé, à cause de ses propriétés agaçantes (voyez **Cidre**), ce qui fait que son usage ne saurait point être accordé aux personnes en traitement.

**Poires.** Crues, elles sont froides et ne sauraient point être accordées à tous les malades sans réserve ; cuites en compote, elles ont moins d'inconvénients et peuvent être accordées à tous les malades, sauf cependant à n'en user qu'avec modération ; les poires tapées sont les meilleures dont on puisse se servir, attendu que le tapage leur fait perdre leurs qualités flatulentes.

**Pois.** Les pois verts, ainsi que les pois secs, ne sont point d'une digestion facile ; ils causent des vents et embarrassent les estomacs délicats, en sorte que leur usage ne saurait point être accordé sans réserve aux personnes en traitement. La purée des pois n'a point ces inconvénients, et pourra être accordée plus facilement, surtout aux personnes qui peuvent se donner beaucoup d'exercices corporels.

**Poissons.** Les poissons fournissent une alimentation moins réparatrice que les autres viandes, et plusieurs sortes en sont même assez indigestes, surtout les poissons à chair grasse et compacte. Les personnes en traitement devront donc toujours faire un bon choix si elles veulent en manger, et même des poissons faciles à digérer, il ne faudrait jamais faire sa nourriture animale exclusive. En général, les poissons de mer sont plus sains et plus faciles à digérer que les poissons d'eau douce, et parmi ces derniers, ceux des rivières sont encore préférables à ceux des étangs. En outre, dans les maladies éruptives et celles des organes de la digestion, l'usage des poissons doit être absolument exclu du régime. Inutile de dire que la sauce doit toujours être faite au beurre, sans vinaigre, ni épices, ni autres drogues fortes.

**Poivrade.** Assaisonnement trop épicé pour pouvoir faire partie du régime homœopathique.

**Poivre.** Épice échauffante, irritante, qui cause facilement de l'inflammation dans l'estomac et le canal intestinal. Les malades en traitement devront donc s'en abstenir autant que possible.

**Pommades.** A la seule exclusion de la pommade faite de moelle de bœuf et d'huile d'amande douce, l'usage de toutes les autres doit être absolument exclu du régime homœopathique.

**Pomme.** Crue, la pomme incommode quelquefois les estomacs délicats , à cause de l'acide qu'en contiennent presque toutes les espèces. Cuite , elle est plus facile à digérer et pourra être mangée par tous les malades qui ne sont point disposés à la diarrhée.

**Pomme d'amour** ou **Tomate.** Fruit dont l'usage ne saurait point être accordé sans réserve aux personnes en traitement. Pour les estomacs délicats, il est quelquefois relâchant.

**Pomme de terre.** Aliment des plus sains, après le pain et les farines, et d'une digestion des plus faciles.. Il en est de même de la fécule qu'on en retire. Avec le bœuf, le mouton, le gibier, les pommes de terre, le pain, les farinages, le lait et les œufs, les personnes des voies digestives les plus délicates peuvent faire leur nourriture pendant des années sans aucun inconvénient et pour le plus grand avantage de leur santé. Cependant, frites ou préparées en salade, les pommes de terre ne conviennent nullement aux malades.

**Porc.** Viande qui n'est point sans inconvénient pour la santé, parce qu'elle se digère difficilement, et qu'elle est toujours trop grasse. Son usage produit facilement des éruptions, ce qui fait qu'elle doit être absolument exclue du régime homœopathique, à la seule exception peut-être du *jambon maigre*, peu fumé, mangé en petite quantité et sans poivre.

**Porreau** ou **Poireau.** La plus innocente des herbes potagères, et d'assez facile digestion.

**Porter.** Bière anglaise trop forte pour pouvoir être admise dans le régime homœopathique.

**Potiron.** Espèce de citrouille qui ne convient point à tous les estomacs, à cause de ses qualités relâchantes, et qui,

par conséquent, ne saurait point être accordée sans réserve
à tous les malades.

**Poudre de lycopode.** Substance médicinale dont l'usage,
même extérieur, doit être défendu à toutes les personnes
en traitement.

**Poularde.** Aliment souvent trop gras et trop indigeste pour
être accordé sans réserve pendant un traitement homœopathique.

**Poule.** Quoiqu'elle partage, avec toutes les viandes blanches, l'inconvénient de disposer facilement aux diarrhées,
elle fournit pourtant un assez bon aliment à tous ceux
dont l'estomac le supporte et qui n'en font point leur
nourriture exclusive.

**Poule d'eau.** Viande plus difficile à digérer que la poule
ordinaire.

**Poulet.** Même remarque que pour la poularde et la poule.
En outre, les poulets trop jeunes ne conviennent point
aux malades, parce que leur chair est peu nutritive et
d'une digestion plus difficile.

**Praline.** Bonbon de difficile digestion dont toutes les personnes en traitement feront bien de se passer entièrement,
à de rares exceptions près.

**Propreté.** Voyez ce que nous en avons dit au paragraphe 25
de cet ouvrage.

**Prunes.** Crues, elles sont relâchantes, et cuites même, elles
sont loin de convenir à tous les estomacs, ce qui fait que
leur usage ne saurait être permis sans réserve à tous les
malades. En outre, pour les manger crues, il faut toujours
avoir soin d'en enlever la couleur bleuâtre extérieure, ou
mieux encore d'en ôter la peau.

**Pudding.** Pâtisserie plus ou moins indigeste, selon la manière dont elle est préparée, et, par conséquent, non

admissible sans réserve dans le régime homœopathique.

**Punch.** Boisson chaude, préparée avec des liqueurs alcooliques, et absolument inadmissible dans le régime homœopathique.

**Purées.** Les purées sont toujours préférables aux substances mêmes qui les fournissent, parce qu'elles sont dépouillées des parties indigestes de ces substances. Telles sont les purées de pois, de haricots, de lentilles, qui forment des aliments sains et de facile digestion.

**Purgatifs.** Voyez ce que nous en avons dit au paragraphe 39 de cet ouvrage.

**Quassia.** Substance *médicinale* qui, comme tous les *amers*, exerce à la longue l'influence la plus fâcheuse sur l'estomac de ceux qui en abusent.

**Quatre-fleurs.** La tisane des quatre-fleurs étant un composé médicinal, son usage est absolument défendu à toutes les personnes en traitement homœopathique.

**Quinquina.** Substance *médicinale* dont l'usage inconsidéré abîme entièrement les facultés digestives. Les personnes en traitement n'en devront jamais user.

**Racines.** La plupart des racines contenant des propriétés médicinales ne sont admissibles dans le régime homœopathique que lorsqu'elles sont cuites.

**Rack.** Boisson alcoolique dont l'usage est absolument incompatible avec le régime homœopathique.

**Radis.** Racine qui n'est point sans propriétés médicinales et qui, comme toutes les crudités, doit être exclue du régime homœopathique journalier.

**Rafraîchissants.** Les rafraîchissants acidules sont absolument défendus pendant le traitement homœopathique.

**Ragoûts.** La plupart des ragoûts étant préparés au vinaigre et assaisonnés avec des aromates plus ou moins forts, doivent être bannis du régime de toutes les personnes en traitement.

**Raie.** Poisson qui ne convient au régime d'aucun malade.

**Raifort.** Racine qui, lors même qu'elle est cuite, conserve encore trop de propriétés médicinales pour être permise aux malades.

**Raiponce.** Même remarque que pour les crudités. Voyez **Crudités.**

**Raisin.** Mangé avec modération et lorsqu'il est bien mûr, ce fruit n'offre aucun inconvénient pour la santé. Mais les *cures par le raisin* ne sont point admissibles pendant un traitement homœopathique.

**Raisiné.** Confiture qui ne convient point à tous les estomacs et qu'on ne saurait, par conséquent, admettre qu'avec réserve dans le régime des malades.

**Rance.** Toutes les graisses rances sont des substances nuisibles et doivent être proscrites non-seulement du régime des malades, mais encore de celui de toute personne bien portante.

**Ratafia.** Liqueur alcoolique dont l'usage doit être absolument exclu du régime homœopathique.

**Raves.** Même remarque que pour les radis. Voyez **Radis.**

**Réglisse.** Racine d'un goût sucré, assez innocente ainsi que la boisson qu'on en fait.

**Remèdes domestiques.** Tous les remèdes domestiques sont absolument inadmissibles dans le régime homœopathique, et il faut toujours s'abstenir entièrement de toute substance que le vulgaire reconnaît comme bon remède.

**Remèdes secrets.** Tout mélange dont on ne connaît ni la composition ni les vertus efficaces est un remède secret, et toutes les personnes qui tiennent à leur santé devraient les fuir comme le feu, quels que soient les éloges que le charlatanisme puisse en faire.

**Rémoulade.** Sorte de sauce piquante dont l'usage doit être exclu du régime homœopathique.

**Rhubarbe.** Substance *médicinale* dont l'usage est absolument proscrit du régime homœopathique.

**Rhum.** Boisson alcoolique, nullement admissible dans le régime des malades.

**Riz.** Céréale parfaitement saine et de facile digestion.

**Rognons.** Substance animale qui est bien loin de convenir aux estomacs délicats et qui, par conséquent, ne saurait point être admise sans réserve dans le régime homœopathique.

**Romarin.** Plante médicinale dont l'usage doit être absolument proscrit du régime homœopathique.

**Ronces noires.** Baies un peu relâchantes et qui ne conviennent point à tous les malades.

**Rôtis.** Les rôtis sont une nourriture des plus saines et se digèrent beaucoup plus facilement que les viandes bouillies.

**Rouget.** Poisson de facile digestion et sans inconvénient pour la santé.

**Sachets de plantes médicinales.** L'usage doit en être proscrit d'une manière absolue pendant le traitement homœopathique.

**Safran.** Substance *médicinale* dont l'usage doit être absolument défendu dans le régime homœopathique. Son usage trop fréquent produit facilement des hémorrhagies et des convulsions, sinon même un certain dérangement des facultés intellectuelles, ce qui fait que les personnes en traitement devront même s'abstenir de toute pâtisserie et de tout aliment dans lesquels cette substance entre.

**Sagou.** Fécule qui se tire des pommes de terre ou de la moelle du sagoutier. Dans l'un et l'autre de ces deux cas, c'est un aliment des plus sains et de facile digestion.

**Saignées.** Voyez ce que nous en avons dit au paragraphe 37 de cet ouvrage.

**Salades.** Toutes les salades sont, comme toutes les crudités, contraires aux organes digestifs plus ou moins irritables, sans compter les vertus évidemment *médicinales* de plusieurs herbes ou racines dont on les compose, ce qui fait qu'elles doivent être exclues du régime homœopathique.

**Salaisons.** Toutes les salaisons sont d'une digestion plus ou moins difficile, et doivent être également exclues du régime homœopathique.

**Salep.** Substance végétale très nourrissante, de facile digestion et sans nul inconvénient pour la santé.

**Salmis.** Ragoût de gibier incompatible avec le régime homœopathique, à cause des substances irritantes qui entrent dans sa composition.

**Salsifis.** Cuite, cette racine est parfaitement saine et de facile digestion, pourvu qu'on lui ôte d'abord, par un long séjour dans l'eau, le principe amer dont elle est pourvue.

**Sang.** Les aliments faits du sang des animaux sont difficiles à digérer, et ne pourront point être admis sans réserve dans le régime homœopathique.

**Sanglier.** Aliment de plus facile digestion et plus sain que le porc, et dont on peut sans crainte permettre l'usage aux malades. Plus l'animal est jeune, plus sa chair est tendre et facile à digérer,

**Sangsues.** Voyez ce que nous avons dit des *émissions san-guines* au paragraphe 37 de cet ouvrage.

**Sardine.** Frais, ce poisson est d'assez facile digestion ; salé, il doit, comme toutes les salaisons, être exclu du régime homœopathique.

**Sarrasin.** Blé qui fournit un aliment sain et d'assez facile digestion.

**Sarriette.** Plante *médicinale* dont l'usage doit être absolu-ment exclu du régime homœopathique.

**Sauces.** Il en est plusieurs qui, à cause des substances plus ou moins *médicinales* qui entrent dans leur composition, doivent être exclues du régime homœopathique, surtout les sauces piquantes, acides et aromatisées.

**Saucisse et saucisson.** Aliments qui ne sauraient point être admis sans réserve dans le régime homœopathique.

**Sauge.** Plante *médicinale* dont les personnes en traitement ne doivent jamais faire usage.

**Saumon.** Poisson d'une digestion plus ou moins difficile et qui ne saurait point être accordé sans réserve aux malades, d'autant moins qu'il reste indigeste de quelque manière qu'on le prépare.

**Scorsonère.** Cuite, cette racine est de facile digestion et sans inconvénient, pourvu qu'on la dépouille d'abord, par un long séjour dans l'eau, du principe amer dont elle est pourvue.

**Seigle.** Céréale qui, outre un pain un peu plus lourd que celui de froment, fournit, lorsqu'elle est grillée, une bois-son qui peut fort bien remplacer le café dans le régime homœopathique.

**Seigle ergoté.** Substance *médicinale* et vénéneuse, et dont l'usage doit être absolument défendu aux personnes en traitement,

**Sels.** Le *sel de cuisine* est le seul dont l'usage soit permis aux personnes en traitement, et encore ne faudrait-il en user qu'avec la plus sage modération, attendu que son abus dispose au scorbut et aux éruptions cutanées.

**Semoule.** Aliment des plus sains, très nourrissant et de facile digestion.

**Serpolet.** Plante *médicinale* dont l'usage doit être exclu du régime homœopathique.

**Sétons.** Voyez **Cautères.**

**Sinapismes.** Applications qui doivent être absolument défendues à toutes les personnes en traitement.

**Sirops.** Tous les sirops faits du suc de substances *médicinales* doivent être absolument exclus du régime homœopathique. Parmi les sirops ordinaires, ceux de *framboises*, de *cerises*, de *sucre*, de *gomme arabique*, de *guimauve*, de *pommes*, d'*abricots*, sont les seuls admissibles.

**Sole.** Poisson de mer de facile digestion et sans inconvénient pour la santé.

**Sommeil.** Voyez ce que nous avons dit de ce moyen réparateur, aux paragraphes 26 et 57 de cet ouvrage.

**Souci.** Plante *médicinale* dont l'usage doit être absolument défendu aux personnes en traitement.

**Stockfisch.** Poisson d'assez difficile digestion et dont l'usage ne saurait point être accordé sans réserve à tous les malades.

**Stomachiques.** Toutes les pilules, les pâtes ou les essences ou autres composés connus sous le nom de stomachiques, sont des composés *médicinaux* dont l'abus ne fait qu'abimer l'estomac au lieu de le fortifier, et dont l'usage doit être absolument défendu en homœopathie.

**Sucre.** Assaisonnement de la plus haute utilité, très nourrissant, digestible par sa nature même, parfaitement sain et la meilleure substance qu'on puisse rencontrer pour activer le travail de la digestion sans aucun inconvénient pour la santé.

**Sudorifiques.** Toutes ces substances sont des plantes *médicinales* dont l'usage est incompatible avec le régime homœopathique.

**Sureau.** Plante *médicinale* dont l'usage doit être absolument proscrit du régime homœopathique; elle est apéritive et provoque la transpiration, outre qu'elle agit fortement sur les voies respiratoires.

**Tafia.** Boisson alcoolique faite avec le sirop de sucre, et qui doit être absolument exclue du régime homœopathique.

**Tamarin.** Plante *médicinale* dont l'usage est incompatible avec le régime homœopathique.

**Tapioca.** Même remarque que pour le sagou. Voyez **Sagou.**

**Tarte.** Pâtisserie dont l'usage ne saurait être accordé qu'avec réserve aux malades en traitement.

**Tartre émétique.** Substance *médicinale* dont l'usage doit être absolument défendu pendant tout traitement homœopathique.

**Thé de Chine.** Boisson chaude qui n'est point sans propriétés *médicinales* et dont l'usage ne saurait être accordé à aucun individu en traitement, à moins qu'une longue habitude ne l'ait rendu moins nuisible pour la santé. — Pour faire dissiper les incommodités à la suite d'un repas plus ou moins copieux ou indigeste, l'usage du thé noir, sans lait, vaut mieux que celui du café.

**Thé suisse.** Mélange de plantes *médicinales* dont les propriétés le rendent incompatible avec le régime homœopathique.

**Théâtre.** Voyez ce que nous avons dit de sa fréquentation aux paragraphes 27 et 57 de cet ouvrage.

**Thon.** Poisson de mer d'une digestion assez difficile et dont l'usage ne saurait point être accordé aux personnes en traitement.

**Thym.** Assaisonnement absolument inadmissible dans le régime homœopathique, à cause de ses propriétés médicinales capables de troubler l'effet des remèdes dont on fait usage.

**Tilleul.** Les fleurs de tilleul ont des propriétés médicinales trop prononcées pour être admissibles sans réserve dans le régime homœopathique.

**Tisanes.** Toutes les tisanes faites de substances *médicinales* doivent être absolument proscrites du régime homœopathique.

**Toilette.** Voyez ce que nous avons dit, au paragraphe 20, des diverses essences, pommades et poudres de toilette.

**Toniques.** Tous les toniques étant des *drogues médicinales*, leur usage doit être absolument défendu pendant tout traitement homœopathique.

**Topinambour.** Tubercule d'assez facile digestion et sans nul inconvénient pour la santé.

**Tortue.** Le bouillon de cet animal vaut mieux pour l'estomac que sa chair, qui est un peu lourde et difficile à digérer.

**Tourterelle.** Même remarque que pour les pigeons. Voyez **Pigeon.**

**Truffes.** Aliment très peu nourrissant et assez difficile à digérer, en sorte qu'il doit être absolument exclu du régime de tout malade.

**Truite.** Poisson de facile digestion et sans nul inconvénient pour la santé ; seulement la truite *saumonée* est assez difficile à digérer, et l'usage en doit être défendu aux malades, surtout à tous ceux qui souffrent d'affections gastro-intestinales.

**Turbot.** Même remarque que pour la truite.

**Valériane.** Substance *médicinale* dont l'usage doit être absolument exclu du régime homœopathique. Bien des gastralgies, des coliques spasmodiques, des affections nerveuses, des accidents hystériques et même de paralysies, si fréquents chez les dames qui se servent de cette substance, ne sont dus qu'à l'abus qu'elles en font.

**Vanille.** Épice d'une propriété médicinale trop prononcée pour être admise sans réserve dans le régime homœopathique. Elle agit fortement sur le système génital.

**Veau.** Viande qui, comme toutes les viandes blanches, est beaucoup plus difficile à digérer que les viandes noires, et qui ne convient nullement aux personnes d'un tempérament plus ou moins relâché. C'est surtout le veau trop jeune qui possède toutes ces mauvaises qualités au plus haut degré, et qui, en outre, fournit une alimentation peu nourrissante.

**Végétaux.** L'alimentation végétale est beaucoup moins nourrissante et plus relâchante que l'alimentation animale. — Plusieurs végétaux sont des substances médicinales qui doivent être absolument exclues du régime homœopathique, ainsi que tous les végétaux crus.

**Veilles prolongées.** Elles doivent être absolument proscrites du régime de tous les malades.

**Ventouses.** L'application doit en être absolument interdite à tous les malades qui tiennent à ne pas troubler l'action des remèdes homœopathiques dont ils font usage.

**Verjus.** Aliment malfaisant, comme tous les fruits qui ne sont pas arrivés à leur maturité.

**Vermicelle.** Pâte des plus faciles à digérer, des plus nourrissantes et des plus saines.

**Vermifuges.** Toutes les substances connues sous ce nom sont des *drogues médicinales* dont l'usage doit être absolument proscrit du régime homœopathique.

**Vésicatoires.** Applications *médicinales* extérieures dont le médecin doit prononcer l'opportunité, et que le malade ne devra jamais appliquer sans ordonnance.

**Viande.** Substance alimentaire par excellence, plus facile à digérer et plus saine qu'aucune autre, parce qu'elle est la plus nourrissante sous le plus petit volume possible. Seule, elle ne convient cependant à personne, et elle ne doit entrer que pour moitié dans la nourriture ordinaire. En outre, les viandes les plus saines sont les viandes *noires* et provenant des bêtes non engraissées contre nature; les viandes blanches nourrissent moins, sont plus difficiles à digérer et disposent, par là, facilement à la diarrhée. Toutes les bêtes engraissées contre nature fournissent une viande en général malsaine. Les meilleures viandes sont les diverses espèces de gibier.

**Vin.** Le vin est, de toutes les liqueurs alcooliques, celle qui fait le moins de mal à la santé ; mais, quelle qu'en soit la qualité, son abus n'en reste pas moins nuisible, et pour toutes les personnes qui n'y sont pas accoutumées depuis longtemps, son usage doit être exclu du régime homœopathique. Ce qu'on dit communément de son influence salutaire sur les personnes faibles est de la plus déplorable fausseté. Comme tous les toniques, le vin surexcite pour un moment les forces du malade, qui se croit alors plus énergique, mais qui retombe, aussitôt que cette espèce d'ivresse s'est dissipée, dans un abattement d'autant plus grand que la surexcitation factice a été plus forte. Mêlé dans la proportion d'un cinquième à de l'eau (eau rougie), il constitue cependant un bon correctif à toutes les eaux relâchantes, et c'est dans cette qualité et dans cette proportion seules que son usage pourra être permis pendant le traitement homœopathique. Parmi les diverses espèces de vins, les vins rouges, ceux de Bordeaux et de Bourgogne, sont les plus sains et se digèrent le mieux. Les plus difficiles à digérer sont les vins sucrés, les vins mousseux et les vins. trop jeunes et trop acides. Les vins blancs sont beaucoup moins sains que les vins rouges.

**Vinaigre.** Acide dont tout le monde doit user avec la plus grande réserve, mais dont l'usage doit être absolument exclu du régime de tous les malades. Le vinaigre de *bois* est encore beaucoup plus nuisible que le vinaigre de *vin* ou de *céréales;* c'est un véritable poison.

**Violette.** Substance *médicinale* dont aucune personne en traitement homœopathique ne devra faire usage.

**Voitures.** On peut s'en servir pour des courses d'affaires ; mais pour suppléer aux exercices au grand air, indispensables pour tout malade qui peut sortir et marcher, les promenades en voiture sont le plus mauvais régime qu'on puisse suivre et qu'on doit laisser à ceux qui ont perdu l'usage de leurs jambes.

**Vomitifs.** Agents médicinaux dont l'usage est ce qu'il y a de plus contraire, non-seulement à tout régime rationnel, mais encore à la santé de tout le monde. Voyez ce que nous en avons dit au paragraphe 39 de cet ouvrage.

FIN.

# NOUVELLES PUBLICATIONS HOMŒOPATHIQUES

## CHEZ J.-B. BAILLIÈRE et FILS.

**Principes et Règles qui doivent guider dans la Pratique de l'Homœopathie.** Exposition raisonnée des points essentiels de la doctrine médicale homœopathique, par le docteur G.-H.-G. JAHR. Paris, 1857, 1 vol. in-8 de 540 pages. 7 fr.

Pour faire justement apprécier cet ouvrage, que nous croyons appelé à contribuer au progrès de l'homœopathie, il nous suffira d'indiquer ses divisions principales : Introduction. — De l'état actuel et de l'avenir de la doctrine homœopathique. — Chap. Ier. Du vrai sens de la doctrine de Hahnemann. — Chap. II. Des théorèmes pathologiques de l'*Organon*. — Chap. III. Du diagnostic des maladies selon la doctrine de Hahnemann. — Chap. IV. De l'examen du malade sous le point de vue du diagnostic. — Chap. V. De l'action pathogénétique des médicaments. — Chap. VI. De l'action dynamique des médicaments. — Chap. VII. De l'expérimentation pathogénétique des médicaments. — Chap. VIII. De l'étude scientifique des pathogénésies. — Chap. IX. De la loi des semblables. — Chap. X. Règle pour le choix du médicament homœopathique. — Chap. XI. De l'administration des doses homœopathiques. — Chap. XII. De la marche à suivre dans le traitement des diverses maladies. — Chap. XIII. De la distribution des médicaments homœopathiques. — Chap. XIV. Du régime homœopathique. — Chap. XV. Des cas exceptionnels où le praticien devra abandonner le traitement homœopathique. — Chap. XVI. Des progrès qu'il reste à faire en homœopathie. Questions à adresser aux malades qui veulent consulter un médecin et lui rendre compte de leur état et de leur constitution.

**Du Traitement homœopathique des Maladies des organes de la digestion,** comprenant un Précis d'hygiène générale, et suivi d'un Répertoire diététique à l'usage de toutes les personnes qui veulent suivre le régime rationnel de la méthode de Hahnemann, par le docteur G.-H.-G. JAHR. Paris, 1859, in-12 de 520 pages. 6 fr.

**Du Traitement homœopathique des Maladies des Femmes,** par le docteur G.-H.-G. JAHR. Paris, 1856, 1 vol. in-12 de 496 pages. 6 fr.

**Du Traitement homœopathique des Affections nerveuses et des Maladies mentales,** par le docteur G.-H.-G. JAHR. Paris, 1854, in-12 de 660 pages. 6 fr.

Cet important ouvrage comprend : 1° la description symptomatologique de la maladie, ses diverses variétés, le diagnostic et le pronostic ; 2° toutes les indications symptomatologiques et pharmacologiques que la matière médicale et les expériences cliniques fournissent pour le traitement de ces affections.

**Du Traitement homœopathique des Maladies de la peau et des lésions extérieures en général,** par le docteur G.-H.-G. JAHR. Paris, 1850, 1 vol. in-8 de 500 pages. 8 fr.

Préparé par de longues et consciencieuses études, il appartenait à M. le docteur Jahr d'élucider la question des affections cutanées, de ces maladies si souvent rebelles à tout traitement et qui font le désespoir des malades et des médecins. Cet ouvrage est divisé en trois parties : 1° Thérapeutique des maladies de la peau ; 2° Matière médicale ; 3° Répertoire symptomatique.

**Du Traitement homœopathique du Choléra,** avec l'indication des moyens de s'en préserver, pouvant servir de conseils aux familles en l'absence du médecin, par le docteur G.-H.-G. JAHR. Paris, 1848, 1 vol. in-12. 1 fr. 50

**Nouveau Manuel de médecine homœopathique,** divisé en deux parties : 1° *Matière médicale* ; 2° *Répertoire thérapeutique et symptomatologique*, par le docteur G.-H.-G JAHR. Sixième édition, augmentée. Paris, 1855, 4 vol. in-12. 18 fr.

**Notices élémentaires sur l'Homœopathie** et la manière de la pratiquer, avec quelques-uns des effets les plus importants de dix des principaux remèdes homœopathiques, à l'usage de tous les hommes de bonne foi qui veulent se convaincre par des essais de la vérité de cette doctrine, par G.-H.-G Jahr. Troisième édition, augmentée. Paris, 1853, in-18 de 130 pages.    1 fr. 75

**Nouvelle Pharmacopée homœopathique,** ou Histoire naturelle et Préparation des médicaments homœopathiques, et Posologie ou administration des doses, par le docteur G.-H.-G. Jahr et P.-M.-L.-A. Catellan, pharmacien. Seconde édition, corrigée et augmentée, accompagnée de 135 figures intercalées dans le texte. Paris, 1853, in-12 de 430 pages.    7 fr.

**Guide du médecin homœopathe au lit du malade** et Répertoire de thérapeutique homœopathique, par le docteur Hirschel, traduit de l'allemand par le docteur Léon Simon fils. Paris, 1858, 1 vol. in-12.    3 fr. 50

Cet ouvrage renferme sous un petit volume des indications nombreuses et méthodiquement disposées; il peut être consulté rapidement, et servir de guide au médecin désireux de faire une application heureuse et féconde de la doctrine de Hahnemann.

Le livre du docteur Hirschel se divise en deux parties. La première (les Prolégomènes) comprend l'exposé des préceptes nécessaires à la pratique : c'est-à-dire un résumé de thérapeutique générale homœopathique ; la seconde, consacrée tout entière à la description du traitement de chaque maladie, est un véritable traité de thérapeutique spéciale.

**Exposition de la Doctrine médicale homœopathique,** ou Organon de l'art de guérir, par S. Hahnemann ; traduit de l'allemand, sur la dernière édition, par le docteur A.-J.-L. Jourdan. Quatrième édition, augmentée de Commentaires par le docteur Léon Simon, précédée d'une Notice sur la vie et les travaux de S. Hahnemann, accompagnée d'un portrait gravé sur acier. Paris, 1856, 1 vol. in-8.    8 fr.

**Études de Médecine homœopathique,** par le docteur S. Hahnemann, Opuscules servant de complément à ses œuvres. Paris, 1855, 2 séries publiées chacune en 1 vol. in-8 de 600 pages. Prix de chacune.    7 fr.

Les ouvrages qui composent la première série sont : 1° Traité de la maladie vénérienne ; 2° Esprit de la doctrine homœopathique ; 3° La médecine de l'expérience ; 4° L'observateur en médecine ; 5° Esculape dans la balance ; 6° Lettres à un médecin de haut rang sur l'urgence d'une réforme en médecine ; 7° Valeur des systèmes en médecine, considérés surtout eu égard à la pratique qui en découle ; 8° Conseil à un aspirant au doctorat ; 9° L'allopathie, un mot d'avertissement aux malades ; 10° Réflexion sur les trois méthodes accréditées de traiter les maladies ; 11° Obstacles à la certitude et à la simplicité de la médecine pratique ; 12° Examen des sources de la matière médicale ordinaire ; 13° Des formules en médecine ; 14° Comment se peut-il que de faibles doses de médicaments aussi étendus que ceux dont se sert l'homœopathie aient encore beaucoup de force ? 15° Sur la répétition d'un médicament homœopathique ; 16° Quelques exemples de traitements homœopathiques ; 17° La belladone, préservatif de la scarlatine ; 18° Des effets du café.

Deuxième série. — Du choix du médecin. — Essai sur un nouveau principe pour découvrir la vertu curative des substances médicinales. — Antidotes de quelques substances végétales héroïques. — Des fièvres continues et rémittentes. — Les maladies périodiques à types hebdomadaires. — De la préparation et de la dispensation des médicaments par les médecins homœopathes. — Essai historique et médical sur l'ellébore et l'elléborisme. — Un cas de folie. — Traitement du choléra. — Une chambre d'enfants. — De la satisfaction de

nos besoins matériels. — Lettres et discours. — Études cliniques par le docteur Hartung, recueil de 166 observations, fruit de vingt-cinq ans d'une
grande pratique.

**Doctrine et Traitement homœopathique des Maladies chroni-
ques,** par le docteur S. HAHNEMANN ; traduit de l'allemand, sur
la dernière édition, par A.-J.-L. JOURDAN, membre de l'Académie
nationale de médecine. Seconde édition, entièrement refondue
et considérablement augmentée. Paris, 1846, 3 vol. in-8, chacun
de 600 pages. 23 fr.

**Portrait de Hahnemann,** fondateur de la doctrine homœopathique ; très belle gravure sur acier. in-4, papier de Chine, 1844.
2 fr. 50

**Analyse complète et raisonnée de la matière médicale** de
S. HAHNEMANN, où sont exposés les principes et les conséquences
de l'expérimentation homœopathique, par Max. VERNOIS, docteur
en médecine. Paris, 1835, in-8. 1 fr. 25

**Conférences sur l'homœopathie,** par le docteur M. GRANIER.
Paris, 1858, in-8 de 524 pages. 7 fr. 50

**Études élémentaires d'Homœopathie,** complétées par des applications pratiques, à l'usage des médecins, des ecclésiastiques,
des communautés religieuses, des familles, etc., par le frère
ALEXIS ESPANET. Paris, 1856, in-18 jésus de 380 pages. 4 fr. 50

**Clinique médicale homœopathique de Staouéli** (Algérie) en 1850,
par le R. F. H. ALEXIS ESPANET, médecin de cet établissement.
Paris, 1851, in-8. 3 fr. 50

**Thérapeutique homœopathique des maladies des enfants,** par
le docteur Fr. HARTMANN ; traduit de l'allemand, avec des notes,
par le docteur LÉON SIMON fils, membre de la Société gallicane
de médecine homœopathique. Paris, 1853, 1 vol. in-8 de
700 pages. 8 fr.
Cet ouvrage est l'œuvre d'un praticien expérimenté, l'un des premiers disciples de Hahnemann, d'un homme initié par le maître aux difficultés de la
doctrine. On trouvera dans ce livre une application claire, exacte et précise
des principes de l'homœopathie aux maladies des enfants, souvent si difficiles à
reconnaître.

**Thérapeutique homœopathique des maladies aiguës et des
maladies chroniques,** par le docteur Fr. HARTMANN ; traduit de
l'allemand, sur la troisième édition, par le docteur A.-J.-L.
JOURDAN. Paris, 1847-1850, 2 forts vol. in-8. 16 fr.

**De la Différence d'Action** sur l'organisme des médicaments naturels ou atténués par le procédé de l'homœopathie, par le docteur J. PERRY. Paris, 1856, in-8. 75 c.

**Lettre sur le Choléra,** adressée au docteur Nunez, par le docteur
J. PERRY. Paris, 1855, in-8. 1 fr.

**De l'Analgésie** et de l'emploi thérapeutique des métaux à l'extérieur, par le docteur J. PERRY. Paris, 1852, in-8 de 30 p. 50 c.

**Du progrès en Thérapeutique par l'Homœopathie.** Lettre
adressée en réponse au docteur Perry par le docteur AUDOUIT.
Paris, 1856, in-8. 1 fr.

**Lettre sur le Progrès en Homœopathie,** adressée en réponse au
docteur Audouit par le docteur J. PERRY. Paris, 1855, in-8. 1 fr.

**Études pathogénétiques et thérapeutiques sur l'hydrocotyle asiatica**, par le docteur AUDOUIT, ex-médecin de la marine. Paris, 1857, in-8 de 116 pages.     2 fr.

**Homœopathie et Allopathie**, par LUD. DE PARSEVAL, docteur en médecine. Paris, 1856, in-8 de 652 pages.     8 fr.

**Formulaire pathogénétique**, ou Guide homœopathique pour traiter soi-même toutes les maladies, par le docteur PROST-LACUZON, membre de la Société gallicane de médecine homœopathique de Paris, etc. Paris, 1857, 1 vol. in-8 de 500 pages.     7 fr.

**Doctrine de l'école de Rio-Janeiro** et Pathogénésie brésilienne, contenant une exposition méthodique de l'homœopathie, la loi fondamentale du dynamisme vital, la théorie des doses et des maladies chroniques, les machines pharmaceutiques, l'algèbre symptomatologique, etc., par le docteur B. MURE. Paris, 1840, in-12 de 400 pages, avec 37 figures intercalées dans le texte.     7 fr. 50

**Guide de l'Homœopathe**, ou traitement de plus de mille maladies guéries, contenant : 1° l'indication par ordre alphabétique des maladies sous les dénominations nosologiques de l'ancienne école, les symptômes de ces maladies et les remèdes qui leur ont été opposés avec succès ; 2° la liste des médicaments par ordre alphabétique, et à la suite du nom de chaque substance les affections guéries par son emploi, etc , par le docteur A.-J. RUOFF ; traduit de l'allemand par G.-L. STRAUSS. Deuxième édition. Paris, 1850, in-18 de 400 pages.     5 fr.

**Conseils d'un Médecin homœopathe**, ou Moyen de se traiter soi-même homœopathiquement dans les affections ordinaires, et premiers secours à s'administrer dans les cas graves, par le docteur BERTHOLDI ; traduit de l'allemand par SARRAZIN. Paris, 1837, in-18.     3 fr. 50

**Le Médecin homœopathe des Enfants**, ou Conseils sur la manière de les élever et de traiter leurs indispositions, par le docteur HARTLAUB. Traduit de l'allemand par SARRAZIN. Paris, 1837, in-8.     1 fr. 50

**Traitement homœopathique des Maladies de la Peau**, considérées sous le rapport de leurs formes, des sensations qu'elles produisent, et des parties qu'elles affectent, par le docteur RUCKERT ; précédé des notions générales et importantes sur la symptomatologie, le régime homœopathique, la force et la répétition des doses, etc ; suivi du *Traitement homœopathique des maladies vénériennes*, par le docteur ATTOMIR. Traduit de l'allemand par SARRAZIN. Paris, 1838, in-18.     4 fr. 50

**Manuel de Médecine homœopathique vétérinaire**, indiquant le traitement de tous les animaux domestiques, la composition d'une pharmacie homœopathique vétérinaire et le moyen de se la procurer ; publié sous les auspices du baron de LOTZBEK. Traduit de l'allemand par SARRAZIN. Paris, 1837, in-18.     3 fr. 50

**Systématisation pratique de la Matière médicale homœopathique**, par le docteur A. TESTE, membre de la Société gallicane de médecine homœopathique. Paris, 1853, 1 vol. in-8 de 600 pages.     8 fr.

**Traité homœopathique des Maladies aiguës et chroniques des

**Enfants**, par le docteur A. Teste. Deuxième édition, revue, corrigée et augmentée. 1856, in-12 de 416 pages.     4 fr. 50

**Médecine homœopathique domestique**, par le docteur C. Hering (de Philadelphie), rédigée d'après les meilleurs ouvrages homœopathiques et d'après sa propre expérience, avec additions des docteurs Goullon, Gross et Stapf. Traduit de l'allemand, sur la dernière édition, publiée par le docteur L. Marchant. Troisième édition, corrigée et augmentée. Paris, 1855, 1 vol. in-12 de 535 pages.     5 fr.

**Codex des médicaments homœopathiques**, ou Pharmacopée pratique et raisonnée à l'usage des médecins et des pharmaciens, par C.-P.-F. Weber, pharmacien homœopathe à Paris. Paris, 1854, in-12 de 440 pages.     6 fr.

**Notice sur la médecine homœopathique**, ou Exposé de la nouvelle doctrine médicale, par le docteur de Boret. Paris, 1837, in-8.     75 c.

**L'homœopathie et ses détracteurs**, à l'occasion de l'épidémie de choléra qui a régné à Marseille en 1854, par le docteur A. Chargé. Paris, 1855, in-8.     3 fr.

**Traitement homœopathique du choléra-morbus**, d'après plusieurs médecins du Nord, par le docteur Gueyrard. Lyon, 1832, in-8.     60 c.

**L'homœopathie dans les faits**, par le comte H. de Bonneval, docteur en médecine. Paris, 1853, in-8 de 176 pages.     2 fr. 50

**L'École officielle devant son principe**, ou l'Allopathie dans les faits, suivi d'un Essai de synthèse caractéristique sur le tartre stibié, l'aconit, l'arnica, l'arsenic et le quinquina, par le docteur F. Gout. Paris, 1858, 1 vol. in-8 de 112 pages.     2 fr. 50

**L'Homœopathie et ses agresseurs**, fait au nom de la Société homœopathique de Lyon, par J.-M. Dessaix, docteur en médecine. 1836, in-8.     2 fr.

**Observations pratiques sur l'homœopathie**, par le docteur L. Scuderi (de Messine). Paris, 1837, in-8.     1 fr. 50

**La médecine et la loi de l'attraction universelle**, par le docteur F. Perrussel. Deuxième édition Paris, 1847, in-8.     2 fr. 50

**De l'Homœopathie**, de sa doctrine, de ses prescriptions et du régime à suivre pendant le traitement des maladies aiguës et chroniques, par les docteurs F. Perrussel et D. de Monestrol. Paris, 1853, in-12.     1 fr.

**La Goutte.** Mémoire sur les causes des maladies goutteuses et sur leur traitement par la méthode homœopathique, par D. de Monestrol. Paris, 1855, in-8 de 96 pages.     1 fr. 50

**L'Homœopathie appliquée au traitement du choléra-morbus épidémique.** Observations recueillies en 1854 et 1855, avec un appendice sur la question des doses infinitésimales, par le docteur Roux (de Cette), membre de la Société gallicane de médecine homœopathique. 1857, in-8 de 135 pages.     1 fr. 50

**Nouveau Manuel de médecine vétérinaire homœopathique**, ou Traitement homœopathique des maladies du cheval, du bœuf, de la brebis, du porc, de la chèvre et du chien, à l'usage des vétérinaires, des propriétaires ruraux, des fermiers, des officiers de cavalerie et de toutes les personnes chargées du soin des animaux domestiques, par F.-A. GUNTHER. Traduit de l'allemand, sur la troisième édition, par P.-J. MARTIN, médecin vétérinaire, ancien élève des écoles vétérinaires. Paris, 1846, 1 vol. in-8 de 460 pages.  6 fr.

**Statistique de la médecine homœopathique**, par le docteur C. CROSERIO. Paris, 1848, in-8.  2 fr. 50

**Nouvel organe de la médecine spécifique**, ou Exposition de l'état actuel de la méthode homœopathique, par le docteur J.-L. RAU ; suivi des *Nouvelles expériences sur les doses dans la pratique de l'homœopathie*, par le docteur G. GROSS. Traduit de l'allemand par le docteur D. R. Paris, 1845, in-8 de 304 p. 5 fr.

**Examen théorique et pratique de la méthode curative** du docteur HAHNEMANN, nommée homœopathique, par le docteur BIGEL. Varsovie, 1827, 3 vol. in-8.  9 fr.

**Effets toxiques et pathogénétiques de plusieurs médicaments** sur l'économie animale dans l'état de santé, par le docteur BEAUVAIS (de Saint-Gratien). Paris, 1845, in-8 de 420 pages avec huit tableaux in-folio.  7 fr.

**Clinique homœopathique**, ou Recueil de toutes les observations pratiques publiées jusqu'à nos jours, par le docteur BEAUVAIS (de Saint-Gratien). Paris, 1836-1839. Ouvrage complet. 9 forts vol. in-8.  45 fr.

**De l'intolérance et de la liberté scientifique** dans les concours de médecine, par le docteur ALPH. MILCENT. Paris, 1854, in-8 de 16 pages.  50 c.

**Histoire de la musculation irrésistible**, ou Chorée anormale, par le docteur D. ROTH. Paris, 1850, in-8 de 230 pages.  3 fr. 50

**Leçons de Médecine homœopathique**, par le docteur LÉON SIMON. Paris, 1856, 1 fort vol. in-8.  8 fr.

**Du Choléra-morbus épidémique**, de son traitement préservatif et curatif, selon la méthode homœopathique. Rapport publié par la Société hahnemanienne de Paris (M. LÉON SIMON, rapporteur). 1848, in-8 de 94 pages.  1 fr. 25

**Note sur la Phthisie pulmonaire** en Algérie, par le docteur J.-J. FEUILLET (d'Alger). Paris, 1856, in-8.  1 fr.

**Traitement comparé du Rhumatisme articulaire aigu**, incertitude et dangers des médications officielles. Certitude et sécurité dans la méthode homœopathique, par le docteur ESCALLIER. Paris, 1855, in-8 de 120 pages.  2 fr. 50

**Des indications thérapeutiques** fournies par le rhythme des phénomènes morbides, par le docteur ESCALLIER. Paris, 1856, in-8.  1 fr.

**Démonstration clinique** de l'action des doses infinitésimales, par le docteur ESCALLIER. Paris, 1855, in-8.  1 fr. 25

**Pourquoi je fais de l'homœopathie**, par le docteur ESCALLIER. Deuxième édition. Paris, 1855, in-8 de 32 pages.  1 fr. 50

**Rencontres homœopathiques**, par le docteur ESCALLIER. Paris, 1855, in-8.                                                                      1 fr.

**Mémoire sur un nouveau procédé** pour pratiquer les injections iodées dans le traitement des kystes non purulents de l'ovaire, par le docteur JOUSSET. Paris, 1857, in-8.                       1 fr. 25

**Réponse aux lettres de M. Manec** sur l'homœopathie, par le docteur JOUSSET. 1856, in-8.                                               75 c.

**Le Triomphe de la vérité en médecine**, par le docteur MOREAU. 1856, in-8.                                                                       1 fr.

**Notes sur le sel commun** (natrum muriaticum, chlorure de sodium), par le docteur LEBOUCHER. Paris, 1857, in-8.             75 c.

**De l'Homœopathie**, et particulièrement de l'action des doses infinitésimales, par le docteur A. MAGNAN. Paris, 1855, in-8. 2 fr. 50

**L'Esprit de la médecine** ancienne et nouvelle comparée, par le docteur RUCCO. Quatrième édition, augmentée d'un mémoire sur le choléra. Paris, 1854, in-8 de 460 pages.                          6 fr.

**La médecine de la nature** protectrice de la vie humaine, par le docteur RUCCO. Paris, 1855, in-8.                                     4 fr.

**Guide des gens du monde** dans le choix d'une médecine, par AUGUSTE GUYARD. Deuxième édition. Paris, 1857, in-18.        3 fr.

**Recherches sur le traitement de l'aliénation mentale**, par le docteur HERMEL. Paris, 1856, in-8.                                   2 fr. 50

**Études sur le venin des arachnides** et son emploi en thérapeutique, suivie d'une dissertation sur le tarentisme et le tigretier, par le docteur CH. OZANAM. Paris, 1856, in-8 de 88 pages. 2 fr. 50

**Du Choléra épidémique**, de sa préservation et de son traitement homœopathique, par le docteur V.-E. LECOUPEUR. Paris, 1854, in-8 de 43 pages.                                                          1 fr. 50

**Études de médecine générale.** De l'influence du matérialisme sur les doctrines médicales de l'École de Paris, de la fixité des essences ou des espèces morbides, par le docteur J.-P. TESSIER. Paris, 1855, in-8 de 222 pages.                                       2 fr. 50

**Des rapports de la doctrine médicale homœopathique** avec le passé de la Thérapeutique. Lettre à M. le docteur J.-P. Tessier par le docteur FRÉDAULT. Paris, 1852, 1 vol. in-8 de 84 pages.
                                                                                      1 fr. 50

**De la médication homœopathique**, suivi d'un relevé comparatif des maladies traitées à l'hôpital Sainte-Marguerite par la méthode d'Hahnemann et par la méthode ordinaire, pendant les années 1849, 1850, 1851. Réponse à M. le docteur Frédault, par le docteur J.-P. TESSIER. Paris, 1852, in-8 de 16 pages.        50 c.

**Les Médecins statisticiens** devant la question homœopathique, ou Réponse aux attaques contre le livre de M. Tessier, par le docteur TIMBART, ex-interne des hôpitaux civils de Paris. 1850, in-8 de 120 pages.                                                              2 fr.

**Études sur les effets et les indications de la strychnine** et de la noix vomique dans le traitement du choléra, par J. DAVASSE. Paris, 1854.                                                                     1 fr. 50

**Des vomissements** dits incoercibles de la grossesse, par le docteur J. DAVASSE. 1857, in-8 de 96 pages.     2 fr. 50

**Manuel pour servir à l'étude critique** de l'homœopathie, par le docteur GRIESSELICH, rédacteur du journal l'*Hygea*, traduit de l'allemand par le docteur SCHLESINGER. Paris, 1849, 1 vol. in-12.     5 fr.

**Mémorial du médecin homœopathe,** ou Répertoire alphabétique de traitements et d'expériences homœopathiques, pour servir de guide dans l'application de l'homœopathie au lit du malade, par le docteur HAAS. Traduit de l'allemand par A.-J.-L. JOURDAN. Deuxième édition, revue et augmentée. Paris, 1850, in-18. 3 fr.

**Manuel de thérapeutique médicale homœopathique,** pour servir de guide au lit des malades et à l'étude de la matière médicale pure, par le docteur C. BOENNINGHAUSEN. Traduit de l'allemand par le docteur D. ROTH. Paris, 1846, 1 vol. grand in-12 de 600 pages.     7 fr.

**Histoire de la doctrine médicale homœopathique,** son état actuel dans les principales contrées de l'Europe. Application pratique des principes et des moyens de cette doctrine au traitement des maladies, par le docteur AUG. RAPOU, médecin à Lyon. Paris, 1847, 2 forts vol. in-8.     15 fr.

**De la Fièvre typhoïde** et de son traitement homœopathique, par le docteur AUG. RAPOU. Paris, 1851, in-8 de 108 pages.    3 fr.

**Mémoire sur la méthode curative dite homœopathique,** présenté à la Faculté de Montpellier, par M. DEZAUCHE, docteur en médecine. 1833, in-8.     60 c.

**Observations sur l'homœopathie,** par un homme qui n'est pas médecin. Paris, 1855, in-8.     1 fr. 50

**Clinique homœopathique** à l'usage des médecins et des gens du monde, par le docteur L. MALAISE. 1837, in-8.     6 fr. 50

**Lettre aux Médecins français sur l'homœopathie,** par le docteur comte S. DES GUIDI, introducteur de l'homœopahie en France. Troisième édition, enrichie de la préface des traducteurs de cette lettre, des biographies et portraits de S. Hahnemann et de S. des Guidi, et de plusieurs lettres importantes, par le docteur F. PERRUSSEL. Paris, 1852, in-8 de 144 pages.     3 fr. 50

**De la Méningite purulente épidémique.** Mémoire sur cette affection qui a régné à Avignon dans l'hiver de 1846-1847, par le docteur J.-J. BÉCHET (d'Avignon). Paris, 1852, in-8.     3 fr. 50

**Symptomatologie homœopathique,** ou Tableau synoptique de toute la matière médicale pure, à l'aide duquel se trouve immédiatement tout symptôme ou groupe de symptômes cherché, par P.-J. LAFFITE. Paris, 1844, 1 beau vol. grand in-4 de près de 1000 pages.     35 fr.

**Compte rendu des travaux du Congrès médical homœopathique de Paris,** session de 1851. Paris, 1851, in-8 de 248 pages.     3 fr.

**Compte rendu des travaux du Congrès médical homœopathique séant à Paris,** session de 1855. Paris, 1856, in-8 de 360 pages.     4 fr.

**Compte rendu des travaux du Congrès médical homœopathique tenu à Bruxelles,** session de 1856. Paris, 1857, in-8 de 156 pages.     2 fr.